# 청각학 개론 2판

한국청각학교수협의회 편저

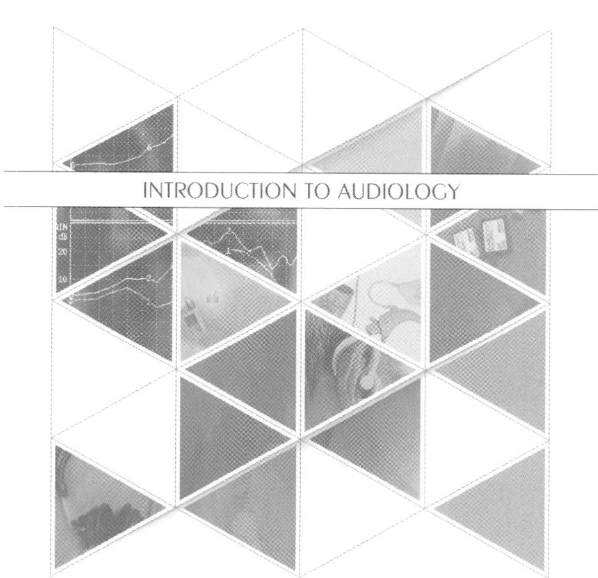


학지사

# 2판 머리말

청각학 개론서인 이 책은 2014년에 초판이 출간되고부터 청각학 발전에 많은 기여를 해 왔습니다. 현재 우리나라에서 청각학을 교육하는 4년제 대학교는 가야대학교(김해), 남부대학교(광주), 대구가톨릭대학교(경산), 부산가톨릭대학교(부산), 세한대학교(목포), 우송대학교(대전), 한림대학교(춘천)의 일곱 곳이고, 학부과정과 별개로 일반대학원 혹은 특수대학원이 개설된 곳은 남부대학교, 대구가톨릭대학교, 우송대학교, 한림국제대학원대학교(서울), 한림대학교입니다. 국내외에서 신생아 청각선별검사의 대중화로 선천성 난청의 발견 연령이 낮아지고, 첨단산업화로 소음성 난청의 발현이 많아지며, 인구 형태가 고령화 중심으로 변하여 노인성 난청이 늘어나면서 전반적으로 난청 인구가 점점 증가하고 있어 청각장애에 대한 서비스의 수요도 증가하고 있습니다. 현재까지 우리나라 청능사 자격검정원에서 시행한 자격시험 응시자는 총 3,000명이 넘고 그중 합격자는 2,000명 정도입니다. 이러한 자격을 갖춘 청능사들은 각 분야에서 명실공히 청각장애와 관련된 업무를 담당하며 사회의 한 축을 이루는 전문인으로 인정받고 있습니다. 따라서 『청각학 개론』은 청능사들의 입문서로서 그 역할이 더욱 중요해졌습니다. 이번 2판도 청각장애 관련 다른 분야 전문가, 청각장애인 및 기타 많은 사람이 청각장애를 올바르게 이해하는 데 중요한 지표로서의 역할을 담당하기를 기대합니다.

『청각학 개론』의 초판은 2014년 당시 한국청각학교수협의회 회장이었던 최철희 교수님의 주도하에 출간되었습니다. 초판이 이러한 전문인들을 위하여 청각학의 기본 전공 지식을 알려 주고 깊이를 가늠하게 해 주었던 책이었다면, 이번 2판은 2016년에 한국청각학교수협의회 회장이셨던 김진숙 교수님의 주관하에 국내의 청각학 발전의 방향에 맞추어 현 시대에 맞는 구성으로 집필되었습니다. 그리하여 기존 집필 내용에 수정 · 보완을 거치고, 최근에 박사 학위를 받은 분들을 저자로 포함하여 청각학의 새로운 경향도 담아내고자 노력하였습니다. 물론 초판의 튼튼한 틀은 그대로 유지하였으며, 제15장 '전정 기능의 평가 및 재활'을 새롭게 추가하여 내용의 폭을 넓히고자 하였습니다. 또한 이 책은 초판부터 청각학 교수들의 모임인 한국청각학교수협의회의 주관으로 집필되어 교육현장에서 사용되는 용어와 내용을 대조 및 검토하였고, 2판 역시 동일한 과정을 거쳤습니다.

이 책을 통하여 청각학의 지식이 더 잘 이해되고 발전되어 청각장애인들의 복지가 향상되기를 기대합니다. 부족한 점은 후속 개정판으로 보완되기를 바라며, 이 책이 나오기까지 도움을 주셨던 분들과 학지사 김진환 사장님 이하 편집팀 여러분께 깊이 감사드립니다.

2017년 4월

한국청각학교수협의회 저자 일동

# 1판 머리말

사람에겐 첫인상이 중요하다. 첫인상에 호감이 가면 그 사람과 지속적으로 만남을 유지할 수 있다. 사람의 첫인상은 표정, 자세, 태도, 얼굴, 헤어스타일 등 다양한 요소에 의해 결정되며 한번 만들어진 이미지는 변화되거나 뒤집어지기 힘들다. 이처럼 첫인상이 다른 사람과의 관계 형성에 큰 영향을 미치듯, 어떤 학문 분야의 개론서를 만든다는 것은 그 학문에 대한 첫인상을 결정하는 매우 중요한 일이라 할 수 있다. 그런 의미에서 『청각학 개론』을 집필한다는 것은 '청각학'이라는 학문의 첫인상을 만드는 의미 있는 작업이며, 이 첫인상이 매력적이어야 다음 단계로 발전할 수 있다.

『청각학 개론』은 청각학을 배우는 사람들에게 청각학을 알리는 기초 서적인 동시에 청각학의 깊이를 알려 주는 책이다. 이 책의 장들은 한 학기 동안 배울 교과목이 될 수 있고, 각각의 내용이 한 권의 책으로도 만들어질 수 있다. 따라서 저자들은 이 책을 집필하는 데 보편성을 잃지 않으면서도 이 책만이 가지는 특수성을 살리려고 노력하였으며, 전문 용어를 통일하거나 일관성 있게 사용하여 학부 또는 처음 청각학을 접하는 사람들의 눈높이에 맞추려고 노력하였다. 이 책의 집필진은 청각학 관련 교수를 중심으로 이비인후과 및 직업환경의학과 전문의로 구성되었고, 각 장은 집필진의 전문성을 토대로 1장 청각학의 전문성(최철희 교수), 2장 청각기관의 해부 및 생리(최철희 교수), 3장 심리음향학적 기초(임덕환 교수), 4장 순음청력검사(한우재 교수), 5장 어음청각검사(이재희 교수), 6장 중이검사(김진숙 교수), 7장 특수청력검사(조수진 교수), 8장 보청기(이경원 교수), 9장 인공와우(이정학 교수), 10장 중추청각처리장애의 평가 및 재활(장현숙 교수), 11장 이명의 평가 및 재활(이호기 박사), 12장 청능재활(방정화 교수), 13장 아동청각학(김진숙 교수), 14장 청각장애 질환(이효정 · 김형종 교수), 그리고 15장 청력보존 프로그램(김규상 박사)으로 구성하였다.

이 책이 출간될 수 있도록 애써 주신 학지사의 김진환 사장님, 박용호 전무님, 백소현 과장님과 보이지 않는 곳에서 묵묵히 궂은일을 마다하지 않았던 모든 분들께 감사드린다.

끝으로, 이 책을 통하여 청각학의 지식이 넓게 소통됨으로써 청각학 분야의 활발한 논의와 토론이 많은 독자들에게 이루어지기를 기대하며, 한국의 청각학 분야 발전에 작은 밑거름이 되었으면 한다. 아울러 하루빨리 이 책이 고전이 될 수 있도록 새로운 관점과 시각으로 집필되는 더 좋은 청각학 개론서와 전문 청각학 책들이 출간되기를 바란다.

2014년 2월

저자 일동

# 차례

제1장

# 청각학의 전문성

최철희(대구가톨릭대학교 언어청각치료학과)

1. 청각학의 탄생
2. 여러 나라의 청각학 현황
3. 청각학 전문 분야
4. 청각학 관련 분야와 미래 분야

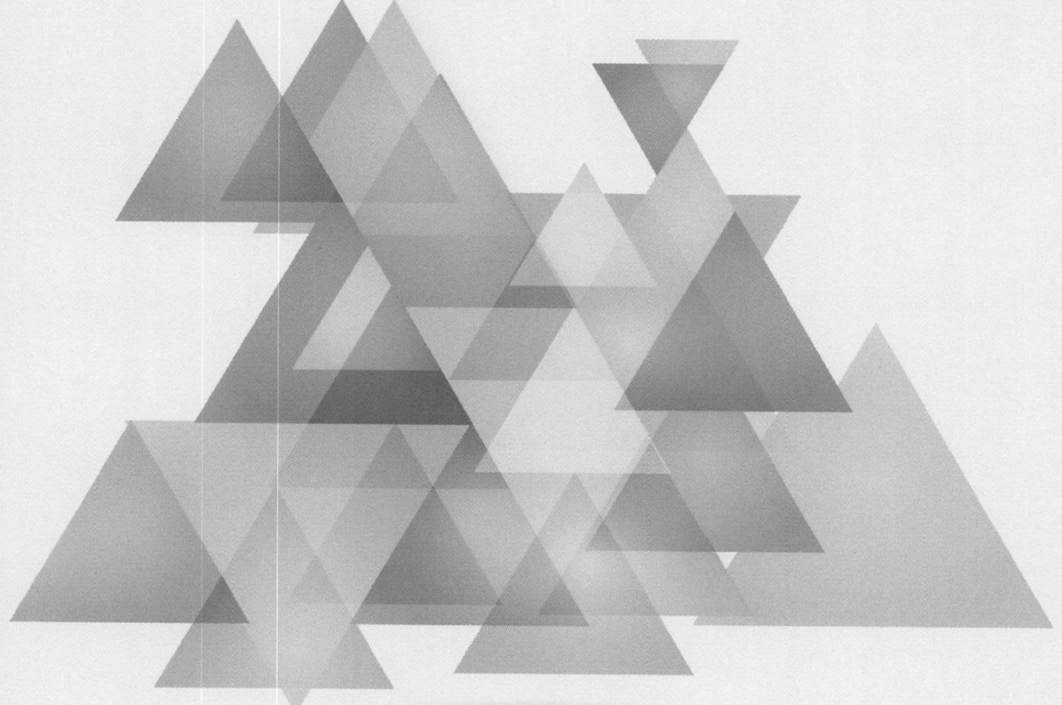

인간은 오감을 사용하여 세상을 인식한다. 오감은 청각, 시각, 촉각, 후각, 미각을 일컫는다. 동양에서는 그 오감 중에 력(力)을 붙이는 감각이 있는데 청력과 시력이 바로 그것이다. 오직 두 감각에만 힘 력(力)을 붙이는 이유는 두 감각을 잘 사용하면 힘(power)이 될 수 있기 때문이다. 귀를 통해서 소리나 말을 잘 듣고 잘 사용하거나, 눈을 통해서 세상을 잘 본다면 그것은 사람에게 힘이 된다는 것이다.

청력이라는 표현은 사용적인 측면에서 청각의 중요성을 잘 드러내는 표현이다. 청각은 소리를 듣는 것을 말하는데 이 소리는 공기 압력의 변화에 의해 귀에 전달된다. 즉, 사람이 듣는지 안 듣는지에 상관없이 하나의 물리 현상으로 존재한다. 그것을 우리는 소리의 과학(science of sound), 즉 음향학(acoustics)이라고 부른다. 하나의 물리적 현상인 공기의 압력 변화가 귀에 전달되면 귀의 구조에서도 생리학적인 변화가 일어난다. 고막이 움직이면 고막 뒤에 붙어 있는 인간의 몸에서 가장 적은 뼈가 움직이고, 그 뼈의 움직임이 내이에 전달되어 내이 속 와우에 존재하는 막들과 액체의 움직임을 유발하여 변화를 일으키며 청각기관 속의 작은 세포들의 움직임을 유발한다. 이러한 현상을 우리는 귀의 생리학(physiology)이라 부른다. 소리가 공기 압력의 변화로 인해 귀에 전달되면 귀의 구조나 생리학 변화가 일어나 뇌에 전달된다. 사람은 귀를 통해서 같은 소리를 들을지라도 개개인의 경험이나 심리적 상황에 따라 소리를 다르게 지각할 수 있는데, 이를 심리음향학(psychoacoustics)이라고 부른다. 따라서 물리적인 현상인 소리에 의해 발생하는 귀의 생리학적 변화에 따른 인간의 심리학적 반응을 조사하고 연구하는 학문을 청각학이라고 부른다. 우리나라에서는 아직 대중적 인식이 부족한 생소한 학문이지만 미국에서는 이미 오랜 시간 동안 그 학문적 정체성을 발전시켜 오고 있다. 이 책은 바로 그 청각학의 학문적인 정체성을 밝혀 발생의 배경을 드러내고, 청각학이 현재 어떻게 사용되고 있으며 앞으로 어떤 측면에서 발전할 것인지를 설명할 것이다.

학문이라고 하면 대부분 재미없고 정적인 것으로 느끼지만 한 학문은 고여 있는 것이 아니라 끊임없이 흐르고 변화한다. 그래서 새로운 세대는 새로운 관점으로 그 학문을 보고 발전시켜야 할 것이다. 비록 이 장에서는 청각학의 역사를 이야기하지만 역사를 뛰어넘어 새롭게 역사를 창조하는 후학들의 용기와 도전을 바라고 기대한다.

## 1. 청각학의 탄생

청각학이란 학문은 제2차 세계대전이 끝나면서 전쟁에 참여한 군인들이 돌아오면서 탄생하였다. 전쟁에서 돌아온 군인들이 가장 많이 불평하고 재활 서비스가 필요한 분야 중 하나가 청각 분야였다. 전쟁 중에 다양한 소음에 노출되면서 그로 인해 청각장애가 생겨 의사소통에 불편을 겪었고, 이명이나 어지럼증을 동반한 청각장애, 폭발에 의한 뇌손상과 청각손상 등은 끊임없이 퇴역 군인들의 의사소통에 문제를 야기했다. 퇴역 군인들은 지속적으로 재활센터, 병원, 사설 치료소를 방문하여 청각 문제를 해결하기를 원했다. 그러나 현실적으로 가능한 내과의사의 공급과 상업적인 보청기 판매자의 제한적인 서비스는 새로운 청각 전문가 양성의 필요성을 제시하였다. 이러한 필요성이 퇴역 군인들의 청각장애 문제를 해결해 줄 수 있는 새로운 학문 분야인 청각학을 탄생하게 만들었고 그 학문을 지속적으로 발전시키는 원동력이 되었다. 청각학 분야는 크게 이비인후과의 이과학(otology)과 언어병리학(speech pathology)에 의해 발전되었다. 청각장애에 대한 의학적인 서비스를 제공하던 이과의사들과 재활 군인센터에서 재활 서비스를 제공하던 언어병리사들은 청각과 관련된 총체적인 임상 서비스를 제공하기 위해서는 새로운 학문적인 훈련을 받은 청각 전문가들을 필요로 하였다. 이러한 필요에 의해 미국에서 청각학이 태동된 것이다.

미국에서 임상적 요구에 의해 탄생한 청각학은 임상 서비스를 제공하기 위해 지속적으로 발전하였고, 다양한 관련 분야의 지식들이 유입되면서 청각학의 튼튼한 학문적 토대가 형성되었다. 이에 많은 대학이 청각학의 중요성을 인식하면서 의사소통장애(communicative disorders), 청각·말과학(hearing & speech sciences) 또는 청각학·언어병리학(audiology & speech-language pathology)과에 청각학 분야를 개설하여 전문가를 양성하기 시작하였다. 그리고 청각학 분야에서 잘 훈련되고 교육된 청능사들이 배출되면서 그들은 병원, 재활센터, 대학, 연구소 또는 사설 클리닉에서 청각검사와 재활 서비스를 광범위하게 제공하게 되었다. 미국 대학에서 청각학의 성공적인 개설은 다른 여러 나라에서 청각학에 대한 필요성을 증가시켰고, 청각학 분야의 교육과정 개설을 자극하였다. 미국의 청각학 모델은 다른 나라에도 전파되어 각 나라의 실정에 맞게 변형되기도 하고 그대로 받아들여지기도 하는 등 다양한 형태로 발전되었다.

청각학을 나타내는 영어 단어 audiology은 audio(청각)와 -ology(학)의 결합어로 듣는 것에 대한 학문을 나타낸다. 좀 더 구체적으로 audio는 라틴어 audire(to hear)에서 유래하였고 -ology는 그리스어 logos로부터 유래하였다(Martin & Clark, 2012). 미국에서 audiology 또는 audiologist란 용어가 출판물에서 처음으로 사용된 것은 대략 1940년대다. 정확하게 가장 먼저 사용한 사람들은 불분명하지만 Mayer B. A. Schier, Willard B. Hargrave, Stanley Nowalk, Norton Canfield 그리고 Raymond Carhart 등에 의해 사용되었다(Berger, 1976). 이들 중에 Raymond Carhart 박사를 미국 청각학의 아버지 또는 창시자라고 부르는데, 그 이유는 그가 1946년에 노스웨스턴 대학교에서 처음으로 청각학 과정을 개설하였기 때문이다. 따라서 미국의 청각학의 태동은 대학에서의 청각학 개설에 의해 만들어졌다고 할 수 있다. 그 후 1948년에 처음으로 청능사들의 세계대회(The First World Congress of Audiologists)가 만들어졌다(Sente, 2004).

## 2. 여러 나라의 청각학 현황

### 1) 미국의 청각학 현황

미국에서 청각학 자격증은 미국언어청각학회(American Speech-Language-Hearing Association, ASHA)에서 처음으로 주어졌다. 미국언어청각학회는 1925년 25명의 언어치료 교사에 의해 미국언어교정학회(American Academy of Speech Correction)가 조직되었고, 그 학회는 1947년에 American Speech and Hearing Association으로 변경되었다가 1978년에 현재의 이름으로 바뀐 것이다. 2013년 현재 약 14만 명 이상의 회원을 보유하고 있으며, 1947년에 이름이 바뀐 후에 지금까지 청능사 자격증을 수여해 왔다. 자격증을 취득하기 전 미국 학회가 인정한 대학의 석사학위 프로그램에서 석사과정을 이수하고 국가시험에 합격하면 자격증을 취득할 수 있다. 청능사로 일하기 위해서 미국의 모든 주는 자격증을 필요로 하는데, 미국청각학위원회(American Board of Audiology)로부터 청각임상자격증(Board Certification in Audiology, BCA)을 취득하거나 미국언어청각학회로부터 청각임상자격증(Certificate of Clinical Competence in Audiology, CCC-A)을 취득하면 전문가로서 일을 할 수 있는 자격이 부여된다(구성민, 김진숙, 임탁환, 이정학, 2006).

한편, 1988년 1월 30일에 미국 텍사스 주 휴스턴에 있는 베일러 의과대학의 James

Jerger 박사의 초청으로 32명의 청능사(audiologists)가 모여 독립적인 미국청각학회(American Academy of Audiology, AAA)를 조직하였다. 그 후 이 학회는 계속적으로 성장하여 현재 1만 1천 명 이상의 회원을 가지고 있다. 미국청각학회는 매년 1월 30일을 학회의 설립일로 선포하고, 플로럴 출판사(Plural Publishing)와 Singh 박사의 지원하에 미국 국회의사당의 회의실을 학회 설립자인 James Jerger의 이름을 따서 James Jerger 회의실로 명명하였고, 청능사에 대한 국가적인 주목을 이끌 수 있는 다양한 활동과 행사를 주최하거나 지원하고 있다. 언어치료사와 함께 청능사를 회원으로 포함하고 있는 것이 ASHA라고 한다면, 언어치료사를 포함하지 않고 청능사들만으로 구성된 것이 AAA의 특징이라고 할 수 있다. 2007년부터 미국청각학회는 청능사들이 임상 실습을 하기 전에 대학원에서부터 청각학 박사[doctoral degree(Au.D)] 또는 임상 박사학위(clinical Ph.D)를 받는 것을 의무화하였다. 미국언어청각학회의 CCC-A 프로그램은 석사학위 코스를 다 끝낸 후 실습기관에서 경제적인 도움을 받으며 임상실습을 하는 프로그램이지만, 미국청각학회의 청각학 박사(Au.D) 프로그램은 석사학위 코스와 경제적인 지원 없이 임상 실습을 함께 마치는 4년간의 프로그램으로 청능사의 임상 전문성을 더욱 강조하는 것이다. 대부분의 미국 대학은 현재 청각학 박사 프로그램으로 전환되었다. 기존의 미국언어청각학회에서 CCC-A를 받은 청능사들도 현재 대부분 청각학 박사학위로 전환하고 있다. 또한 현재 약 70여 개의 미국 대학이 청각학 박사 프로그램을 개설하고 있다. 2008년 미국노동통계청의 조사에 따르면 미국 청능사의 평균 연봉은 약 7천만 원($65,500) 정도에 이른다.

### 2) 캐나다의 청각학 현황

위키피디아(Wikipedia) 백과사전에 따르면, 캐나다에서는 청각학 임상 자격을 갖추고 임상 전문가로서 일을 하기 위해서는 최소한 청각학 석사학위(masters of science, M.Sc.)를 소지하여야 하며, 현재 캐나다에서는 다섯 개의 대학(University of British Columbia, Universite de Montreal, University of Western Ontario, University of Ottawa, Dalhousie University)이 석사학위 과정을 개설하고 있다(Wikipedia, 2013). 자격증의 수여는 캐나다 임상병리청각학회의 규정에 따르며, 미국과 비슷한 제도를 가지고 있다.

### 3) 호주의 청각학 현황

호주에서 청능사가 되기 위해서는 청각학 분야에서 석사학위를 소지하여야 하지만 청능사가 어떤 전문가 집단에 소속되어야 한다는 규정은 없다. 보청기를 보급하기 위해서는 호주청각협회(Audiological Society of Australia, ASA) 또는 호주청각대학협회(Australia College of Audiology, ACAud)에 의해 승인된 프로그램에서 2년간의 임상 경험을 가져야 한다. 특이하게 호주에서는 청능사(audiologist)와 청능기사(audiometrist)를 분명하게 구별하여 청능사는 청각학 석사학위나 이와 유사한 훈련을 받은 사람으로 청각평가나 청각재활을 책임질 수 있을 정도의 전문적인 지식이나 기술을 가진 사람으로 정의하고 있지만, 청능기사는 청각검사와 보청기 회사로부터 청각훈련을 받은 사람으로 정의하고 있으며 보통 이들은 청능사를 지원한다. 이러한 분리는 청각학의 전문성을 분명히 하기 위해 만들어졌다. 현재 호주청각협회에서 청능사 자격증을 관리하고 있고 계속교육 프로그램을 통하여 청능사의 전문성을 유지하고 있다. 2013년 기준 호주에서는 다섯 개의 대학(University of Western Australia, Unievrsity of Melbourne, Flinders University, Macquarie University, University of Queensland)이 청각학 석사과정을 개설하고 있다(Wikipedia, 2013).

### 4) 영국의 청각학 현황

영국에서 청능사가 되기 위해서는 세 가지 방법이 있다. 첫 번째는 청각학 학사학위를 취득하는 것이며, 두 번째는 청각학 석사학위를 취득하는 하는 것이고, 마지막은 다른 과학 분야에서 학사학위를 받은 사람이 전과를 하여 학위를 받는 것이다. 그러나 최근 유럽의 다른 나라들처럼 3년제 청각학 전문과정으로도 청능사가 될 수 있다. 영국에서는 일곱 개의 대학(De Montfort University, University of Manchester, Unversity of Leeds, Aston University, Queen Margaret University, University of Southampton, Swansea University)이 청각학 과정을 개설하고 있다. 유럽의 다른 나라인 프랑스와 독일에서는 3년제 청각학 전문과정을 개설하여 자격증을 수여하고 있다.

### 5) 인도의 청각학 현황

인도에서 청능사가 되기 위해서는 청각학 학사나 석사 과정을 이수하고 난 후, 인도언어청각학회(Indian Speech and Hearing Association, ISHA)나 인도재활학회(Rehabilitation Council of India, RCI)를 통해 자격증이 주어진다. 1966년에 인도에서 최초로 청각학과 언어치료 프로그램이 개설된 후 2017년 현재 20여 개의 대학에서 청각학과 언어치료 프로그램이 개설되어 있다.

### 6) 우리나라의 청각학 현황

우리나라에서는 1966년 9월에 서울대학교 이비인후과의 난청진료실(현재 언어청각장애진료실)이 설립되어 최초로 청각 관련 진료를 시작하였고, 1968년에 대구대학교의 특수교육학과에서 청각재활 강좌를 최초로 개설하였다. 그 이듬해 연세대학교 이비인후과에서 언어청각연구소를 설립하였다. 이후 1994년에 이정학 교수와 1995년에 김진숙 교수가 미국에서 청각학 박사학위를 받고 난 후 한림대학교 한강성심병원의 이비인후과 교수와 재활의학과 교수로 부임하면서부터 청각학이 우리나라에 본격적으로 소개되었다. 그리고 1997년에 한림대에서 청각학 연구과정을 설립하여 운영하다가 1998년에 한림대 청각학 석사과정(현재 한림국제대학원대학교)을 최초로 개설하였다. 2001년에는 한림대에서 우리나라 최초로 언어청각학부가 만들어져 김진숙 교수가 청각학 학부교육을 시작하였고, 2003년 이후 청각학 학부과정이 세한대(과거 대불대), 가야대, 남부대, 부산가톨릭대, 우송대, 대구가톨릭대 등에서 만들어졌지만 청각학 전공 전임교원이 운영하는 대학은 한림대, 세한대, 남부대, 대구가톨릭대 등이다.

한국청각학회(Korean Academy of Audiology)는 1998년에 기존의 한국청각임상가회, 한국언어병리학회, 한국언어치료학회가 통합되어 한국언어청각임상학회를 창립하여 같은 해 11월에 통합학술대회를 개최하면서 그 시작을 알렸다. 그러나 통합된 한국언어청각임상학회가 2004년에 다시 분리되어 그해 한국청각학회로 독립하여 운영되다가 2005년에 단독 학술지인 『청능재활』이 발간되었다. 2007년에는 한국청각학회의 한국명이 한국청각언어재활학회(Korean Academy of Audiology)로 변경되어 현재까지 지속되고 있다. 현재 한국청각언어재활학회는 9개의 분과위원회(재활청각, 교육청각, 청각보조기기, 노인청각, 아동청각, 임상청각, 산업청각, 음악청각, 그리고 법제청각)로 구성되어 있으며 2017년 기준 800여 명의 회원이 활동하고 있다.

우리나라 최초의 청능사 자격시험은 2002년에 그 당시 통합되었던 한국언어청각임상학회 주관으로 치러진 청능치료사 자격증 시험이다. 그 후 2003년에 한국청각협회가 창립총회를 개최하여 초대회장으로 최참도 서울구화학교 교장을 추대하였고, 제3회부터 청능사 자격시험을 주관하였다. 그러던 중 2008년에 청능사 자격기본법의 개정에 따라 한국청각협회가 현재의 청능사자격검정원(청자원)으로 명칭이 변경되고, 초대회장으로 이정학 교수가 추대되었다. 청능사 자격증 취득은 기본적으로 청자원의 규정에 따라 결정되는데, 대학의 교육과정에서 기초청각학 과목(6학점 이상), 임상청각학 과목(6학점 이상), 재활청각학 과목(9학점 이상)을 이수하고 청각학 실습 총 240시간(청능평가 60시간, 보청기 및 인공와우 80시간, 청능재활 60시간)을 취득하면 청능사 자격시험을 칠 수 있다. 청능사 자격시험은 1차 필기시험(객관식)과 2차 실기시험(주관식)으로 나뉜다. 1차 필기시험은 대략적으로 기초청각학, 임상청각학 그리고 재활청각학을 포함하고, 2차 실기시험은 청능평가, 보청기 평가, 인공와우 적합 그리고 청능훈련을 포함한다. 청능사 자격시험 1차와 2차를 합격하면 자격증을 취득할 수 있는데, 자격시험은 매년 2회 치러진다. 자격시험을 합격하고 소정의 회원비를 납부하면 자격증을

**표 1-1 국가별 청능사 자격 현황**

| 국가 | 검정 기준 | 검정 방법 | • 자격증 명칭<br>• 자격증 유형<br>• 인증처 | • 소관 부처<br>• 자격 취득과정<br>• 직무 내용 |
|---|---|---|---|---|
| 한국 | 청각학 학사/석사 | • 청능사자격검정원 시행 자격증 시험 | • 청능사(audiologist)<br>• 청능사자격검정원 (국가공인 등록기관) | • 보건복지부, 직업능력개발원<br>• 주요 협조기관: 한국청각언어재활학회, 청각장애인부모회, 대한노인회 한국보청기협회<br>• 청능평가, 보청기적합, 청능재활<br>• 2,000여 명 자격증 등록 |
| 미국 | 청각학 박사 | • 미국청각학회(AAA) 또는 미국언어청각학회(ASHA) 등록 및 승인<br>• ETS 주관 국가공인 자격시험 | • BCA(Board Certification in Audiology) 또는<br>• CCC-A(Certificate of Clinical Competence- Audiology)<br>• Audiologist<br>• 공인자격증<br>• 주자격증담당국(50개 주) | • 미국청각학회(America Academy of Audiology, AAA): 청각학 박사(Au.D.) & 국가공인 자격시험<br>• 1만여 명 회원 보유 |

| | | | | |
|---|---|---|---|---|
| 캐나다 | 청각학 석사 | • 캐나다언어임상병리 및 청능사협회 등록 및 승인<br>• CASLPA 주관 공인시험 | • Audiologist<br>• 국가공인자격증<br>• 캐나다언어임상병리및청능사협회(Canadian Association of Speech-Language Pathologists and Audiologists, CASLPA) | • 캐나다 언어치료사 및 청능사 협회<br>※ 석사과정 후 캐나다 언어치료사 및 청능사 협회 정회원 등록 및 실습과정 이수, 자격시험 합격, 자격 취득 후 3년마다 45시간씩 보수교육 이수 |
| 호주 | 청각학 석사 | • 호주청각협회 등록 및 승인 | • CCP(Certificate of Clinical Practice)<br>• 공인 자격증<br>• 호주청각협회(Audiological Society of Australia, ASA) | • 석사학위 취득 후 전일제로 6주 또는 한 주에 6시간으로 12개월의 임상 인턴십 (Clinical Internship, CI)<br>※ 정부 소속인 Australian Hearing Services(AHS)에 대다수 고용되어 활동, 아동은 100% 무료 지원 |
| 프랑스 | 3년제 청각학 전문교육 과정 | • 보건부 등록 | • d'audiologie<br>• 국가자격증<br>• 보건부<br>• 교육부 LMD(Licence Master Doctorat) | • 보건부<br>※ 대학 졸업 후 3년제 청각학 전문교육과정 및 실습을 이수하여 LMD(diplme d'Etat) 국가자격증을 받은 후 보건부에 등록 |
| 독일 | 3년제 직업전문 학교과정 | • 보건부 등록<br>• 국가자격 시험 | • Audiologie<br>• 국가자격증<br>• 보건부<br>• German Society of Audiology | • 보건부<br>※ 대학 졸업 후 3년제 직업전문 교육과정 및 실습을 이수하여 국가자격시험 합격 후 보건부에 등록 |
| 영국 | 3년제 직업전문 학교과정 | • 보건전문인 협의회 등록 | • CAC(Certificate of Audiology Competency)<br>• 국가공인자격증<br>• 영국청각학회(British Acadamy of Audiology, BAA) | • 보건전문인협회<br>※ 청각학 석사학위 취득 후 15~18개월 동안 감독하에 임상훈련, 실기와 필기 시험 합격 |
| 인도 | 청각학 학사/석사 | • 인도언어청각협회(ISHA) 또는 인도재활협의회(RCI) 승인<br>• 국가자격 시험 | • Audiologist<br>• 국가자격증<br>• 인도언어청각협회(India Speech and Hearing Association, ISHA) 또는 인도재활협의회(Rehabilitation Council of India, RCI) | • 인도언어청각협회(ISHA) 또는 인도재활협의회(RCI)<br>※ 청각학 학사/석사 학위 취득 후 국가시험 합격, 2년간의 임상수련 |

받을 수 있다. 자격을 취득한 후에도 연회비를 납부하고 매년 20시간의 보수교육을 받아야 자격증을 유지할 수 있다.

한국산업인력공단은 교육부와 각 주관 부처의 협조하에 '국가직무능력표준(National Competency Standards, NCS)'을 개발하였다. 그중 청각관리 NCS는 주관 부처가 보건복지부이며, 청각관리 능력 단위를 행동청능평가, 전기음향청능평가, 청성유발전위평가, 청능재활, 보청기적합, 특수보청기적합, 중추청각기능적합, 전정기능재활, 이명재활, 청력보존, 청각기기제작, 교육연구개발, 사회복지서비스, 보고서작성, 교육서비스 그리고 경영관리 등으로 세분화하였다.

2017년 현재까지 청능사 자격증 소지자의 수는 약 2,000명이고, 청능사의 권익보호와 전문성을 위해 2017년 2월에 가칭 '한국청능사협회'가 발족되었다.

## 3. 청각학 전문 분야

### 1) 기초청각학

기초청각학(basic audiology)은 청각학 분야의 기초가 되는 학문으로서 음향학, 전기전자공학, 기계공학, 세포분자학, 유전학 그리고 약리학 등을 말한다. 특히 약리학적 청각학(pharmacological audiology)은 이독성 약물에 의한 난청의 원인을 규명하고 그 원인을 제거할 수 있는 다양한 약물을 찾고 탐구하는 분야로, 최근 미국의 청각학 교육과정에 편입된 분야다. 현재 시장에서 유통하고 있는 약물 중에 이독성 약물로 알려진 것은 200여 종이 넘는다(Cone et al., 2013). 이러한 약물들은 대부분 심각한 감염, 암 그리고 심장병을 치료하는 데 사용된다. 이러한 약물들이 중단되거나 복용이 멈춰질 때 약물에 의한 청각이나 전정기관의 장애들은 약화되거나 사라질 수 있다. 따라서 이독성 약물의 투약량과 투약 방법과 같은 변인들에 대한 모니터링도 청능사의 중요한 능력 단위가 되어야 한다. 게다가 소음성 난청이나 노인성 난청에 대한 다양한 항산화제와 같은 치료제가 지속적으로 개발되고 있어, 이 분야는 앞으로 계속 발전될 것이다(Choi et al., 2008; 2011). 현재 대구가톨릭대학교 언어청각치료학과에서는 이 과목을 일반대학원 과정에서 가르치고 있다.

### 2) 임상청각학

임상청각학(medical or clinical audiology)은 대부분 대학병원, 사설 병원, 개업 이비인후과나 신경과, 건강검진, 보건소 또는 신체검사와 같은 의학적인 환경에서 일하는 청능사의 업무 분야로 임상청각학이라고도 불린다. 이 분야에 종사하는 청능사의 수는 미국이 가장 많다. 우리나라에서도 지속적으로 임학청각학 분야에 종사하는 청능사가 증가할 것이며, 대학병원에서 청능사로 근무하려면 최소한 석사학위를 소지하는 것이 바람직하다. 임상청각학 분야는 기본적으로 청각(hearing)과 균형(balance)에 대한 진단평가와 청각재활 프로그램을 주요 업무로 하며, 의사, 간호사 또는 다른 임상 전문가들과의 협력이 아주 중요하다.

### 3) 재활청각학

재활청각학(rehabilitative audiology)은 청각장애인이 일상생활에서 경험하는 의사소통의 어려움을 극복하는 데 도움을 주는 보청기와 특수보청기(FM 시스템, 인공와우, 개인 청각보호기기)의 적합에서부터 청각재활 프로그램이나 청능훈련에 이르는 넓은 분야를 포함한다. 개인의 청각장애 특징과 특성에 따라 개별화된 청각재활 프로그램을 운영할 수 있고, 보청기의 적합 전후에도 다양한 청각재활 프로그램의 필요성이 점차 증가하고 있다. 게다가 이명재활, 전정기능재활 그리고 중추청각기능재활 프로그램의 개발의 필요성도 증대되고 있다(이정학, 2003).

### 4) 아동청각학

아동청각학(pediatric audiology)은 아동을 청각 서비스의 대상으로 하여 아동의 청각 특성에 초점을 맞추는 분야로, 아동의 청각 문제를 조기 진단하려는 것을 최우선 과제로 삼는다. 그 이유는 청각장애의 진단이 빠르면 빠를수록 삶의 질에 대한 청각장애의 부정적인 효과가 최소화되기 때문이다. 특히 아동의 청각장애는 선천적인 이유와 비선천적인 이유로 분류할 수 있고 대부분의 병원에서는 신생아 청각선별검사(newborn universal hearing screening)로 청각검사를 수행하고 있다. 현재 신생아의 청각검사로는 청성뇌간반응(Auditory Brainstem Response, ABR)과 이음향방사(Otoacoustic Emissions,

OAE)가 사용되고 있다. 아동청각학에서는 특히 연령에 따른 행동청능평가의 종류와 특성을 살피고, 행동청각평가와 더불어 전기음향 또는 전기생리검사도 사용할 수 있으며, 아동의 청각손상을 극복하도록 도와주는 다양한 보청기도 다루며, 특히 청각장애 아동의 교육 문제도 중요하게 다룬다.

### 5) 노인청각학

노인청각학(geriatric audiology)은 노인들을 청각 서비스의 주 대상으로 삼아 노인들의 청각 특성에 초점을 맞추는 분야로, 살아온 환경에 의한 소음성 난청과 노화에 따른 노인성 난청 등이 관심의 대상이다. 특히 사회 변화와 건강에 대한 관심의 증폭으로 인한 노인 인구의 증가와 그에 따른 난청 인구의 증가는 노인청각학의 중요성을 더욱 강조하고 있다. 고령사회에서 노인들의 난청이 아동과 성인의 난청과 어떻게 다르고 어떤 것이 강조되어야 하는지는 지속적으로 탐구해야 할 숙제다. 한국 사회는 60세 이상의 노인 인구의 비약적인 증가로 고령화 사회로 진입하였고, 평균 수명도 1960년 52세에서 2008년에 이미 80세로 증가하였다. 특히 60세 이상의 노인 인구의 약 52%가 난청을 경험하고 있는데, 이는 2명 중 1명이 난청인임을 나타낸다. 미국의 국민건강통계센터에서 나타난 바로는 난청은 고혈압과 관절염과 더불어 노인에게서 가장 발병률이 높은 만성질환 가운데 하나다.

### 6) 산업청각학

산업청각학(industrial audiology)은 현대사회가 만들어 내는 소음이 청각에 미치는 영향을 밝혀내고, 그 소음에 대한 노출을 통제하고 규제하는 다양한 방법을 찾는 분야다. 특히 이 분야는 소음에 대한 노출, 소음 측정, 작업장에서 소음으로부터 청각을 보호하는 개인 청각보호기기의 착용, 소음 노출로 인한 산업재해, 산업재해 보상 등과 관련한 부분들을 다룬다.

### 7) 교육청각학

교육청각학(educational audiology)은 두 가지 다른 관점에서 접근할 수 있다. 하나는 청각학 분야에서 접근하는 것이고, 다른 하나는 특수교육학 분야에서 접근하는 것이다. 접근 방법에 따라 강조점은 다를 수 있지만, 교육청각학은 청각장애인의 교육적인 측면을 강조한다. 따라서 성인이나 노인보다는 아동의 교육 부분에 초점을 맞추고 청각장애인의 교육받을 권리(「장애인복지법」)에 근거하여 어떤 교육적 선택이 가능한지를 살피며, 장애인에게 제한 없는 최선의 교육을 제공하는 것을 그 목적으로 한다.

## 4. 청각학 관련 분야와 미래 분야

### 1) 청각학 관련 분야

청각학 관련 분야는 이 장의 서두에서 언급했듯이 언어병리학(speech-language pathology)과 이비인후과(otolaryngology) 분야다. 이 분야에 대한 강조는 아무리 해도 지나치지 않다. 그러나 이러한 분야 이외에 청각학의 발전을 도모한 많은 관련 분야를 언급해야 한다. 역사적으로 청각학 학문의 토대를 이룬 분야는 음향학(acoustics) 분야다. 음향학은 소리의 물리적인 특성을 이해하는 데 많은 도움을 제시했으며, 특히 청각장애인들을 위한 교실의 음향학적 분석은 청작장애인의 소리 지각에 많은 시사점을 제공했다. 현재 물리학 분야에서는 안타깝게 음향학을 연구하는 학자의 수가 급격하고 줄어들고 있다. 다음으로 살펴볼 관련 분야는 전자공학(electronics)이다. 이 분야는 보청기의 소형화에 지대한 공헌을 하였으며, 보청기의 디지털화에 큰 영향을 미쳤고, 전기생리검사 장비의 개발에도 많은 도움을 주었다. 청각학과 관련된 다른 분야는 기계공학(mechanical engineering)으로, 소리에 대한 청각기관의 기계적인 반응 결과를 분석하여 수학적인 모델을 제시하여 왔다. 다른 한 분야는 심리학(psychology)이다. 심리학은 소리에 대한 인간의 지각 분야의 발전에 지대한 공헌을 하였고, 청각학 분야 중 심리음향학(psychoacoustics)이라는 분야에 결합되었다. 마지막으로, 생리학(physiology) 분야가 있다. 생리학은 소리가 인체의 기관에 어떻게 영향을 미치는지를 밝혀 주어 귀의 신비를 생리학적으로 설명해 주었다. 청각학의 많은 기초 지식은 생리학에서 빌려온 것이 사실이다. 생리학적 연구는 청각학의 일부로 현재까지 설명하지 못한 많은 해부학적인 수수께끼나 문제들을 해결하는 데 중요한 단서들을 제공할 것이다.

### 2) 청각학 미래 분야

청각학의 미래 분야로 다양한 학문을 언급할 수 있지만, 가장 먼저 들 수 있는 것은 분자 또는 세포 생물학(molecular or cellular biology)이라고 할 수 있다. 분자 또는 세포 생물학은 청각과 관련한 다양한 메커니즘을 밝히는 데 없어서는 안 될 분야이며, 많은 분자 또는 세포 생물학자가 청각과 관련된 문제들을 해결하는 데 노력을 기울일 것으로 생각된다. 특히 줄기세포를 통한 난청 환자의 치료는 지속적으로 연구되고 있고, 임상적으로 그 가시적인 효과를 보여 준 사례들도 있다. 다음으로 들 수 있는 것은 유전학(genetics) 분야다. 인간의 많은 유전자 중에 청각장애와 관련된 유전자를 지속적으로 찾고 있으며, 청각장애 관련 유전자를 재생시키는 방법도 중요한 연구 대상이 될 것이다. 마지막으로, 나노기술(nanotechnology) 분야가 청각학의 미래 분야가 될 수 있다. 현재 나노기술은 약물 전달 기술로, 원하는 장소에 원하는 약물을 전달할 수 있는 최첨단 기술로 각광받고 있으며, 특히 인공와우의 기술과 약물 전달 기술을 결합하는 프로젝트도 진행되고 있다. 또한 나노기술은 보청기의 소형화와 관련하여 더 많은 발전을 이끌 것으로 예상된다.

### 3) 발달재활서비스의 청능재활 분야

발달재활서비스는 급변하는 사회구조의 변화에 따라 장애아동의 다양한 교육과 치료의 욕구를 충족시키기 위한 서비스의 일환으로 '장애아동 재활치료 바우처(vouchers) 사업'으로 시행되고 있다. 「장애아동 복지지원법」 제21조에 따르면, "국가와 지방자치단체는 장애아동의 인지, 의사소통, 적응행동, 감각 · 운동 등의 기능 향상과 행동 발달을 위하여 적절한 발달재활서비스를 지원할 수 있다."고 하며, 발달재활서비스를 언어, 청능, 미술, 음악, 놀이, 행동, 심리, 감각, 운동 등을 통하여 장애아동의 재활 및 발달에 도움을 주는 서비스로 규정하고 있다. 서비스의 대상자는 만 18세 미만으로 뇌병변, 지적, 자폐성, 청각, 언어, 시각장애 아동 등 「장애인복지법」에 등록된 장애를 가진 아동에 한한다.

2017년 현재 보건복지부와 한국장애인개발원 주관으로 발달재활서비스 9개 영역(청능재활, 감각재활, 놀이재활, 미술재활, 심리운동재활, 운동재활, 음악재활, 재활심리, 행동재활)이 결정되었으며, 각 영역별 자격관리위원회가 발족되어 2018년에 국가자격증이 시행될 예정이다. 앞으로 발달재활서비스의 청능재활 분야의 전문성은 더욱 확대될 것이며, 바우처 제도로서 국가와 지방자치단체로부터의 지원도 확대될 것이다. 현재 이 분야의 자격 관리는 한국청각언어재활학회에 의해 주도되고 있다.

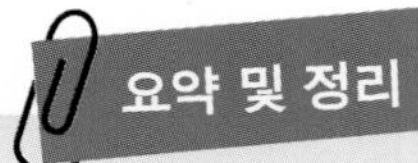

## 요약 및 정리

이 장은 청각학의 역사를 토대로 청각학의 현재와 미래에 대하여 간략하게 소개했다. 미국에서 처음으로 시작된 청각학 분야가 우리나라에 소개되면서 많은 관심과 주목을 받아 왔지만, 여전히 우리나라에서는 청능사의 전문성을 확보하고 향상시키기 위하여 많은 노력을 해야 하는 현실이다. 과거와 비교해 볼 때, 현재의 청각학은 끊임없이 진보하고 있고, 많은 관련 학문의 발달과 도전으로 새로운 미래 분야들이 더욱 가까이 다가오고 있다. 청각학의 발전을 위해 다른 많은 배경의 전문가들이 이 분야에 들어와 정체된 학문이 아니라 끊임없이 진보하고 발전하는 분야임을 보여 주기 바란다. 우리나라에서의 청각학 분야의 역사를 더듬으면서 아직 쓰이지 않은 우리나라 청각학의 미래사를 생각하면 가슴이 설렌다. 이 설렘은 앞으로 우리 앞에 나타날 후학들과 끊임없이 연구 노력을 하는 많은 청각학자, 주어진 임상센터, 병원 그리고 회사에서 최선을 다하는 청능사들을 기대하기 때문이다.

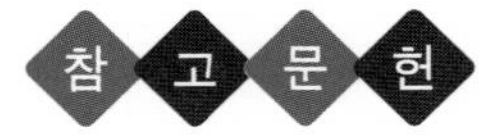

## 참고문헌

구성민, 김진숙, 임덕환, 이정학(2006). 미국의 Audiology 현황. Audiology(청능재활), 2(1), 1-21.

이정학(2003). 청각학의 최근동향. 대한청각학회지, 7(2), 93-98.

Academy information. Retrieved July 10, 2013, from http://www.audiology.org/about/information/pages/default.aspx.

Audiology. Retrieved July 10, 2013, from http://en.wikipedia.org/wiki/Audiology.

Berger, K. W. (1976). Genealogy of the words "audiology" and "audiologist". *Journal of the American Audiology Society, 2*(2), 38-44.

Choi, C-H., Chen, K., Du, X., Floyd, R. A., & Kopke, R. D. (2011). Effects of delayed and extended antioxidant treatment on acute acoustic trauma. *Free Radical Research, 45*(10), 1162-1172.

Choi, C-H., Chen, K., Vasquez-Weldon, A., Jackson, R. L., Floyd, R. A., & Kopke, R. D. (2008). Effectiveness of 4-hydroxy phenyl N-tert-butylnitrone (4-OHPBN) alone and in combination with other antioxidant drugs in the treatment of acute acoustic trauma in chinchilla. *Free Radical Biology & Medicine, 44*(9), 1772-1784.

Cone, B., Dorn P., Konrad-Martin, D., Lister, J., Ortiz, C., & Schairer, K. (2013). Ototoxic Medications (Medication Effects) Retrieved July 16, 2013, from http://www.asha.org/public/hearing/Ototoxic-Medications/

History of ASHA. Retrieved July 10, 2013, from http://search.asha.org/default.aspx?q=History of AsHA.

Martin, F. N., & Clark, J. G. (2012). *Introduction to Audiology*. Boston: Pearson.

Sente, M. (2004). The history of audiology. *Medicinski Pregled, 57*(11-12), 611-616.

제2장

# 청각기관의 해부 및 생리

최철희(대구가톨릭대학교 언어청각치료학과)



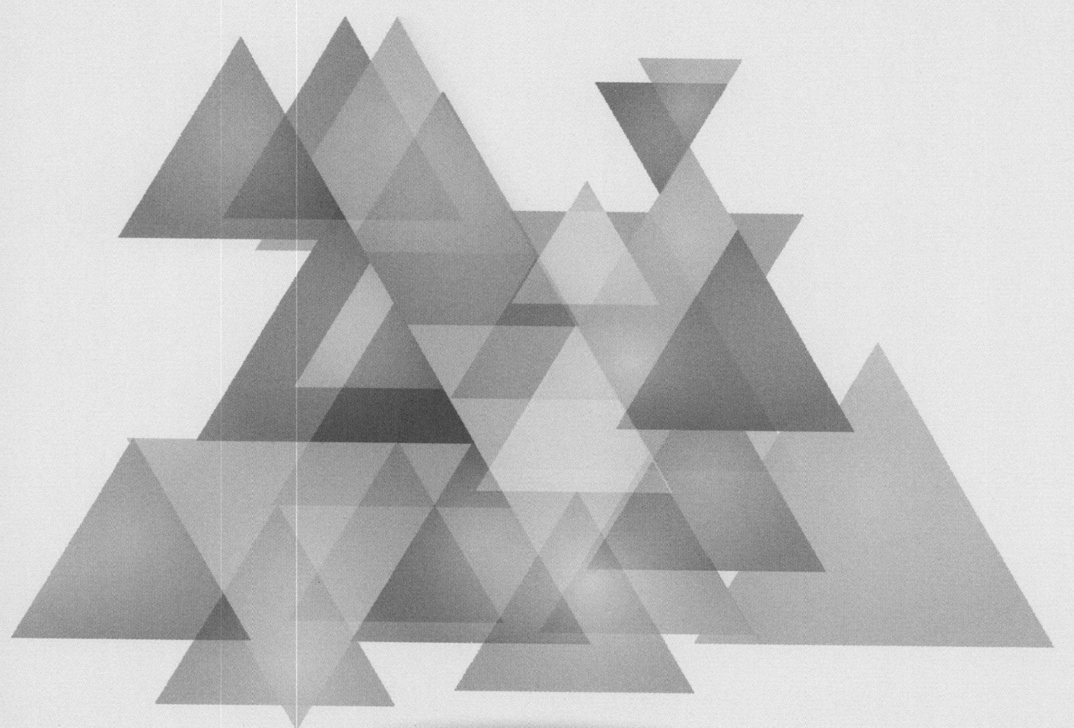

인간이나 동물이 소리를 듣는 데 가장 중요한 역할을 담당하는 몸의 기관은 귀다. 귀는 인간이나 동물의 몸에서 가장 복잡한 구조를 가진 기관들 중의 하나이며, 다양한 세부 조직이 서로 상관되고 협력하여 외부로부터 소리를 지각하도록 도와준다. 외부에서 들려오는 소리는 기전도(air conduction)와 골전도(bone conduction)를 통하여 대뇌 청각피질에 전달된다. 기전도는 외부의 소리가 공기라는 매체를 통하여 외이에서 고막, 중이의 작은 세 개의 뼈, 내이의 와우 그리고 청신경에 전달되어 대뇌 청각피질에 전달되는 경로이고, 골전도는 외부의 소리 파장이 두개골을 통하여 내이로 전달되는 경로다.

이 두 가지 전도 경로의 손상에 따라 청각손실의 유형(types of hearing loss)이 결정된다. 이 장에서는 소리의 전달 경로인 귀의 구조를 알아보고, 그에 따른 청각 기능을 탐구하려고 한다. 이러한 지식은 청각 관련 전문 지식을 습득하기 전에 반드시 알아야 한다. 많은 청각학 관련 교재가 청각기관의 해부와 생리를 간단하게 잘 설명하고 있지만, 대부분 청각기관의 해부 및 생리에 대한 최근의 연구 동향이나 연구 업적 등은 소개하지 않고 있다. 그래서 이 장은 청각기관의 기본적인 해부 및 생리와 더불어 이와 관련된 최근의 연구 업적을 소개하고자 한다.

## 1. 귀의 구조와 기능

해부학적으로 청각기관은 두개골의 측두골(temporal bone)에 위치해 있으며 외이(outer ear), 중이(middle ear) 그리고 내이(inner ear)로 구분된다([그림 2-1] 참조).

청각기관의 가장 중요한 임무는 외부로부터 들려오는 소리를 모아서 제8번 뇌신경인 청신경(cranial nerve VIII)에 신경 자극을 전달하는 것이다. 구체적으로 공기 압력의 변화를 유도하는 음향 신호(acoustic signal)는 외이 또는 외이도(external ear canal)에 의해 모아져서 고막(tympanic membrane)에 전달되면 고막과 중이의 세 가지 뼈에 의해 기계적 신호(mechanical signal)로 변환되고, 내이의 와우(cochlea)에서 다시 전기신호(electrical signal)로 변환되며, 이것은 다시 내외유모세포에서 신경전달물질(neurotransmitter)인 화

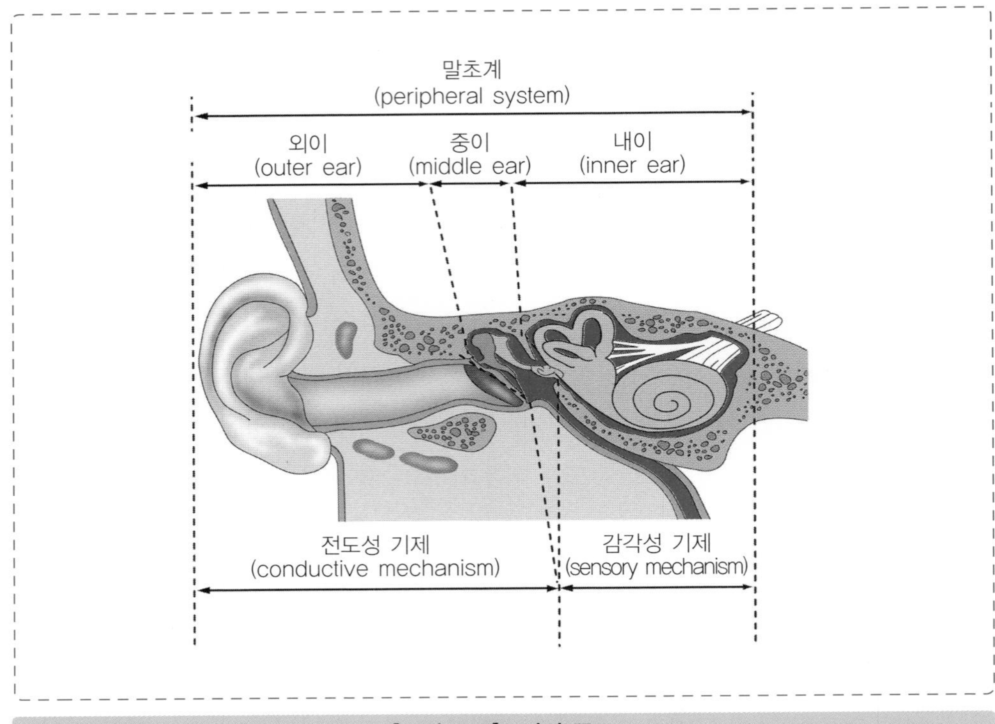


[그림 2-1] 귀의 구조

학적 신호(chemical signal)로 변환되어 청신경에 전달된다.

### 1) 외이의 구조

외이는 전도성 기제(conductive mechanism)를 구성하고 몸의 외부에 노출된 귀의 부분으로, 컵 모양을 형성하는 피부와 연골로 구성되어 있으며, 귓바퀴(pinna)와 외이도(external ear canal)로 이루어져 있다([그림 2-2] 참조).

귓바퀴는 귓바퀴의 외적 둘레를 나타내는 이륜(helix), 이륜과 평행을 이루며 더 안쪽에 위치한 대이륜(antihelix), 대이륜 안쪽에서 함몰되어 있는 부분인 삼각와(triangular fossa), 귓바퀴의 아랫부분인 소엽(lobule), 외이도의 입구인 이개(concha), 그리고 이개 앞에서 튀어나와 이개를 덮어 주는 이주(tragus)로 구성되어 있다. 귓바퀴도 연골로 이루어져 있으며 귓바퀴의 중심에 위치한 이개는 외이도로 연결되어 있다. 외이도는 귓바퀴에서 시작해서 고막에 이르는 약 25~35 mm 길이를 가진 짧은 관(지름이 약 5~9 mm)으로 S자 모양이다(Lass & Woodford, 2007). 외이도에는 두 가지 선

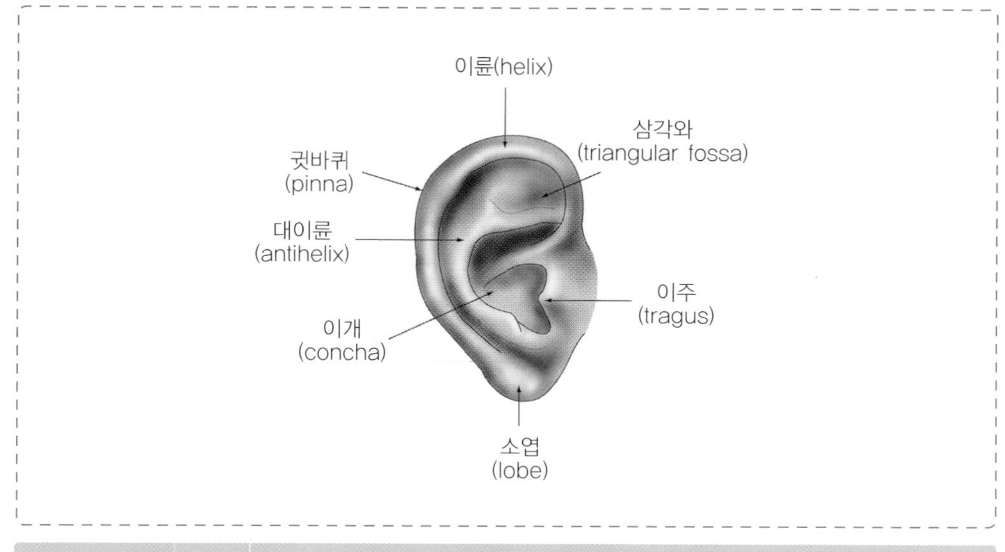


[그림 2-2] 외이의 구조

(glands)이 있다. 하나는 귀지를 만드는 이도선(ceruminous gland)이고, 다른 하나는 기름 같은 미끄러운 물질을 만드는 피지선(sebaceous gland)이다. 외이도는 크게 외측과 내측의 두 부분으로 나뉜다. 외측은 연골 부분으로 이도선과 모낭을 포함하는 피하조직으로 구성되어 있어 턱의 운동에 의해 외측 외이도의 지름의 크기가 변화될 수 있다. 내측은 뼈로 구성된 부분으로 피하조직이 없는 상피층으로 구성되어 있어 상대적으로 강한 자극에 상처를 입을 수 있다. 외이도의 전체 길이에 따라 미세한 털들이 나와 있고, 외이도를 항상 깨끗하게 유지하기 위하여 이도선에 의해 보통 황갈색의 귀지(cerumen)가 만들어진다. 특히 형태적으로 볼 때 외이도는 이개 쪽으로는 열려 있고 고막 쪽으로 닫혀 있는 관(tube)의 음향학적 특성을 가진다. 이러한 특징은 양쪽이 모두 열려 있거나 닫혀 있는 관의 공명주파수(resonant frequency)와 다르다. 마지막으로, 귓바퀴와 외이도는 뇌신경 중 미주신경과 삼차신경의 지배를 받는다.

### 2) 외이의 기능

외이는 외부의 음향학적인 소리를 모아 고막에 전달하는데, 이 과정에서 다음의 네 가지 중요한 역할을 수행한다.

첫째, 외이는 보호 기능을 한다. 외이도 안에 있는 털과 S자 유형의 관은 다른 작은 곤충이 침입하지 못하도록 방어 기능을 수행한다. 특히 음향학적으로 아주 시끄러운 소리로부터 귀를 보호하는 기능도 함께 수행한다.

둘째, 외이는 청소 기능을 수행한다. 피지선과 이도선을 통하여 외이도 안에 형성된 이물질을 윤활유를 사용해 밖으로 밀어내거나, 귀지의 형태로 만들어 이물질을 밖으로 밀어내어 청소하는 기능을 수행한다. 특히 말을 하거나 음식물을 먹을 때 외측 외이도의 크기가 변화되어 이물질이나 귀지를 밖으로 밀어낸다.

셋째, 외이는 음향학적으로 필터의 역할을 수행한다. 필터의 역할은 외이의 구조와도 직접적인 관련이 있는데, 앞서 설명하였듯이 외이는 이개 쪽에서는 열려 있고 고막 쪽에는 닫혀 있는 관의 형태를 가진다. 이 형태는 음향학적으로 공명주파수를 결정하는 데 영향을 미친다. 공명주파수는 s/4 L로, s는 소리의 속도(340 m/s)이며 L은 관의 길이를 의미한다. 이 공식에 따르면 외이도의 길이가 공명주파수에 가장 큰 공헌을 한다. 이개와 외이도에 의한 공명주파수는 약 2.5 Hz였고 이득(gain)은 약 15~20 dB이었으며, 이개는 약 5.5 kHz에서 공명주파수를 보였고 약 10~15 dB의 이득을 보였다(Pickles, 1988; Rosowski, 2010). 이러한 외이의 공명주파수 효과는 귀마개로 귀를 막을 경우 사라질 수 있다.

넷째, 외이는 소리의 측분별(lateralization) 또는 위치분별(localization)에 중요한 공헌을 한다. 소리의 위치 또는 방향 지각 능력은 두 귀에 도달하는 소리의 강도(intensity)와 시간(timing)의 차이에 의해 결정된다(Pickles, 1988; Rosowski, 2010). 즉, 양 귀에 도달하는 소리의 강도가 다르고 시간이 다를 경우, 소리의 차이를 지각하면서 소리의 방향이나 위치를 변별하게 된다. 이러한 정보는 귓바퀴와 이개에 의해 얻어진다. 최근 Rosowski에 따르면, 1980년대 후반 이후 외이와 관련된 방향성 연구는 세 가지 중요한 머리관련전달함수(head-related transfer function, HRTF)로 요약된다. 첫째로 양이의 시간 차이(interaural time differences)는 수평면에서 저주파수 소리 음원(sound sources)의 위치에 중요한 단서를 제공하고, 둘째로 양이의 소리 강도 차이(interaural level differences)는 수평면에서 고주파수의 소리 음원의 위치에 결정적인 단서를 제공하지만, 귓바퀴와 이개에 의해 만들어지는 외이도의 소리 압력의 주파수 변화는 수직면에서 광대역 고주파수(broad-band high frequency)의 음원에 대한 정보를 제공한다(Rosowski, 2010). 게다가 현재 양이의 보청기와 인공와우의 적합에서는 양이 착용을 추천하는데, 양이를 사용할 경우 양이 가중(binaural summation)에 의해 지각되는 소리의 강도가 증가되고, 양이 억제(binaural squelch)로 인해 차폐 효과가 감소되거나 신호대잡음비(signal-to-noise ratio, SNR)가 증가하기 때문이다.

### 3) 중이의 구조

중이는 외이와 함께 전도성 기제를 구성하는 부분으로서 해부학적으로 외이와 내이 사이에 위치하고, 고막(tympanic membrane), 고실(tympanum, tympanic cavity), 이소골(ossicle), 중이의 근육(middle ear muscles), 이관(auditory tube) 또는 유스타키오관(Eustachian tube) 등으로 구성되어 있으며, 공기로 가득 차 있다(**[그림 2-3]** 참조).

'고막(tympanic membrane)'은 외이도와 고실 사이에 위치한 가로 9~10 mm, 세로 8~9 mm, 면적 81 mm², 두께 0.1 mm 그리고 무게 14 mg의 얇은 막으로, 반투명의 진주빛 회백색(pearl-gray) 또는 담홍색(rose pink)을 띠며, 40~50°의 경사가 진 원뿔 모양의 타원형이다. 고막은 크게 전상부(anterior superior), 전하부(anterior inferior), 후상부(posterior superior) 그리고 후하부(posterior inferior)로 나뉘며, 이완부(pars flaccida), 긴장부(pars tensa), 침골장돌기(long process of incus), 추골단돌기(short process of malleus), 추골병(manubrium), 제(umbo), 광추(cone of light) 등으로 구성되어 있다.

고막은 고리 모양의 섬유조직(annulus)에 둘러싸여 있으며, 조직적으로 세 가지 층으로 구성되어 있다. 즉, 외부는 외이도의 피부 연장선에 있는 피부층(cutaneous layer),

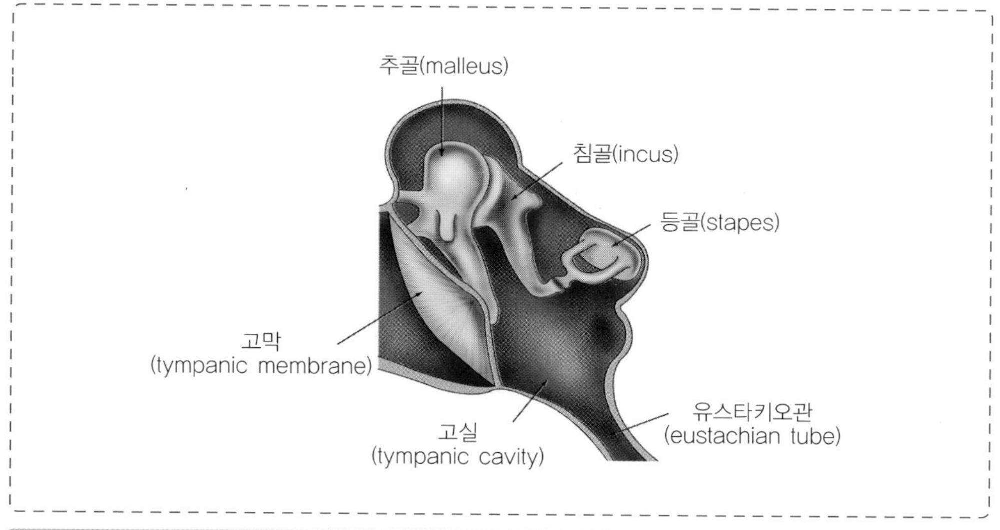


**[그림 2-3] 고막과 중이의 구조**

중간은 고막에 유연성을 제공하는 섬유층(fibrous layer), 그리고 내부는 고실과 연결되어 있는 점막층(mucous membrane layer)으로 구성되어 있다. 고막의 섬유에는 크게 고막 중간 부분에 집중되어 있고 주변에는 산발적인 방사섬유(radial fibers), 고막을 에워싸고 고막의 중간 부분에는 산발적이고 주변에 집중되어 있는 원형섬유(circular fibers)가 있다(Lass & Woodford, 2007). 고막을 이경으로 볼 때 고막 뒤에 붙어 있는 추골이 보이는데, 이 추골은 오른쪽 귀에서는 시계의 1시 방향을 가리키고 왼쪽 귀에서는 11시 방향을 가리킨다. 고막의 가장 넓은 부분은 고막의 아랫부분인 긴장부(pars tensa)이고, 고막의 상부는 이완부(pars flaccida)로 구성되어 있다. 이완부는 피부층과 점막층은 가지고 있지만, 방사섬유와 원형섬유의 교원섬유(collagen fibers)가 없어 긴장부보다 더 얇은 구조를 가지고 있다. 이경으로 귀를 조사했을 때 광추(cone of light)는 이경의 빛을 반사하여 밝게 보이는 부분으로, 오른쪽 귀에서는 5시 방향을 가리키고 왼쪽 귀에서는 7시 방향을 가리킨다. 마지막으로, 추골의 자루 부분(handle of malleus)이 붙어 있는 가장 오목한 부분을 제(umbo)라고 하는데, 이 부분으로 인하여 고막이 깔대기 모양처럼 안쪽으로 함몰되어 있다([그림 2-4] 참조).

중이강이라고 불리는 '고실(tympanum, tympanic cavity)'은 중이와 내이 사이에 있으며, 이관을 통하여 비인강과 연결되어 있다. 이관을 통하여 고실의 압력은 고막의 압

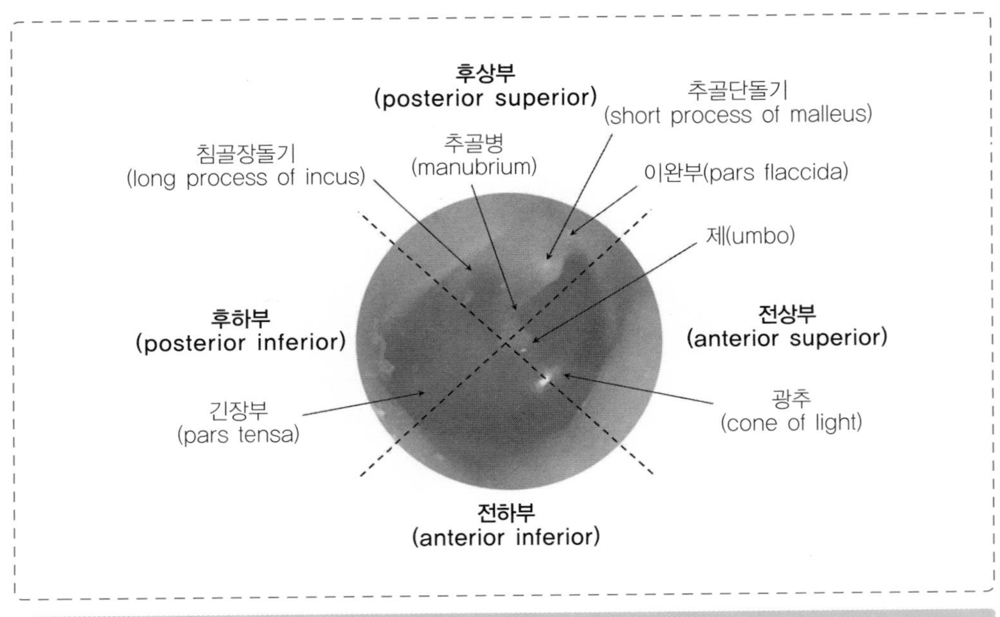


[그림 2-4] 이경으로 본 고막

력과 끊임없이 비교되고, 차이가 발생하면 공기가 고실로 유입되거나 고실에서 배출된다. 고실은 정육면체 구조에 의해 설명이 가능하다. 상벽은 고실개(tegmen)로, 하벽은 얇은 뼈로 구성되어 있고, 전벽은 이관, 후벽은 유양동(mastoid), 그리고 외측은 고막과 연결되고 있으며, 위쪽은 중두개와(middle cranial fossa), 아래쪽은 경정맥(jugular vein)이 지나간다. 고실 안에는 이소골(ossicle)과 이내근(auditory muscles)이 있고 두 개의 창(window)이 있는데, 하나는 타원형의 난원창(oval window)이고 다른 하나는 둥근 원형의 정원창(round window)이다.

'이소골(ossicle)'은 인간의 몸에서 가장 작은 뼈인 추골(malleus), 침골(incus) 그리고 등골(stapes)로 구성되어 있다([그림 2-5] 참조). '추골(malleus)'은 이소골 가운데 가장 큰 뼈로 길이가 약 7~8 mm 되고, 망치 모양을 하고 있어 망치뼈로도 불린다. 추골은 고막 바로 뒤에 위치하여 고막이 밀리지 않게 받쳐 주고, 고막과 침골을 연결시켜 주며, 두부(head), 경부(neck), 자루(handle), 전돌기(anterior process) 그리고 단돌기(short process)로 구성되어 있다. 특히 추골에는 세 가지 인대(ligament), 즉 전추골인대(anterior malleolar ligament), 상추골인대(superior malleolar ligament) 및 외추골인대(lateral malleolar ligament)가 있어 추골병이 고막의 섬유층에 붙어 있다. '침골(incus)'

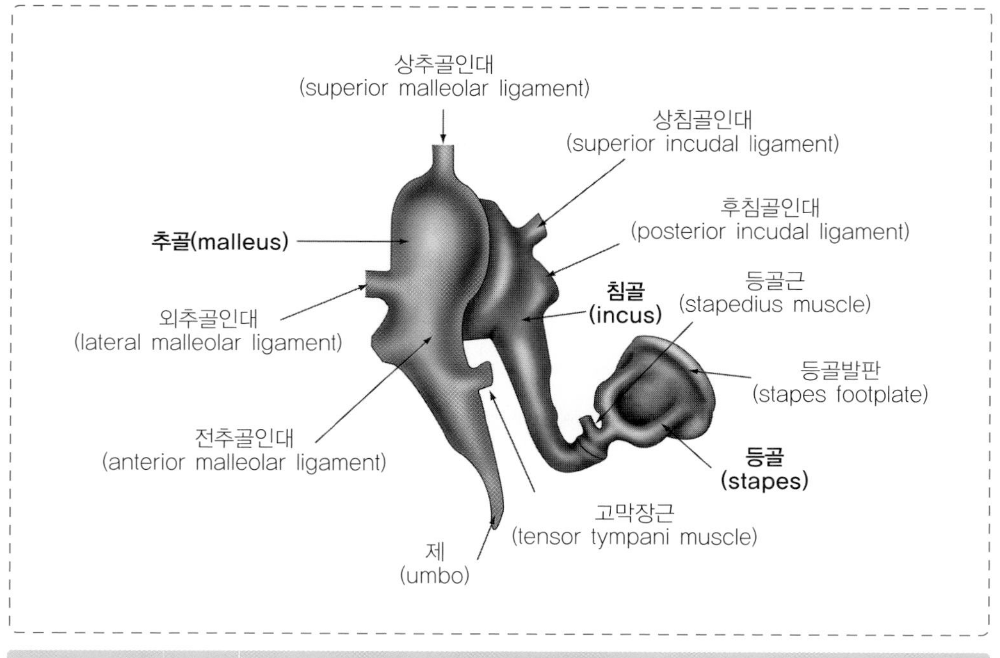


[그림 2-5] 이소골의 구조

은 추골과 등골 사이에 위치하며 이소골 중 중간 크기의 뼈로 몸체(body), 장돌기(long process), 단돌기(short process) 그리고 두상돌기(lenticular process)로 구성되어 있다. 길이 약 6~7 mm의 장돌기는 추골병과 평행하며, 길이 약 5 mm의 단돌기는 상고실에 위치한다. 두상돌기는 등골과 관절을 이루며 크게 상침골인대(superior incudal ligament)와 후침골인대(posterior incudal ligament)가 함께 침골등골관절(incudostapedial joint)을 형성한다. '등골(stapes)'은 인간의 몸에 있는 뼈 중 가장 작은 뼈로 두부(head), 전·후각(anterior and posterior crura) 그리고 발판(footplate)으로 구성되어 있고, 윤상인대(annular ligament)에 의해 와우의 난원창에 부착되어 있다. 와우의 난원창에서 중이가 내이에 연결되어 있어 이소골이 소리에 의해 움직이면 등골의 발판이 난원창 쪽으로 움직이고, 이 움직임이 다시 와우 내의 액체의 움직임을 유도한다.

이소골에 위치한 근육을 이내근(auditory muscles)이라 하는데, 이는 인간의 몸에 있는 가장 작은 근육이다. 이내근은 크게 두 가지가 있다. 하나는 고막장근(tensor tympani muscle)이고, 다른 하나는 등골근(stapedius muscle)이다(Lass & Woodford, 2007). 고막장근은 이관의 상부에서 나와 고실의 앞부분에 위치해 있고 힘줄에 의해 추골병에 연결되어 있다. 이 근육이 수축되면 추골을 움직여 고막을 당겨 긴장하게 하고, 다섯 번째 뇌신경인 삼차신경(trigeminal nerve)에 의해 자극된다. 등골근은 고실의 뒷부분에 위치해 있고, 힘줄에 의해 등골의 목에 연결되어 수축하면 등골의 목뒤 방향으로 움직인다. 이 근육은 일곱 번째 뇌신경인 안면신경(facial nerve)에 의해 지배되며 외부의 소리에 반응하여 수축되면 음향 반사(acoustic reflex)가 일어난다.

'이관(auditory/Eustachian tube)'은 고실의 전벽에서 시작하여 비인강(nasopharynx)에 연결되는 공기로 가득 찬 관으로, 고막의 전후 압력의 평행을 유지하는 역할을 수행한다. 이관의 길이는 대략적으로 36 mm로 골부, 연골부, 막부, 그리고 골부와 연골부의 접합부를 형성하는 협부로 형성되어 있다. 골부는 고실 쪽 1/3, 즉 12 mm를 차지하고, 연골부는 비인강 쪽 2/3, 즉 24 mm를 차지한다. 대체적으로 이관은 점막으로 덮여 있지만, 다른 기관지와는 달리 점막하 근육이 없다는 것이 특징이다. 또한 보통 이관은 닫혀 있지만 하품, 재채기 그리고 삼킴 작용이 일어날 때 열려 고실의 공기를 환기시키고, 압력을 대기압과 같게 유지하며, 고막의 전후 압력의 균형을 유지하게 한다. 인간의 이관은 나이에 따라 변화하는데, 유아의 이관은 길이가 짧고 수평적으로 형성되어 감염에 더 많이 노출되어 있어 중이염에 걸릴 가능성이 높다.

### 4) 중이의 기능

중이는 구조적으로 공기로 가득 찬 외이와 액체로 가득 찬 내이의 와우 사이에 있다. 이러한 구조의 특징에 따라 중이는 외이의 음향적 신호를 내이의 전기적 신호로 바꾸어 주는 역할을 수행하는데, 이것은 외이의 음향적 에너지를 중이의 기계적 에너지로 전환하여 와우의 전기적 에너지로 전달한다. 이러한 변환과정에서 중이가 없다면, 외이의 낮은 임피던스(impedance)의 음향적 에너지가 와우의 높은 임피던스의 전기 에너지로 전환될 경우 높은 임피던스의 차이로 와우에 도달하는 대부분의 에너지는 반사되어 상실된다. 따라서 중이는 이러한 에너지의 상실을 막아 준다. 일반적으로 임피던스에 영향을 미치는 요소들은 질량(mass), 뻣뻣함(stiffness) 그리고 댐핑(damping)이다. 공기로 가득 찬 정상적인 중이의 임피던스는 아주 작다. 그래서 중이는 낮은 임피던스의 공기로 가득 찬 외이와 높은 임피던스의 액체로 가득 찬 와우의 임피던스의 차이를 조절하는 역할을 한다. 이러한 중이의 역할을 임피던스 차이 조절 기능(impedance matching function)이라 부른다. 중이의 임피던스 차이 조절 기능은 다음 세 가지 방법으로 수행된다(Lass & Woodford, 2007; Pickles, 1988).

첫째, 고막의 면적과 등골 족판의 면적의 비에 의한 압축 효과(condensation effect 또는 areal ratio)다. 압축 효과는 고막의 면적과 등골의 발판의 면적 비율로 나타나며, 그 비율은 약 17:1이다. 상대적으로 넓은 고막에서의 소리 에너지가 좁은 등골의 발판에 응축되어 난원창에 전달된다. 좁은 등골의 난원창에 전달된 소리의 압력은 17배 증가한다. 이러한 소리 압력의 증가는 약 24.6 dB의 증가와 같은 효과를 나타낸다.

둘째, 추골과 침골의 길이 차이에 의한 지렛대 효과(lever action effect)다. 소리의 압력이 길이가 긴 추골에서 상대적으로 길이가 짧은 침골로 전달될 때 지렛대 효과에 의해서 결과되는 소리의 압력이 증가하는데, 이때 추골과 침골의 길이의 비율은 1.3 : 1이다. 이 비율에 의해 발생하는 소리의 압력 증가는 약 2 dB이다.

셋째, 고막의 원추형 모양에 의해 발생하는 것으로 버클링 효과(buckling effects)다. 추골병과 섬유조직 사이의 면적에서의 고막의 움직임과 추골병에서의 고막의 움직임은 약 2배 정도 차이가 발생하는데, 이 차이에 따라 약 2배 정도의 추가 압력의 증가가 발생한다. 위의 세 가지 방법에 따라 발생하는 이득은 $17 \times 1.3 \times 2 = 44.2$인데 이것을 dB SPL로 환산하면 $20\log 44.2 = 32.9$ dB SPL이 된다. 그러므로 중이의 임피던스 차이 조절 기능으로 만들어지는 이득은 약 32.9 dB SPL이 된다.

기본적으로 중이의 전이함수(transfer function)는 대역통과필터(bandpass filter)의 특징을 보이고 약 1 kHz에서 30 dB의 이득을 보이고 있다(Nedzelnitsky, 1980). 중이의 두 가지 근육고막장근(tensor tympani muscle)과 등골근(stapedius muscle)의 수축은 이소골의 뻣뻣함을 증가시킨다. 1~2 kHz 아래 주파수 부분은 주로 뻣뻣함에 의해 영향을 받고, 고주파수 부분은 질량에 의해 영향을 받는다. 결과적으로, 상대적으로 큰 강도의 소리에 의해 만들어지는 중이 근육의 수축은 뻣뻣함을 증가시켜 저주파수의 소리 전달을 약화시키고 소음에 의한 손상으로부터 중이를 보호한다. 게다가 음향 반사는 등골근 반사(stapedius reflex)에 의해 야기되는데, 등골근 반사는 90 dB을 초과하는 2 kHz 이하의 저주파수 자극으로부터 내이를 보호하는 역할을 한다(Pickles, 1988).

중이의 전이함수의 특징은 입력값(input)과 출력값(output)에 의한 증가 비율이 일정한 선형성(linearity)에 있다. 반면, 와우의 전이함수는 입력값과 출력값의 증가 비율이 일정하지 않은 비선형성(nonlinearity)을 보인다(Choi et al., 2002). 분명하게 언급되어야 할 것은 중이의 두 가지 근육이 활동하지 않을 때 중이의 전이함수가 선형적이라는 것이다. 다른 말로, 중이의 근육들이 활동할 경우에는 중이의 전이함수도 비선형적일 수 있다는 것이다.

이관의 기능은 세 가지로 요약될 수 있다. 첫 번째는 고막의 전후 공기 압력을 동일하게 하고, 두 번째는 중이 조직의 신진대사에 필요한 공기를 공급하며, 마지막으로 중이의 분비물을 비인강으로 배수하는 역할을 한다(Lass & Woodford, 2007).

### 5) 내이의 구조

측두골의 추체부에 위치한 내이는 미로(labyrinth)라는 별명으로도 불린다. 그리스 신화에 따르면 크노소스의 왕 미노스가 미노타우로스를 가두어 놓기 위해 만든 알기 어려운 복잡한 구조물을 미로라고 불렀다. 미로 형태의 내이의 외부는 골미로(bony labyrinth), 내부는 막미로(membraneous labyrinth)로 구성되어 있다. 골미로는 외림프액(perilymph)으로 가득 차 있으며 와우(cochlea), 세반고리관(semicircular canals) 그리고 전정기관(vestibuli)을 포함하고 있다. 막미로는 부드러운 조직으로 구성되어 있고, 내림프액(endolymph)이라고 불리는 액체를 포함하고 있다. 기본적으로 내이는 평형감각과 공간지각을 책임지는 전정기관(vestibular system)과 청각을 책임지는 달팽이 모양의 와우로 구성되어 있다. 전정기관은 세반고리관(semicircular), 전정(vestibular ceacum) 그리고 전정신경(vestibular nerve)으로 구성된다. 전정은 세반고리관과 와우 사이의 중간에 위치하며, 감각신경 상피로 이루어진 평형반(maccule)을 가지고 있고, 서로 직각으로 위치한 타원형의 난형난(utricle)과 원형의 구형난(saccule)으로 구성되어 있다. 전정기관의 반고리관의 팽대부(ampulla)의 팽대부릉(crista ampullaris)과 평형반에는 I형과 II형의 전정기관 세포가 있는데, I형의 세포는 와우의 내유모세포(inner hari cell)와, II형의 세포는 와우의 외유모세포(outer hair cell)와 구조적으로 비슷하다. 그러나 와우의 외유모세포와는 달리 운동모(kinocilia)가 전정기관의 세포에만 존재한다. 세반고리관은 전정의 후상방에 위치하고 한 개의 수평반고리관(lateral semicircular canal)과 두 개의 수직반고리관인 후반고리관(posterior semicircular canal)과 상반고리관(superior semicircular canal)으로 구성되어 있으며, 각각의 반고리관은 서로 직각을 이루고 있다. 각각의 반고리관의 한쪽 끝에는 팽대부가 있고, 그 안에는 감각기관인 팽대부릉이 있다. 게다가 전정과 와우는 연합관(ductus reuniens)으로 서로 통하며 내림프낭(endolymphatic sac)으로 연결되어 있다.

### (1) 와우의 거시적 구조(macrostructure)

외형이 나선형 구조의 달팽이처럼 생겨 달팽이관으로도 불리는 와우는 동물의 종에 따라 길이와 회전의 정도가 다르지만 일반적으로 사람의 와우는 약 35 mm의 길이와 2.75의 바퀴 회전을 보이고 있다. 와우는 공기가 가득 차 있는 중이와는 달리 액체로 가득 차 있다. 와우에는 타원형으로 생긴 난원창과 둥근 형태의 정원창이 포함된다. 이소골의 등골은 난원창에 연결되어 있어 소리의 자극을 전달한다. 구조적으로 와우는 윗부분인 전정계(scala vestibuli), 중간 부분인 와우관(cochlear duct) 그리고 아랫부분인 고실계(scala tympani)의 세 가지 구획으로 나뉘는데, 각각의 구획은 레이스너 막(Reissner membrane)과 기저막(basilar membrane)에 의해 경계 지어진다([그림 2-6] 참조).

전정계와 와우관은 레이스너 막에 의해 구분되고, 와우관과 고실계는 기저막에 의해 구별된다. 와우관은 와우의 중간에 위치하기 때문에 중간계(scala media)로도 불린다. 와우의 나선형 구조는 와우의 중간에 위치한 와우축(modiolus)에 의해 지탱되는데, 와우축은 혈관을 통해 전정계와 와우에 혈액과 영양분을 공급한다. 와우축을 중심으로 와우의 아래쪽을 기저부(base)라 하고 위쪽을 첨단부(apex)라 한다. 기저부의 면적은 넓지만 첨단부로 올라갈수록 좁아지며, 첨단부에는 작은 구멍인 와우공(helicotrema)이 있어 전정계와 고실계가 통한다. 와우의 전정계와 고실계는 많은 양의

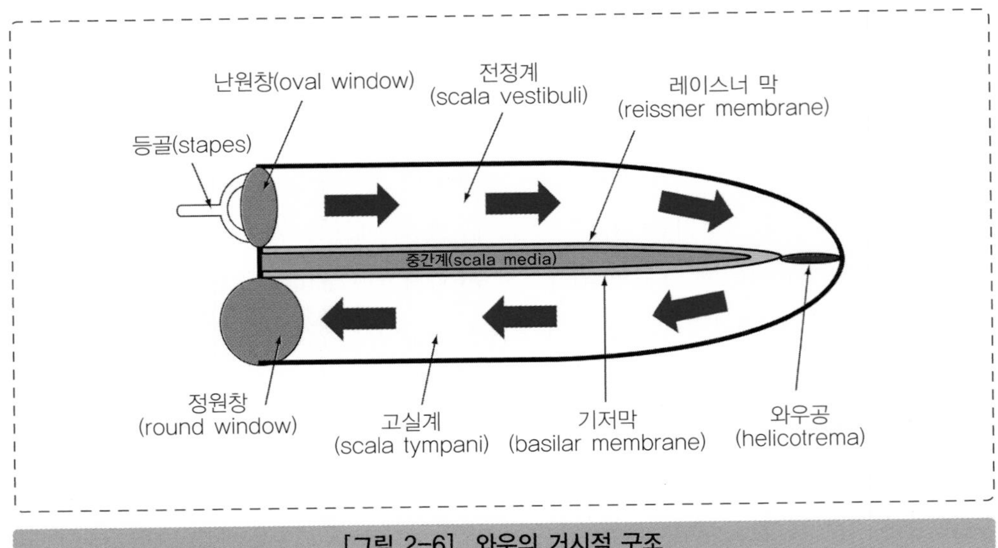


[그림 2-6] 와우의 거시적 구조

나트륨 이온(140 mEq/L)과 아주 적은 양의 칼륨 이온(7~8 mEq/L)을 포함하는 외림프액으로 구성되어 있는 반면, 중간계는 많은 양의 칼륨 이온(145 mEq/L)과 소량의 나트륨 이온(27 mEq/L)을 포함하는 내림프액으로 구성되어 있다.

### (2) 와우의 미시적 구조(microstructure)

와우의 미시적 구조는 와우의 중간계(scala media)에 위치한 청각기관인 코르티 기관(organ of Corti)을 말한다. 코르티 기관은 기저막(basilar membrane)과 골나선관(osseous spiral lamina)의 위와 개막(tectorial membrane)의 아래에 위치해 있다. 코르티 기관은 청각에 영향을 주는 가장 중요한 기관으로 기저막, 골나선관, 내외유모세포(inner and outer hair cells), 다양한 지주세포(supporting cells), 섬모(stereocilia) 그리고 개막 같은 조직이 포함되어 있다([그림 2-7] 참조).

기저막은 소리에 대한 코르티 기관의 반응에 중요한 역할을 담당한다. 구조적으로 와우의 기저부의 기저막은 짧고 두껍지만(폭이 0.12 mm) 첨단부로 갈수록 길고(폭 0.5 mm) 얇아져서, 고주파수의 자극에서는 기저부의 기저막에서 최대의 진폭이 만들어지지만, 저주파수의 자극에서는 첨단부의 기저막에서 최대의 진폭이 발생한다. 기저막의 위에는 유모세포들이 놓여 있는데, 와우축(modiolus)을 중심으로 안쪽에 위치한 세포들을 내유모세포(inner hair cells)라 하고, 바깥쪽에 위치한 세포들을 외유모세

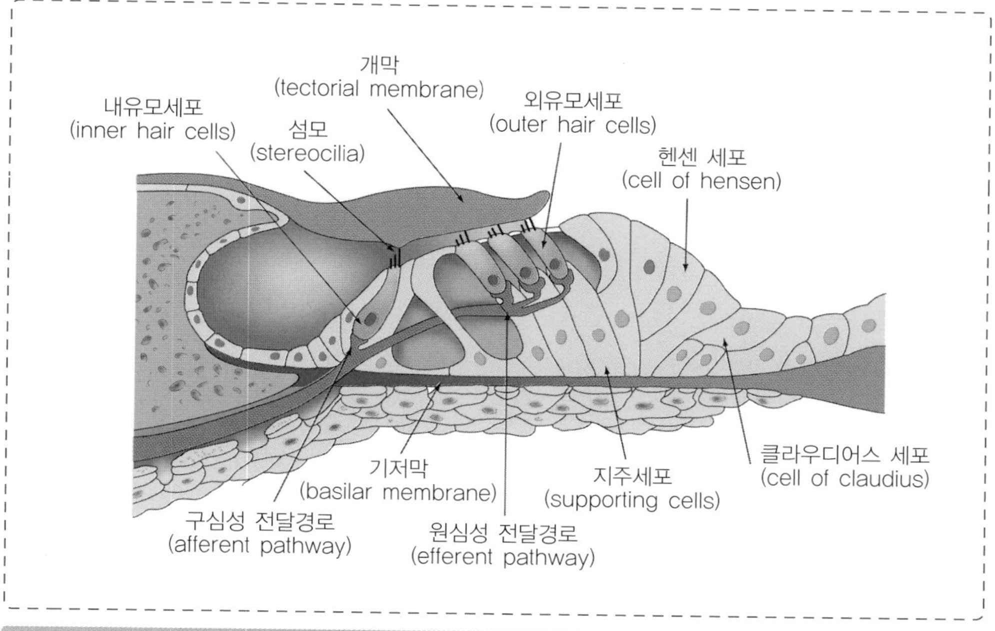


**[그림 2-7] 와우의 미시적 구조**

포(outer hair cells)라 한다. 각 유모세포의 위에는 많은 섬모(stereocilia)가 있으며 그중 가장 큰 섬모는 코르티 기관의 지붕인 개막(tectorial membrane)과 접촉해 있다. 형태적으로 몇 가지 측면에서 내외유모세포는 구별이 가능하다. 첫째, 내유모세포는 실험실의 플라스크 모양인 반면, 외유모세포는 실린더 모양이다. 둘째, 약 3,500개의 내유모세포는 한 줄(low)로 배열되어 있는 반면, 약 1만 2,000개의 외유모세포는 세 줄로 배열되어 있다. 셋째, 내유모세포의 섬모는 일자(一) 모양이지만 외유모세포의 섬모는 v 또는 w자 모양을 하고 있다. 넷째, 내유모세포는 와우에서 뇌로 감각 자극을 전달하는 구심성 전달경로(afferent pathway)를 보이지만, 외유모세포는 뇌에서 와우까지 청각 정보가 전달되는 원심성 전달경로(efferent pathway)를 보인다.

### (3) 와우의 나노구조(nanostructure)

와우의 나노구조는 세포의 측면에서 와우의 움직임을 보여 주는 것이다. 와우의 유모세포는 감각섬모(sensory hairs, stereocilia), 소피판(cuticular plate), 골지체(Golgi's apparatus), 미토콘드리아(mitochondria), 핵(nucleus), 시냅스(synapse), 구심성 신경말단(afferent nerve ending), 원심성 신경말단(efferent nerve ending), 그리고 표면에 리보솜

(ribosome)이 부착되지 않는 무과립형질내세망(smooth endoplasmic reticulum, ER) 등으로 구성되어 있다.

기저막 위에 있는 유모세포가 기저막의 진동을 받으면 세포 위에 있는 감각섬모들이 액틴(actin) 섬모다발로 관을 형성하여 소피판(cuticular plate)으로 삽입된다. 좀 더 구체적으로 표현하면, 음향 신호가 들어오면 감각섬모들이 그중 가장 큰 섬모 쪽으로 기울어져 섬모들끼리 연결되어 있던 팁 링크(tip link)가 끌어당겨져 채널이 열리고, 그 문으로 칼륨 양이온이 소피판으로 들어오게 된다. 유입된 이온들은 세포막(cellular membrane)의 탈분극(depolarization)을 유도하고, 전압에 민감한 칼슘 이온(voltage sensitive Ca++) 채널이 열리고 칼슘 이온이 막으로 유입된다. 그 결과로 유모세포와 청신경 사이의 시냅스 근처에서 수용기 전위(receptor potentials)가 만들어지고 신경전달물질이 생성된다. 반면에 음향 신호가 입력되지 않을 경우, 가장 큰 섬모의 반대 방향으로 섬모들이 이동하면 팁 링크가 원래의 자리로 돌아가면서 채널이 닫히고 칼륨의 유입이 중단되어 시냅스 근처에선 양전위의 생산이 중단되며 신경전달물질도 생성되지 않는데, 이 과정을 과분극(hyperpolarization)이라 부른다([그림 2-8] 참조).

유모세포의 섬모의 움직임을 요약하면, 음향 신호에 유모세포의 섬모가 움직이면 세포 내에서는 수용기 전위가 만들어진다. 이러한 과정은 내유모세포와 외유모세포 모두에서 관찰된다. 반면에, 외유모세포는 내유모세포와는 달리 독특한 실린더의 형태와 구조 안에 수압기(hydrostat)가 있는데, 이 구조를 유지하기 위하여 유모세포의 수용기 전위(receptor potential)에 반응하여 외유모세포의 길이가 변화한다([그림 2-9] 참조).

즉, 외유모세포의 수용기 전위가 증가되면 외유모세포는 수축되어 두꺼워지고 길

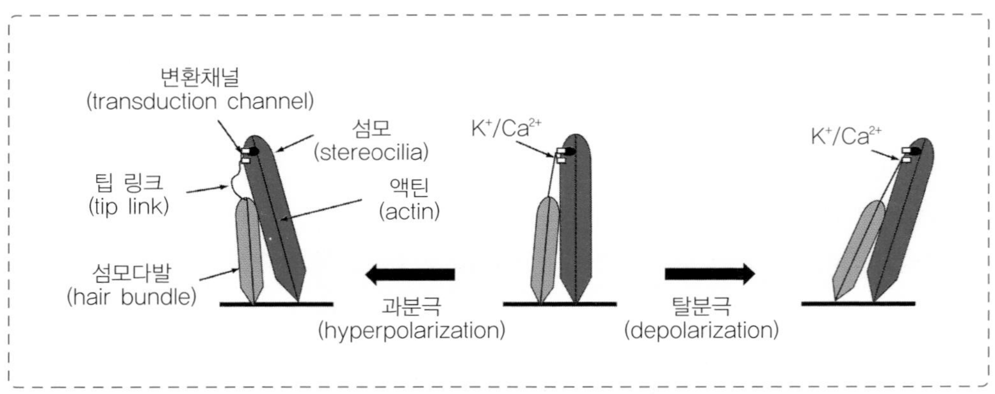


[그림 2-8] 와우의 기계전기적 변환과정

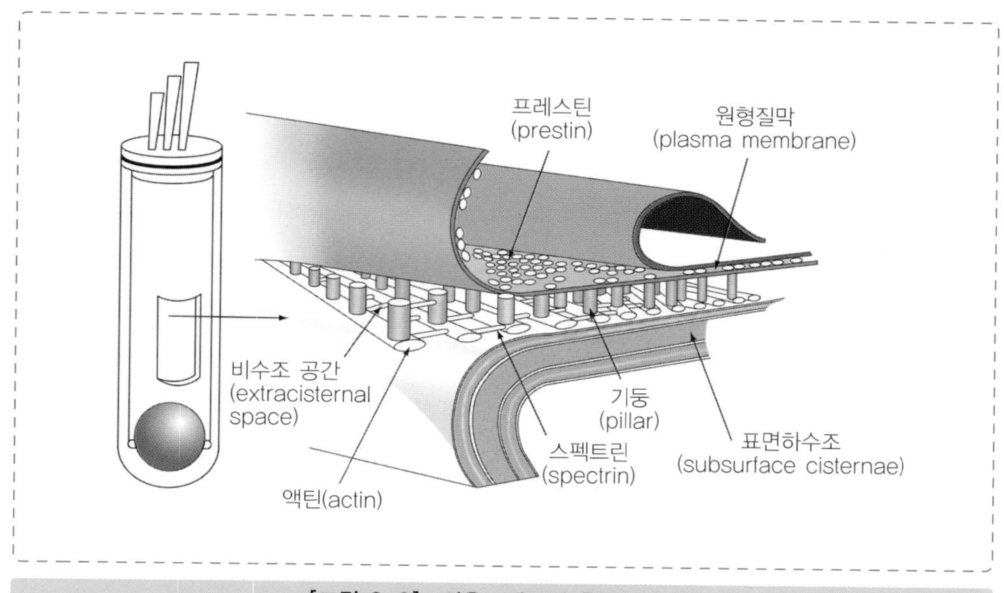


**[그림 2-9] 외유모세포의 측면벽 구조**

이가 작아지는 반면, 전위가 감소하면 외유모세포는 얇아지고 길이가 늘어난다. 이러한 외유모세포의 길이 변화는 기저막의 변화를 유도하는데, 외유모세포의 길이가 짧아지면 기저막을 끌어올리고, 길이가 늘어나면 기저막을 아래로 밀어낸다. 이러한 과정을 외유모세포의 전기적 운동(electromotility)이라 하며, 이는 1985년에 Brownell 박사가 처음으로 보고하였다(Brownell, Bader, Bertrand, De Rebaupierre, 1985). 최근 외유모세포의 전기적 운동의 근원은 외유모세포의 측면벽(lateral wall)에 위치한다. 외유모세포의 측면벽은 원형질막(plasma membrane), 피질격자(cortical lattice) 그리고 표면하수조(subsurface cisternae)로 구성된 세 가지 피부하층 구조를 가지고 있다. 중간의 세포골격(cytoskeleton)에는 엑틴(actin), 스펙트린(spectrin) 그리고 기둥(pillar)으로 구성된 비수조 공간(extracisternal space)이 있다. 원형질막 위에는 외유모세포의 전기적 운동을 책임지는 단백질이 존재하는데, 이는 2000년도 노스웨스턴 대학교의 Dallos 박사 연구팀이 밝힌 것으로 프레스틴(prestin)이라 부른다(Zheng et al., 2000). 프레스틴은 라틴어로 빠름을 뜻하는 음악적인 기호 presto에서 얻어진 이름으로, 약 10~12개의 막관통(transmembrane)으로 구성되어 있다. 프레스틴은 아미노-중탄산염수송체(amino-bicarbonate transporters)의 일원으로 내재단백질(integral membrane protein)의 상과(superfamily) SLC26의 A5로서 아미노산 순서(sequence)의 황산염 변형소재(sulfate transport motif)에 의해 특징지어진다(Dallos & Fakler, 2002; Dallos, Zheng, Cheatham, 2006).

### 6) 내이의 기능

내이는 중이와 청신경 또는 뇌의 중간 부분에 위치하여 중이의 기계적인 반응을 전기신호로 전환하여 청신경 또는 뇌로 전달하는 역할을 수행한다. 이러한 과정에서 와우는 선형성을 보이는 중이와는 달리 비선형성을 나타낸다(Choi, Bian, & Chertoff, 2010; Choi, Chertoff, Bian, & Lerner, 2004; Choi, Chertoff, & Yi, 2002). 일반적으로 선형성과 비선형성은 투입과 산출의 관계에 의해 설명된다. 선형성은 일차방정식으로 설명되는 것으로, 투입이 변화하면 그에 따라 산출이 변화한다. 즉, 이득(y)은 산출/투입에 의해 결정되는데, 만약 이득이 2로 일정하면 투입이 3일 경우 산출은 6(2×3)이 된다. 선형성에서는 투입에 따라 산출을 항상 예측할 수 있는 데 반해 비선형성은 예측할 수 없다. 비선형성은 투입의 양에 의해 산출이 결정되는 선형성과는 달리 투입의 양에 의해 산출이 위로 올라갈지, 아래로 내려갈지, 아니면 변화하지 않을지 알 수 없으며, 일반적으로 이차함수 이상의 함수로 표현될 수 있고 Boltzmann 공식(Boltzmann formula)으로 표현될 수 있다.

#### (1) 와우증폭기

내이에는 기초과학자들이 가장 궁금해하는 기능이 있는데 그것은 와우증폭기(cochlear amplifier)다. 정상적인 내이는 아주 시끄러운 음향 자극은 소리 증폭을 약화시켜 시끄러운 소리로부터 귀를 보호하지만, 아주 작은 음향 자극 신호는 증폭시켜 잘 들을 수 있도록 하는데, 이 메커니즘을 와우증폭기라고 한다. 이런 증폭 기능은 정상적인 사람들의 청각 민감성과 선택적인 주파수의 극적인 개선을 설명하는 데 필요한 것이다. 와우증폭기는 와우 내의 능동적인 과정(active process)으로 불리며, 정상 청력을 가진 사람들의 경우 청각 민감성은 약 40~50 dB이 개선된다. 청각장애인들이 소리를 정상적으로 들을 수 없는 것은 바로 이 와우증폭기가 손상되거나 파괴되었기 때문이다. 1948년 Gold는 와우증폭기의 존재가 필요하다는 것을 처음으로 제안하였다(Gold, 1948). 와우증폭기에 대한 과학적인 증거는 와우의 섬모 운동의 비밀이 밝혀지면서부터 그 신비가 조금씩 드러나게 되었다. 와우증폭기는 외유모세포의 기능과 직간접적으로 관계되고 와우의 두 가지 다른 변환과정에 의해 설명된다. 하나는 와우의 기계전기적 변환과정(mechano-electrical transduction, MET)이고, 다른 하나는 외유모세포의 전기기계적 변환과정(electro-mechanical transduction)이다. 이 두 과정은 이미 와우의 나노구조에서 대략적으로 설명되었다.

### (2) 와우의 기계전기적 변환과정

와우의 기계전기적 변환과정(mechano-electrical transduction, MET)은 와우의 내외유모세포의 섬모(stereocilia)에서 일어나는 반응으로 외부의 소리 자극에 의해 유모세포들이 유모세포의 섬모 중 가장 큰 섬모 쪽으로 이동(기계적인 반응)하면 섬모의 팁 링크가 긴장되어 채널의 문이 열리고 그 문으로 칼륨이나 칼슘 이온이 유입되어 세포를 탈분극(depolarization)시켜 수용기 전위(receptor potential)를 생성하거나, 그 반대 방향으로 움직이면 채널의 문이 닫혀 칼륨이나 칼슘 이온이 유입되지 않고 세포를 과분극(hyperpolarization)시켜 수용기 전위를 감소시키는 과정을 말한다. 이 기계전기적 변환과정의 전달체(transducer)는 모든 물질의 이온을 다 통과시키는 것이 아니라 선택적으로 칼륨 이온이나 칼슘 이온만을 통과시킨다. 와우의 MET 함수는 비선형적이고 다양한 수학적인 공식으로 특성화될 수 있으며, 다음 **〈공식 1〉**에서와 같이 유모세포의 이동(displacement)과 전달체 전도율을 이용한 이차항의 Boltzmann 공식으로 표현될 수 있다. **〈공식 1〉**에서 f($x$)는 유모세포의 수용기 전류, $x$는 섬모 이동, A는 최대한의 전도율, $b$와 $d$는 함수의 기울과 민감성, 그리고 $d$와 $e$는 섬모의 휴면 위치를 나타내는 상수를 나타낸다.

$$f_{Tr}(x) = \frac{A}{1 + e^{(bx-c)}[1 + e^{(dx-e)}]} \qquad \text{〈공식 1〉}$$

생체 밖, 즉 시험관(in vitro)에서 얻어진 섬모 운동의 크기는 동물의 종(species)에 따라 다르지만, 5~80 nm인 비포유동물의 작은 섬모 운동에서부터 약 830 nm인 포유동물의 아주 큰 섬모 운동까지 다양하다. 그러나 포유동물에서 유모세포의 능동적인 과정을 지지하는 직접적인 증거는 많지 않다.

생체 내(in vivo)에서 와우의 비선형적인 변환함수(transfer function)는 와우전위(cochlear microphonic)에 의해 추정될 수 있다. 와우전위는 와우의 기저부(base)에 있는 외유모세포에서 발생하며 교류전기 반응으로 외유모세포의 수용기 전류(receptor current)의 공간적인 가중치(spatial summation)에 따른 세포 내의 전위를 말하는데, 순음이나 백색소음(white noise) 등과 같은 다른 여러 자극에 의해 유도될 수 있다. 와우가 마치 마이크로폰처럼 음향적 자극을 증폭한다는 의미에서 와우마이크로폰(cochlear microphonic)이란 이름이 사용되었으며, 이 이름에 와우증폭기의 의미가 담겨 있다. 최근 저주파 변조(low frequency modulated bias tone)를 사용하여 와우의 정원창에서 측정된 와우전위를 사용하여 와우 변환함수를 도출하는 방법이 사용되었다(Choi et al., 2010). 또 다른 방법은 가중전위(summating potentials)를 사용하여 와우 변환함수를 구하는 방법으로, 가중전위는 내유모세포에서 발생하는 것으로 와우의 직류전기 반응이다(Choi et al., 2004). 가중전위는 와우 변환함수의 제2차 미분과 비례하는 반면, 와우전위는 제1차 미분함수와 비례하였다. 가중전위가 와우전위보다 벡터 가중치에 덜 민감하기 때문에 다양한 병리적 상황에서 와우의 기능을 평가하는 데 훨씬 유용할 수 있다.

와우의 기계전기적 변환과정은 포유동물과 비포유동물에 존재하며 내유모세포와 외유모세포에도 존재한다. 와우의 기계전기적 변환과정의 채널은 다양한 이독성 약물에 의해 영향을 받는다. 항체약물(dihydrostreptomycin)과 항암약물(cisplatin)은 MET 채널들을 차단(block)하는 것으로 알려져 있으며, 항염증약물(salicylate), 칼륨차단제(4-aminopyridine), 이뇨제(furosemide) 그리고 아미노글리코사이드(aminoglycoside)계의 항체 마이신도 와우전위에서 측정된 MET 채널도 차단하는 것으로 알려져 있다(Choi, 2010).

### (3) 와우의 전기적 운동

와우의 전기적 운동(electromotility)은 와우 내 외유모세포의 수용기 전위(receptor potential)에 반응하여 외유모세포의 길이가 변화하는 과정으로 외유모세포의 측면벽(lateral wall)에서 만들어지며, 프레스틴(prestin)이라는 단백질이 외유모세포의 전기적 운동을 책임지는 단백질로 밝혀졌다. 프레스틴은 크게 두 가지 기능을 수행한다. 하나는 외유모세포의 수용기 전위의 변화를 감지할 수 있는 전압센서(voltage sensor)로서의 기능이고, 다른 하나는 세포의 형태 변화를 진행하고 탈분극과 과분극에 반응하여 유모세포의 길이 변화를 용이하게 하는 작동기(actuator)의 기능이다(Iwasa, 2010). 프레스틴이 외유모세포의 전기적 운동과 정상적인 청각의 와우증폭기에 필요한 것인지에 대한 물음의 해답은 유전학적으로 프레스틴이 제거된 쥐를 사용하여 제시되었다(Liberman et al., 2002). 프레스틴이 제거된 쥐는 약 40~60 dB의 청각 상실과 외유모세포의 전기적 운동의 상실을 보여 주었다.

와우의 전기적 운동은 포유동물에만 존재하는 것으로 보고되었지만, 최근에는 비포유류인 닭에서 예외적으로 와우의 전기적 운동이 보고되었다. 와우의 전기적 운동은 외유모세포의 독특한 구조 때문에 만들어지므로 내유모세포에서는 관찰할 수 없다. 외유모세포의 독특한 구조를 형성하는 것은 외유모세포 내의 팽창압력(turgor pressure) 때문인데, 이 압력을 변화시켰을 때 외유모세포의 전기 운동도 변화하였다(Choi & Oghalai, 2008). 외유모세포는 동물의 종에 따라 그 길이가 다른데, 이것은 동물이 독특한 자신의 환경에 적응하는 과정에서 발생하기 때문이다. 길이의 차이는 한편으로 가청 범위의 차이를 동반한다. 와우의 전기적 운동에 영향을 미치는 이독성 약물들로는 항염증약물(salicylate), 아스피린(aspirin), 메르캅토기시약(sulfhydryl reagent)인 p-클로로머큐리페닐술폰산(p-chloromercuriphenylsulfonic acid, pCMPS)과 p-수산기머큐리페닐술폰산(p-hydroxymercuriphenylsulfonic acid, pHMPS), 말라리아 특효약인 퀴닌(quinine), 정신안정제인 클로르프로마진(chlorpromazine) 등이 있다(Choi, 2010).

외유모세포의 전기적 운동은 외부로부터의 자극이 없어도 외이도에서 작은 강도의 음이 측정되는 자발적 이음향방사(spontaneous otoacoustic emission)의 기원이 된다(Brownell, 1990). 자발적 이음향방사는 기계적인 유연성, 코르티 기관의 구조적인 통합, 그리고 독특한 수압 구조로 인하여 길이를 변화시키는 외유모세포로 인해 만들어진다. 게다가 변조이음향방사(distortion product otoacoustic emission, DPOAE)와 일과성 이음향방사(trasient evoked otoacoustic emission)의 생성을 위해 필요한 힘도 외유모세포의 전기적 운동에 의해 만들어진다. 최근에는 저주파수의 변조된 DPOAE를 사용하여 와우의 변환함수를 얻을 수 있는 새로운 방법도 보고되었다(Bian, Chertoff, & Miller, 2002). 그러므로 저주파수의 변조된 DPOAE도 외유모세포의 전기적 운동으로부터 유래하는 와우 변환함수를 평가할 수 있다.

## 2. 중추청각기관의 구조와 기능

청각 중추신경계는 청신경에서 시작되고 두 가지 다른 전달통로, 즉 구심성 전달통로(afferent pathway)와 원심성 전달통로(efferent pathway)를 통해, 청신경은 시냅스로 와우의 유모세포와 연결되어 있다. 구심성 전달통로는 올라가는 감각통로(ascending sensory pathway)로, 95%의 신경 정보가 이 통로로 내유모세포에서 뇌로 청각 정보를 전달하는데, 일반적으로 내유모세포 1개당 약 20개의 신경섬유가 붙어 있다. 유모세포의 하단에 있는 와우신경종말(nerve endings of cochlear nerve)을 지나 나선 신경질(spiral ganglion)에 전달되고, 청신경(auditory nerve)에서 활동전위(action potentials)로 만들어져서 뇌로 전달된다. 제8번 뇌신경인 청각신경은 와우신경(cochlear nerve branch)과 전정신경(vestibular nerve branch)으로 나뉜다. 와우신경은 내이의 신경 자극을, 전정신경은 세반고리관으로부터 신경 자극을 내이도(internal auditory meatus)를 통해 제1차신경인 뇌간의 와우핵(cochlear nucleus)으로 전달한다. 와우핵은 복측 와우핵(ventral cochlear nucleus)과 배측 와우핵(dorsal cochlear nucleus)으로 분리되는데, 청신경으로부터의 정보는 먼저 복측 와우핵으로 전달되며, 그중에서 약 10~30%의 정보는 같은 쪽의 배측 와우핵으로 전달되고 나머지 70~90%의 정보는 반대쪽의 상올리브핵(superior olivary complex)에 전달된다. 상올리브핵은 양쪽 귀로 전달된 청각 자극이 집합하는 구심성 전달통로 중 첫 번째 지점으로, 반대 측 귀의 청각 자극은 중추신경계의 세포체를 자극하지만, 같은 측면의 자극은 반대로 억제한다. 배측 와우핵에 전달된 정보의 일부는 반대쪽의 하구(inferior colliculus)로 전달되고, 나머지 부분은 제2차 신경을 통해 같은 쪽의 상올리브핵으로 전달된다. 하구에서는 같은 쪽 또는 다른 쪽에서 만들어진 청각 정보들이 교차되는 지점으로, 다양한 형태의 세포와 여러 개의 특화 구역이 있어 주파수, 강도, 음량에 대한 감별과 양이청각 등을 포함하는 다양한 청각 활동이 일어나는 곳이다(이호기, 2009). 상올리브핵으로 전달된 청각 자극은 제3차 뉴런에 의해 외측융대(lateral lemniscus)로 올라가고, 제4차와 제5차의 뉴런을 통해 다시 중뇌의 하구(inferior colliculus)와 시상(thalamas)영역에 속하는 내측슬상체(medial gheniculate body)를 지나 대뇌피질의 청각영역(cortical auditory area, Heschl's area)에 도달하여 인식된다. 청각피질의 일차청각영역은 브로드만 영역(Brodmann area) 41에 해당되는 측두엽의 실비우스 역(sylvius fissure)에 내재해 있고, 이차청각영역은 브로드만 영역 42에 해당되며 일차청각영역 주변에 모여 있다(고도홍, 2009). 구심성 청각통로로 전달되는 청각 자극은 5~6회 연접과정을 거쳐 반대쪽의 청각 자극은 자극되지만 같은 쪽의 청각 자극은 억제되는 특징을 보인다([그림 2-10] 참조).

원심성 전달통로는 내려가는 통로(descending pathway)로, 5%의 신경 정보가 이 통로를 통해 뇌로부터 외유모세포로 청각 정보를 전달하여 귀의 기능을 조절 또는 통제한다. 이 원심성 통로에서 가장 중요한 부분은 올리브와우 묶음(olivocochlear bundle,

OCB)으로 뇌간의 상올리브핵(superior olivary complex, SOC)부터 코르티 기관의 외유모세포까지 정보를 내려 보낸다. 올리브와우 묶음에는 두 가지 중요한 구성 요소가 있다. 하나는 반대 측면의 와우를 자극하는 교차되는 올리브와우 묶음(crossed OCB, COCB)이고, 다른 하나는 같은 측면의 와우를 자극하는 교차되지 않은 올리브와우 묶음(uncrossed OCB, UOCB)이다(Lass & Woodford, 2007). 교차 올리브와우 묶음는 일차적으로 반대 측면의 와우 내 내유모세포에 영향을 미치지만, 비교차 올리브와우 묶음는 같은 측의 와우 내 외유모세포에 영향을 준다. 교차 또는 비교차 올리브와우 묶음의 활성화는 자극에 반응하는 청신경의 자극률을 축소하거나, 어떤 청각 자극에는 이 신경들의 청각역치를 악화시킬 수 있다. 구심성 전달통로에 비해 원심성 전달통로의 메커니즘은 잘 이해되지 않고 있고 상대적으로 더 적은 관심을 받아 왔지만, 이 전달통로는 자극에 대한 반응을 유발하는 데 필요한 강도의 증가를 결과할 수 있는 억제 기능을 제공한다. 그런데 이러한 올리브와우 묶음에 의한 억제 기능은 와우의 산출이 축소되도록 한다. 즉, 갑자기 아주 시끄러운 소리가 귀에 전달되면 그 소리로부터 귀를 보호하는 기능을 수행한다는 것이다.

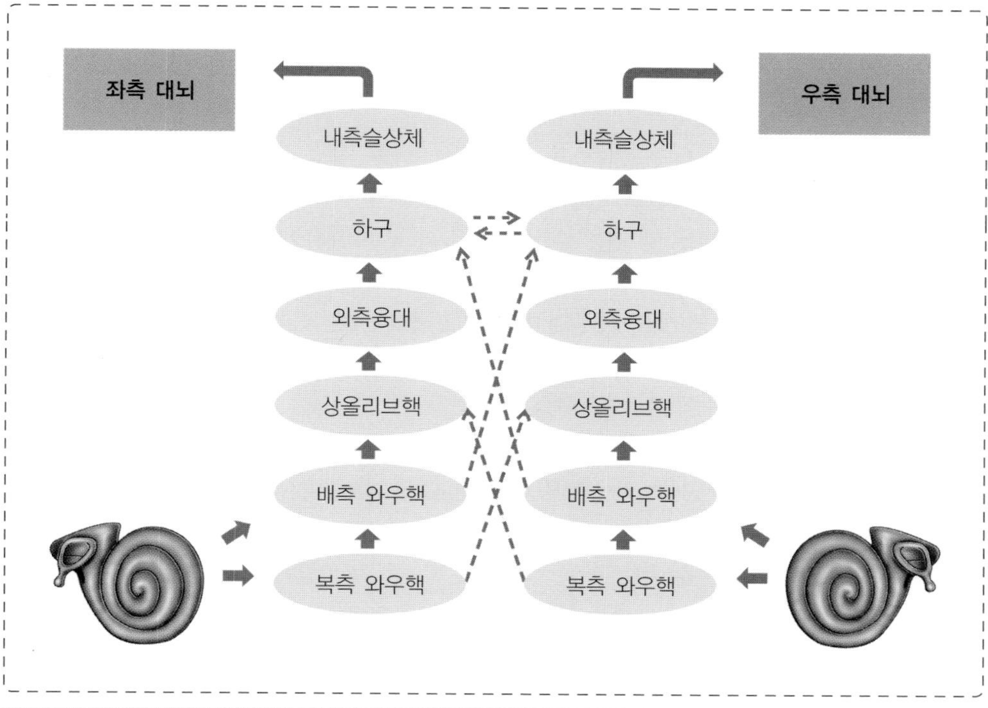


[그림 2-10] 청각의 중추신경계 구조

## 요약 및 정리

이 장은 청각기관의 구조와 기능에 대하여 청각학 이해에 중요한 정보들을 대략적으로 제공했다. 귀는 외부로부터 주어지는 음향학적 정보를 잘 모아 기계적인 신호로 전환시키고, 다시 전기신호와 화학적인 물질인 신경전달물질로 바꿔 청각 중추신경계를 통해 최종적으로 뇌에 전달한다. 이 과정에서 귀는 수동적인 역할만 하는 것이 아니라 능동적인 과정을 통해 작은 소리는 증폭하고 시끄러운 소리는 축소한다. 소리 전달은 귀에서 뇌까지의 상행경로[ascending pathway, 구심성 전달경로(afferent pathway)]와 뇌에서 귀까지의 하행경로[descending pathway, 원심성 전달경로(efferent pathway)]를 통해 이루어지고, 같은 방향(ipsilateral) 또는 반대 방향(contralateral)으로 정보를 전달하여 한 방향에서의 상실을 보완하거나 더욱 안전하게 소리 전달을 가능하게 한다.

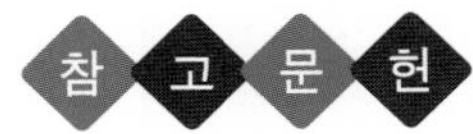


고도홍(2009). 언어 기관의 해부와 생리. 서울: 소화.

김진숙(2005). 청각기관의 해부 및 관련 질환. 심현섭 외 공저. 의사소통장애의 이해(pp. 303-333). 서울: 학지사.

이호기(2009). 청각기관의 구조와 기능. 대한이비인후과학회 편. 이비인후과학: 두경부외과학(pp. 19-42). 서울: 일조각.

오세진(2013). 심리음향학. 서울: 시그마프레스.

Bian, L., Chertoff, M. E., & Miller, E. (2002). Deriving a cochlear transducer function from low-frequency modulation of distortion product otoacoustic emissions. *Journal of Acoustical Society of America, 112*, 198-210.

Brownell, W. E. (1990). Outer hair cell electromotility and otoacoustic emissions. *Ear & Hearing, 11*, 82-92.

Brownell, W. E., Bader, C. R., Bertrand, D., & De Ribaupierre, Y. (1985). Evoked mechanical responses of isolated cochlear outer hair cells. *Science, 227*, 194-196.

de Boer, E., & Nuttall, A. L. (2010). Cochlear mechanics, tuning, non-linearities. In P. A. Fuchs (Ed.), *The Oxford Handbook of Auditory Science: The Ear* (pp. 139-177). New York: Oxford University Press.

Choi, C-H. (2010). Mechanisms of active process and amplification in cochlea. *Korean Journal of Audioloy, 14*, 81-7.

Choi, C-H. (2011). Prestin and motility of the cochlear outer hair cell. *Korean Journal of Audiology, 16*(2), 202-210.

Choi, C-H., Bian, L., & Chertoff, M. E. (2010). Deriving a cochlear transducer function from low frequency modulated cochlear microphonic. *Korean Journal of Communication Disorders, 15*(2), 232-250.

Choi, C-H., Chertoff, M. E. Bian, L., & Lerner, D. (2004). Constructing a cochlear transducer function from the summating potential using low-frequency bias tone. *Journal of the Acoustical Society of America, 116*(5), 2996-3007.

Choi, C-H., Chertoff, M. E., & Yi, X. (2002). Characterizing cochlear mechano-electric transduction with a nonlinear system identification technique: the influence of the middle ear. *Journal of the Acoustical Society of America, 112*(6), 2898-2909.

Choi, C-H., & Oghalai, J. S. (2008). Canditate's thesis: Perilymph osmolality modulates cochlear function. *Laryngoscope, 118*(9), 1621-1629.

Clark, W. W., & Ohlemiller, K. K. (2008). *Anatomy and physiology of hearing for audiologists.* New York: Rhomson Delmar Learning.

Dallos, P., & Fakler, B. (2002). Prestin, a new type of motor protein. *Nature Reviews Molocular Cell Biology, 3*, 104-111.

Dallos, P., Zheng, J., & Cheatham, M. A. (2006). Prestin and the cochlear amplifier. *Journal of Physiology, 576*, 37-42.

Durrant, J. D., & Lovrinic, J. H. (1995). *Bases of Hearing Science.* Baltimore: Williams & Wilkins.

Gold, T. (1948). Hearing II. The physical basis of the action of the cochlea. *Proceedings of the Royal Society of London, Series B, 135*, 492-498.

Iwasa, K. H. (2010). Electromotility of outer hair cells. In P. A. Fuchs (Ed.), *The Oxford Handbook of Auditory Science: The Ear* (pp. 179-212). New York: Oxford University Press.

Lass, N. J., & Woodford, C. M. (2007). *Hearing science fundamentals.* St. Louis: Mosby Elsevier.

Liberman, M. C., Gao, J., He, D. Z., Wu, X., Jia, S., & Zuo, J. (2002). Prestin is required for electromotility of the outer hair cell and for the cochlear amplifier. *Nature, 419*, 300-304.

Martin, F. N., & Clark, J. G. (2012). *Introduction to Audiology.* Boston: Pearson.

Nedzelnitsky, V. (1980). Sound pressures in the basal turn of the cat cochlea. *Journal of the Acoustical Society of America, 68*, 1676-1689.

Pickles, J. O. (1988). *An introduction to the physiology of hearing*. New York: Academic Press.

Rosowski, J. J. (2010). External and middle ear function. In P. A. Fuchs (Ed.), *The Oxford Handbook of Auditory Science: The Ear* (pp. 49–91). New York: Oxford University Press.

Zheng, J., Shen, W., He, D. Z., Long, K. B., Madison, L. D., & Dallos, P. (2000). Prestin is the motor protein of cochlear outer hair cells. *Nature, 405*, 149–55.

## 제3장

# 심리음향학

이지영(대구가톨릭대학교 언어청각치료학과)

1. 심리음향학
2. 소리
3. 음향학적 요소
4. 심리음향학적 요소
5. 음조 지각
6. 음량 지각

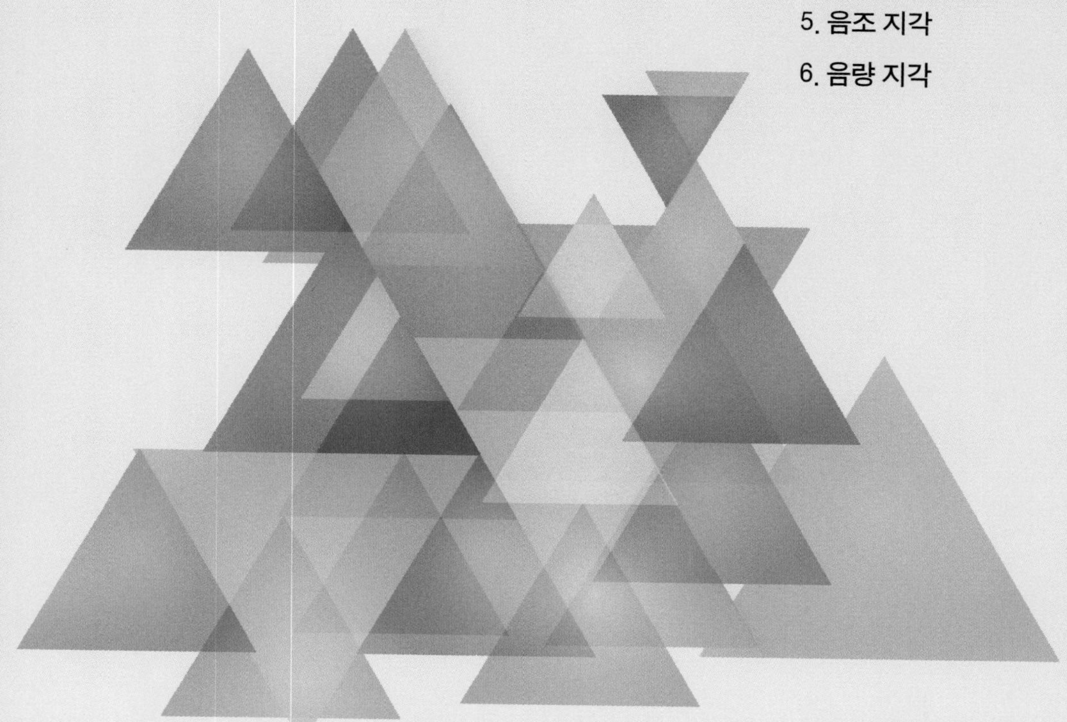

어떤 물체가 매질 속에서 진동을 하면 이러한 진동으로 인하여 평상시 공기 입자의 밀도 또는 압력에 변화가 일어나는데, 이것이 매질을 통해 전파되면서 만드는 파동 에너지가 곧 소리다. 심리음향학은 소리 자극의 물리적 속성에 대한 음향학적인 지식에 기초하여 인간이 소리 자극을 어떻게 주관적으로 지각하는가에 대한 내용을 탐구하는 학문이다. 따라서 심리음향학을 이해하기 위해서는 음향학에 대한 이해가 필수적이다. 심리음향학이라는 영역이 포함할 수 있는 내용은 매우 방대하겠으나, 이 장에서는 심리음향학을 공부하는 데에 필요한 기본적인 지식을 소개하는 것을 목적으로 한다. 먼저, 심리음향학의 개념을 심리물리학의 한 영역으로서 소개한 후, 소리가 어떻게 발생하고 전달되는지에 대해 알아보고자 한다. 이어서 소리의 음향학적인 요소와 심리음향학적인 요소들을 살펴보고, 음조와 음량이 어떻게 지각되는가에 대한 이론 및 가설을 다루고자 한다.

## 1. 심리음향학

물리학(physics) 중에서 특히 소리 자극의 물리적인 속성을 다루는 영역을 음향학(acoustics)이라고 한다. 즉, 음향학은 물리학에 포함되는 영역이다. 소리의 현상과 관련된 분야가 다양한 만큼, 음향학은 음악, 의료, 건축 등 실생활에서 폭넓은 응용 분야를 가지고 있다.

한편, 심리물리학(psychophysics)은 물리적인 자극에 대한 지각, 또는 물리적 자극과 그에 대한 지각 간의 관계를 다루는 학문이다. 물리적인 자극 중에서도 특히 소리 자극에 대한 지각, 또는 소리 자극과 그에 대한 지각 간의 관계를 다루는 학문을 **심리음향학**(psychoacoustics)이라고 한다. 음향학이 물리학에 포함되듯이, 심리음향학은 심리물리학에 포함된다. 심리음향학은 소리 자극에 대한 주관적인 지각의 차원에서 대뇌의 반응을 포함한다는 점에서, 소리 자극에 대한 객관적인 실체를 다루는 음향학(acoustics)과 구별된다. **[그림 3-1]**의 (a)는 물리학, 심리학 그리고 심리물리학 간의 관계를 나타내고 있고, (b)는 음향학, 심리학 그리고 심리음향학 간의 관계를 나타내고 있다.

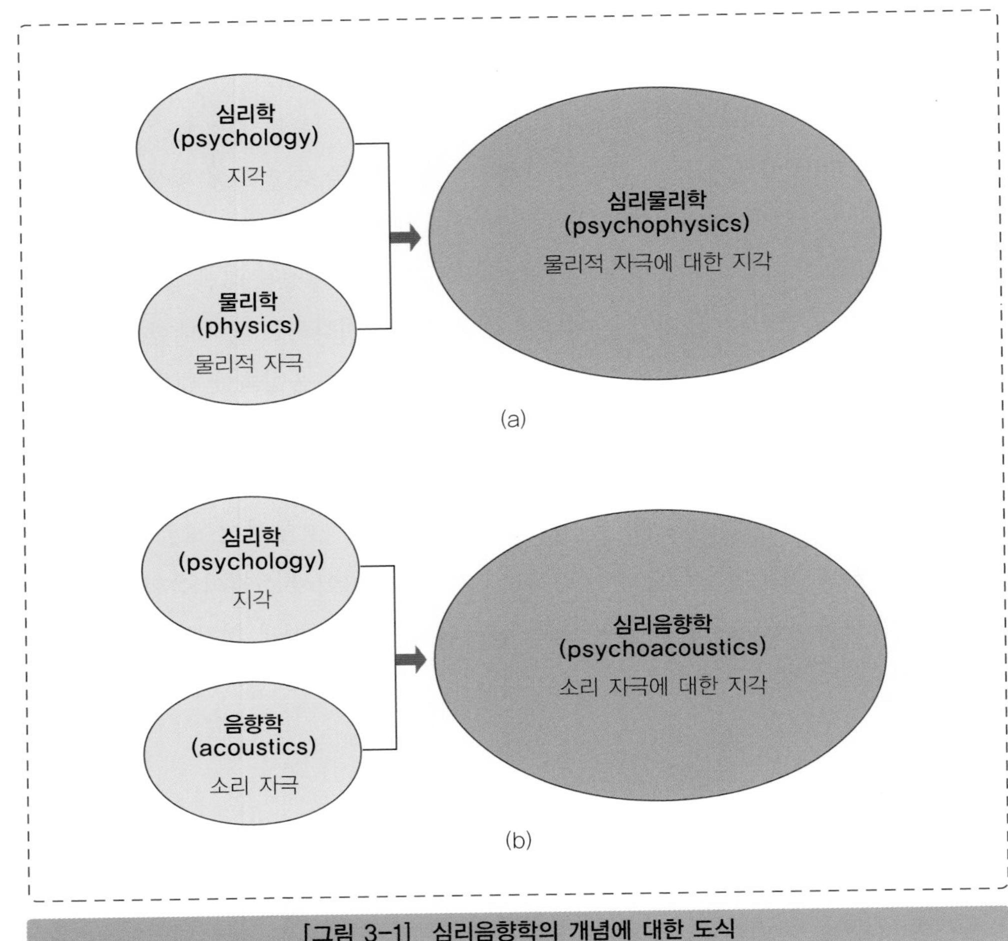


[그림 3-1] 심리음향학의 개념에 대한 도식

## 2. 소리

### 1) 진동과 파동

파동(wave)은 진동 에너지가 매질을 통해 전파되면서 만들어지는 에너지다. 파동은 매질의 진동 방향과 파동의 진행 방향에 따라 종파(longitudinal wave)와 횡파(transverse wave)로 구분할 수 있다. **종파**는 매질의 진동 방향과 파동의 진행 방향이 평행한 파동이며, **횡파**는 매질의 진동 방향과 파동의 진행 방향이 서로 수직인 파동이다. 빛, 라디

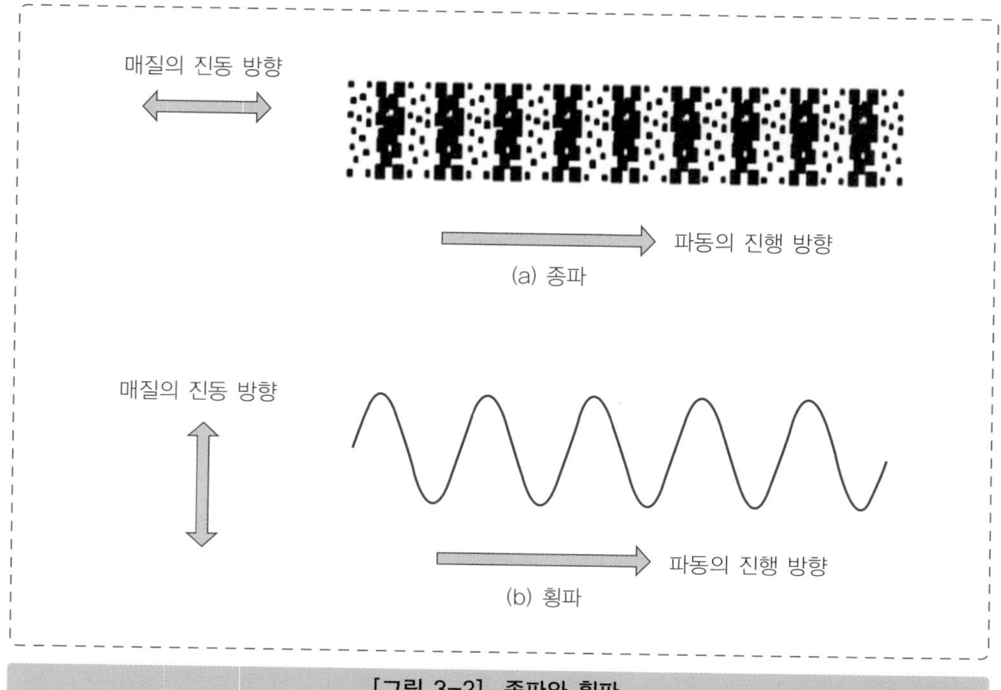


**[그림 3-2] 종파와 횡파**

오파를 포함하여 대부분의 파동은 횡파에 해당하는데, 음파(sound wave)는 종파로 분류된다. **[그림 3-2]**에서 (a)는 종파를, (b)는 횡파를 상징적으로 표현하고 있다. **[그림 3-2]**의 (a)와 (b)의 경우, 매질 입자의 진동 방향은 각각 다르게 나타나는 데 반해, 파동은 모두 수평선상에서 왼쪽으로부터 오른쪽 방향으로 진행하고 있다. 즉, **[그림 3-2]**에서 (a) 종파의 경우에는 매질의 입자가 파동의 진행 방향과 평행하게 수평선상에서 왼쪽과 오른쪽 방향으로 왔다 갔다 하는 형태로 진동하고 있으며, (b) 횡파의 경우에는 매질의 입자가 파동의 진행 방향과 직각을 이루며 수직선상에서 위아래로 오르내리는 형태로 진동하고 있다. **[그림 3-2]**의 (b)가 싸인 곡선으로 표현되는 소리의 파형(waveform)과 흡사해 보이나, 이것은 싸인 곡선이 아니라 단순히 횡파의 진동 양상을 그림으로 나타낸 것이다(Howard & Angus, 2009).

### 2) 소리의 발생

대부분의 물체는 관성과 탄성을 가지고 있는데, 관성과 탄성의 속성을 가진 물체가 매질 속에서 진동을 함으로써 소리를 만들어 낼 수 있다. 즉, 악기, 스피커, 엔진 등 진동 가능한 물체가 매질 속에서 진동을 하면 음원(sound source)이 될 수 있다. 진동 가능한 물체가 있더라도 실제 진동 없이는 소리가 발생할 수 없다. 또한 진동 가능한 물체가 있더라도 진공 상태에서는 음파를 만들어 낼 매질(보통 공기)이 없으므로 역시 소리가 생성될 수 없다. 즉, 물체의 진동에 의해 물체가 접하고 있는 매질이 진동하게 되고, 이로 인해 매질 입자의 분포에 압력의 변화가 일어나 소리가 발생하게 되는 것이다.

소리는 매질이 기체, 액체, 고체일 때 모두 발생할 수 있으나, 일반적으로는 공기라는 매질 속에서 발생하게 된다. 매질에 따라 소리의 전달 속도, 파장, 에너지 등은 다르게 나타난다. 음파는 음원으로부터 출발하여 매질 속을 이동하는데, 물체의 진동에 의해 공기의 입자를 밀게 되면 앞으로 밀리는 관성과 본래의 자리로 되돌아오려는 탄성이 작용하게 된다. 그 결과, 평상시보다 공기의 입자 밀도가 높아지게 되는 부분이 생기고, 동시에 평상시보다 공기의 밀도가 낮아지는 부분이 생기게 된다. 이때 일어나는 일을 살펴보면, 평상시 무질서하게 브라운 운동을 하고 있던 공기 입자들이 물체의 진동에 의해 떠밀려 몰리면서 평상시 밀도보다 높아져 압력이 증가하는 영역과 서로 멀어져 소원해지면서 평상시 밀도보다 낮아져 압력이 감소하는 영역이 나타난다. 이때 평상시 공기 입자의 밀도보다 높아지는 영역을 **압축상**(condensation 또는 compression), 평상시 공기 입자의 밀도보다 낮아지는 영역을 **희박상**(rarefaction)이라고 부른다. **[그림 3-3]**에서 (a)는 공기 입자의 압력 변화로 인해 압축상과 희박상이 교대로 번갈아 나타나는 형태이며, (b)는 압축상과 희박상의 형태를 파형 위에서 표현한 것이다. 이와 같이 공기 입자가 앞뒤로 진동하며 압축되어 있는 부분(압축상)과 희박한 부분(희박상)이 주기적으로 변화하면서 파동(wave)이 전달된다. 여기서 혼동하지 말아야 할 것은, 파동은 계속 앞으로 진행하지만 공기 입자 자체가 파동의 진행과 함께 계속 앞으로 이동하는 것은 아니라는 점이다. 공기 입자는 본래 있던 자리에서 왔다 갔다를 반복하면서 이웃하고 있는 공기 입자에 진동을 전달하고, 이웃하고 있던 공기 입자는 전달받은 진동으로 본래 있던 자리에서 왔다 갔다를 반복하면서 그다음에 이웃하고 있는 공기 입자에 진동을 전달하는 식으로 진동 에너지가 계속 전달된다 (Rossing & Fletcher, 2004; Yost, 2006).

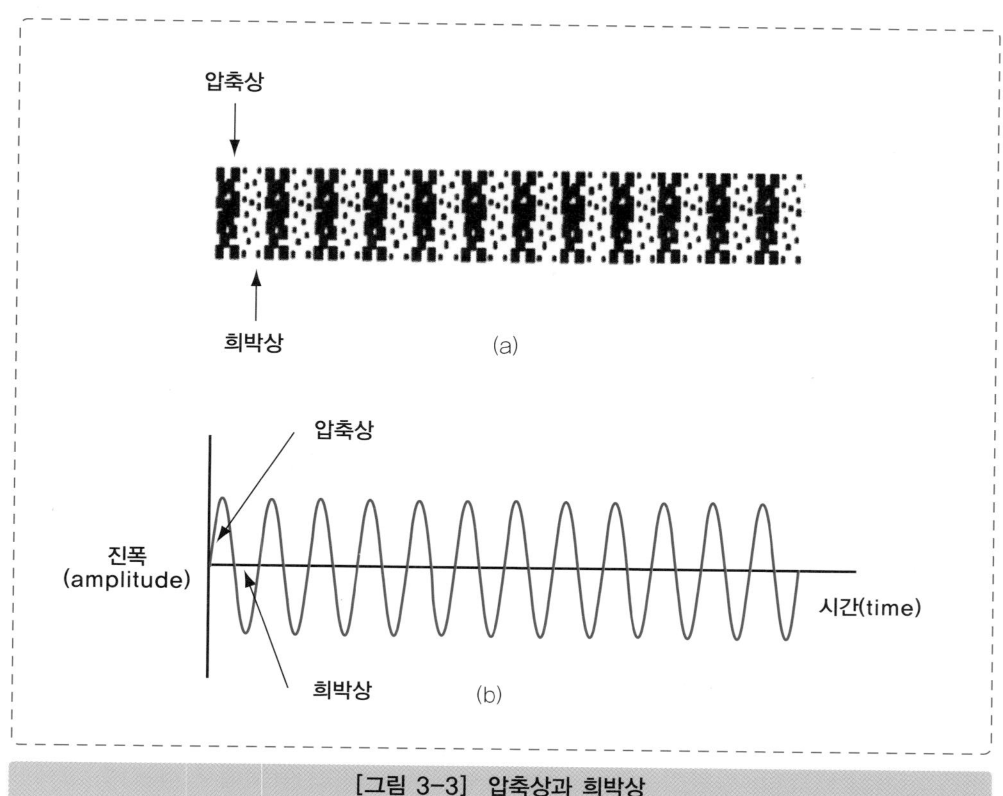


[그림 3-3] 압축상과 희박상

## 3) 소리의 전달

소리란 음원의 진동 에너지가 매질을 통해 전파되는 물리적 현상으로, 결국 물리적인 진동이 신경 에너지로 변환되는 과정을 거쳐 전달된다. 소리의 전달경로에는 두 가지가 있다. 첫째는 기도전도로, 소리가 매질(보통 공기)을 통하여 고막, 이소골을 거쳐 내이에 있는 기저막을 진동시키고, 그 결과 유모세포를 자극함으로써 청신경을 통해 소리 정보가 뇌로 전달되는 경우다. 둘째는 골도전도로, 두개골의 진동이 직접적으로 내이로 전달되어 청신경을 통해 소리 정보가 뇌로 전달되는 경우다. [그림 3-4]는 소리가 고막을 진동시키고, 내이 안에 있는 달팽이관, 유모세포를 거쳐 신경반응을 일으키며 뇌로 전달되는 기도전도의 경로를 나타낸 것이다(Musiek & Chermak, 2014).

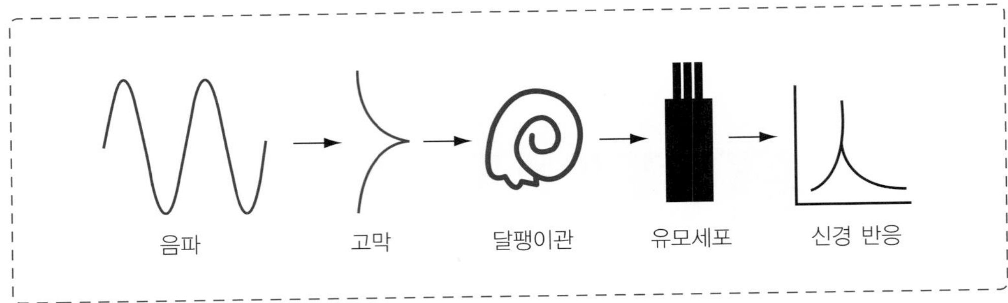


[그림 3-4] 소리의 전달경로(기도전도)

### 4) 소리의 속도

소리의 속도는 매질의 유형과 상태에 영향을 받는다. 즉, 소리가 음원으로부터 진행되는 속도는 기체, 액체 또는 고체의 매질 유형뿐만 아니라 온도, 습도, 고도 등의 상태에 의해서도 영향을 받는다. 실온(섭씨 20°) 상태의 공기 중에서 소리의 속도는 약 340 m/s다. 그러나 매질이 액체나 고체인 경우 소리의 속도는 매질이 기체인 경우에 비해 현저히 빠르다. 일반적으로 소리는 기체에서 느리고, 액체에서 빠르며, 고체에서는 더 빠르다. 예를 들면, 소리가 공기에서 전파되는 속도와 비교하였을 때 물에서는 4배 빠르게, 강철에서는 17배 빠르게 전파된다. 또 소리는 매질의 온도가 높아질수록 더 빠르게 전달된다. 그러나 소리의 속도는 진폭, 주파수, 파장 등 소리 본연의 속성과는 무관하다. 즉, 소리의 진폭이 크든 작든, 주파수가 높든 낮든, 파장이 길든 짧든 이러한 속성들은 소리의 속도에 영향을 미치지 못한다(이성태, 2006; Cutnell & Johnson, 2013).

## 3. 음향학적 요소

파형은 x축을 시간, y축을 진폭으로 표현하는 것이 일반적이나, x축을 거리 또는 위상으로 표현할 수도 있다. **[그림 3-5]**에서 (a)는 x축을 시간으로, (b)는 x축을 거리로, 그리고 (c)는 x축을 위상으로 표현한 파형을 보여 주고 있다.

**주기**(period)는 하나의 사이클이 완성되는 데에 걸리는 시간으로, 주파수의 역수로

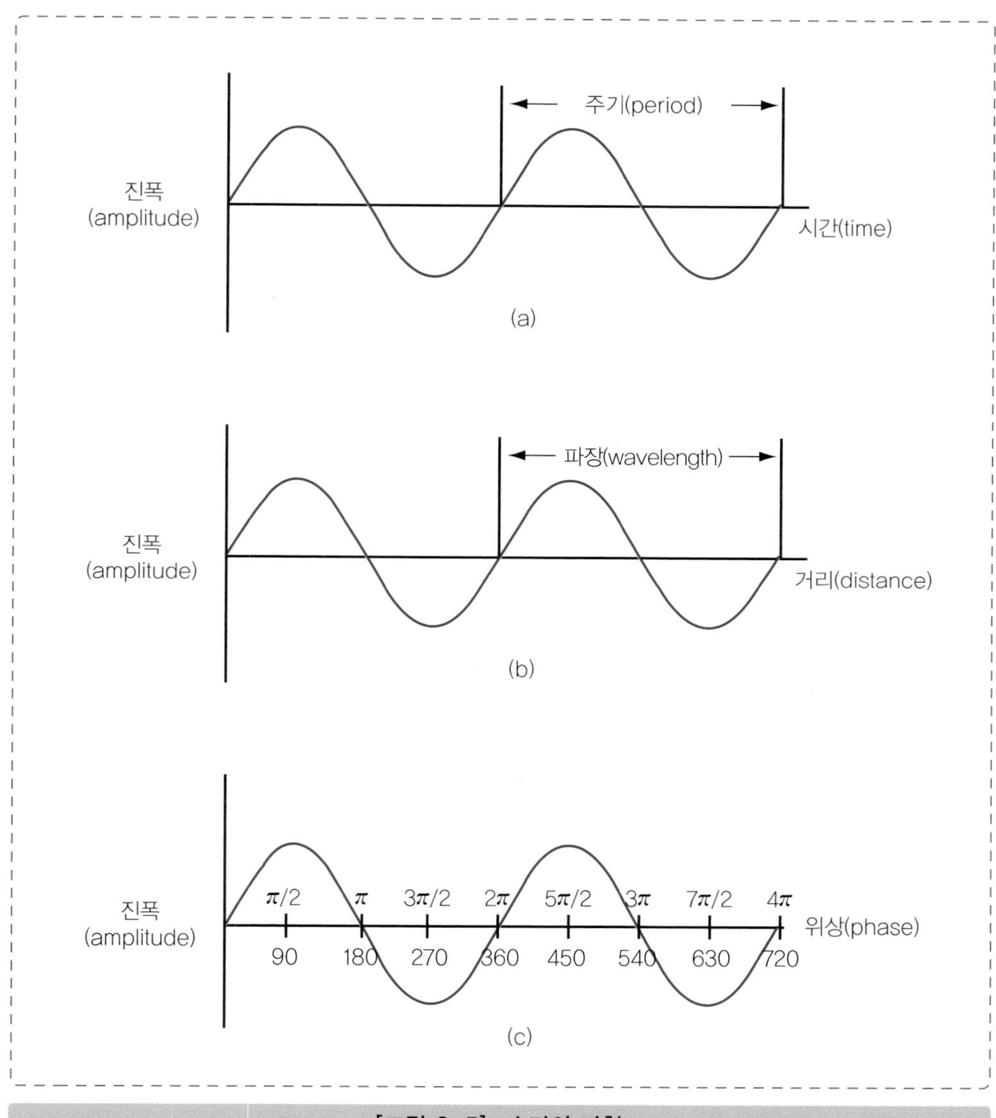


**[그림 3-5] 소리의 파형**

구할 수 있다. 예를 들면, 2 Hz 소리의 주기는 0.5(=1/2)초이며, 주기가 0.1초인 소리는 10(=1/0.1) Hz임을 알 수 있다. 주기와 주파수의 관계를 파형을 통해 이해하고 있다면 2 Hz 소리의 주기가 0.5초(2 cycles:1 s=1 cycle:$x$ s, $x$=0.5)이고, 주기가 0.1초인 소리의 주파수가 10 Hz(1 cycle:0.1 s=$x$ cycles:1 s, $x$=10)임을 비례식을 통해서도 구할 수 있다. 주기와 주파수 간의 등식을 기호로 표시하면 다음과 같다.

$$T = 1/f$$

(T: 주기, f: 주파수)

**파장**(wave length)은 하나의 사이클이 완성되기까지의 거리다. 즉, 압축상에서 다음 압축상까지의 거리 또는 희박상에서 다음 희박상까지의 거리를 말한다. 파장은 주파수와 반비례 관계를 보이며, 소리의 속도(약 340 m/s)를 이용하여 구할 수 있다. 예를 들면, 2 Hz 소리의 경우 1초 동안 340 m를 이동하므로 1개의 사이클이 차지하는 거리, 즉 파장은 170 m(2 cycles:340 m = 1 cycle:x m, $x$ = 170)임을 알 수 있다. 파장, 속도와 주파수 간의 등식을 기호로 표시하면 다음과 같다(Fry, 1996).

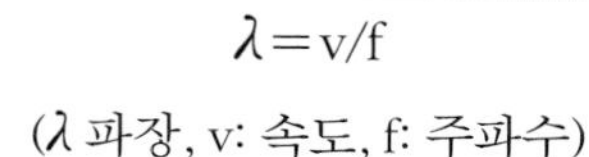

$$\lambda = v/f$$

(λ 파장, v: 속도, f: 주파수)

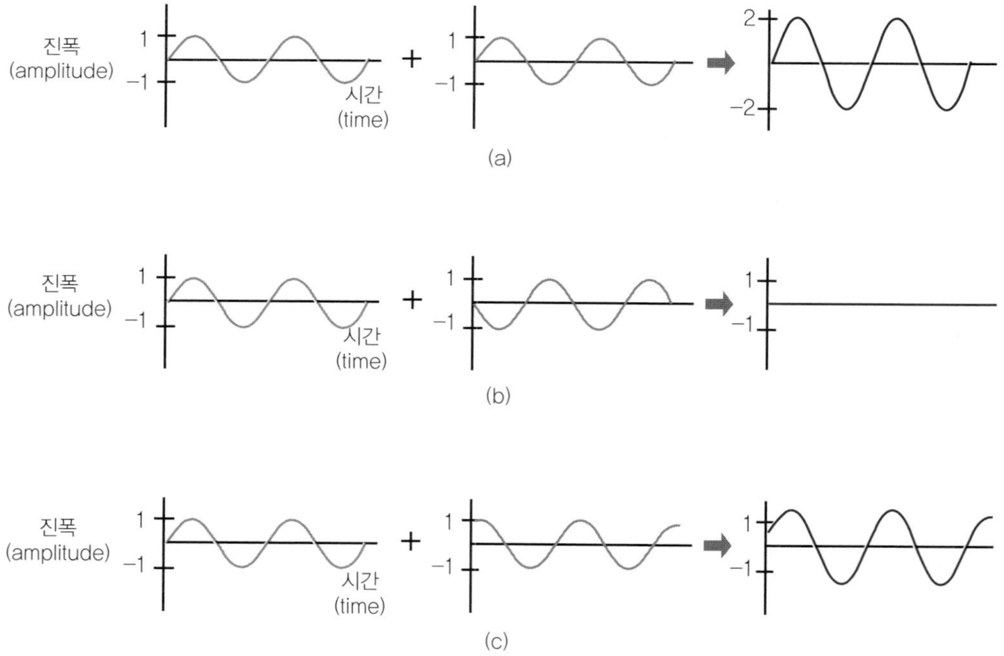

(a)

(b)

(c)

[그림 3-6] 위상의 상호작용

**위상**은 파형의 사이클 위 특정 위치를 각도의 관점에서 측정한 값으로, 단위는 도(degree)를 사용한다. 위상은 그 자체로는 들릴 수 있는 속성이 아니나, 2개 이상의 파형이 함께 만났을 때 위상의 상호작용은 중요한 현상을 초래한다. **[그림 3-6]**의 (a)에서는 위상이 서로 일치하는 2개의 파형이 합성되어 진폭이 두 배로 커진 하나의 파형을 만들었고, (b)에서는 위상이 180° 어긋나는 2개의 파형이 합성된 결과 위상 소실(phase cancellation)을 초래하였으며, (c)에서는 2개의 서로 다른 파형이 합성되면서 위상 차로 인해 새로운 파형이 창조되었다.

### 1) 주파수

**주파수**(frequency)는 단위 시간(1초)에 반복된 사이클의 수를 말하며, 단위로는 Hz를 사용한다. 여기서 사이클이란 하나의 압축상과 하나의 희박상을 포함하는 영역을 말하며, 1초 동안 몇 개의 사이클이 반복되었는가가 결국 주파수의 수가 된다. **[그림 3-7]**

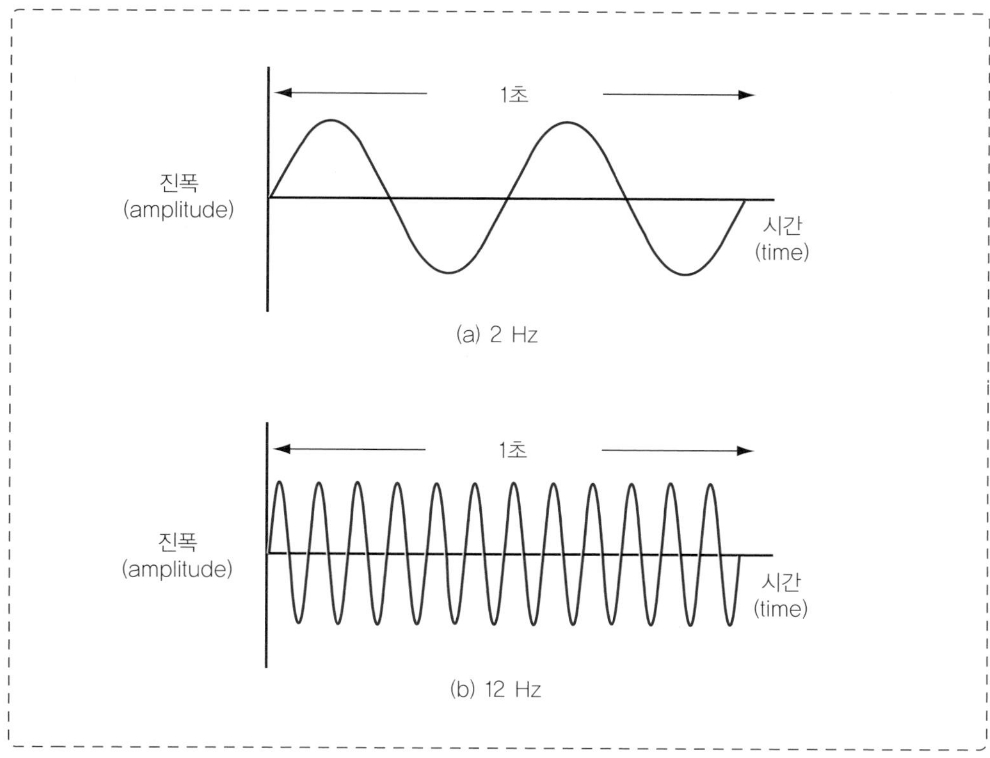


**[그림 3-7] 2 Hz와 12 Hz의 파형**

에서 (a)는 2 Hz의 파형을, (b)는 12 Hz의 파형을 나타내고 있다. 2 Hz의 경우 1초 동안 사이클이 2개 반복되었으며, 12 Hz 경우 1초 동안 사이클이 12개 반복되었음을 알 수 있다. 인간의 가청 주파수는 약 20~2만 Hz로 20 Hz 이하는 초저주파수(infrasonic frequency), 2만 Hz 이상은 초고주파수(ultrasonic frequency)라고 한다. 초고주파를 통상적으로 초음파라고도 하나, 초저주파수와 초고주파수로 나누어 명명하는 것이 정확할 것이다.

### 2) 강도

**강도**(intensity)는 파형의 진폭에 의해 결정된다. 진폭은 공기 입자의 압력이 변하는 정도를 객관적으로 측정한 값으로, 진폭이 클수록 공기 입자의 압력이 변하는 정도가 큼을 나타낸다. 강도는 압력의 제곱에 비례한다. **[그림 3-8]**은 본래 파형(실선)이 주파수를 유지하면서 진폭이 두 배로 커진 경우의 파형(점선)을 나타내고 있다.

**데시벨**(decibel, dB)은 소리 레벨의 측정 단위로 벨(bel, B)의 1/10에 해당하는 값이다. Alexander Graham Bell의 이름을 따서 만들어진 벨 단위는 사용하기에 불편하게 커서 데시벨이 더 일상적으로 사용되고 있다. dB 값은 특정 소리 레벨과 기준이 되는 소리 레벨의 비를 계산하여 얻어진다. 통상적으로 소리의 레벨을 나타내는 단위로 dB을 사용하고 있으나, 실제로는 다양한 dB이 존재하므로 정확한 dB 단위를 사용할 필요가 있다.

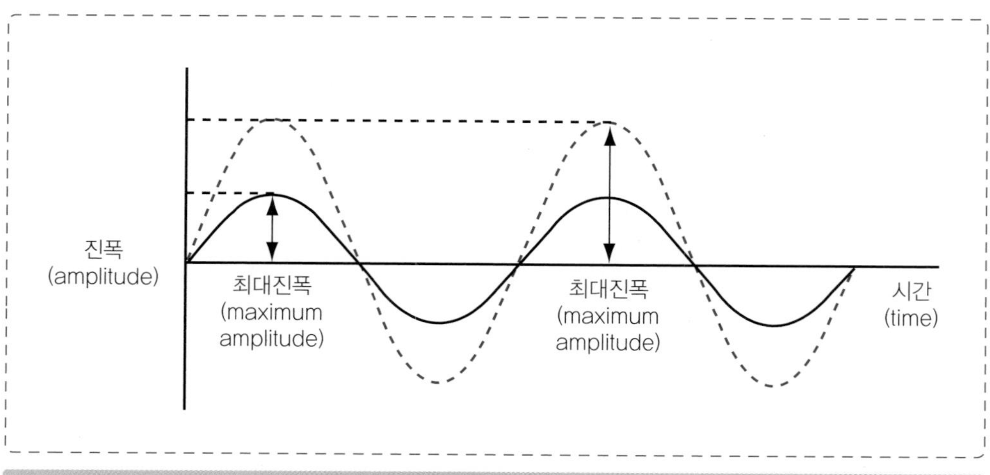


**[그림 3-8] 진폭의 변화**

(1) dB HL

dB HL(hearing level)은 특정 청력 레벨이 정상 청력 레벨과 비교하여 얻게 되는 상대적인 측정치다. 기준 청력 레벨(0 dB HL)은 건강하고 젊은 정상 청년 집단이 나타내는 순음청력역치의 평균값이다. 측정된 청력역치는 정상 기준에 근거하여 청력손실(hearing loss)을 진단하는 데 사용한다.

(2) dB IL

dB IL(intensity level)은 소리의 강도(힘)를 나타내는 단위로, 특정 소리의 dB IL은 기준 강도($I_R$)에 대한 측정 강도($I_O$)의 비율로 계산된다. dB IL을 구하기 위해서는 분모에 기준 강도 값을, 분자에 실제 측정된 강도의 값을 넣고 다음의 공식을 따른다. 기준 강도(0 dB IL)는 $10^{-16}$ watt/cm$^2$(=$10^{-12}$ watt/m$^2$)다. 〈표 3-1〉은 강도 변화에 따른 dB IL의 변화를 보여 주고 있다. 예를 들어, 소리의 강도(힘)가 2배 커지면 3 dB IL 커지고, 2배 작아지면 3 dB IL 작아지는 결과가 된다.

$$\text{dB IL} = 10\log(I_O/I_R)$$

(3) dB SPL

dB SPL(sound pressure level)은 소리의 압력을 나타내는 단위로, 특정 소리의 dB SPL은 기준 음압($P_R$)에 대한 측정 음압($P_O$)에 대한 비율로 계산된다. dB SPL을 구하기 위해서는 분모에 기준 음압 값을, 분자에 실제 측정된 음압의 값을 넣고 다음의 공식을 따른다. 기준 음압(0 dB SPL)은 0.0002 dyne/cm$^2$(=20 $\mu$Pa)다. 일반적으로 소리의 레벨은 dB SPL로 표시된다. 〈표 3-1〉은 압력 변화에 따른 dB SPL의 변화를 보여 주고 있다. 예를 들어, 소리의 압력이 2배 커지면 6 dB SPL이 증가하고, 2배 작아지면 6 dB SPL이 감소한다. 앞서 이야기하였듯이, 강도는 압력의 제곱에 비례한다. 이해를 돕기 위해 〈표 3-1〉 안에 계산식을 괄호 안에 포함시켰으며, 참고로 log2=0.3이다.

$$\text{dB SPL} = 10\log(P_O/P_R)^2 = 20\log(P_O/P_R)$$

**표 3-1 강도 또는 압력의 변화에 따른 dB IL과 dB SPL**

| 강도(힘) | 압력 | dB IL | dB SPL |
|---|---|---|---|
| $10^{-16}$ watt/cm$^2$ | 0.0002 dyne/cm$^2$ | 0 | 0 |
| 2배 | $\sqrt{2}$ 배 | 3(10log2=3) | 3(20log$2^{1/2}$=3) |
| 4배 | $\sqrt{4}$ 배 | 6(10log4=6) | 6(20log2=6) |
| 10배 | $\sqrt{10}$ 배 | 10(10log10=10) | 10(20log$10^{1/2}$=10) |
| 100배 | $\sqrt{100}$ 배 | 20(10log$10^2$=20) | 20(20log10=20) |

#### (4) dB SL

**dB SL**(sensation level)은 특정 소리의 레벨이 각 개인의 청력역치로부터 얼마나 많이 떨어져 있는가를 나타내는 측정치다. 따라서 dB SL은 각 개인의 청력역치를 기준으로 삼는다. 예를 들면, 0 dB SL은 특정 개인의 청력역치와 일치하는 소리 레벨로 들을 수 있는 가장 작은 소리가 될 것이고, 20 dB SL은 특정 개인의 청력역치보다 20 dB HL 큰 소리가 될 것이다. 즉, 청력역치가 10 dB HL인 사람에게 10 dB HL의 소리를 제시한다면 이 소리는 0 dB SL로 제시된 것이고, 같은 사람에게 30 dB HL의 소리를 제시한다면 이 소리는 20 dB SL로 제시된 것이다.

#### (5) dBA, dBB와 dBC

필터는 소리 자극의 주파수 스펙트럼 형태를 결정한다. 인간의 지각과 관련되는 소리 레벨을 측정하기 위해서는 여러 주파수 가중치를 적용한 필터를 사용하게 된다. 필터의 종류로는 A형 필터(A-weighted filter), B형 필터(B-weighted filter), C형 필터(C-weighted filter) 등이 있는데, 각 필터를 통해 측정한 소리 레벨은 **dBA**, **dBB**, **dBC** 등으로 표시된다. A형 필터는 20~60 phon 곡선의 주파수 반응을(실제로는 40 phon 곡선의 주파수 반응에 기초함), B형 필터는 70~90 phon 곡선의 주파수 반응을, C형 필터는 90 phon 곡선 이상의 주파수 반응을 반영한다. dBB와 dBC는 큰 소리 레벨에 대한, dBA는 작거나 중간 소리 레벨에 대한 인간의 지각을 고려하여 만들어진 단위다(Gold, Morgan, & Ellis, 2011).

각 필터는 서로 다른 주파수에 대해 민감성을 가지고 있다. A형 필터는 소음 측정에 가장 널리 사용되는데, 중간 주파수 소리를 측정하는 데에 적당하며 매우 높거나 매우 낮은 주파수에는 덜 민감하다. dBC 필터는 dBA 필터와 달리 저주파수와 고주파수 소리 레벨을 측정하는 데에 사용된다. dBA와 dBC 사이에 존재하는 dBB 필터는 좀처럼 사용되지 않는다(Cowan, 2016).

### 3) 복합성(complexity)

순음(puretone)은 오직 하나의 주파수 성분으로 이루어진 소리로, 단순한 싸인파로 표현될 수 있다. 순음이 아닌 소리를 복합음(complex tone)이라 할 수 있는데, 실생활에 존재하는 대부분의 소리는 복합음의 형태다. 복합음은 배음을 포함하는 여러 주파수 성분들을 가지며, 구성 주파수 성분이 같더라도 각 주파수 성분이 보이는 상대적인 강도가 다를 수 있고, 시간에 따른 강도의 변화 역시 다양하게 나타날 수 있다. 이렇듯이 주파수, 강도, 시간 등의 복합적인 관계 속에서 소리는 무한하게 다양한 형태로 나타날 수 있다. 스펙트럼(spectrum), 엔벨로프(envelope) 등은 특정 소리가 어떤 개별 주파수 성분을 포함하고 있는지, 각 개별 주파수 성분의 강도는 어떠한지, 시간에 따라 강도는 어떻게 변하는지 등에 대해 유용한 정보를 제공한다.

## 4. 심리음향학적 요소

주파수, 강도, 복합성 등의 음향학적 요소에 상응하는 심리학적 요소로 음조, 음량, 음질 등이 있다. 이들의 관계는 단순하게 일대일식으로 대응되는 것이 아니라 실제로는 그 안에 복잡한 상호작용이 존재한다. 그러나 여기에서는 주파수가 음조를, 강도가 음량을, 그리고 복합성이 음질을 지각하는 데에 주요한 영향을 미친다는 점에서 이들의 주요 상응관계에 초점을 두도록 한다. 〈표 3-2〉는 소리의 음향학적 요소와 그에 상응하는 심리음향학적 요소를 보여 주고 있다.

**표 3-2** 소리의 음향학적 · 심리음향학적 요소

| 음향학 | 심리음향학 |
|---|---|
| 주파수 | 음조 |
| 강도 | 음량 |
| 복합성 | 음질 |

### 1) 음조

**음조**(pitch)는 소리의 높이에 대한 심리음향학적 지각으로, 단위는 mel을 사용한다. 1,000 mels는 기준 소리(1,000 Hz, 40 dB SPL)를 제시하였을 때 지각되는 음조다. 기준 소리보다 두 배 높은 소리는 2,000 mels다. 1,000 mels에 해당하는 소리의 주파수는 1,000 Hz인데, 2,000 mels에 해당하는 주파수는 약 3,100 Hz로, 1,000 Hz의 두 배인 2,000 Hz가 아니라는 점에 주목할 필요가 있다. 즉, 음향학적으로 주파수가 두 배가 된다고 해서 심리음향학적으로 음조가 두 배가 되는 것은 아니다. 일반적으로 음조는 주파수의 영향을 받아 주파수가 커질수록 소리를 높게 지각하나, Hz와 mel 간의 관계는 선형적이지 않다(Finger, 1994).

### 2) 음량

**음량**(loudness)은 소리의 강도에 대한 심리음향학적 지각으로, 단위는 sone을 사용한다. 1 sone은 기준 소리(1,000 Hz, 40 dB SPL)를 제시하였을 때 지각되는 음량이다. 기준 소리에 대한 음량(1 sone)보다 두 배 크게 지각되는 음량은 2 sones다. 1 sone에 해당하는 음압은 40 dB SPL이나 2 sones에 해당하는 주파수는 약 50 dB SPL로, 40 dB SPL의 두배인 46 dB SPL이 아니라는 점에 주목할 필요가 있다. 즉, 음향학적으로 음압이 두 배가 된다고 해서 심리음향학적으로 음량이 두 배가 되는 것은 아니다. 일반적으로 음량은 강도(혹은 압력)의 영향을 받아 음압이 커질수록 소리를 크게 지각하나 dB SPL과 sone의 관계는 선형적이지 않다.

한편, **[그림 3-9]**는 **동일음량곡선**(equal loudness curve)을 나타내고 있다. 인간은 같은 음압의 소리를 들었을 때 주파수에 따라 음량을 다르게 지각하며, 이러한 양상은 음압이 작고 큰 정도에 따라서도 다르게 나타난다. 음량이 주파수에 따라 다르게 나타나는 현상은 큰 소리 레벨에 비해 작은 소리 레벨에서 현저하게 나타난다. 동일음량곡선은 청자가 각 주파수에 대해 동일한 음량으로 지각하는 데 요구되는 실제 음압(dB SPL)을 측정한 곡선으로, x축은 주파수(Hz), y축은 음압(dB SPL)으로 표현된다. 동일음량곡선은 많은 phon 곡선으로 구성되는데, 40 phon 곡선을 얻는 과정을 예로 들면 다음과 같다. 먼저, 청자에게 1 kHz 소리를 40 dB SPL로 제시하며 그것을 기준 음량으로 기억하게 한다. 그리고 나서 주파수가 다른 소리들을 제시하면서 청자가 기준 음량과 같

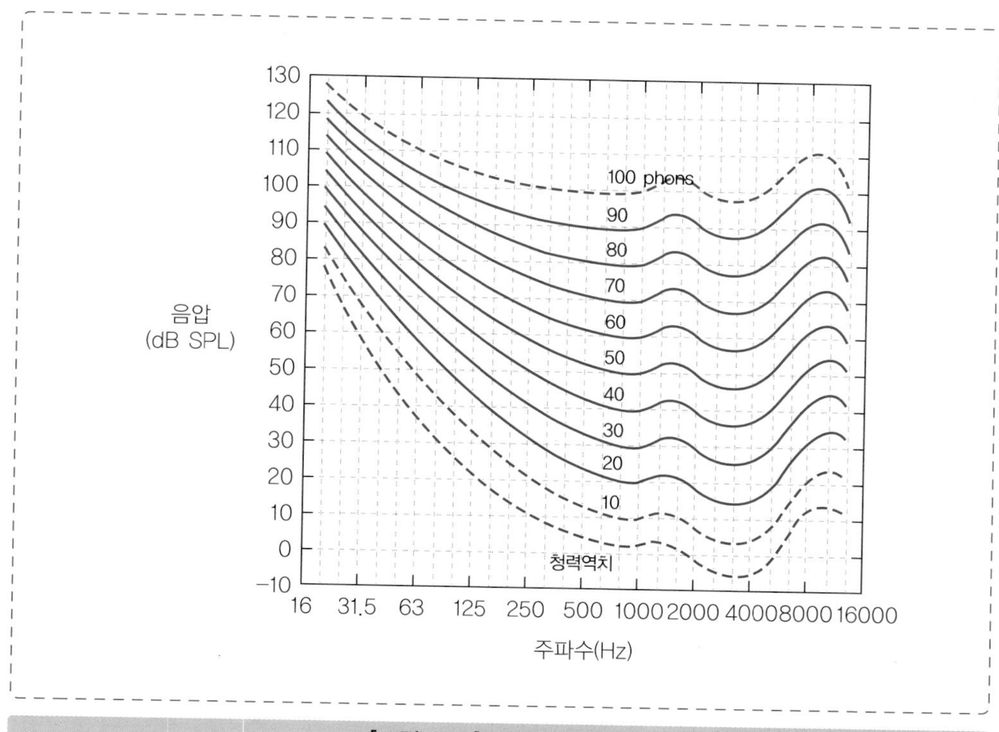


**[그림 3-9] 동일음량곡선**

출처: Moor(2012, p. 135)의 허락하에 게재.

게 지각되는 소리 레벨을 찾도록 음압을 조절한다. 이렇게 주파수별로 동일한 음량을 판단하면 그때 실제 사용된 음압을 dB SPL로 측정한다. 동일음량곡선을 살펴보면 인간은 3~4 kHz 소리를 가장 민감하게 지각하고, 저주파 소리에 매우 둔감하게 반응함을 알 수 있다(Moore, 2012; Pulkki & Karjalainen, 2015).

### 3) 음질

**음질**(timbre)은 2개의 소리가 동일한 음조, 음량, 시간 등을 갖더라도 그것들이 다르게 구별될 수 있는 소리의 특성에 대한 심리음향학적인 지각이다. 특정 소리에 대해 맑다, 둔탁하다, 따뜻하다 등으로 말하는 것은 음질에 대한 표현이라고 할 수 있다. 우리는 같은 음조와 음량을 가진 피아노, 플루트, 친구의 목소리, 모르는 사람의 목소리 등이 다른 음원으로부터 발생된 소리임을 지각할 수 있다. 일반적으로 음질의 지각은 소리가 가지는 복합성의 양상에 의해 영향을 받는다. 그러나 음조와 음량에 비해 음질은 특히 복합적인 요소들에 의해 영향을 받는 다차원적인 지각이므로 간단히 설명하기 어렵다.

## 5. 음조 지각

음조는 소리의 높낮이에 대한 심리음향학적인 개념으로, 청자의 지각에 기초하여 판단된다. 그렇다면 인간의 청각 시스템은 어떻게 음조를 판단하게 되는가? 이에 대한 두 가지 주요 이론으로, 위치 이론(place theory)과 시간 이론(temporal theory)을 소개하고자 한다.

### 1) 위치 이론

**위치 이론**은 1885년 Hermann von Helmholtz가 제기하였다. 위치 이론은 소리가 내이에 전달되어 기저막을 진동시킬 때 서로 다른 주파수들이 기저막의 서로 다른 위치를 최대로 진동시키고, 이어 서로 다른 위치에 있는 청신경을 최대로 흥분시키는 음조체계(tonotopic organization)에 의해 음조가 다르게 지각된다는 것이다(Helmholtz, 1885). 기저막 단계에서 보자면, 고주파 성분은 기저부(base 또는 basal region)에서, 저주파 성분은 기저막의 첨부(apex 또는 apical region)에서 가장 민감하게 반응을 보인다. 이후 청신경 단계에서 보자면, 고주파 성분은 청신경 다발의 외측(lateral)에서, 저주파 성분은 청신경 다발의 내측(medial)에서 가장 민감하게 반응을 보인다. 위치 이론이 음조의 지각을 설명하는 데 있어 강력한 지지를 받고 있는 것은 사실이나, 위치 이론만으로 음조의 지각을 완전하게 설명하기는 어렵다. 예를 들면, 위치 이론으로는 배음(harmonic sound)에 대한 음조가 기본 주파수 에너지를 제거한 후에도 여전히 같게 지각된다는 점 등을 설명하기 어렵다.

### 2) 시간 이론

**시간 이론**은 1843년 August Seebeck이 주창하였다. 시간 이론은 소리가 기저막을 진동시킨 후 일어나는 신경 활성(neural firing)의 타이밍에 따라 음조가 다르게 지각된다는 것이다. **위상 고정**(phase lock)은 음파의 특정 위상에서 신경 활성이 일어나는 현상을 말하는데, 특정 주파수 범위에 민감한 청신경 섬유가 음파가 가지고 있는 주기의 정수배에 해당하는 시간적인 패턴에 맞추어 신경 활성을 보인다는 것이다. 위상 고정으로 인하여 생기는 신경 활성 간의 시간 간격은 특정 음파가 갖는 주기의 정수배에 해당하게 되는데, 주기는 주파수에 의해 결정되므로 시간 이론은 결국 소리의 주파수 속성과 관련된다고 할 수 있다. 신경 활성이 파형의 특정 위상에 관련되어 나타난다는 위상고정 현상은 5 kHz까지는 강하게 나타나나, 5 kHz 이상의 고주파에서는 정확하게 나타나지 않는다. 따라서 시간 이론으로는 5 kHz보다 높은 주파수에 대한 음조 지각을 설명하는 데에 한계가 있다.

## 6. 음량 지각

음량(loudness)은 소리의 크기에 대한 심리음향학적인 개념으로, 청자의 지각에 기초하여 판단된다. 인간의 청각 시스템이 어떻게 음량을 지각하는지에 대해 두 가지 주요 가설이 있는데, 활성률 가설(firing rate hypothesis)과 뉴런 개수 가설(number of neurons hypothesis)이 그것이다. 두 개의 가설 모두 음량 지각 메커니즘을 설명하는 데에 일조하고 있다.

### 1) 활성률 가설

**활성률 가설**은 청신경의 활성률이 음량 지각을 결정한다는 것이다. 활성률 가설에 따르면 작은 레벨의 소리는 기저막을 거의 진동시키지 않고 유모세포의 반응도 크지 않아 청신경이 한번 활성될 때 유발되는 스파이크(spike)가 많지 않을 것이다. 반면, 큰 레벨의 소리는 기저막을 크게 진동시키고 유모세포의 반응도 커 청신경이 한번 활성될 때 더 많은 스파이크를 초래할 것이다. 이런 식으로 활성률이 높아지면 음량을 크게 지각하고, 활성률이 낮아지면 음량을 작게 지각한다는 것이다(Musiek & Chermak, 2014).

## 2) 뉴런 개수 가설

뉴런 개수 가설은 반응하는 뉴런의 수가 음량 지각을 결정한다는 것이다. 뉴런 개수 가설에 따르면 소리가 기저막을 진동시킬 때, 낮은 레벨의 소리는 기저막의 일부 영역만을 진동시켜 그 영역에 위치한 청신경 섬유만의 반응을 유발할 것이다. 반면, 높은 레벨의 소리는 기저막의 더 많은 영역을 진동시킴에 따라 더 많은 청신경 섬유가 반응하게 된다. 이런 식으로 더 많은 신경섬유가 반응하면 음량을 크게 지각하고, 더 적은 신경섬유가 반응하면 음량을 작게 지각한다는 것이다(Howard & Angus, 2009).

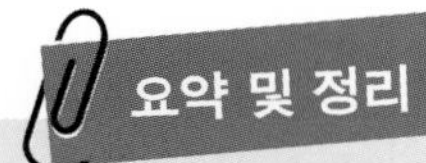


소리 자극에 대한 지각, 또는 소리 자극과 그에 대한 지각 간의 관계를 다루는 심리음향학(psychoacoustics)은 심리물리학에 포함되는 영역이다. 심리음향학은 소리 자극에 대한 물리적인 현상을 다루는 음향학과 달리, 소리에 대한 뇌의 주관적인 지각을 포함하는 영역이다. 이 장에서는 심리음향학을 설명하기 위해 필요한 음향학적 내용을 포함하여 음향학적 · 심리음향학적 요소들의 관계에 대한 내용을 다루었다. 인간의 뇌가 소리를 심리음향학적으로 어떻게 지각하는지를 이해하기 위해서는 소리 자극 자체에 대한 음향학적 지식뿐 아니라 귀의 해부생리학적 특성, 지각 프로세싱에 대한 심리학적 이해 등도 함께 요구된다.

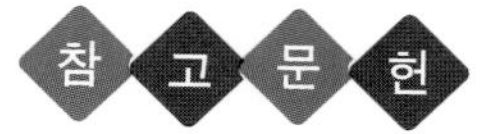


이성태(2006). 소리의 원리와 응용. 경기: 청문각.

Cowan, J. P. (2016). *The effects of sound on people.* Chichester, UK: John Wiley & Son, Ltd.

Cutnell, J. D., & Johnson, K. W. (2013). *Physics* (9th ed.). Hoboken, NY: John Wiley & Son, Ltd.

Finger, S. (1994). *Origins of neuroscience: A history of explorations into brain function.* New York: Oxford University Press.

Fry, D. B. (1996). *The physics of speech.* Cambridge, UK: Cambridge University Press.

Gold, B., Morgan, N., & Ellis, D. (2011). *Speech and audio signal processing: processing and perception of speech and music* (2nd ed.). Hoboken, NJ: John Wiley & Sons, Inc.

Groome, D., & Eysenck, M. W. (2016). *An introduction to applied cognitive psychology* (2nd ed.). New York: Routledge.

Helmholtz, H. L. F. (1885). *On the sensations of tone as the physiological basis for the theory of music.* New York: Dover Publications.

Howard, D. M., & Angus, J. A. S. (2009). *Acoustics and psychoacoustics* (4th ed.). Oxford: Focal Press.

Moore, B. C. (2012). *An introduction to the psychology of hearing* (6th ed.). Bingley, UK: Emerald Group Publishing Limited.

Musiek, F. E., & Chermak, G. D. (2014). *Handbook of central auditory processing disorder. Volume 1. auditory neuroscience and diagnosis* (2nd ed.). San Diego, CA: Plural publishing.

Pulkki, V., & Karjalainen, M. (2015). *Communication acoustics: An introduction to speech, audio and psychoacoustics.* Chichester, UK: John Wiley & Son.

Rossing, T. D., & Fletcher, N. H. (2004). *Principles of vibration and sound* (2nd ed.). New York: Springer.

Yost, W. A. (2006). *Fundamentals of hearing: An introduction* (5th ed.). Bingley, UK: Emerald Group Publishing Limited.

제4장

# 순음청력검사

한우재(한림대학교 언어청각학부)

1. 검사 장비
2. 검사 환경 및 검사 전 준비 사항
3. 기도전도청력검사
4. 골도전도청력검사
5. 청력도의 해석
6. 차폐의 개념과 적용

검사자에 의해 자극 강도와 자극 시간을 통제하기 어려운 음차검사들(tuning fork tests)과는 달리 '순음청력검사(pure-tone audiometry)'는 정교한 검사 장비를 이용하여 시행한다. 음차검사 중 Schwabach 검사는 감각신경성 난청인이 정상 청력인보다 낮은 청각 민감도를 갖고 있음을 확인할 수 있지만, 검사자는 대상자의 감소된 민감도를 수치화하기는 어렵다. Rinne 검사 결과 또한 대상자의 전음성 요소의 문제 유무를 판단할 수 있지만, 그 손실 정도를 파악할 수는 없다. 따라서 순음(pure tone)을 이용하여 청력검사기(audiometer)로 시행하는 순음청력검사는 기존의 음차검사들의 한계를 보완하고 대상자의 청력손실의 종류(type of hearing loss) 및 손실의 정도(degree of hearing loss), 형태(configuration of hearing loss) 등을 고려하여, 청력 상태의 종합적인 평가 및 진단은 물론 보청기 및 인공와우의 착용 전후 이들 역치의 비교 목적으로 널리 사용되어 오고 있다. 더불어 대상자의 의학적 · 사회적 · 교육적 · 심리적 상태도 청력검사의 결과에 중요한 영향을 미치므로, 청능사(audiologist)의 숙련된 검사 절차의 진행과 정확한 결과의 해석이 요구된다. 이러한 순음청력검사에는 순음을 사용하여 기도경로를 검사하는 '기도전도청력검사'와 골도경로를 검사하는 '골도전도청력검사'가 있다. 검사를 수행할 때 청력검사기의 보정(calibration) 여부, 검사에 적절한 환경(test environment) 설정, 대상자의 검사 수행도(task performance) 차이 등이 검사 결과의 신뢰도에 영향을 줄 수 있으므로 각별히 주의해야 한다.

## 1. 검사 장비

청력검사기는 다양한 주파수에서 평균 정상 역치(0 dB HL)와 비교하여 개개인의 청각 역치(hearing threshold), 즉 '청력'을 결정하는 검사 장비(test equipment)이다. 최초의 청력검사기는 몇 개의 주파수에서 전기를 이용하여 음차검사를 통해 순음을 발생시켰으나, 전기 시대의 출현과 더불어 전기를 이용해 직접 순음을 발생시켰다. 이후 전자 기계공학의 발전으로 청력검사기는 진공관, 트랜지스터, 집적회로 등을 포함하여 소형화되어 왔다.

일반적으로 청력검사기는 대상자의 기도(air)와 골도(bone)에 소리를 자극하여 청력을 검사한다. 문헌에서 언급하는 검사법으로는 '수동청력검사법(manual audiometry)'과 'Bekesy 청력검사법'이라고도 알려진 '자동청력검사법(automatic audiometry)' 그리고 '컴퓨터화된 청력검사법(computerized audiometry)' 등이 있으나, 이 장에서는 현재 임상에서 가장 보편적으로 사용되고 있는 수동청력검사법에 대하여 구체적으로 논의할 것이다.

최신 청력검사기는 작동 버튼을 통해 순음의 주파수를 쉽게 변경 및 선택할 수 있다([그림 4-1] 참조). 주로 기도전도(air conduction)청력검사에 사용되는 주파수는 한 옥타브 간격으로 125, 250, 500, (750)[❶], 1,000, (1,500), 2,000, (3,000), 4,000, (6,000), 8,000 Hz이며, 각 주파수마다 제시할 수 있는 최대 출력의 범위가 다르다. 예를 들면, 500~6,000 Hz의 주파수 영역에서는 최대 110 dB HL까지의 강도를 제시할 수 있으나, 125~500 Hz의 저주파수 대역 혹은 8,000 Hz 이상의 고주파수 대역에서는 상대적으로 적은 강도의 소리가 제시된다. '고주파수 확장 청력검사기(extended high-frequency audiometry)'라고 불리는 검사 장비는 9,000~16,000 Hz의 고주파수에서도 강도를 발생시켜 청력을 측정할 수 있으며, 평가 및 진단을 위한 일반적인 청력검사 외 주로 연

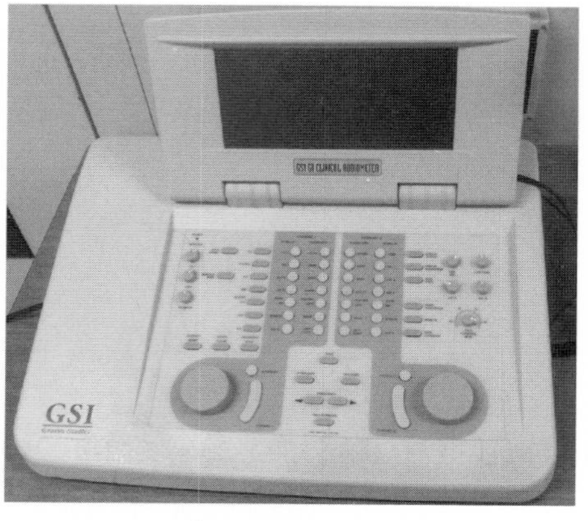


**[그림 4-1] 청력검사기의 예: GSI-61 2채널 임상용 청력검사기(Grason-Stadler Co.)**

❶ 괄호 안의 주파수는 1/2 옥타브 간격을 의미한다.

구 및 특별한 진단과 분석을 위해 주로 사용되고 있다.

한편, 골도전도(bone conduction)청력검사는 주로 250~4,000 Hz의 주파수 범위에서 검사하며, 최대 출력음은 기도전도의 최대 출력음에 비해 상대적으로 낮다. 즉, 250 Hz에서는 50 dB HL, 500 Hz와 그 이상의 고주파수 범위에서는 최대 70~80 dB HL의 강도로 소리를 제시할 수 있다. 골도전도의 최대 출력음이 기도전도의 출력음보다 낮은 이유는 다음의 두 가지로 요약된다. 첫째, 골도진동체(bone vibrator)가 진동할 수 있도록 요구되는 힘이 기도전도에 사용되는 이어폰보다 더 크다. 둘째, 골도진동체가 고강도의 음을 발생할 때 특히 저주파수에서 파형 왜곡을 나타낸다(Martin & Fagelson, 1995).

골도전도의 최대 출력음이 기도전도에 의한 출력음보다 낮으므로 청력손실이 높은 대상자의 검사 시 측정의 한계를 가질 수 있으며, 골도발진기(bone oscillator)에 의해 발생된 고강도음의 경우 청자가 소리(hearing)로 듣기보다는 촉각(tactile)으로 느끼고 반응할 수 있기 때문에 검사자의 세심한 주의가 필요하다.

기도전도 및 골도전도를 통한 청력검사 시, 적정 기준에 따라 비검사 귀에 소음을 주어 검사 귀의 정확한 청력역치를 얻을 수 있도록 비검사 귀의 방해를 통제하는 방법을 차폐(masking)라고 한다(Martin & Clark, 2011b). 휴대용 청력검사기 등 일부 검사기는 이러한 차폐 소음이 제공되지 않거나, 임상 진단의 목적에 적합한 보정(calibration)이 이루어지지 않을 수 있다. 따라서 휴대용 검사기를 이용한 청력 측정 시 검사자는 반드시 대상자에게 검사 결과의 정확성의 한계를 설명해 주거나 기록지에 남겨야 한다.

## 2. 검사 환경 및 검사 전 준비 사항

순음청력검사는 검사 시행 동안 매우 낮은 배경 소음을 유지할 수 있도록 임의로 제작된 방음실에서 진행하는 것이 바람직하다(ANSI, 1999). 그러나 여러 가지 현실적 한계로 방음실이 아닌 조용한 방에서 이루어지는 경우도 종종 있다. 이러한 경우 청력검사의 결과가 주변 소음의 영향으로 대상자의 청력역치보다 더 높게 나타날 수 있으므로 순음청력검사를 시행하기 위한 최대허용주변소음레벨(maximum permissible ambient noise sound pressure level, ANSI S3.1-1991)을 검사 주파수별로 확인하여야 한다(〈표 4-1〉 참조).

표 4-1 순음청력검사를 위한 최대허용주변소음레벨(ANSI S3.1-1991)

| 옥타브 밴드의 중심주파수(Hz) | 이개를 막았을 시 최대 음압(dB SPL) | 이개를 막지 않았을 시 최대 음압(dB SPL) |
|---|---|---|
| 125 | 39 | 35 |
| 250 | 25 | 21 |
| 500 | 21 | 16 |
| 1,000 | 26 | 13 |
| 2,000 | 34 | 14 |
| 4,000 | 37 | 11 |
| 8,000 | 37 | 14 |

출처: ANSI(1999).

### 1) 검사실 소음을 감소시키는 방법

미국규격협회(ANSI)와 국제표준화기구(ISO)에서는 순음청력검사를 시행하기 위한 주변 환경의 최대허용음압레벨을 제시하고 있으나 모든 검사 환경이 항상 이에 적합하지 않을 수 있다. 특히 방음실이 제대로 갖춰지지 않은 산업체 혹은 공립학교 등에서 순음청력검사를 시행할 때는 최대허용음압레벨의 기준을 쉽게 초과할 수 있다. 그러므로 청력검사를 시행하는 전문가는 배경 소음이 대상자의 청력을 저하시키거나 변화시킬 수 있음을 숙지해야 한다. 검사실 안의 주변 소음을 감소시키는 방법으

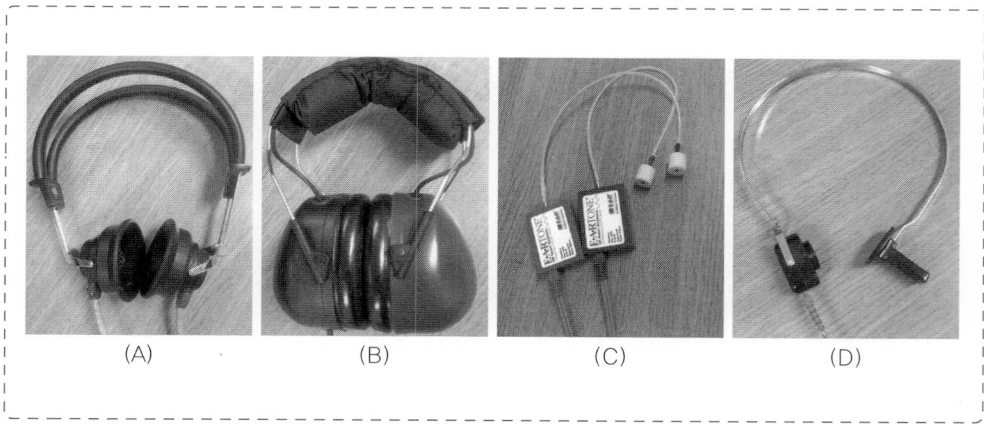

(A) (B) (C) (D)

[그림 4-2] 출력변환기의 종류: 이어폰(A), 귀 덮개형 이어폰(B), 삽입형 이어폰(C), 골도진동체(D)

로 주변 소음이 잘 봉인된 이어폰이나 삽입형 이어폰 등을 사용할 수 있다([그림 4-2] 참조).

### (1) 이어폰과 귀 덮개형 이어폰

청력검사를 위해 사용되는 이어폰(supra-aural earphone, [그림 4-2]의 (A) 참조)은 두 개의 컵 안에 장착된 쿠션이 귀에 완전히 밀착되어 이개 전체를 덮을 시 주변 소음의 방해를 감소시키는 데 효과적이다(Franks, Engel, & Themann, 1992). 현재 임상에서 보편적으로 사용되는 이어폰으로는 Telephonics사의 TDH-39가 있고, 보다 최신 버전인 TDH-49, 50의 사용도 점차 늘고 있다. 일반 이어폰보다 소음을 차단하는 데 더 효과적인 귀 덮개형 이어폰(circum-aural earphone, [그림 4-2]의 (B) 참조)으로는 Sennheiser HDA-200이 있으나, 여름철에 덥고 답답한 단점이 있어 사용이 선호되지 않고 있다.

### (2) 삽입형 이어폰

외이도 안에 직접 끼우는 삽입형 이어폰(insert earphone, 삽입이어폰)도 선호되며, 청력검사 시 Etymotic Research EAR-tone 3A가 주로 사용된다([그림 4-2]의 (C) 참조). 삽입형 이어폰은 이어폰 앞쪽에 일회용 팁을 사용하기 때문에 세균 감염으로부터 안전할 수 있고, 오랜 시간 착용해도 일반적인 이어폰보다 더 편안하다. 또한 머리 크기에 비해 이어폰이 크고 무거워서 착용을 거부하는 아동 검사 시 권장하기도 한다. 만약 팁을 외이도 안쪽 깊숙이 위치시킨다면 대상자가 불쾌감을 느낄 수 있지만, 청력검사를 시행할 때 이어폰에 비해 주변 소음을 더 감소시킬 수 있는 장점이 있다. 따라서 기도전도청력검사의 경우 삽입형 이어폰 착용으로 주변 소음의 방해를 해결할 수 있고 차폐 딜레마를 어느 정도 해결할 수 있다.

삽입형 이어폰의 적절한 착용을 위해 검사자는 대상자의 이개를 위쪽과 뒤쪽(superior and posterior)의 45° 정도 방향으로 잡아당겨 S자 형태의 외이도가 일자가 되도록 하고 팁을 세심히 눌러서 외이도 안에 잘 삽입하며, 눌러진 팁이 외이도 안에서 서서히 늘어나는 동안 대상자에게 입을 3~4번 열었다 닫았다를 반복하도록 지시하여 삽입형 이어폰이 외이도 안에 잘 위치하게 한다.

### 2) 방음실

청각학에서 방음실이라는 용어는 종종 혼동되어 사용되고 있다. 즉, '방음실(soundproof room)'이라는 용어는 방을 전체적으로 방음한다는 것이지만, 방에서 발생되는 모든 소리를 제거한다는 것은 현실적으로 불가능하다(Martin & Clark, 2011a). 임상 현장에서 청력검사 시 요구되는 방음실의 조건은 정상 청력인의 역치 상승에 불필요한 원인이 되는 소음을 특정 수준 아래로 유지하는 것이다. 따라서 'soundproof room'이 아닌 'sound-isolated room'이 더 올바른 표현이며(Martin & Clark, 2011a), 이는 맞춤 혹은 일반적으로 구입 가능한 조립 형태로 이루어진 방을 의미한다. 그러나 우리말로는 동일한 '방음실'이라 일컬어지고 있으므로 정확한 의미를 이해하고 사용해야 한다.

방음실(sound-isolated room)의 주요 목적은 외부로부터 음향적으로 격리시키는 것으로(ASHA, 2005), 주로 콘크리트 블록 등의 덩어리, 섬유유리 같은 절연 물질, 정체 공간으로 구성된다. 방음실 문은 단단해야 하고 음향적으로 완벽히 차단되어야 한다. 때때로 안쪽으로 향하는 문과 바깥쪽으로 향하는 문으로 이루어진 이중문이 사용되기도 한다. 벽, 천장, 바닥에는 섬유유리와 같은 부드러운 물질들을 쐐기 모양으로 만들고, 방음실 안쪽 벽은 방음 타일과 같은 부드러운 재질로 되어 있는데, 이는 반향(reverberation)을 최소화하기 위함이다. 특히 반향의 정도를 비교적 많이 감소시키는 데 주목적을 둔 방음실은 '무반향실(anechoic room)'이라 부른다.

청력검사가 실시되는 곳은 한 개 혹은 두 개의 방으로 이루어져 있다. 한 개의 방으로 된 방음실의 경우 검사자, 검사 장비, 대상자가 모두 한 공간 안에 있다. 두 개의 방으로 된 방음실에서는 검사자와 청력검사기가 한쪽 방(검사자실)에, 그리고 대상자는 다른 쪽 방(피검자실)에 위치한다. 창문을 통해 두 방 간의 시각적인 의사소통 교환을 할 수 있으나 검사실로부터 발생되는 소음을 감소시키기 위해 여러 겹의 판유리를 주로 사용하며, 유리 안쪽의 습기 발생을 방지하기 위해 판유리 겹 사이에 습기 흡수 재질을 넣는다. 신호가 직접적으로 청력검사기에서 대상자의 이어폰으로 전달되도록 하기 위해서 두 방 사이에 전기가 설치된다. 방음실의 가장 큰 단점 중 하나는 환기 시스템이다. 단단하게 꽉 닫힌 방은 팬이나 모터를 사용하여 적절히 공기를 순환시키는 것이 필요하다. 때때로 공기흡입 시스템이 건물의 히터 혹은 통기로(air-conditioning ducts) 등과 직접적으로 연결될 수 있으나, 환기 시스템으로부터 유입될 수 있는 소음의 양을 최소화해야 한다. 마지막으로, 방음실 내에 설치하는 전등은 백열등을 많이 사용하나, 형광등을 사용해야 할 경우 스위치의 위치를 조금 멀리 설치하여 청력검사기와의 상호작용으로 발생 가능한 60 Hz의 소음을 통제해야 한다.

### 3) 보정

청력검사기의 보정(calibration)은 청력검사기가 표준화된 수치를 출력변환기(transducers)별로 정확히 산출하고 사용 시 수치의 변화가 없는지 점검하는 것을 의미한다(ASHA, 2005). 보정을 통해 각 주파수에서 적절한 순음 강도를 산출하는지, 지정된 출력변환기에서만 소리가 발생하는지, 신호음이 왜곡되거나 다른 소음의 방해를 받는지 등을 확인하여 측정한 검사 결과의 신뢰도를 구축해야 한다.

#### (1) 매일 보정

청력검사 실시 전 매일 보정(daily calibration)을 통해 청력검사기 기능의 이상 유무를 간단히 점검하여(〈표 4-2〉 참조) 검사 결과에 영향을 줄 수 있는 변수들을 제거하여야 한다.

**표 4-2 매일 보정의 점검 항목들과 방법**

| 번호 | 점검 항목 | 점검 방법 |
|---|---|---|
| 1 | 이어폰 코드 (earphone cords) | 2,000 Hz의 50 dB HL 순음을 출력할 때 코드의 연결 부위를 흔들면서 잡음 혹은 끊어지는 소리가 없는지 확인함 |
| 2 | 강도 수준 (output levels) | 각 주파수에서 30 dB HL 순음으로 이어폰을 통해 들리는 소리의 강도가 양 귀에 동일한지 확인함 |
| 3 | 주파수 변화 (frequencies) | 60 dB HL에서 250~8,000 Hz까지 한 옥타브 간격으로 변화시키며 주파수의 변화량이 일정한지 확인함 |
| 4 | 강도조절기 변화 (attenuator) | 2,000 Hz에서 0~90 dB HL까지 5 dB 간격으로 강도를 증가시키며 강도의 변화량이 일정한지 확인함 |
| 5 | 출력음 버튼 (interruptor switch) | 2,000 Hz의 60 dB HL 순음에서 버튼을 누를 때 잡음이 없는지, 부드럽게 출력음이 나오는지 확인함 |
| 6 | 어음회로 (speech circuit) | 50 dB HL에서 출력음을 VU 미터를 0으로 고정하고, 마이크를 통해 말할 때 청자에게서 이어폰 음질의 이상 유무를 확인함 |
| 7 | 스피커 강도 (speaker output) | 50 dB HL에서 출력음을 VU 미터를 0으로 고정하고, 마이크를 통해 말할 때 청자에게서 스피커 음질의 이상 유무를 확인함 |
| 8 | 골도발진기 (bone oscillator) | 2,000 Hz의 50 dB HL 순음을 출력할 때 잡음 혹은 끊어지는 소리가 없는지 확인함 |

출처: Lightfoot(2000).

(2) 연간 보정

매일 보정을 통해 청력검사 실시 전 매일 검사자가 청력검사기기의 이상 유무를 간단하게 확인한다면, 연간 보정(annual calibration)은 연 1회 이상 전문가에 의해 전문검사 장비(예: 소음측정기, 인공 귀, 인공 유양돌기 등)를 사용하여 표준화된 수치를 출력변환기별로 정확히 산출하고 있는지 확인하고 발생된 오차를 수정하는 것을 의미한다. [그림 4-3]은 소음측정기와 인공 귀를 사용하여 연간 보정을 하는 예시다.

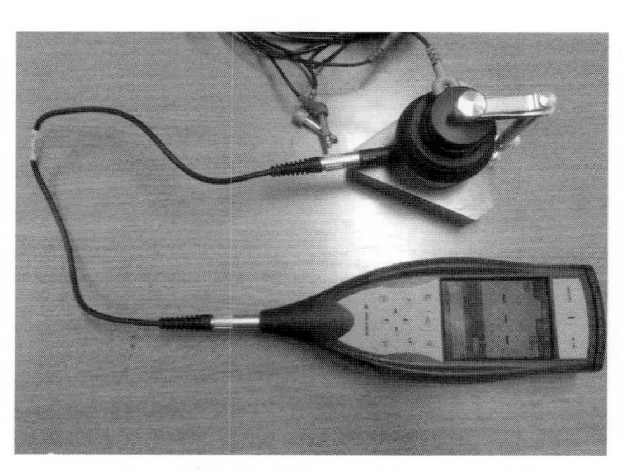

[그림 4-3] 소음측정기와 인공 귀의 예(Brüel & Kjær, Type #2250)

일반적으로 연간 보정의 순서는 다음과 같다(ANSI S3.6-1996; ANSI, 1996).

- 강도(intensity) 평가: 주변 소음에 방해를 받지 않은 상태에서 청력검사기를 통해 70 dB HL 정도의 충분히 큰 소리를 제시할 때, 각 주파수에서 목표로 하는 소리압력수준이 정확히 출력되는지 확인한다. 만일 출력된 소리압력 수준이 제시된 기준음보다 적거나 크면 청력측정기기에 부착된 조정 나사로 조절한다.
- 주파수(frequency) 평가: 청력검사기를 통해 소리를 제시할 때 지정된 주파수에 따라 소리가 발생되는지 확인한다. 이때 출력된 주파수가 기준 주파수의 ±3%의 한계를 벗어나지 않는지 확인한다.
- 강도조절기(attenuator) 평가: 소리의 강도를 조절하는 다이얼이나 버튼을 이용하여 최대 강도부터 5 dB씩 소리를 줄여 더 이상 소리 에너지가 발생하지 않을 때까지

점검한다. 1 dB당 제시된 기준 강도와 비교 시 ±0.3 dB 이상 차이가 나지 않아야 한다.

- 왜곡(distortion) 평가: 왜곡 정도가 이어폰의 경우 ±3%이고 골도진동체는 ±5% 이내인지 확인한다.
- 증가-감소 시간(rise-fall time) 평가: 보통 60 dB 이상에서 단속기(interrupter switch)가 작동하기 시작한 후 지정 강도의 −20 dB에서 −1 dB까지 소리 에너지가 증가(rise)하는 데 걸린 시간과, 반대로 지정 강도의 −1 dB에서 −20 dB까지 감소(fall)하는 데 걸린 시간을 각각 평가하고 비교한다. 증가와 감소 시간 모두 20 ms 이상 50 ms 이하가 되어야 한다.
- 그 외에 어음회로와 스피커 강도도 보정할 수 있다.

### 4) 감염 관리

보정 외에도 청력검사를 위해 적절한 감염 관리(infection control) 절차 및 일반적인 예방 수칙을 준수해야 한다. 검사자는 각 대상자를 만나기 전에 손 씻기를 일상화해야 하며, 대상자와 직접적으로 신체 접촉이 가능한 장비들은 사용 후 항상 청소와 소독을 해야 한다. 얇은 일회용 이어폰 덮개를 사용하거나, 일회용 삽입형 이어폰 팁을 이용하여 검사 후 처분하는 것이 좋다. 만약 여의치 않다면 검사실 한쪽에 알코올 솜을 비치하여 검사 전후에 접촉 부위를 닦는다.

### 5) 귀검사 및 병력검사

귀검사(ear examination)는 이개(pinna) 및 외이도(external ear canal)의 병력으로 인한 붕괴 가능성 혹은 과도한 귀지로 인해 검사 결과에 방해가 되는 사항을 배제하기 위한 이경검사(otoscopy)와 육안검사(visual inspection)를 실시해야 한다. 만약 대상자가 보청기를 착용하고 있다면 검사 시행 동안 잠시 제거한다. 더불어 과거의 이과적 병력이 있었는지, 청력손실에 영향을 준 가족력은 없는지 등을 포함하는 병력검사(audiologic history)도 순음청력검사 실시 전 시행한다(ASHA, 2005).

## 3. 기도전도청력검사

기도전도순음청력검사(air conduction pure-tone audiometry)는 간단히 기도전도청력검사(air conduction audiometry)라고 한다. 좋은 쪽 귀나 혹은 양 귀에 차이가 없으면 오른쪽 귀부터 실시하며, 검사 주파수는 1,000 Hz에서 시작하여 한 옥타브 간격으로 2,000, 4,000, 8,000 Hz의 고주파수 대역을 먼저 검사하고, 저주파수인 500, 250 Hz 순으로 검사한다. 그러나 고주파수 청력손실이 의심된다면 1,000 Hz를 검사한 후 저주파수 대역의 500 Hz와 250 Hz를 먼저 검사하고 2,000, 4,000, 8,000 Hz도 차례로 검사한다(Schlauch & Nelson, 2009). 만약 옥타브 간의 청력역치가 20 dB 이상 차이가 난다면 반 옥타브(1/2 옥타브)인 750, 1,500, 3,000, 6,000 Hz에서도 검사를 시행하여 손실의 형태를 보다 정밀히 확인한다.

역치평가 검사방법으로는 상승법(ascending method), 하강법(descending method), 수정상승법(combined ascending and descending approach)이 주로 사용된다(Martin & Clark, 2011a). '상승법'은 청력검사 시 가장 작은 강도에서 시작하여 강도를 점차 증가시키면서 처음 소리를 탐지한 dB을 역치로 정하는 방법으로, 신뢰도는 증가하지만 시간이 오래 걸리는 단점이 있다(Arlinger, 1979; Woods, Ventry, & Gatling, 1973). '하강법'은 충분히 들을 수 있는 강한 소리에서부터 점차 강도를 감소시켜 대상자가 못 듣게 된 소리 크기보다 한 단계 큰 소리를 역치로 정하는 방법으로, 신속하지만 신뢰도가 감소하는 단점이 있다(Carhart & Jerger, 1959; Schlauch & Nelson, 2009). 따라서 임상에서는 두 가지 방법이 혼합된 '수정상승법'이 널리 사용되고 있다(ASHA, 2005). 수정상승법은 각 주파수마다 약 30 dB HL의 강도에서 시작하여, 처음 듣거나 혹은 못 들을 때까지 20 dB 간격으로 자극음의 강도를 올리거나 내리다가 대상자가 반응을 한 시작 수준을 기준으로, 검사음을 들었다고 반응하면 강도를 10 dB 하강하고, 못 들어서 반응이 없으면 강도를 5 dB 상승하며 청력역치를 결정한다. 이 일련의 방법을 세 번 시행했을 때 두 번 반응(50% 이상)하면 그 주파수의 역치로 결정한다. 이때 1~2초의 일정한 자극 시간을 불규칙한 간격으로 제시한다.

### 1) 검사 시 주의 사항

검사 시 주의 사항은 말로 설명하거나, 대상자의 수준에 적합한 방식으로 제시해야 한다. 예를 들어, 청력손실이 심하거나 중복장애로 인해 구두로 의사소통이 매우 어려운 경우에는 글로 쓰거나 몸짓 등을 통한 보조 지침을 이용하면 검사 절차에 대한 이해를 향상시킬 수 있다. 외국인의 경우 필요시 통역사를 사용하기도 한다. 자세한 검사 지침은 다음과 같다.

- 검사의 목적이 대상자가 들을 수 있는 가장 희미한 소리를 찾는 것임을 명확히 설명한다. 아무리 희미하고 작은 소리라도 대상자가 들었다고 판단했다면 반응해 줄 것을 요구한다.
- 검사음이 들릴 때마다 매번 즉각적으로 반응해 줄 것을 요구한다.
- 한쪽 귀씩 검사할 것을 설명한다. 또한 각 귀에 다른 음의 소리가 들려도 들었다고 생각하면 반응해 줄 것을 설명한다.
- 검사 동안 이야기하지 않고 조용히 앉아 검사에 집중해 줄 것을 부탁한다.
- 검사에 방해가 될 수 있는 부적절한 행동은 삼가도록 설명한다.
- 검사 지침 설명 후 대상자가 궁금해하는 사항에 대해 질문할 기회를 제공한다.

### 2) 대상자의 검사반응(task response) 점검

소리 자극을 제시할 때, 반응이 있거나(on) 없음(off)에 대한 응답은 다양한 방식으로 표현할 수 있다. 일반적으로 사용되는 응답 방식으로는 ① 두 번째 손가락 혹은 손 전체를 올리고 내리거나, ② 반응 스위치를 눌렀다 떼는 방식을 이용하거나, ③ 소리가 있을 때마다 "예" 하고 답변하는 것이다.

## 4. 골도전도청력검사

골도전도순음청력검사(bone conduction pure-tone audiometry)는 골도전도청력검사(bone conduction audiometry)라고도 하는데, 이는 골도진동체([그림 4-2]의 (D) 참조)로

두개골(skull)을 진동시켜 두개골에 내재된 달팽이관(cochlea)을 직접 자극하여 청력을 측정하는 것이다(Vento & Durrant, 2009). 이러한 골도의 경로를 통한 소리 전달은 왜곡성 골도전도(distortional bone conduction), 관성 골도전도(inertial bone conduction), 외이도 골부의 골도전도(osseotympanic bone conduction)를 통해 전달된다(Vento & Durrant, 2009). 인간의 두개골은 진동체에 의해 오른쪽 혹은 왼쪽이 분리 진동되지 않으므로, 진동체의 부착 위치가 두개골의 어느 부위든지 자극 위치에 상관없이 양측 달팽이관이 동시에 반응한다. 즉, 양측 달팽이관의 청력역치에 차이가 있을 경우, 진동체를 청력손실이 큰 쪽 귀 뒤 유양돌기(mastoid)에 부착시켜도 양측 달팽이관이 동시에 반응하여 좋은 쪽 귀의 유양돌기의 역치가 기록될 수 있으므로 검사자(audiologist)의 숙련된 경험이 필요하다(Vento & Durrant, 2009).

골도전도청력검사는 외이(outer ear)나 중이(middle ear)를 우회하여 내이(inner ear)를 직접 자극하여 그 반응을 역치로 결정하므로, 외이나 중이가 비정상이라도 내이의 기능에 이상이 없다면 정상 청력을 나타낸다. 기도-골도 역치차(air-bone gap)의 존재 유무가 외이나 중이의 이상 유무를 판정하는 결정적인 단서가 되는데, 기도-골도 역치차가 10 dB 이상이면 외이나 중이에 이상이 있는 것으로, 10 dB 이내이면 이상이 없는 것으로 해석한다.

골도전도청력검사는 주로 골도진동체를 유양돌기 부위에 밀착시킨 후[2] 기도전도청력검사의 절차를 그대로 시행하되, 검사 주파수는 주로 500에서 4,000 Hz까지 한 옥타브 간격으로 검사하여 역치를 구한다(ASHA, 2005).

## 5. 청력도의 해석

### 1) 청력도의 표시

청력도에서 가로축은 소리의 높고 낮음을 뜻하는 주파수를 표시하며, 단위는 '헤르

❷ 골도전도청력검사 시, 진동체의 이상적인 착용 위치에 대한 논란은 계속되어 왔다. 이마(forehead)에 위치하였을 때 유양돌기의 위치보다 높은 검사-재검사 신뢰도와 낮은 피검사자 내 역치 변화를 보인다. 그러나 임상적으로는 큰 차이를 주지 않으므로 보다 편리하고 안정적으로 착용시킬 수 있는 유양돌기를 사용하는 것이 좋다(Dirks, 1964; Studebaker, 1962).

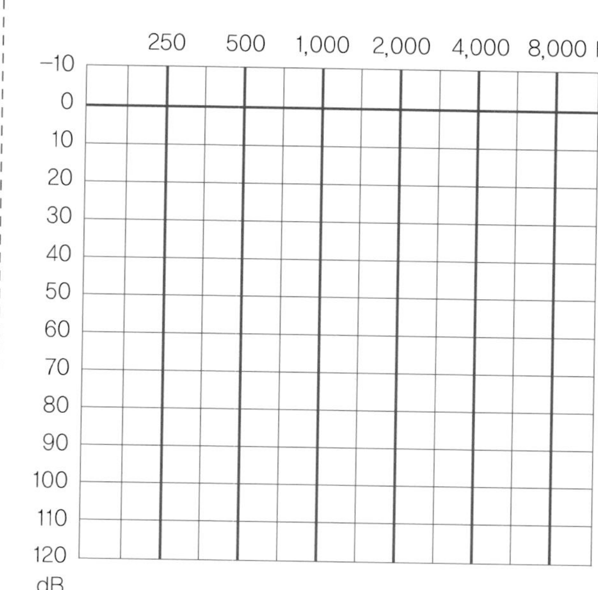


* 각 기호의 의미

| 마크 | | 기도전도 순음검사 | | 골도전도 순음검사 | |
|---|---|---|---|---|---|
| 비차폐 시 (unmasked) | 오른쪽 귀 | ○ | ○↙ | 〈 | 〈↓ |
| | 왼쪽 귀 | × | ×↘ | 〉 | 〉↓ |
| 차폐 시 (masked) | 오른쪽 귀 | △ | △↙ | [ | [↓ |
| | 왼쪽 귀 | □ | □↘ | ] | ]↓ |
| 음량검사 시 (sound field) | S | | | | |

**[그림 4-4] 청력도 및 사용되는 기호**
국제적으로 오른쪽 귀의 검사 결과는 ○, △와 빨강색으로, 왼쪽 귀의 검사 결과는 □와 파랑색으로, 그 외의 마크는 검정색으로 표기하도록 권고함.

츠(Hertz, Hz)'를 사용한다. 세로축은 소리의 강약을 구분하는 강도를 표시하며 'dB HL (decibel in hearing level, dB HL)'의 단위로 표기한다. 좌우 귀의 기도전도 및 골도전도 청력검사 결과는 각각 국제적으로 통용되는 기호를 사용하여 표기하며, 오른쪽 귀의 결과는 빨간색으로, 왼쪽 귀의 결과는 파란색으로 나타낸다. 그 외의 기록은 검정색으로 표기한다. 그리고 각 기호 아래에 화살표를 붙이면 청력검사기의 한계치에서도 반응이 없음을 뜻한다([그림 4-4] 참조).

### 2) 청력손실의 정도

기도전도청력검사는 이어폰이나 삽입형 이어폰을 이개나 외이도 안에 착용시킨 후 검사한다. 청각의 모든 경로, 즉 외이, 중이, 내이 및 중추청각기관의 청각 능력을 총괄적으로 검사하여 역치를 결정하므로, 네 개의 경로 중 한 곳만 이상이 있어도 비정상 청력으로 나타난다(Schlauch & Nelson, 2009). 기도전도청력검사로 각 주파수의 역

**표 4-3** 순음역치평균으로 평가한 청력손실의 정도

| 청력손실 정도 | 평균청력역치(dB HL) |
|---|---|
| 정상(normal) | 15 이하 |
| 미도(slight) | 16~25 |
| 경도(mild) | 26~40 |
| 중도(moderate) | 41~55 |
| 중고도(moderately severe) | 56~70 |
| 고도(severe) | 71~90 |
| 심도(profound) | 91 이상 |

출처: ANSI (1996).

치를 기록한 후, 특히 어음주파수(speech frequencies)로 고려되는 세 개의 주파수인 500, 1,000, 2,000 Hz에서의 역치 평균을 순음역치평균(pure-tone threshold average, PTA)으로 산출하며, 이를 청력손실의 정도를 평가하는 데 사용한다(〈표 4-3〉 참조).

만약 500, 1,000, 2,000 Hz 간 역치 차이가 너무 크거나, 이 세 주파수 중 두 개의 주파수에서만 역치가 구해졌거나, 어음 이해와 발달의 추정지표를 찾고자 할 때는 세 개의 주파수 중 더 좋은 역치 두 개만 골라 청력손실의 정도를 평가할 수 있다(Martin & Clark, 2011a). 이 외에 평가 및 진단의 목적에 따라 사분법[3] 혹은 육분법 등을 이용해 순음역치평균을 판단하기도 한다.

### 3) 청력손실의 유형

청력손실의 정도(degree)는 기도전도 청력역치를 기준으로 하지만, 청력손실의 유형(type)은 기도-골도 역치차의 존재 유무로 판단한다. 청각기관에 아무런 문제가 없다면 기도전도와 골도전도 검사 결과에 이상이 없으므로([그림 4-5]의 (A) 참조), 두 검사의 청력역치가 모두 15 dB HL 이하에서 기록되며 기도-골도 역치차가 없다([그림 4-6]의 (A) 참조; Schlauch & Nelson, 2009). 소리의 전달경로 중 외이나 중이에 이상이

③ NIOSH(National Institute for Occupational Safety and Health)에 의하면, 양 귀 중 한쪽 귀라도 네 개의 주파수(1,000, 2,000, 3,000, 4,000 Hz)의 평균 역치가 25 dB HL 이상이면 청력손실이 있다고 정의한다 (NIOSH, 1996).

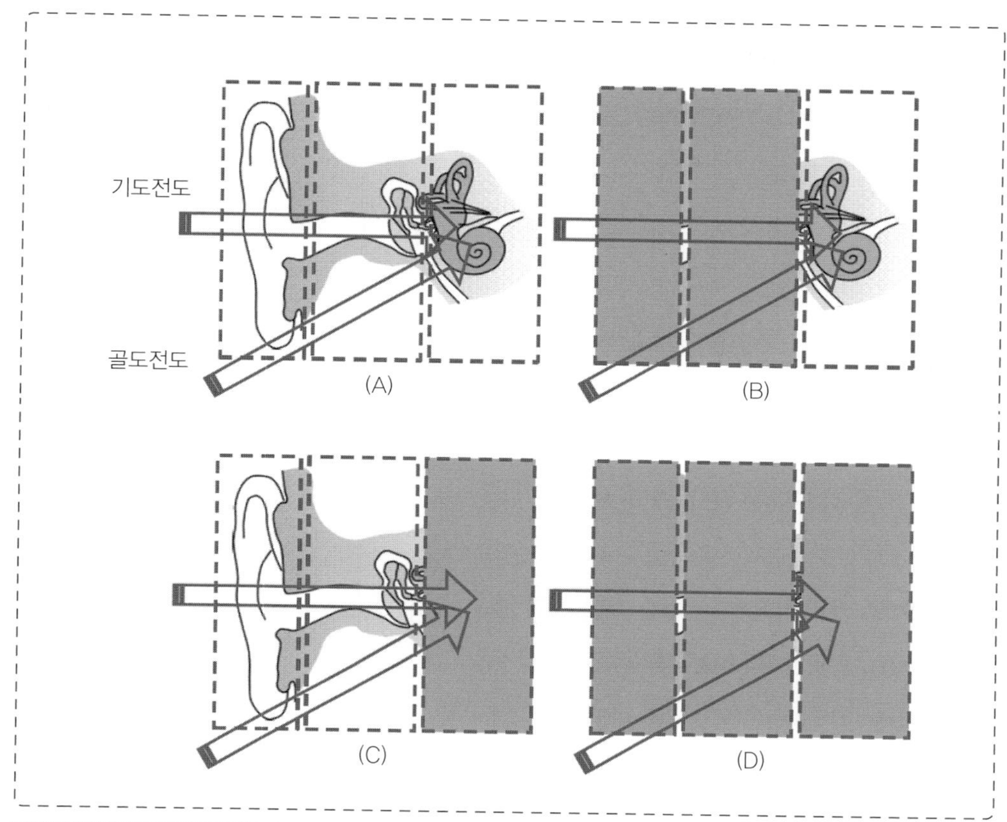


**[그림 4-5] 정상 청력(A), 전음성 난청(B), 감각신경성 난청(C), 혼합성 난청(D)의 경로**
회색 블록은 외이, 중이, 내이의 청각 경로 중 병변의 부위를 의미함.

있을 경우 전음성 난청(conductive hearing loss; **[그림 4-5]**의 (B) 참조)을 보인다. 전음성 난청으로 분류되는 가장 흔한 질병은 중이염이며, 외이나 중이의 기형 등에서도 나타난다(ASHA, 2005). 전음성 난청의 경우 외이나 중이의 소리 전달과정에 이상이 있으나 내이는 정상이므로 **[그림 4-6]** (B)의 청력도를 보인다. 소리의 감각기관인 내이, 즉 달팽이관이나 그 이후 청신경 및 중추경로의 이상으로 나타나는 감각신경성 난청(sensorineural hearing loss, SNHL; **[그림 4-5]**의 (C) 참조)은 주로 노인성 난청 혹은 소음성 난청에서 나타난다. 감각신경성 난청의 경우 기도-골도 역치차가 10 dB 미만이지만 기도전도나 골도전도 청력역치 모두 비정상으로 나타나는 **[그림 4-6]**의 (C)의 청력도를 보인다. 마지막으로, 소리를 전달하는 외이나 중이에도 이상이 있을 뿐 아니라 감각기관에도 이상이 있는 경우 혼합성 난청(mixed hearing loss; **[그림 4-5]**의 (D) 참조)으로 분류한다(Schlauch & Nelson, 2009). 예를 들면, 감각신경성 난청이 있는데 일시적으

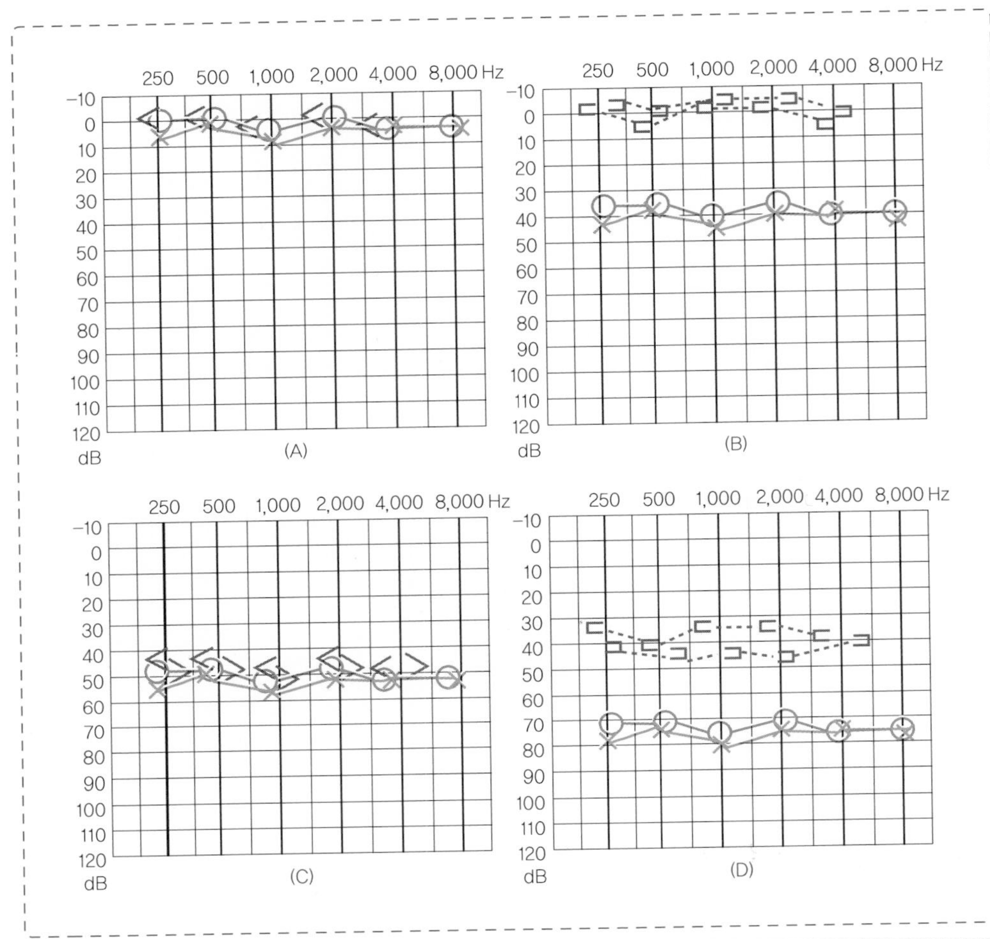


**[그림 4-6] 기도 및 골도전도 청력역치에 따른 4가지 유형의 청력도: 정상 청력(A), 전음성 난청(B), 감각신경성 난청(C), 혼합성 난청(D)**

청력도의 각 기호 의미는 [그림 4-4]를 참조함.

로 중이의 이상이 발생했거나, 만성 중이염의 상태가 매우 악화되어 중이뿐 아니라 내이에도 이상이 생긴 경우 혼합성 난청이 나타날 수 있다(Schlauch & Nelson, 2009). 혼합성 난청은 전음성 난청과 감각신경성 난청의 요소를 모두 포함하고 있으며, 기도전도역치와 골도전도역치가 모두 비정상적으로 나타나고 10 dB 이상의 기도-골도 역치차를 보이는 [그림 4-6]의 (D)와 같은 청력도를 보인다.

### 4) 청력손실의 형태

청력손실의 정도, 유형과 더불어 확인해야 할 것이 청력손실의 형태(configuration)다. 청력손실의 형태는 검사 주파수에 따른 청력손실의 정도를 분석한 후, 분류된 형태에 따라 이름을 달리한다. 보통 여덟 가지 형태로 분류하며, 분류 기준은 〈표 4-4〉와 같다(Schlauch & Nelson, 2009). 일반적으로 전음성 난청은 대부분 상승형을 보이며, 감각신경성 난청은 하강형을, 혼합성 난청은 수평형 또는 하강형을 보인다. 소음성 난청의 경우는 3,000~6,000 Hz 부분에서 청력이 급격히 나빠지는 톱니형을 나타낸다.

**표 4-4 청력손실 형태의 종류 및 분류 기준**

| 청력손실 형태 | 분류 기준 |
|---|---|
| 수평형(flat) | 옥타브 간 청력손실 정도가 5 dB 이내로 주파수 간 청력손실의 정도가 비슷함 |
| 경사형(gradually falling) | 고주파수 대역으로 갈수록 옥타브 간 5~12 dB씩 떨어지는 청력손실을 보임 |
| 급경사형(sharply falling) | 고주파수 대역으로 갈수록 옥타브 간 15~20 dB씩 떨어지는 청력손실을 보임 |
| 고음급추형 (precipitously falling) | 저주파수에서는 수평형 혹은 경사형의 형태를 보이다가 고주파수에서 옥타브 간 25 dB 이상 급격한 청력손실을 보임 |
| 역경사형(rising) | 저주파수 부근의 손실에 비해 고주파수로 갈수록 옥타브 간 5 dB 미만으로 청력손실이 줄어듦 |
| 산형 (peaked or saucer) | 중주파수에 비해 저주파수(500 Hz)와 고주파수(4,000 Hz) 대역에서 20 dB 이상 더 떨어지는 청력손실을 보임 |
| 접시형(trough) | 저주파수와 고주파수에 비해 중주파수 대역(1,000~2,000 Hz)에서 20 dB 이상 더 떨어지는 청력손실을 보임 |
| 톱니형(notched) | 하나의 특정 주파수에서 20 dB 이상 급격하게 청력이 나빠졌다가 다시 회복되는 형태 |

출처: Schlauch & Nelson(2009).

# 6. 차폐의 개념과 적용

## 1) 차폐의 정의

차폐(masking)란 양 귀의 청력에 차이가 있고 청력손실이 큰 쪽 귀(나쁜 쪽 귀, 검사 귀)를 검사할 시, 자극음이 두개골 진동을 통해 검사하지 않는 좋은 쪽 귀(비검사 귀)로 전달되어(crosses over) 발생하는 음영 청취(shadow hearing)를 막고자 좋은 쪽 귀(비검사 귀)에 차폐음을 들려주는 것이다([그림 4-7]의 좌 참조)(Yacullo, 2009). 차폐음으로는 청력검사에 사용된 순음의 주파수와 일치되는 협대역잡음(narrow band noise)을 사용한다(Martin & Clark, 2011b).

## 2) 차폐에 영향을 주는 요인

### (1) 양이감쇄

한쪽 귀를 자극한 소리가 반대쪽 귀로 전달될 때 발생하는 소리 에너지의 소실 정도를 양이감쇄(interaural attenuation, IA)라 한다(Yacullo, 2009). 양이감쇄는 출력변환기별, 주파수별 차이가 있다(〈표 4-5〉 참조). 그러나 차폐 시 주파수별 양이감쇄 값을 각각 다르게 적용하는 데에 복잡함이 있을 수 있어, 일반적으로 임상현장에서는 이어폰의 양이감쇄는 약 40 dB, 삽입형 이어폰의 양이감쇄는 약 50~75 dB(평균 60 dB)을 적용한다(Martin & Clark, 2011b). 양 귀의 기도전도 청력역치의 차이가 양이감쇄 값 이상이라면 나쁜 쪽 귀(검사 귀)를 검사할 때 이어폰 혹은 삽입형 이어폰의 진동이 좋은 쪽 귀(비검사 귀)로 전달되어 대신 소리를 듣고 반응([그림 4-7]의 좌 참조)하게 되므로, 이러한 음영 청취를 막을 정도의 큰 소음을 제시해야 한다.

**표 4-5 출력변환기와 주파수별 양이감쇄 값**

| | 125 Hz | 250 Hz | 500 Hz | 1,000 Hz | 2,000 Hz | 4,000 Hz | 8,000 Hz |
|---|---|---|---|---|---|---|---|
| 이어폰 | 40 | 40 | 40 | 40 | 40 | 40 | 40 |
| 삽입형 이어폰 | 75 | 75 | 75 | 75 | 50 | 50 | 50 |
| 골도진동체 | 0 | 0 | 0 | 0 | 0 | 0 | 0 |

출처: Yacullo(2009).

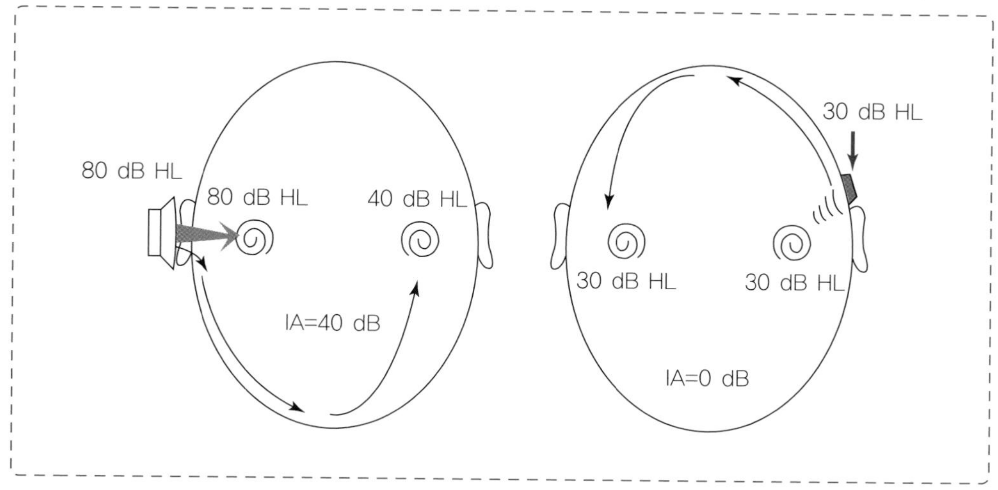


**[그림 4-7] 기도전도(좌)와 골도전도(우) 시 양이감쇄 및 차폐의 필요성**

(2) 폐쇄효과

골도전도자극 시 양측 달팽이관의 분리가 없으므로 골도진동체는 양이감쇄 값을 갖지 않는다(**[그림 4-7]**의 우 참조). 그러나 차폐 시 좋은 귀(비검사 귀)에 이어폰 혹은 삽입형 이어폰을 통해 소음을 기도전도로 전달하는데, 이때 이어폰이나 삽입형 이어폰이 외이도를 막아 소리가 더 잘 들리는 폐쇄효과(occlusion effect, OE)가 나타난다(Vento & Durrant, 2009). 즉, 골도전도 차폐검사 시 비검사 귀에 이어폰이나 삽입형 이어폰을 착용함으로써 외이도 내의 음압이 증가하여 소리를 더 잘 듣게 된다. 이러한 폐쇄효과는 주로 1,000 Hz 이하의 저주파수[4]에서 나타나며, 250 Hz와 500 Hz에서 30 dB과 20 dB, 1,000 Hz에서 10 dB씩 청력이 증강된다(Vento & Durrant, 2009). 이렇게 증강된 청력만큼 소음으로 차폐를 해 주어야 하므로 **〈표 4-6〉**에 제시한 폐쇄효과 값을 더해 비검사 귀에 차폐음을 제시한다. 폐쇄효과는 정상 청력 혹은 감각신경성 난청을 지닌 피검자에게만 발생하며, 중이병변에 문제가 있는 전음성 난청의 경우 발생하지 않는다(Klodd & Edgerton, 1977).

❹ 두개골이 외이도 골부의 골도전도(osseotympanic bone conduction)를 통하여 진동될 때, 소리의 파형은 외이도를 지나 고막으로 전달된다. 정상적인 소리의 전달과정에서는 고막을 지나 달팽이관으로 전달되거나 저주파수의 에너지는 열린 외이도를 통해 빠져나간다. 그러나 차폐 시 착용한 이어폰으로 인해 저주파수의 에너지가 빠져나가지 못하므로 상대적으로 더 큰 저주파수 증폭을 경험하게 된다(Martin & Fagelson, 1995).

**표 4-6** **출력변환기와 주파수별 폐쇄효과 값**

| | 250 Hz | 500 Hz | 1,000 Hz | 2,000 Hz | 4,000 Hz |
|---|---|---|---|---|---|
| 이어폰 | 30 | 20 | 10 | 0 | 0 |
| 삽입형 이어폰 | 10 | 10 | 0 | 0 | 0 |

출처: Yacullo(2009).

### 3) 차폐의 범위 산출 및 방법

#### (1) 기도전도 차폐검사

기도전도청력검사 시에 차폐가 필요한 경우는 다음 두 가지다(Yacullo, 2009).

- 나쁜 쪽 귀(검사 귀)의 기도전도역치와 좋은 쪽 귀(비검사 귀)의 기도전도역치 차이가 양이감쇄(IA) 값(〈표 4-5〉 참조) 이상일 때
- 나쁜 쪽 귀(검사 귀)의 기도전도역치와 좋은 쪽 귀(비검사 귀)의 골도전도역치 차이가 양이감쇄(IA) 값(〈표 4-5〉 참조) 이상일 때

차폐는 각 주파수별로 독립적으로 시행하며, 그 순서와 방법은 임상가와 기관마다 다양하게 적용하는 편이나, 차폐에 사용되는 일반적인 순서와 방법은 다음과 같다.

**① 차폐범위(masking range)**

차폐음의 수준(masking level)이 너무 작거나(저차폐, undermasking) 과도하게 크면(과차폐, overmasking), 검사하고자 하는 귀의 정확한 청력역치를 구할 수 없으므로 반드시 유효차폐범위를 구하는 것이 중요하다([그림 4-8] 참조).

- 최소차폐 수준 = 나쁜 쪽 귀(검사 귀)의 기도전도역치 − 양이감쇄 + 좋은 쪽 귀의 기도 − 골도 차(기도와 골도 역치가 모두 구해진 경우라면 좋은 역치를 기준으로 함)
- 최대차폐 수준 = 나쁜 쪽 귀(검사 귀)의 골도전도역치 + 양이감쇄 − 5 dB[5]
- 수용차폐범위 = 최소차폐 수준과 최대차폐 수준 사이 범위

[5] Yacullo(2009).

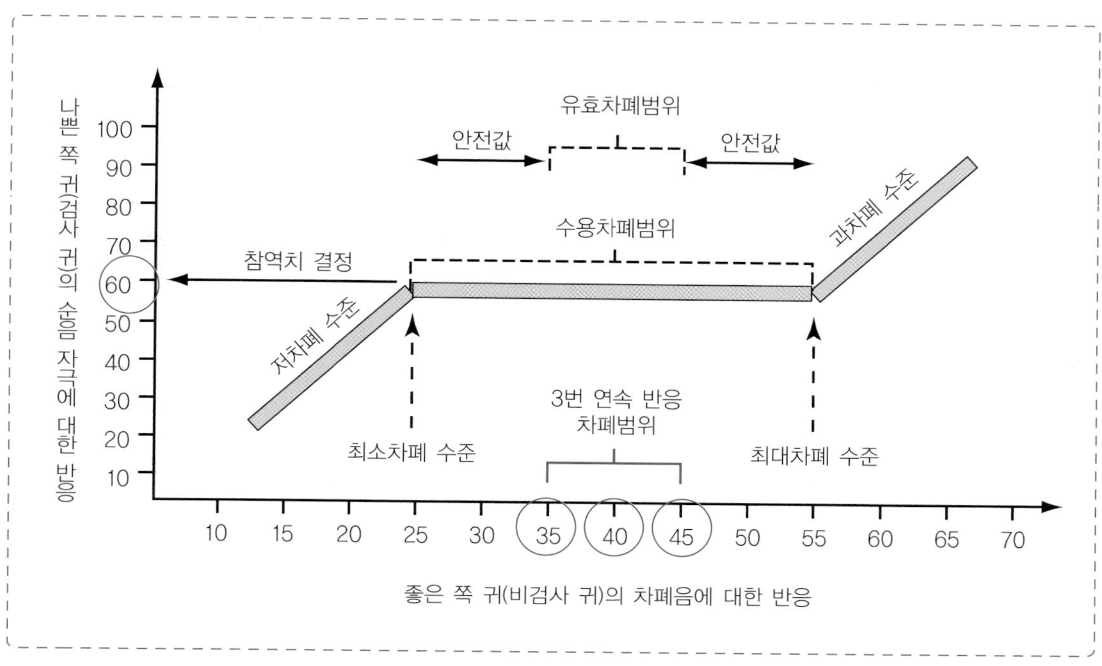


**[그림 4-8] 차폐 수준의 결정과 유효차폐범위**

- 유효차폐범위 = (최소차폐 수준 + 10 dB[6])과 (최대차폐 수준 − 10 dB) 사이

② 검사음 및 차폐음 최초 제시 수준 결정

- 최초 검사 신호음 수준 = 나쁜 쪽 귀(검사 귀)의 기도역치
- 최초 차폐 수준 = 최소차폐 수준 + 10 dB

③ 검사음 및 차폐음의 강도 조절

- 검사 귀를 통해 들었다고 반응이 있을 때: 차폐음 수준을 5 dB 또는 10 dB씩 상승시킨다.
- 검사 귀의 반응이 없을 때: 검사 신호음을 5 dB씩 상승시킨다.

[6] 10 dB은 안전값(safety value)을 뜻한다(Martin, 1974).

④ 검사 귀의 참역치 결정

- 차폐음 수준을 5~10 dB씩 연속 세 번 상승시키면서 동일 강도에서 검사음을 제시하였을 때 세 번 연속 검사 귀에서 들었다고 반응했다면(plateau), 그 역치를 검사 귀의 참역치로 인정하고 차폐된 기도전도역치로 표기한다.
- 이때 차폐범위는 검사 신호음의 강도와 함께 변화하므로 적용한 차폐음의 범위를 청력도에 함께 표기하여 추후검사에서 사용할 수 있도록 한다. 예를 들어, 왼쪽 귀가 검사 귀(나쁜 쪽 귀)였다면 비검사 귀인 오른쪽 귀에 차폐음을 제시하였으므로 왼쪽 귀를 검사하였더라도 오른쪽 귀의 차폐음 범위란에 적어야 한다.

(2) 골도전도 차폐검사

앞서 설명한 대로 골도진동체를 사용할 경우 양이감쇄가 없으므로 기도전도청력검사와 다른 방법으로 차폐를 실시해야 한다. 일반적으로 나쁜 쪽 귀(검사 귀)의 기도-골도 역치차가 15 dB 이상일 경우, 검사 귀의 역치가 검사 귀의 참역치인지, 비검사 귀(반대 측의 좋은 쪽 귀)가 대신 반응한 것인지 판단할 수 없으므로 비검사 귀를 차폐해야 한다. 다시 말해서, 나쁜 쪽 귀(검사 귀)의 기도-골도 역치차가 15 dB 이상 차이 나면 좋은 쪽 귀(비검사 귀) 이어폰을 통하여 차폐해야 하며, 이어폰의 착용으로 인해 발생한 폐쇄효과(OE) 값(**〈표 4-6〉** 참조)을 더하여 차폐값을 결정한다.

차폐는 각 주파수별로 독립적으로 시행하며, 그 순서와 방법은 다음과 같다.

① 차폐범위(masking range)

차폐음 수준이 저차폐 혹은 과차폐인 것을 피하여 정확한 청력역치를 구하기 위해 유효차폐범위를 먼저 설정하는 것이 중요하다(**[그림 4-8]** 참조).

- 최소차폐 수준 = 나쁜 쪽 귀(검사 귀)의 골도전도역치 + 폐쇄효과(또는 좋은 쪽 귀의 기도-골도 차 중 큰 값을 선택)
- 최대차폐 수준 = 나쁜 쪽 귀(검사 귀)의 골도전도역치 + 양이감쇄 − 5 dB[7]
- 수용차폐범위 = 최소차폐 수준과 최대차폐 수준 사이 범위

[7] Yacullo(2009).

- 유효차폐범위 = (최소차폐 수준 + 10 dB[8])과 (최대차폐 수준 − 10 dB) 사이

② 검사음 및 차폐음 최초 제시 수준 결정

- 최초 검사 신호음 수준 = 나쁜 쪽 귀(검사 귀)의 골도전도역치
- 최초 차폐 수준 = 나쁜 쪽 귀(검사 귀)의 골도전도역치 + 폐쇄효과 + 10 dB(또는 좋은 쪽 귀의 기도-골도 차 중 큰 값을 선택)

③ 검사음 및 차폐음 강도 조절

- 들었다고 반응이 있을 때: 차폐음 수준을 5~10 dB씩 상승시킨다.
- 반응이 없을 때: 검사 신호음을 5 dB씩 상승시킨다.

④ 검사 귀의 참역치 결정

- 차폐음 수준을 세 번 연속 증가시키면서 동일 강도에서 검사음을 제시하였을 때, 세 번 연속 들었다고 반응하면 그 역치를 검사 귀의 참역치로 인정하고 차폐된 골도전도역치로 표기한다.
- 이때 차폐범위는 검사 신호음의 강도와 함께 변화하므로, 적용한 차폐음의 범위를 청력도에 함께 표기하여 추후 검사에서 참고할 수 있도록 한다. 예를 들어, 왼쪽 귀가 검사 귀(나쁜 쪽 귀)였다면 비검사 귀인 오른쪽 귀에 차폐음을 제시하였으므로 왼쪽 귀를 검사하였더라도 오른쪽 귀의 차폐음 범위란에 적어야 한다.

### 4) 차폐 시 주의 사항

검사자는 차폐 시 발생 가능한 다음의 네 가지 문제점을 인지하여 적절한 차폐량을 계산하고 정확한 청력역치를 구할 수 있도록 주의해야 한다.

- 저차폐(undermasking): 차폐를 하였으나 차폐음 강도 수준이 너무 작아 실제로 검사 귀에 제시한 소리가 비검사 귀(좋은 쪽 귀)에 여전히 전달되는 경우, 비검사 귀가 대신 전달된 소리를 들어 검사 귀의 실제 역치보다 더 좋게 나타나는 경우다.

[8] 10 dB은 안전값(safety value)을 뜻한다(Martin, 1974).

- 과차폐(overmasking): 차폐음 강도 수준이 너무 강하여 비검사 귀를 차폐하는 것은 물론이고 차폐음의 소리 에너지가 검사 귀로 역으로 전달되어 검사 귀의 역치가 실제보다 더 나쁘게 나타나는 경우다.
- 차폐 딜레마(masking dilemma): 청력손실 정도가 큰 양측성 전음성 난청을 가진 경우, 골도전도 차폐 시 기도전도역치와 골도전도역치의 차이가 양이감쇄(IA) 이상이므로 저차폐나 과차폐가 발생하여 차폐 딜레마에 빠질 수 있다(Naunton, 1960). 이러한 차폐 딜레마를 해결할 수 있는 방법 중 하나로 기도전도 검사 시 이어폰을 사용하기보다 양이감쇄 값이 더 큰 삽입형 이어폰 사용을 제안한다(Yacullo, 2009).
- 중추차폐(central masking): 차폐과정에서 상올리브핵(superior olive complex, SOC)과 원심성 신경(efferent nerves)의 상호작용으로, 검사 귀의 자극음으로 인하여 발생하는 구심성 신경(afferent nerves)의 반응이 약화됨으로써 검사 역치가 상승할 수 있다(Zwislocki, 1972).

## 요약 및 정리

순음청력검사가 정확하고 적절하게 수행되기 위해서는 검사실의 배경 소음 수준, 검사 장비의 보정, 대상자의 이해, 청능사의 숙련 정도의 네 가지 요소가 모두 잘 통제되어야 한다. 특히 청능사는 대상자의 반응이 정확했는지, 비검사 귀에 소리 자극이 들어가서 검사 귀의 역치 측정에 방해가 되었는지 판단할 수 있어야 하며, 차폐가 필요할 때 차폐 수준을 정확하게 계산하고 적용하여 보다 과학적으로 순음청력검사 결과를 이끌어 낼 수 있어야 한다.

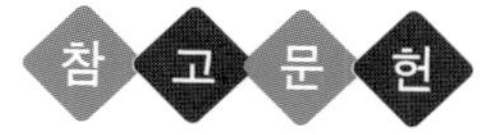

American National Standards Institute (ANSI). (1996). *American National Standard Specification for audiometers* (ANSI S3.6-1996). New York: American National Standards Institute, Inc.

American National Standards Institute (ANSI). (1999). *Maximum permissible ambient noise for audiometric test rooms.* ANSI S3.1-1991(R.2003). New York: American National Standards Institute, Inc.

American National Standards Institute (ANSI). (2004a). *Methods for manual pure-tone threshold audiometry.* ANSI S3.21-2004. New York: American National Standards Institute, Inc.

American National Standards Institute (ANSI). (2004b). *Specifications for Audiometers.* ANSI S3.6-2004. New York: American National Standards Institute, Inc.

American Speech-Language-Hearing Association (ASHA). (2005). Pure-tone threshold audiometry [Guidelines]. Retrieved from www.asha.org/policy

Arlinger, S. D. (1979). Comparison of ascending and bracketing methods in pure tone audiometry: A multi-laboratory study. *Scandinavian Audiology, 8*, 247-251.

Carhart, R., & Jerger, J. (1959). Preferred method for clinical determination of pure-tone thresholds. *The Journal of Speech and Hearing Disorders, 24*, 330-345.

Dirks, D. (1964). Factors related to bone conduction reliability. *Archives of Otolaryngology, 79*, 551-558.

Franks, J. R., Engel, D. P., & Themann, C. L. (1992). Real ear attenuation at threshold for three audiometric thresholds elicited with pulsed, warbled, and pulsed warbled tones in adults with normal hearing. *Ear and Hearing, 30*, 485-487.

Klodd, D. A., & Edgerton, B. J. (1977). Occlusion effects: Bone conduction speech audiometry using forehead and mastoid placement. *Audiology, 16*, 522-529.

Lightfoot, G. R. (2000). Audiometer calibration: Interpreting and applying the standards. *British Journal of Audiology, 34*, 311-316.

Martin, F. N. (1974). Minimum effective masking levels in threshold audiometry. *Journal of Speech and Hearing Disorders, 39*, 280-285.

Martin, F. N., & Clark, J. G. (2011a). Chapter 4. Pure-tone audiometry, *Introduction to Audiology* (11th ed.). New Jersey: Pearson.

Martin, F. N., & Clark, J. G. (2011b). Chapter 6. Masking, *Introduction to Audiology* (11th ed.). New Jersey: Pearson.

Martin, F. N., & Fagelson, M. (1995). Bone conduction reconsidered. *Tejas, 20*, 26-27.

National Institute for Occupational Safety and Health (NIOSH). (1996). DRAFT: Criteria for a recommended standard: Occupational noise exposure revised criteria. Cincinnati, Ohio.

Naunton, R. F. (1960). A masking dilemma in bilateral conduction deafness. *Archives of Otolaryngology-Head & Neck Surgery, 72*, 753.

Schlauch, R. S., & Nelson, P. (2009). Chapter 3. Puretone evaluation. In J. Katz, L. Medwetsky, R. Burkard, & L. Hood (Eds), *Handbook of Clinical Audiology* (6th ed.). Baltimore: Lippincott Williams & Wilkins.

Studebaker, G. A. (1962). Placement of vibrator in bone conduction testing. *Journal of Speech and Hearing Research, 5*, 321-331.

Vento, B. A., & Durrant, J. D. (2009). Chapter 4. Assessing bone conduction thresholds in clinical practice. In J. Katz, L. Medwetsky, R. Burkard, & L. Hood (Eds), *Handbook of Clinical Audiology* (6th ed.). Baltimore: Lippincott Williams & Wilkins.

Woods, R. W., Ventry, I. M., & Gatling, L. W. (1973). Effects of ascending and descending measurement methods on comfortable loudness levels for pure tones. *The Journal of the Acoustical Society of America, 54*, 205.

Yacullo, W. S. (2009). Chapter 6. Clinical masking. In J. Katz, L. Medwetsky, R. Burkard, & L. Hood (Eds), *Handbook of Clinical Audiology* (6th ed.). Baltimore: Lippincott Williams & Wilkins.

Zwislocki, J. J. (1972). A theory of central auditory masking and its partial validation. *The Journal of the Acoustic Society of America, 52*, 644.

제5장

# 어음청각검사

이재희(한림국제대학원대학교 청각학과)



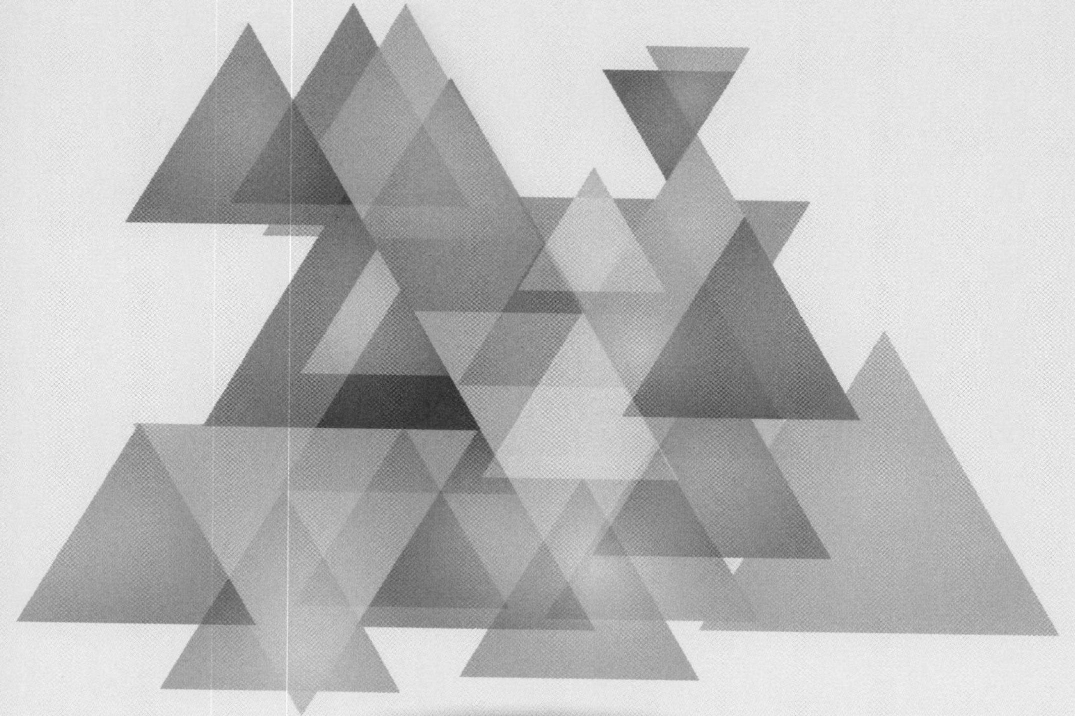

순음청력검사(puretone audiometry)는 순음을 사용하여 주파수별 청력역치를 측정하는 검사인 반면, 어음청각검사(speech audiometry)는 어음에 대한 민감성(sensitivity) 및 인지도(recognition score) 등을 측정하는 평가다. 어음청각검사 결과는 난청인의 청력손실 및 청각보조기기로부터의 혜택 정도를 예측하는 데 사용할 수 있고, 청각보조기기 적합 후 상담, 청능재활의 계획 시 도움이 된다.

다양한 어음청각검사 중 2010년에 개발된 어음청각검사 도구(Korean Speech Audiometry, 이정학 외)는 대상자의 연령을 고려하여 만 3~5세 아동을 대상으로 하는 학령전기용, 만 6~12세를 대상으로 하는 학령기용, 만 13세 이상을 대상으로 하는 일반용으로 구성되어 있다. 이는 한국표준 어표로 국제 표준에 적합하게 개발되어 KS I ISO 8253-3-2009, ISO 8253-3-2012에 등록되었고, 현재 병원, 보청기센터, 청능언어재활센터, 특수학교, 복지관 등 다양한 임상현장에서 사용하고 있다. 이 장에서는 어음청각검사의 종류 및 측정 방법을 설명하고 국내외에서 개발된 어음청각검사 도구들을 소개하고자 한다.

## 1. 어음청각검사의 종류

어음청각검사는 청자의 어음 인지 능력을 측정하여 순음청력검사로는 평가할 수 없는 청자의 일상생활 내 의사소통 능력을 파악하는 데 목적이 있다. 어음청각검사에서는 주로 순음이 아닌 어음을 50% 인지 가능한 어음인지역치(speech recognition threshold, SRT), 듣기 편안한 강도에서 단어 혹은 문장을 듣고 인지 능력을 평가하는 단어인지도(word recognition score, WRS) 혹은 문장인지도(sentence recognition score, SRS) 등을 측정한다. 그 외에 표준화된 평가 도구를 통해 소음하 단어 혹은 문장의 인지 능력을 평가할 수 있으며, 만약 어음을 듣고 따라 말할 수 없는 경우 SRT 대신 어음탐지역치(speech detection threshold, SDT) 검사를 시행할 수 있다. 추가로 보청기 등의 보조기기 적합(fitting)을 위해 청자의 쾌적레벨(most comfortable level, MCL)이나 불쾌음량레벨(uncomfortable loudness level, UCL)을 측정할 수 있다. 마지막으로, 혼동하기 쉬운 단어 보기 중 들은 목표 단어를 선택하는 자음지각검사(K-CPT; 류한동 외, 2011) 혹은 다양한 말 지각 능력을 평가하는 말지각발달검사(Korea National Institute for Special Education-Development Assessment of Speech Perception, KNISE-DASP; 송영준 외, 2010)를 통해 아동 혹은 성인의 말 지각 능력을 평가할 수 있다.

### 1) 어음인지역치 검사

어음인지역치(speech recognition threshold, SRT) 검사란 제시된 이음절어를 50%가량 인지할 수 있는 최소강도레벨을 측정하는 것이다. 검사의 목적은 어음인지 시 필요한 민감성(sensitivity), 즉 SRT를 측정하여 순음청력검사 결과의 신뢰도(reliability)를 확인하고 단어 및 문장 인지도 검사의 기초 자료로 사용하는 것이다. 참고로 SRT를 명명하는 우리말 용어가 아직 통일되지는 않았으나 국제 표준기구에서 어음인지역치의 사용을 권장하므로 예전에 주로 사용하던 '어음청취역치'의 용어보다는 '어음인지역치'의 용어를 사용하는 것이 더 적절하겠다. SRT를 측정하는 과정은 다음과 같다.

#### (1) 자극음 결정

SRT 검사에서는 일상생활에서 친숙하게 사용하는 이음절어(spondee, spondaic word)를 주로 사용하는데, 이때 각 음절의 강도가 동일하고 검사용으로 표준화한 어표를 사용하여야 한다(ASHA, 1988). 조수진 등(2008a, 2008b)은 2008년에 만 13세 이상을 대상으로 하는 일반용 이음절어표(KS-BWL-A), 만 6~12세를 대상으로 하는 학령기용 이음절어표(KS-BWL-S), 만 3~5세 아동을 대상으로 하는 학령전기용 이음절어표(KS-BWL-P)를 개발하였다. 어표 개발 시 단어의 친숙성(familiarity), 음소 간의 비유사성(phonetic dissimilarity), 표준어의 대표성(normal sampling), 단어 간 가청범위의 동질성(homogeneity) 등의 선정 기준을 고려하였으며, 표준어를 사용하는 남녀 화자를 통해 녹음하여 CD로도 단어 제시가 가능하게 하였다. 특히 학령전기용 이음절어표(KS-BWL-P)의 경우 총 12개의 그림이 삽입된 그림판을 보고 들은 단어를 그림 안에서 선택할 수 있도록 구성하여(**[그림 5-1]** 참조), 단어를 듣고 따라 말하는 것이 미숙한 유·소아에게도 사용 가능하다.

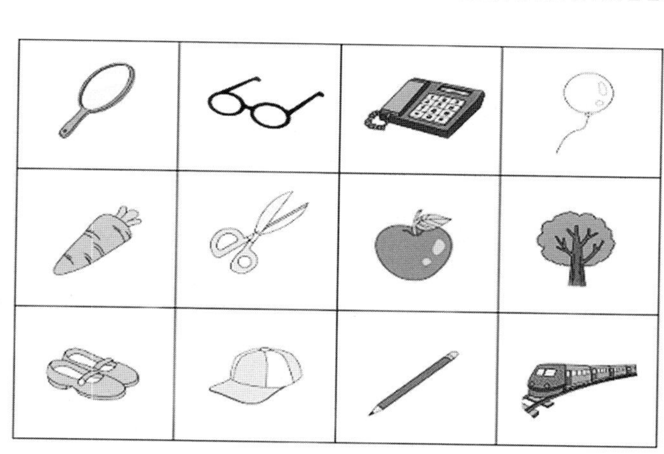

[그림 5-1] 학령전기용 이음절어표(KS-BWL-P) 그림판

출처: 조수진, 이정학, 임덕환, 이경원, 한희경(2008b).

(2) 검사 귀 결정 및 보정 확인

양이 간 청력에 차이가 날 경우 좋은 귀를 먼저 검사하고, 양이 청력이 비슷할 경우 보통 오른쪽 귀를 먼저 검사한다. 목표음을 육성으로 제시할 경우 단어 제시 전 청력검사기 내 VU(volume units) 미터의 눈금이 0 dB에 위치하는지 확인하며, 단어를 제시할 때도 VU 미터상 육성 강도가 너무 크거나 너무 작게 전달되지 않는지 주의하여야 한다. 만약 CD 음원을 사용할 경우 음원과 함께 제시된 보정음(calibration tone)이 VU 미터 눈금의 0 dB에 위치하는지 확인한 후 CD 음원을 제시한다.

(3) 친숙화 과정

피검자가 충분히 들을 수 있는 강도에서 어표 내 단어를 제시하여 검사 전에 피검자가 검사에 사용할 목표 단어를 모두 아는지 친숙화(familiarization) 과정을 거친다. 이와 같은 친숙화 과정이 필요한 이유는 피검자가 단어를 몰라서 따라 할 수 없는 경우를 배제하기 위해서다. 친숙화 과정 시 유・소아가 들은 단어를 따라 할 수 없다면 단어에 해당하는 그림 혹은 사진에서 고르게 하는 등 피검자의 응답 방법을 변경할 수 있다.

(4) SRT 결정

친숙화 과정이 끝나면 "방금 들으신 단어들이 아주 작은 소리부터 큰 소리까지 다양한 소리 크기에서 제시될 것이니 들은 단어를 따라 말하세요. 들은 단어가 무엇인지 확실하지 않을 때는 추측해서 대답해도 좋습니다."라고 안내하고 검사를 시작한다. 검사자는 친숙화 과정에서 사용한 단어를 무작위 순서로 제시하며, 첫 단어의 제시 레벨은 평균순음역치(puretone threshold average, PTA)보다 대략 20~25 dB 더한 강도, 즉 피검자가 충분히 들을 수 있는 레벨에서 시작하여 수정상승법(Martin & Dowdy, 1986)을 사용하여 SRT를 측정한다(즉, 청자가 단어를 옳게 따라 하면 강도를 10 dB 낮추고, 단어를 틀리게 인지하면 강도를 5 dB 높여 주며 측정한다).

(5) 결과 판독 시 주의사항

보통 SRT와 PTA가 10 dB 이내일 경우 순음청력검사의 신뢰성이 좋다고 판단한다(DeBonis & Donohue, 2008). 그 이상의 차이를 보일 경우 순음청력역치의 신뢰도를 의심하여 순음청력역치를 재측정한다. 피검자가 순음청력검사와 어음청각검사에서 모두 신뢰도 있게 반응했음에도 불구하고 두 역치 차이가 10 dB 이상일 수 있다. 예를 들어, 2,000 Hz의 청력이 매우 나쁜 급경사형 난청인의 경우 SRT보다 PTA가 더 나쁠 수 있고, 중추청각처리장애 등을 가진 경우 순음보다 어음을 인지하는 데 어려움을 가져 PTA보다 SRT가 더 나쁠 수 있다.

## 2) 단어인지도 검사

단어인지도(word recognition score, WRS)란 피검자가 듣기 편안한 레벨(MCL)에서 단음절어를 듣고 얼마나 정확히 인지하는지를 백분율로 점수화한 것이다. SRT 검사와 WRS 검사의 차이점은 SRT 검사에서는 이음절어를 50% 인지할 수 있는 최소 강도, 즉 민감성(sensitivity)을 측정하는 것이고, WRS 검사에서는 피검자가 편안하게 듣는 쾌적 레벨에서 단음절어를 들었을 때 얼마나 잘 이해하는지 그 정확도(accuracy)를 평가하는 것이다.

보청기 및 인공와우 등 보조기기의 사용으로 난청인의 가청 정도(audibility)가 개선되었을지라도 일상생활에서 의사소통 능력이 기대만큼 향상되지 않을 수 있다. 즉, 보장구 착용으로 순음청력역치가 상승했을지라도 인지도가 얼마나 개선되었는지 별도의 검사가 필요한 것이다. 따라서 WRS 측정을 통해 보청기 착용 후 일상생활의 의사소통 능력의 개선 정도를 확인하고 이를 난청인 상담 시 적극 활용하는 것이 중요하다.

이제까지 WRS를 지칭하는 영문 용어로 Speech Recognition Score(SRS), Word Discrimination Score(WDS), Speech Discrimination Score(SDS) 등을 다양하게 사용해 왔고, 우리말로 어음인지도, 단어명료도, 어음명료도 등 통일성 없이 여러 용어를 사용해 왔다. 최근 어음 인지 능력을 지칭할 때 임상뿐 아니라 연구 분야에서도 discrimination(변별)의 용어보다 recognition(인지)의 용어를 주로 사용하고 있고, 단어뿐 아니라 문장을 사용하여 인지도 검사가 가능하므로 '단어인지도'의 용어를 사용하는 것이 더 적절하겠다. WRS를 측정하는 과정은 다음과 같다.

### (1) 자극음 결정

WRS 검사를 위해 표준화된 단음절어(one-syllable, monosyllable)를 사용한다. 어표 내 단어는 보통 친숙성(familiarity), 음소 간의 비유사성(phonetic dissimilarity), 표준어의 대표성(normal sampling), 단어 간 가청범위의 동질성(homogeneity) 등의 요소를 고려하여 개발한다. 이 사항들을 고려하여 2008년에 만 13세 이상을 대상으로 하는 일반용 단음절어표(KS-MWL-A), 만 6~12세를 대상으로 하는 학령기용 단음절어표(KS-

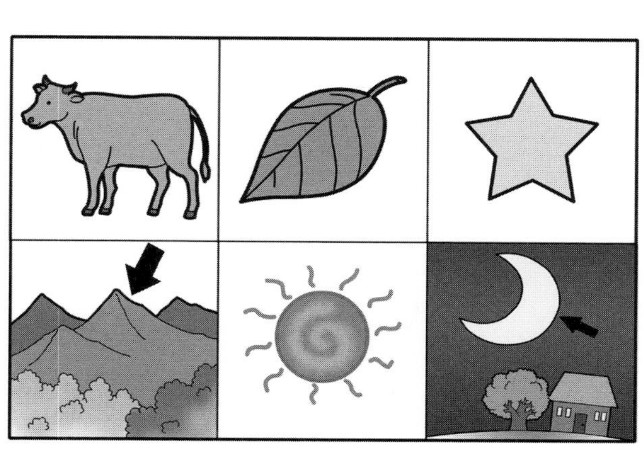

**[그림 5-2] 수정된 학령전기용 단음절어표(KS-MWL-P) 그림판 예시(목표 단어-소)**

출처: 김진숙 외(2008b), 신현욱 외(2009).

MWL-S), 만 3~5세 아동을 대상으로 하는 학령전기용 단음절어표(KS-MWL-P)가 개발되었다(김진숙 외, 2008a, 2008b). 이들 어표 모두 표준어를 사용하는 남성 혹은 여성 화자가 녹음하여 CD로도 어음 제시가 가능하며, 각 어표는 4개의 목록을 포함한다(일반용 어표는 목록당 50개의 단음절어, 학령기와 학령전기는 목록당 25개의 단음절어 포함). 학령전기용 단음절어표(KS-MWL-P)의 경우 총 6개의 그림이 삽입된 그림판을 제작하여 아동이 보기 안에서 들은 단어를 선택할 수 있도록 하였다(**[그림 5-2]** 참조).

(2) 검사 귀 결정 및 보정 확인

WRS 측정을 위한 검사 귀 결정 및 보정 확인 방법은 SRT 측정과 유사하게 실시한다.

(3) 단어제시 방법

SRT와 달리 WRS 측정에서는 검사용 단어를 미리 불러 주지 않는다. WRS 검사에서는 청자에게 편안하게 잘 들리는 강도인 MCL을 확인한 후 그 레벨에서 단어를 제시해야 한다. 건청인의 경우 보통 30~40 dB SL에서 단어를 제시하면 편안한 강도라고 느끼지만, 난청인의 경우 개인 간 MCL이 다양하므로 청자 개인의 MCL을 확인하는 것이 중요하다. 청자의 MCL을 구했다면 그 레벨에서 피검자에게 "지금 제 목소리가 편안하게 들리시죠? 이 소리에서 단어를 제시할 것이니 들은 단어를 따라 말하세요. 들은 단어가 무엇인지 확실하지 않을 때는 추측해서 대답해도 좋습니다."라고 안내하고 검사를 시작한다. 아동의 경우 실제 연령뿐 아니라 발달 상황을 고려하여 학령기 혹은 학령전기 어표 중 검사에 사용할 어표를 선택하도록 한다.

(4) WRS 계산법 및 주의 사항

제시한 단어의 총 개수 중 몇 개를 옳게 인지하였는지 백분율로 점수화하여 WRS를 구한다. 예를 들면, 50개의 단음절어 중 48개의 단어를 옳게 인지하였다면 (48/50)×100=96%로 계산하며, 25개의 단음절어 중 23개의 단어를 옳게 인지하였다면 (23/25)×100=92%로 계산한다.

청력도(audiogram)에 WRS 결과를 표기할 때 몇 dB HL에서 단어를 제시하였는지 제시 레벨과 방법을 반드시 기입해야 하고, 4개의 어표 중 어떤 어표를 사용하였고 몇 개의 단어를 사용하였는지도 함께 표기하여야 한다. 추가로 WRS 검사 시 청자가 어떤 단어를 못 들었는지를 기록해 놓으면 향후 청능훈련 및 재활을 계획하는 데 도움이 되므로 필요에 따라 오류반응을 기록하여 활용할 수 있다.

DeBonis와 Donohue(2008)는 WRS 결과가 96~100%이면 인지도가 매우 우수(excellent), 86~95%이면 우수(very good), 80~85%이면 좋음(good), 70~79%이면 보통(fair), 50~69%이면 저조(poor), 50% 미만이면 매우 저조(very poor)하다고 범주화하였다. 그러나 이것은 듣기 쾌적한 강도에서 제시한 어음의 인지 능력이므로 청자의 실생활 속 의사소통 능력을 완벽하게 반영하지 않음에 주의해야 한다.

보장구의 혜택을 비교하기 위해 보장구를 착용하지 않은 상태의 청력역치(unaided threshold)와 보장구 착용 후의 역치(aided threshold)를 비교하여 주파수별 기능이득(functional gain)을 계산할 뿐 아니라 추가로 보청기 착용 전후 일상 대화를 얼마나 잘 알아듣는지를 비교하는 것이 중요하다. 이를 위해 일상 대화음 레벨에 해당하는 45 dB HL(귀마개헤드폰의 경우 한국어 68 dB SPL, 영어 65 dB SPL에 해당)의 동일 레벨에서 보장구 착용 전후의 WRS 혹은 SRS를 비교한다. 예를 들어, 70 dB HL의 수평형 감각신경성 난청을 가진 난청인에게 보청기 착용 전 일상 대화음 레벨인 45 dB HL에서 단어인지도를 측정하면 저조한 인지도를 보일 것을 예상할 수 있다. 즉, 보청기 없이는 의사소통이 어렵다는 것을 객관적 수치로 보여 주는 것이다. 이 피검자에게 35 dB의 이득을 제공하는 보청기를 착용시키고 동일 레벨(45 dB HL)에서 인지도를 측정하면 보청기 착용 전보다 착용 후에 어음인지도가 더 개선될 것을 기대할 수 있다. 이와 같이 보청기 착용 전후 동일 레벨에서 측정한 WRS 혹은 SRS 결과를 난청인 본인 혹은 보호자에게 제시할 경우 객관적 수치를 기준으로 하므로 보장구 적합 효과를 확인하거나 상담을 할 때 보다 유용하게 사용할 수 있다.

### 3) 문장인지도 검사

문장인지도(sentence recognition score, SRS) 검사에서는 청자의 쾌적레벨(MCL)에서 문장을 제시하고 문장 내 단어를 얼마나 정확히 인지하는지 백분율로 결과를 점수화한다. WRS 검사에서는 단음절어만을 제시하므로 일상생활 속 의사소통 능력을 완벽하게 반영하기에는 한계가 있다. 따라서 SRS 검사에서는 문맥 힌트가 자연스럽게 포함되어 있는 문장을 자극음으로 제시하여 청자의 일상생활 속 의사소통 능력을 보다 더 반영하는 결과를 얻고자 한다. SRS를 측정하는 과정은 다음과 같다.

(1) 자극음 결정

SRS 검사에서는 표준화된 일상생활 문장을 사용하며, 목록 개발 시 문장 목록 간 어휘 및 문장 구조, 주파수 특성 및 심리음향 기능(psychometric function)이 균등하고 일상적인 회화음의 음소별 빈도수에 최대한 근접하도록 한다. 2008년에 만 13세 이상을 대상으로 하는 일반용 문장표(KS-SL-A), 만 6~12세를 대상으로 하는 학령기용 문장표(KS-SL-S), 만 3~5세 아동을 대상으로 하는 학령전기용 문장표(KS-SL-P)가 개발되었으며(장현숙 외, 2008a, 2008b), CD를 통해서도 문장 제시가 가능하도록 녹음하였다. 아동의 경우 연령 및 발달 상황에 따라 문장표를 사용하여야 한다. 학령전기용 문장표(KS-SL-P)의 예시를 살펴보면, 6개의 그림 중 들은 문장에 해당하는 그림을 선택할 수 있다([그림 5-3] 참조).

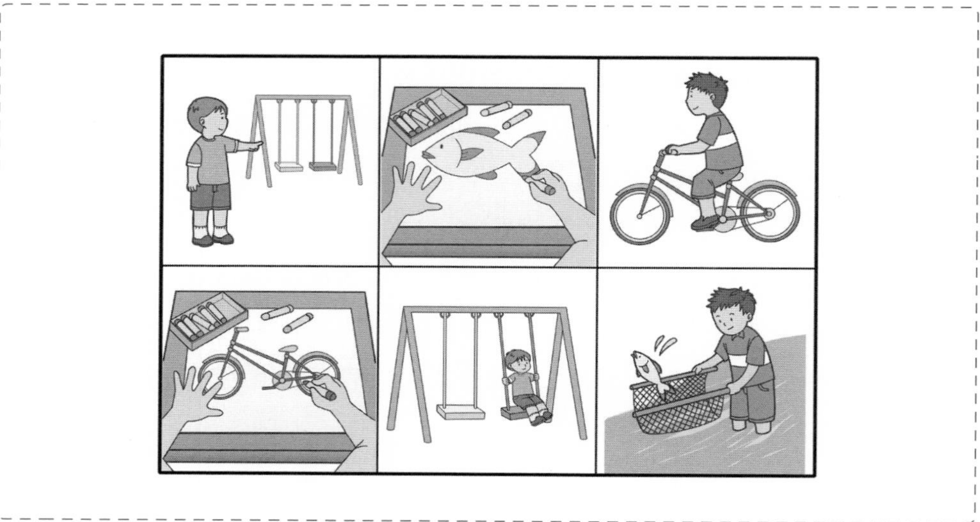

[그림 5-3] 학령전기용 문장표(KS-SL-P) 그림판 예시(목표 문장-자전거 타)

출처: 장현숙, 이정학, 임덕환, 전아름, 현재환(2008b).

(2) 검사 귀 결정 및 보정 확인

SRS 검사 시 검사 귀의 결정 및 보정 확인 방법은 SRT, WRS 측정 시와 유사하게 실시한다.

(3) 문장 제시 방법

SRS 측정 시 지속적으로 말을 하면서(running speech) 청자 개개인의 MCL을 확인한다(WRS 검사를 위해 이미 청자의 MCL을 확인하였다면 그 강도에서 문장을 제시). 청자의 MCL에서 "지금 제 목소리가 편안하게 들리시죠? 이 소리에서 문장을 제시할 것이니 문장을 끝까지 잘 듣고 따라 말하세요. 전체 문장을 다 못 들었더라도 들은 단어가 있다면 모두 말해 주시기 바랍니다."라는 안내를 한다. 문장을 듣고 따라 말하는 것이 어려운 유·소아의 경우 문장에 해당하는 그림을 고르게 하여 SRS를 측정할 수 있다([그림 5-3] 참조).

#### (4) SRS 계산법 및 주의 사항

SRS를 계산할 때는 문장 내 중심 단어를 기준으로 하여 점수화(key word scoring)하거나 문장 전체를 기준으로 하여 점수화(sentence scoring)할 수 있다. 예를 들어, 문장 목록 내 총 40개의 중심 단어가 있고 그중 36개의 중심 단어를 모두 옳게 인지하였다면 (36/40)×100=90%로 계산한다. 문장 목록 내 문장이 10개가 있고 그중 5개의 문장을 틀렸다면 (5/10)×100=50%로 계산한다. 문장을 기준으로 점수화할 경우 문자 내 단어가 하나라도 틀리면 그 문장을 틀리게 인지하였다고 계산하므로 중심 단어를 기준으로 한 점수화가 보다 더 엄격한 계산 방식이라 볼 수 있다.

### 4) 어음청각검사 시 차폐 방법

순음청력검사와 마찬가지로 어음청각검사 시 검사 귀(test ear, TE)에 제시한 소리가 반대 귀(non-test ear, NTE)로 전달되는 교차청취(cross hearing)의 가능성이 있다면 차폐를 시행해야 한다. 차폐 방법은 공기전도 순음청력검사의 차폐 방법과 유사하게 시행한다. 어음청각검사의 경우 자극음인 어음이 여러 주파수 정보를 포함하므로 어음 스펙트럼 중 중요도가 높은 500, 1,000, 2,000 Hz 주파수 역치를 기준으로 한다. SRT, WRS, SRS 차폐 방법은 검사 귀(TE)에 제시한 자극음 강도에서 양이감쇄(interaural attenuation, IA) 값을 뺀 수치가 반대 귀(NTE)의 500, 1,000, 2,000 Hz 주파수 역치보다 클 경우 차폐를 시행하면 된다(ASHA, 1988). SRT보다 WRS나 SRS의 측정에서 보다 큰 강도로 자극음(단어 혹은 문장)을 검사 귀에 제시할 경우가 많아 반대 귀에 소리가 전달될 가능성이 더 많다. 따라서 WRS, SRS 측정 시에는 비검사 귀의 역치보다 10~15 dB 큰 어음잡음을 차폐소음으로 제시하고 검사 귀의 WRS, SRS를 측정할 것을 권장한다.

### 5) 어음탐지역치 검사

어음탐지역치(speech detection threshold, SDT) 검사란 SRT 측정이 불가능한 경우 SRT 대신 시행하여 어음의 유무를 탐지(detect)할 수 있는 최소 레벨을 측정하는 것이다(ASHA, 1988). SDT 검사에서는 들은 단어를 따라 말할 필요 없이 어음의 유무만 표현하면 되므로, 단어를 듣고 따라 말하기 어려운 외국인이나 순음보다 어음을 탐지하는 것이 더 익숙한 유·소아 등에게 임상적 활용성이 크다. SDT 측정에는 표준화된 특정 어표를 사용하기보다 청자에게 익숙한 단어 혹은 무의미 발성 등을 사용할 수 있다. 예를 들면, 아동에게 친숙한 본인의 이름, 엄마, 아빠, 신체 부위 등의 어휘를 사용할 수 있고, '우-오' '바-바' 등의 무의미한 어음을 육성으로 들려주고 탐지 능력을 측정할 수도 있다.

SDT 검사에서는 단어를 따라 말하는 것이 아니고 들었는지 못 들었는지 탐지만 하면 되므로, SRT 역치에 비해 SDT 역치가 대략 8~10 dB 정도 더 좋다. 보통 SRT와 SDT의 결과 차이가 12 dB을 넘지 않는다고 알려져 있으나 난청 형태에 따라 차이를 보일 수 있다(Egan, 1948). 예전에는 SAT(speech awareness threshold)의 용어를 사용하였으나 최근에는 SDT의 용어를 사용하길 권장한다(DeBonis & Donohue, 2008).

### 6) 쾌적레벨과 불쾌음량레벨 검사

어음을 자극음으로 이용하여 쾌적레벨(most comfortable level, MCL) 또는 불쾌음량레벨(uncomfortable loudness level, UCL)을 측정할 경우 보통 피검자와 대화하면서(running speech) MCL과 UCL을 찾는다. MCL은 SRT보다 점차 큰 강도로 변화시켜 주며 검사자의 목소리가 편안하게 들리는 레벨을 측정한다. UCL을 찾기 위해서는 청자에게 크게 들리지만 고통스럽지는 않은 강도(loud but not painful)를 찾는다. 참고로 UCL은 Threshold of Discomfort(TD), Loudness Discomfort Level(LDL)의 용어로도 사용되어 왔다.

어음을 통해 청자의 SRT와 UCL을 측정하였다면 그 차이 값을 통해 어음 역동범위(dynamic range, DR)를 구할 수 있다. 건청인의 경우 보통 어음 역동범위가 80 dB 이상이나 난청인의 경우 난청의 정도와 종류가 유사할지라도 개인 간 역동범위가 서로 다를 수 있다. 따라서 청각 보조기기의 적합 전 반드시 청자 개인의 MCL, UCL, DR을 구하여 보청기의 증폭범위를 제한하거나 최대출력역치를 정하는 데 활용해야 한다.

## 2. 국내외 어음청각검사 도구

### 1) 국외 어음청각검사 도구

#### (1) 조용한 상황에서 평가하는 국외 어음청각검사 도구

청각학을 포함하여 다양한 분야에서 인간의 의사소통 능력을 체계적으로 평가하였고 이것이 다양한 어음청각검사 도구의 개발로 확장되었다. 미국의 경우 1947년 벨 연구소(Bell Telephone Laboratories)에서 육성이 아닌 녹음된 목록을 개발하여 어음에 대한 민감성을 측정하였고(Hudgins, Hawkins, Karlin, & Stevens, 1947), 1948년 하버드 대학교 PAL(Psych-Acoustic Laboratory) 연구소에서 어음 목록을 개발하여 제2차 세계대전 중 군 통신망 서비스의 효과를 평가하는 데 사용하였다(Egan, 1948). 이는 향후 PAL PB-50 단음절 목록뿐 아니라 무의미음절, 이음절, 문장 목록 등을 포함하는 어음청각검사 도구로 확장되었다. 1952년에 하버드 대학교 PAL 어음 목록의 단점을 보완하는 Central Institute for the Deaf(CID) Auditory Tests W-1, W-2, W-22를 개발하였고(Hirsh et al., 1952), 이어서 Consonant-Nucleus-Consonant(CNC), 즉 자음-모음-자음으로 구성된 단어 목록을 개발하여 WRS 측정에 사용하였다(Peterson & Lehiste, 1962). Northwestern University Auditory Test Number Six(NU6) 검사 도구 역시 자음-모음-자음으로 이루어진 50개의 단음절어를 포함하며, 미국 청능사 중 44%가 NU6 검사 도구를 단음절 인지도 측정에 사용하고 있다고 한다(Martin et al., 1998).

위에서 열거한 어음청각검사 도구는 보기가 없는(open-set) 임상용 어음청각검사 도구다. 이외에 보기 안에서 들은 어음을 선택하는(closed-set) 어음청각검사 도구가 다수 개발되었다(Modified Rhyme Test, MRT; Multiple Choice Discrimination Test, MCDT; Distinctive Feature Discrimination Test, DFDT; California Consonant Test, CCT). 보기가 있는 평가 도구의 경우 특정 자음의 인지도를 확인하거나 음소 간 오류 패턴을 평가하여 청능재활에 활용할 수 있다. 그 외에 일상에서 자주 사용하는 문장으로 구성된 CID 문장검사[The Central Institute for the Deaf(CID) Everyday Sentence test; Davis & Silverman, 1970], 총 72개의 문장 목록을 포함하는 CUNY(City University of New York Sentence) 문

장검사 도구 등이 개발되었다.

(2) 소음 상황에서 평가하는 국외 어음청각검사 도구

앞서 설명한 검사 도구들은 조용한 상황에서 청자의 어음 인지 능력을 측정하도록 개발되었으므로 다양한 소음이 존재하는 일상생활 속 의사소통 능력을 예측하는 데 한계가 있다. 1970년대부터 현재까지 다양한 연구자가 소음 하 어음청각검사의 필요성을 강조하였고, 여러 종류의 검사 도구를 개발하였다(Speech Perception in Noise, SPIN, Kalikow et al., 1977; Connected Speech Test, CST, Cox et al., 1987; Hearing In Noise Test, HINT, Nilsson et al., 1994; Matrix sentence test, Wagener et al., 1999a, 1999b, 1999c; The Words-in-Noise Test, WIN, Wilson, 2003; Quick Speech-in-Noise Test, QuickSIN, Killion et al., 2004; Bamford-Kowal-Bamford Speech-in-Noise Test, BKB-SIN, Etymotic Research, 2005). 이러한 다양한 소음 하 어음청각검사 도구는 고정된(fixed) 신호대잡음비(signal-to-noise ratio, SNR)에서 어음을 제시하거나 SNR을 변동시켜(adaptive SNR) 검사를 시행할 수 있다. 두 가지 방법(고정형 vs 변동형)에 따라 검사 도구의 장단점이 다르며 이를 분류하면 다음과 같다.

① 고정형 소음 하 검사 도구

1970~1980년대에 고안된 SPIN과 CST 검사 도구는 SNR을 고정한 채 소음 속에서 문장을 제시하여 그 결과를 백분율로 산출한다. SPIN(Kalikow et al., 1977)은 문장 내 포함된 문맥적 단서가 높고 낮음에 따라 PH(predictability-high), PL(predictability-low) 문장을 포함하므로 청자가 다화자잡음 속에서 목표 문장을 얼마나 정확하게 인지하는지, 문맥적 단서에 따라 인지도가 다른지 결과를 비교할 수 있다. CST(Cox, Alexander, & Gilmore, 1987)의 경우 총 48개의 구문을 포함하며, 하나의 구문당 25개의 중심 단어가 있어 이를 통해 점수화한다. CST의 경우 건청인뿐 아니라 난청인을 대상으로 한 버전과 시청각(audiovisual) 평가가 가능한 버전 등이 차례로 개발되어 보청기 혜택 측정 등 다양한 임상적 목적으로 사용 가능하다.

특정 SNR에서 인지 능력을 평가하는 고정형 소음 하 검사 도구를 사용할 경우 건청인은 천장 효과(ceiling effect)를 보이기 쉽고 난청인에게는 다소 어려울 수 있다는 단점이 있다(김나경, 이동운, 방정화, 이재희, 2014). 또한 어떤 SNR에서 검사를 시행하는 것이 청자의 일상생활 소음 속 의사소통을 잘 반영할 수 있을지 신중해야 할 필요가 있다.

② 변동형 소음 하 검사 도구

HINT, WIN, QuickSIN, BKB-SIN 검사 모두 청자의 반응에 따라 SNR을 변동시켜 청자가 50% 인지하는 데 필요한 SNR을 확인한다. 백분율로 결과를 점수화하는 것이 아니라 50%의 인지도를 보이는 SNR이 검사 결과가 된다. HINT(Nilsson, Soli, & Sullivan, 1994) 검사의 경우 65 dBA의 고정된 강도에서 어음 스펙트럼 소음(speech shaped noise)을 제시하고, 목표 문장의 강도를 변화시켜 50% 인지하는 데 필요한 SNR을 찾는다. WIN 검사(Wilson, 2003)에서는 다화자 잡음과 함께 목표 단어를 제시하여 50%의 단어인지도를 보이는 SNR을 확인한다. QuickSIN 검사(Killion, Niquette, Gudmundsen, Revit, Banerjee, 2004)는 기존의 Speech-in-Noise(SIN; Etymotic Research, 1993) 검사를 수정하여 쉽고 빠르게 소음 하 검사를 시행할 수 있도록 보완한 검사다. QuickSIN 검사에서는 4명의 화자가 발화한 배경 어음 속에서 여성 화자가 발화한 IEEE(Institute of Electrical and Electronics Engineers, 1969) 문장을 듣고 50%의 인지도를 보이는 SNR(혹은 SNR loss)을 구한다. 마지막으로, BKB-SIN(Etymotic Research, 2005) 역시 4명 화자의 배경 어음 속에서 50% 인지도를 보이는 SNR을 찾아 SNR loss 정도를 보고하며, 인공와우 착용 성인뿐 아니라 학령전기 혹은 학령기 아동에게도 검사가 가능하다.

Matrix 문장인지검사는 행렬(matrix) 내 50개 단어의 조합으로 구성된 문장을 이용하는 검사다. Hagerman(1982)이 개발한 객관식형 스웨덴어 문장 개발을 시초로 하여 현재 다양한 언어로 Matrix 문장인지검사 도구가 개발되었다. 독일어 버전이 1999년에 발표된 이후(Wagener et al., 1999a, 1999b, 1999c) 덴마크어, 영국 영어, 노르웨이어, 폴란드어, 프랑스어, 스페인어, 네덜란드어, 터키어, 이탈리아어, 러시아어, 호주 영어로 Matrix 검사 도구가 개발되었고, 미국 영어, 이스라엘어, 이란어, 한국어 등의 Matrix 검사 도구가 현재 개발 중에 있다. 앞서 소개한 HINT, QuickSIN 검사 도구의 경우 한정된 개수의 문장을 검사에 사용하므로 대상자가 문장을 외우거나 학습 효과가 발생할 수 있다. 이에 비해 Matrix는 50개의 단어 조합으로 $10^5$개의 문장 생성이 가능하므로 5개의 중심 단어를 추측하여 모두 맞힐 가능성이 적다는 장점이 있다. 앞서 소개한 검사 도구의 장단점이 서로 다른 만큼 임상의 목적에 맞추어 검사 도구를 선택하여 사용하는 것이 중요하겠다(이재희, 이동운, 2017; Wilson, McArdle, & Smith, 2007).

## 2) 국내 어음청각검사 도구

### (1) 조용한 상황에서 평가하는 국내 어음청각검사 도구

어음청각검사의 주된 목적이 청자의 일상생활 속 의사소통 능력을 측정하는 것이므로 검사를 목적으로 표준화한 어표를 사용하는 것이 매우 중요하다. 초기에 개발된 국내 어음청각검사 어표로는 함태영(1962), 최창수(1961)의 어표 등이 있다. 어표 개발 당시 1960년대 일상에서 많이 사용된 단음절 혹은 이음절어를 기준으로 어표를 개발하였으나, 2000년대에 와서는 사용 빈도가 저조한 단어가 있어 현재 임상에서 사용하기에 제한점이 있다(변성완, 2003). 또한 1960년대에 어표 개발 시 어표 간 심리음향기능(psychometric function)을 비교하지 않고 제작하였으므로 고주파수 난청인을 대상으로 검사하는 것이 부적합할 수 있고 육성으로만 검사를 진행해야 한다는 단점이 있다.

국내 어음청각검사 도구의 사용 현황을 확인한 결과 안타깝게도 몇몇 임상현장에서 도구의 검증이나 표준화가 되지 않은 검사 어표를 사용하고 있다(김진아, 이정학, 이효정, 김형종, 2012; 변성완, 정성민, 김한수, 고영민, 2005). 이러한 경우 검사기관 간 결과를 비교하기 검사의 신뢰도 및 효율성이 떨어질 수 있다.

국외에서는 음향적 균형이 잡힌 어표를 사용할 것을 권하며, 유・소아 외에는 육성 대신 CD로 녹음된 음원을 사용할 것을 권장한다. 앞에서 소개한 어음청각검사 도구(Korean Speech Audiometry; 이정학 외, 2010)의 경우 남녀 화자가 녹음한 CD 음원을 통해 어음을 제시할 수 있고, 청자의 연령에 따라 학령전기용, 학령기용, 일반용 어표 중 도구를 선택하여 검사에 사용할 수 있다.

이 외에도 다양한 목적을 가진 임상용 지각능력 평가 도구들이 개발되었다. 예를 들면, 한국어 자음지각검사(Korean Consonant Perception Test, K-CPT; 류한동, 심현용, 김진숙, 2011)는 난청인이 말소리 지각 시 초분절적 요소보다 분절적 요소를 이용하는 데 더 어려움을 보임에 초점을 맞추어 도구를 개발하였다. K-CPT는 목표 단어의 친숙도, 각 단어의 조음 특성, 난이도, 음소 출현 빈도를 고려한 4지선다형 검사 도구로, 초성과 종성 자음의 지각 능력을 구분하여 평가할 수 있다는 장점이 있다. 송영준 등(2010)이 개발한 말지각 발달 검사 도구(Korea National Institute for Special Education-Development Assessment of Speech Perception, KNISE-DASP)는 청각장애 아동(만 3~17세)의 말지각 발달 수준을 평가하고 더 나아가 효율적인 청능훈련을 계획하거나 추후 진전평가에 활용할 수 있도록 제작하였다. KNISE-DASP는 Ling 6음 검사를 비롯하여 단어패턴 인지, 단어 및 문장 인지, 문장기억 및 순서화, 자모음 지각, 문장 및 이야기 이해 검사 등 다양한 단계의 검사를 포함하므로 청각장애 아동뿐 아니라 청각기억에 한계가 있는 난청 노인의 상담 및 청능훈련에 활용할 수 있다.

(2) 소음 상황에서 평가하는 국내 어음청각검사 도구

영어권에서 만들어진 Speech Perception in Noise(SPIN; Kalikow et al., 1977)와 유사하게 우리말로 음향-음소적 정보와 문맥-상황적 정보의 활용 능력을 측정할 수 있는 K-SPIN(김진숙, 배소영, 이정학, 2000)이 개발되었다. K-SPIN은 총 40개의 문장으로 구성된 6개 목록의 문장문답식 문항(총 240개)을 포함하며, SPIN과 유사하게 목록 중 반은 문장 내 문맥 힌트로 목표 어음을 예측하기 쉽고, 반은 예측하기 어렵게 구성하였다. K-SPIN의 경우 KS-SL-A 문장 목록에 비해 문장의 수가 제한적이지 않고 난이도가 너무 쉽지 않다는 장점이 있으나, 검사를 목적으로 표준화 작업까지 이루어지지 않은 단점이 있다.

2005년에 발표된 K-HINT 검사 도구는 미국의 House Ear Institute와 결연하여 개발한 이후 표준화 작업이 일부 진행되었다(문성균 외, 2005). K-HINT 검사는 정면, 우측, 좌측에 위치한 스피커에서 어음스펙트럼 소음(speech spectrum noise)을 제시하며 정면에서 제시된 목표 문장을 50% 인지하는 데 필요한 어음인지역치(reception threshold for speech, RTS)를 측정한다. 소음 방향에 따른 결과를 비교할 수 있다는 장점이 있으나, 65 dBA의 고정된 강도 레벨에서 소음을 제시하므로 고심도 난청인의 경우 제시된 소음이 충분히 전달되지 않을 수 있다. K-HINT 검사는 일반적인 컴퓨터가 아닌 HINT pro(Bio-logic® sys, USA)라는 고가의 장비를 통해서만 검사가 가능하여 소규모 임상현장에서 활용하기에 한계가 있다. 현재 K-HINT 검사 도구는 판매가 중지되어 더 이상 구매가 불가능하다. 따라서 국내에는 소음 하 검사를 목적으로 표준화되어 있고 일반 컴퓨터를 통해서 문장 제시가 가능한 소음 하 문장인지검사 도구가 부재한 상황이다.

## 요약 및 정리

이 장에서는 어음청각검사의 종류 및 측정 방법을 설명하였고, 국내외에서 개발된 다양한 검사 도구들을 소개하였다. 어음청각검사의 주목적은 청자의 일상생활 속 의사소통 능력을 측정하는 것이므로 검증 및 표준화 작업이 완료된 검사 도구를 사용하는 것이 중요하다. 국내의 몇몇 임상현장에서는 전임자에게 물려받은 검증되지 않은 예전 어표를 그대로 사용하고 있는 경우가 있다(김진아 외, 2012; 변성완 외, 2005). 청능사는 전문가로서 다양한 어음청각검사 방법 및 도구의 장단점을 알고 있어야 하며, 결과를 올바르게 판독할 수 있도록 다양한 사례를 접하여야 한다. 전문가로서 청자의 의사소통 능력을 효율적으로 측정하기 위해 어떠한 도구를 이용하여 어떻게 검사를 시행하는 것이 좋을지 보다 신중하게 선택할 필요가 있다.

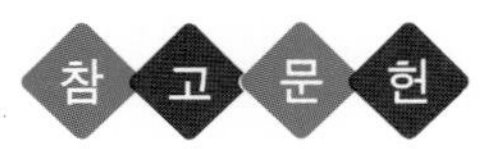

## 참고문헌

김진숙, 배소영, 이정학(2000). 소음환경에서 표적단어의 예상도가 조절된 한국어 문장검사목록개발 시안. 음성과학, 7(2), 37-50.

김나경, 이동운, 방정화, 이재희(2017). 고정된 신호잡음대비에서의 소음 하 문장인지도의 신뢰도와 타당도에 관한 연구. *Audiology and Speech Research, 13*, 62-69.

김진숙, 임덕환, 홍하나, 신현욱, 이기도, 홍빛나 외(2008a). 한국표준 일반용 단음절어표 개발. 청능재활, 4, 126-140.

김진숙, 임덕환, 홍하나, 신현욱, 이기도, 홍빛나 외(2008b). 한국표준 학령기용 및 학령전기용 단음절어표 개발. 청능재활, 4, 141-160.

김진아, 이정학, 이효정, 김형종(2012). 어음인지역치검사에서 한국표준 일반용 이음절어표와 기존 함태영 이음절어표의 신뢰도 비교. 대한이비인후과학회지, 55, 350-4.

류한동, 심현용, 김진숙(2011). 자음지각검사(Korean consonant perception test, KCPT)와 주파수별 청력역치와의 상관관계 연구. 청능재활, 7, 153-163

문성균, 문형아, 정현경, Sigfrid, D. S., 이준호, 박기현(2005). 한국어 Hearing in Noise Test(HINT) 문장의 개발. 대한이비인후과학회지, 48, 724-728.

변성완(2003). 한국어의 음절빈도와 단음절 어음표의 음절분포. 대한이비인후과학회지, 46, 737-741.

변성완, 정성민, 김한수, 고영민(2005). 전국의 수련병원에서 사용하고 있는 한국어 단음절 어표의 실태 및 어음빈도 분석. 대한이비인후과학회지, 48, 1086-1090.

송영준, 이효자, 장현숙(2010). 청능훈련을 위한 말지각 발달 검사 도구(KNISE-DASP) 개발 연구. 국립특수교육원.

신현욱, 홍하나, 이기도, 김진숙(2009). 한국표준 학령전기용 단음절어표의 재정렬. 청능재활, 5, 1-12.

이미영, 이재희(2011). 건청성인과 아동의 단어인지에 미치는 어휘적 특성. 청능재활, 7, 219-228.

이재희, 이동운(2017). 변동형 소음 하 문장인지 평가 도구의 비교. *Audiology and Speech Research, 13*, 9-18.

이정학, 조수진, 김진숙, 장현숙, 임덕환, 이경원, 김형종(2010). KSA 어음청각검사. 서울: 학지사.

장현숙, 이정학, 임덕환, 이경원, 전아름, 정은조(2008a). 문장인지검사를 위한 한국표준 문장표 개발. 청능재활, 4, 161-177.

장현숙, 이정학, 임덕환, 전아름, 현재환(2008b). 문장인지검사를 위한 한국표준 학령전기용 문장표 개발. 청능재활, 4, 178-187.

조수진, 임덕환, 이경원, 한희경, 이정학(2008a). 어음인지역치검사를 위한 한국표준 일반용 이음절어표 개발. 청능재활, 4, 28-36.

조수진, 이정학, 임덕환, 이경원, 한희경(2008b). 어음인지역치검사를 위한 학령기용 및 학령전기용 이음절어표 개발. 청능재활, 4, 37-47.

최창수(1961). 한국어어음의 명료도와 그 어음청력검사표 선택에 관한 임상적 고찰. 대한이비인후과학회지, 6, 22-65.

함태영(1962). 한국어음청력검사표와 명료도 검사 성적에 관한 연구. 가톨릭의대 논문, 5, 31-8.

American Speech-Language-Hearing Association (ASHA). (1988). Guidelines for determining threshold level for speech. *ASHA*, 85-89.

Cox, R. M., Alexander, G. C., & Gilmore, C. (1987). Development of the Connected Speech Test. *Ear and Hearing, 8*, 119S-126S.

Davis, H., & Silverman, S. R. (1970). *Hearing and deafness*. New York: Holt, Rinehart and Winston.

DeBonis, D, A., & Donohue, C. L. (2008). *Survey of audiology, Fundamentals for audiologists and health professionals* (2nd ed.). Boston: Pearson/Allyn and Bacon

Egan, J. P. (1948). Articulation testing methods. *Laryngoscope, 58*, 955-991.

Etymotic Research. (1993). The SIN Test (Compact Disk). 61 Martin Lane, Elk Grove Village, IL.

Etymotic Research. (2005). Bamford-Kowal-Bench Speech-in-Noise Test (Version 1.03). 61 Martin Lane, Elk Grove Village, IL.

Hagerman, B. (1982). Sentences for testing speech intelligibility in noise. *Scandinavian Audiology, 11*(2), 79-87.

Hirsh, I. J., Davis, H., Silverman, S. R., Reynolds, E. G., Eldert, E., & Benson, R. W. (1952).

Development of materials for speech audiometry. *Journal of Speech and Hearing Disorders, 17*, 321–337.

Hudgins, C. V., Hawkins, J. E., Karlin, J. E., & Stevens, S. S. (1947). The development of recorded auditory tests for measuring hearing loss for speech. *Laryngoscope, 57*, 57–89.

Institute of Electrical and Electronics Engineers. (1969). IEEE recommended practice for speech quality measurements. Appendix C. *Global Engineering Documents*, Boulder, CO.

Kalikow, D. N., Stevens, K. N., & Elliott, L. L. (1977). Development of a test of speech intelligibility in noise using sentence materials with controlled word predictability. *Journal of the Acoustical Society of America, 61*, 1337–1351.

Killion, M. C., Niquette, P. A., Gudmundsen, G. I., Revit, L. J., & Banerjee, S. (2004). Development of a quick speech-in-noise test for measuring signal-to-noise ratio loss in normal-hearing and hearing-impaired listeners. *Journal of the Acoustical Society of America, 116*, 2395–2405.

Martin, F. N., Champlin, C. A., & Chambers, J. A. (1998). Seventh survey of audiometric practices in the United States. *Journal of the American Academy Audiology, 9*, 95–104.

Martin, F. N., & Dowdy, L. K. (1986). A modified spondee threshold procedure. *Journal of Auditory Research, 26*, 115–119.

Nilsson, M., Soli, S. D., & Sullivan, J. A. (1994). Development of the Hearing In Noise Test for the measurement of speech reception thresholds in quiet and in noise. *Journal of the Acoustical Society of America, 95*, 1085–1096.

Peterson, G. E., & Lehiste, I. (1962). Revised CNC lists for auditory tests. *Journal of Speech and Hearing Disorders, 24*, 175–184.

Wagener, K., Brand, T., & Kollmeier, B. (1999a). Entwicklung und Evaluation eines Satztests in deutscher Sprache Teil II: Optimierung des Oldenburger Satztests. (Development and evaluation of a German sentence test, Part II: Optimization of the Oldenburg sentence tests). *Zeitschrift fur Audiologie, 38*, 44–56.

Wagener, K., Brand, T., & Kollmeier, B. (1999b). Entwicklung und Evaluation eines Satztests fur die deutsche Sprache Teil III: Evaluation des Oldenburger Satztests (Development and evaluation of a German sentence test–Part III: Evaluation of the Oldenburg sentence test). *Zeitschrift fur Audiologie, 38*, 86–95.

Wagener, K., Kuhnel, V., & Kollmeier, B. (1999c). Entwicklung und Evaluation eines Satztests in deutscher Sprache I: Design des Oldenburger Satztests. (Development and evaluation of a German sentence test–Part I: Design of the Oldenburg sentence test). *Zeitschrift fur Audiologie, 38*, 4–15.

Wilson, R. H. (2003). Development of a speech-in-multitalker-babble paradigm to assess word-recognition performance. *Journal of the American Academy of Audiology, 14*, 453–470.

Wilson, R. H., McArdle, R. A., & Smith, S. L. (2007). An Evaluation of the BKB-SIN, HINT, QuickSIN, and WIN Materials on Listeners With Normal Hearing and Listeners With Hearing Loss. *Journal of speech, language, and hearing research*, *50*, 844-856.

제6장

# 중이검사

김진숙(한림대학교 언어청각학부)

1. 중이 구조물의 특성과 소리 에너지 전달 체계
2. 측정기기 구조의 이해와 검사 준비
3. 고막운동도검사
4. 등골근반사검사
5. 반사감퇴검사

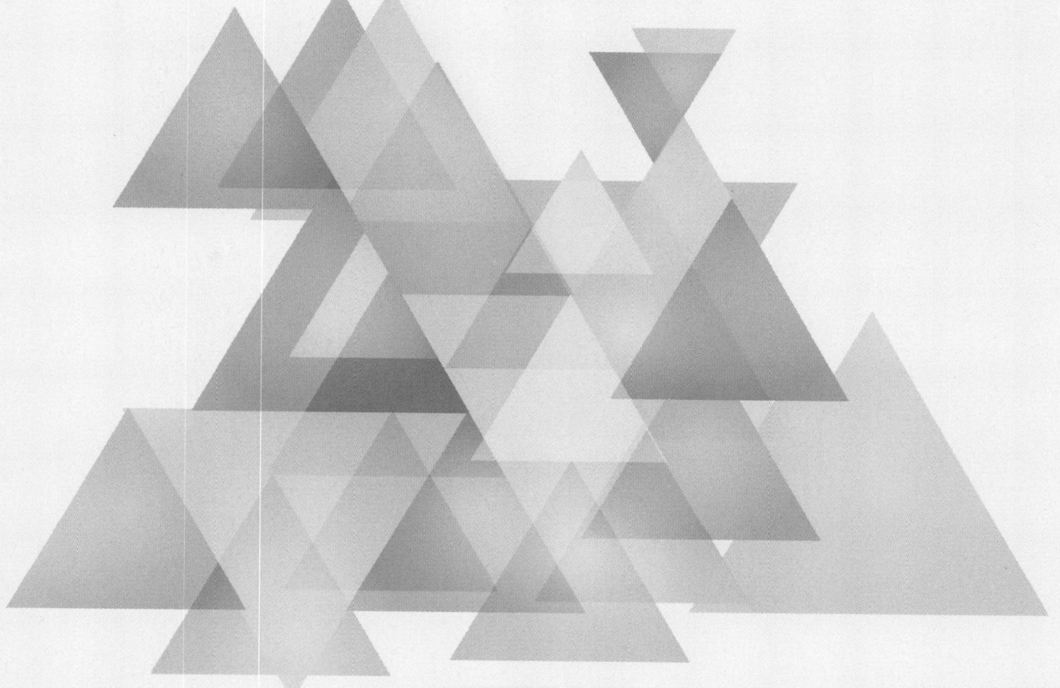

중이검사(immittance)는 고막에서 측정되는 두 가지 대조적 성격의 저항(impedance) 에너지와 수용(admittance) 에너지를 동시에 지칭하는 복합어로, 중이 상태를 간접적으로 분석하는 검사다. 피검자에게 움직임을 최소화하도록 요구한 상태에서 외이도 입구에 위치한 프로브 팁으로 음향 자극을 주고, 고막에서 반사되어 되돌아오는 에너지를 분석하여 고막과 중이 구조물의 저항과 수용 에너지를 측정한다. 중이검사는 청력손실의 유형을 판정하는 가장 우수한 객관적 검사법으로 다음과 같은 세 가지 기능이 있다. 첫째는 중이의 질병을 민감하게 감지하는 것이고, 둘째는 미로성(cochlear)과 후미로성(retrocochlear)의 질병을 구분하는 것이며, 셋째는 청력의 정도를 평가하는 데 도움을 주는 것이다. 이러한 기능을 수행하는 중이검사의 종류로는 고막운동도(tympanometry)검사, 등골근반사(stapedial reflex)검사, 반사감퇴(reflex decay)검사가 있다. 이 장에서는 청력역치와 청력손실의 부위를 확인하는 데 도움을 주는 중이검사의 목적과 정의, 측정 방법, 해석의 주요 관점 등을 설명하고, 이러한 과정을 이해하기 위한 전기음향학적이고 전기생리학적인 주요 개념들을 소개하고자 한다.

## 1. 중이 구조물의 특성과 소리 에너지 전달 체계

중이검사의 기본 개념은 중이 구조의 기계적인 움직임과 그에 따른 소리 에너지 전달 체계와의 관계다. 소리 에너지는 고막과 중이 구조물이 움직일 때 전달되는데, 고막의 에너지가 모두 충실히 중이 구조물을 통해 내이로 전달되는 것은 아니다. 중이에는 에너지의 전달을 방해하는 저항, 즉 impedance(Z)가 존재하고, 이와 반대로 에너지의 전달을 용이하게 하는 수용, 즉 admittance(Y)가 존재한다. 이 둘은 수학적으로 서로 역수관계(Y = 1/Z)이며, 단위도 또한 역수관계를 의미하는 ohms와 mhos로 표기한다. 저항은 전달 에너지의 힘에 비례하고 속도에 반비례하며, 이러한 힘과 속도는 중이 구조물의 특성에 복잡한 관계로부터 영향을 받는다(Martin & Clark, 2011).

소리 전달의 저항 및 수용에 영향을 주는 중이 구조물의 특성은 크게 세 가지다. 첫째는 전달되는 소리의 주파수와는 상관없는 특성으로, 이소골 연결 부위의 마찰, 공기 입자가 중이 구조물에 부딪히는 힘, 와우관의 기계적인 형태 등에 의해 발생하는 마찰력(friction)이다. 둘째는 주파수와 관련이 있는 소리 전달 구조물, 즉 고막, 이소골, 난원창 등의 유연성과 관련된 경직성(stiffness/compliance, S)이다. 셋째는 중이 구조물의 중량과 밀도에 의해 정해지는 질량(mass, M)이다. 그런데 중이 구조물의 질량은 매우 적으므로 다른 특성에 비해 의미는 크지 않다. 외이도의 소리 에너지는 고막에 도달하여 중이 구조물의 기계적인 움직임에 따라 기계 에너지로 변환된 후 내이의 림프액으로 전달된다. 그러나 중이에서 에너지가 충실히 모두 내이로 전달되는 것은 아니다. 이는 내이에서 전달 매개체가 내이의 림프액, 즉 액체로 바뀌면서 많은 에너지가 손실되기 때문이다. 중이는 이 손실에 대비하여 효율적으로 음압을 증강시킨다. 그러나 이러한 중이의 음압증강 효과는 1,000 Hz 주파수 대역 이외에서는 중이 구조물의 경직성(S)과 질량(M)에 의해 방해를 받아 최적의 음압증강 효과를 발휘하지 못한다. 주로 경직성에 의해 저주파수의 음압증강 효과가 방해를 받고, 질량에 의해 고주파수의 음압증강 효과가 방해를 받는다(Pickles, 2012). 중이염 초기에 고막 안팎 압력의 불균형으로 경직성이 증가하여 저주파수 에너지의 전달이 방해를 받아 저주파수 대역의 난청을 보이다가, 중이염이 진행되면서 이루 등으로 인한 내용물의 부피와 질량이 증가되어 고주파수 에너지의 전달도 방해받아 저주파수와 고주파수 대역의 난청이 모두 나타나는 수평적 형태의 평평한 청력도를 보이는 것도 이러한 경직성과 질량에 따른 저주파수와 고주파수 에너지의 음압증강이 방해를 받기 때문인 것으로 설명할 수 있다. 또한 등골근 반사도 그러한 현상 때문에 2,000 Hz 이하, 주로 저주파에서 나타나는 것으로 설명할 수 있다. 왜냐하면 등골근 반사는 경직성을 증가시켜 저주파수 에너지의 전달을 방해하여 나타나기 때문이다.

## 2. 측정기기 구조의 이해와 검사 준비

검사기기의 구조를 단순화한 모형은 [그림 6-1]과 같다. 프로브(probe) 팁은 부드러운 고무 재질로 끝 부분을 덮어 외이도에 삽입하도록 되어 있다. 프로브 팁으로 외이도 입구를 막아 제시된 압력이 새지 않도록 하고, 외부의 공기가 외이도 안으로 들어가지 못하도록 완전히 폐쇄되어야 검사를 시작할 수 있다. 프로브는 다음과 같은 세 개의 구멍으로 구성되어 있다. 첫째는 고막운동도검사 시 외이도에 공기의 압력을 변

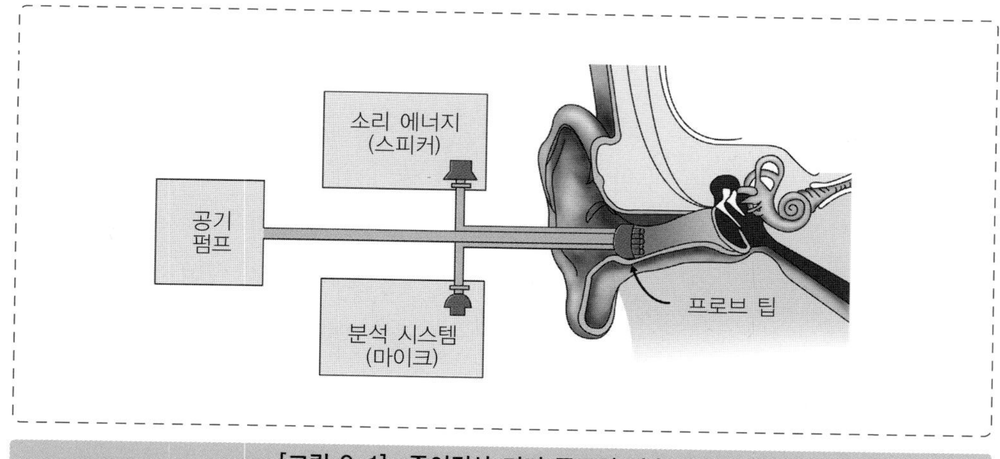


[그림 6-1] 중이검사 기기 구조의 단순 모형

화시키기 위한 공기 펌프 시스템이고, 둘째는 고막운동도검사 시 소리 에너지를 제공하는 스피커이며, 셋째는 분석 시스템과 연결되어 고막에서 되돌아오는 에너지를 포함한 외이도 내의 소리 에너지를 분석하는 마이크다(Stach, 2008).

검사를 시작하기 전에 피검자에게 다음과 같은 내용을 설명하면 검사를 더 잘 진행할 수 있다.

> "이 검사는 소리가 들리지만 그 소리에 반응하지 않으셔도 됩니다. 이 부드러운 팁을 귀 안에 살짝 넣고 검사할 겁니다. (이때 혹시 겁을 먹은 피검자가 있다면 부드러운 재질을 손으로 만져 보도록 한다.) 소리뿐 아니라 압력이 변화하는 것을 느끼실 텐데 마치 높은 산에 올랐을 때나 비행기를 탔을 때와 비슷한 기분입니다. 그런 이상한 느낌이 들어도 움직이지 않고 가만히 계시면 검사를 빨리 진행할 수 있습니다. 검사 도중에 하품을 하거나 침을 삼키지 마시고 가만히 계시기만 하면 됩니다. 자, 시작할까요?"

검사 시행 전에 외이도 내의 이물질과 귀지를 제거하고, 외이도의 입구를 꽉 막을 만한 크기의 프로브를 선택한다. 이개를 후상방으로 당겨 프로브를 조심스럽게 외이도 입구 안으로 넣은 후 외이도를 외부와 완전히 차단할 수 있도록 한다.

## 3. 고막운동도검사

고막운동도검사는 외이도의 압력 변화에 따라 중이 구조물의 진동 체계가 어떻게 변화하는지 외이 내의 소리 에너지를 이용하여 측정하는 방법이다. 검사는 프로브로 외이도를 완전히 막고 220/226 Hz의 저주파수 85 dB SPL의 소리 에너지를 제시하면서 압력을 +200/+400 daPa(혹은 $mmH_2O$)에서 −200/−600 daPa로 변화시키는 동안 제시된 자극음, 즉 소리 에너지가 전달되는 상태를 고막에서 반사되어 되돌아오는 에너지로 측정한다(Shanks & Shohet, 2009).

### 1) 외이도의 용적

먼저, 압력이 +200 daPa로 크게 제시되면 수용은 최소 에너지에, 저항은 최대 에너지에 도달하며 고막의 상태는 매우 경직된다. 이때 고막은 운동성을 잃고 프로브 팁과 고막 사이의 용적을 측정하기에 적절한 조건이 되므로 이때 외이도 용적(ear canal volume, EV) 혹은 equivalent volume of ear canal을 측정한다. 일반적으로 외이도 용적은 고막운동도검사를 시작하기 전에 측정되며 [그림 6-2]와 같이 기록될 수 있다. 그러나 최신 중이검사 기기 대부분은 외이도 용적을 자동적으로 측정한 후 그래프로

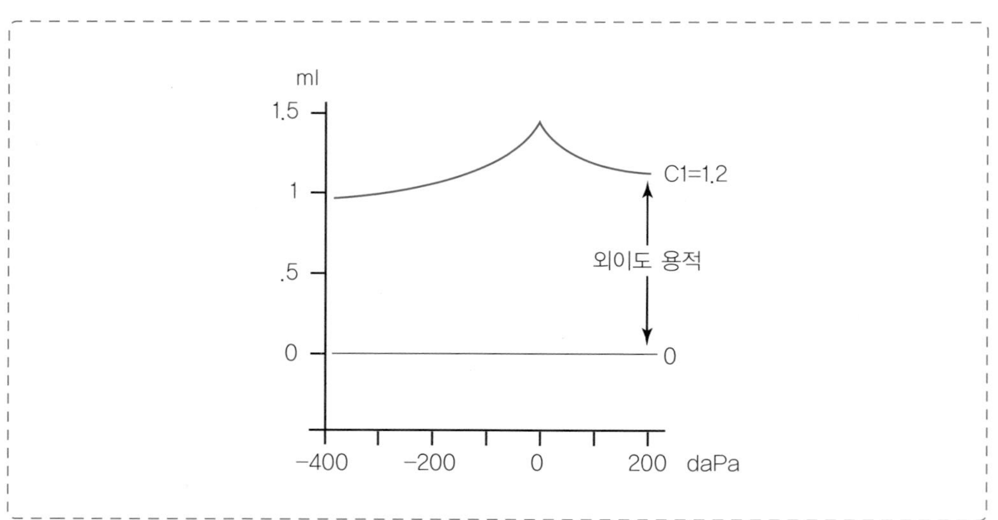


[그림 6-2] 일반적 고막운동도검사 시 최종 기록지에서는 생략되는 외이도 용적인 C1의 기록

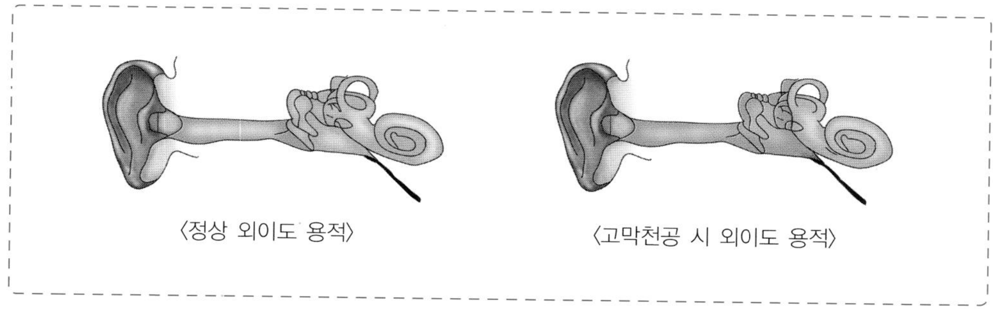


**[그림 6-3] 정상과 중이강의 용적도 포함된 외이도 용적의 기록범위**

는 나타나지 않고 수치로만 기록지에 표기된다. 따라서 최종 기록지에는 EV가 측정된 그래프가 아니라 고막이 움직이기 시작하는 지점을 0으로 기준점을 다시 정하여 고막운동도를 측정한 그래프로 보이며 EV는 수치로만 나타난다. 정상 범위는 3~10세의 아동에서 0.3~0.9 $cm^3$이고, 19세 이상의 성인은 0.9~2.0 $cm^3$ 정도의 범위를 보인다. 그러나 환기 튜브를 시술하거나 고막의 천공이 있으면 중이강의 용적까지 포함하여 2.0 $cm^3$보다 훨씬 더 큰 수치로 기록된다([그림 6-3] 참조). 정상 외이도라도 개인차에 따라 정상 범위를 조금 벗어나는 경우도 있으니 양쪽 귀 간 비교로 외이도 용적의 정상 여부를 판단해야 한다. 왜냐하면 정상의 경우 보통 양쪽 귀의 고막이나 중이 구조물 형태가 비슷하여 비슷한 값을 나타내기 때문이다.

### 2) 중이강의 압력

외이도에 제시된 자극음이 고막을 통하여 중이강 내로 전달되기 위한 최적의 환경은 고막의 안팎, 즉 외이도와 중이강의 압력이 동등할 때다. 이 상태는 고막의 움직임이 자유로워 소리 에너지가 고막을 통해 중이 구조물로 전달될 수 있는 최적의 상태이고 고막의 움직임이 최고조에 이르러 고막운동도(tympanogram)에서 꼭짓점으로 표시된다. 따라서 꼭짓점의 압력 상태가 곧 중이강의 압력 상태다. 정상 값은 대기의 정상 압력과 유사한 정도이며, -200 daPa을 초과한 음수의 압력은 비정상 중이강의 압력으로 해석한다. 때로는 울고 난 후나 코를 푼 후에 +50 daPa보다 큰 양압이 나타나기도 하는데, 이 경우에는 검사를 잠시 쉬었다 다시 하면 정상 범위로 돌아온다.

### 3) 정적 탄성

정적 탄성(static compliance, SC)은 고막의 최대 움직임 정도를 표현하는 용어로, 고막이 정지된 상태로부터 최대로 변형된 정도를 의미한다. 수용 에너지인 Y 값으로 표현할 때는 'mmho'로 표기하기도 한다. **[그림 6-4]**는 외이도 용적 측정 후 C1을 고막의 움직임 정도인 '0'으로 재지정한 후 기준점을 다시 잡아 기록한 고막운동도다. 일반적으로 이 그래프가 최종 기록지에 나타나는 형태다. 그림에서 보이듯이 X축의 외이도 압력이 변화할 때 중이강 압력과 동등한 지점에서의 고막 움직임, 즉 변형 정도가 최대에 도달하면 '꼭짓점'에 도달한다. SC 값은 이러한 최대의 고막운동도를 수치로 기록한 값이다. 이 값은 외이도의 크기와 프로브 팁의 위치에 따라 변화가 적은 편이지만 연령에 따라 차이가 있다. 정상인 경우 만 3~10세의 아동은 0.25~1.05 ml이고, 19세 이상의 성인은 0.30~1.70 ml다. 이 값도 개인차에 따라 정상 범위를 조금 벗어나는 경우도 있으니 양쪽 귀의 비교로 정상 여부를 판단해야 한다. 양쪽 귀를 비교하여 한쪽 귀가 차이 나는 적은 값을 나타내면 고막의 운동성이 저하되었음을 뜻한다. 고막의 운동성이 저하되는 원인으로는 중이강 내의 액체 저류, 이소골의 둔화된 움직임, 외이도의 막힘, 노화, 손상에 의해 엷어진 고막 등을 생각해 볼 수 있다. 반면에,

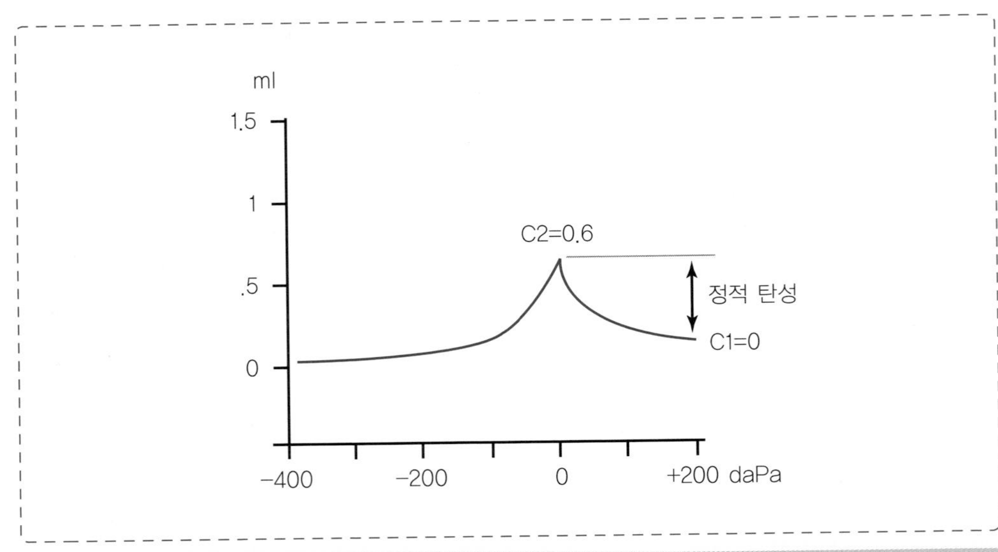


**[그림 6-4] 일반적인 고막운동도의 형태에서 정적 탄성의 측정**

C1을 '0'으로 조정하여 C2를 기록한 정적 탄성은 0.6 ml.

정상보다 매우 큰 값을 보이는 원인으로는 질병이나 골절로 인한 이소골 연결의 붕괴 등이 있을 수 있다.

### 4) 고막운동도의 유형과 판정

고막운동도란 외이도의 용적, 중이강의 압력, 정적 탄성을 나타내어 중이의 상태를 파악할 수 있는 그래프로, 고막운동도의 형태에 따라 크게 A, B, C 유형으로 구분한다(Jerger, 1970; **[그림 6-5]** 참조). 중이의 이상은 보통 한쪽 귀에 나타나며 양쪽 귀에 이상이 있어도 일치하는 경우는 드물기 때문에 고막운동도의 해석은 양쪽 귀의 비교가 중요하다. 예를 들어, 양쪽 귀의 SC나 EV가 모두 정상보다 조금 높거나 낮더라도 정상 중이일 수 있기 때문이다. 또한 고막운동도검사는 객관적 검사의 일부이므로 주관적 검사, 특히 순음청력검사의 자료 등을 보충하여 더 정확하게 판단해야 한다.

- A형: 정상 청력 혹은 외이나 중이가 정상인 감각신경성 난청일 때 나타나는 형태이며, 고막운동도는 꼭지가 뾰족한 산의 형태로 중이강의 압력, EV, SC가 모두 정상인 경우다.
  - $A_s$형: A와 비슷하지만 SC가 비정상적으로 작아져서 낮은 산의 형태를 띠는 고

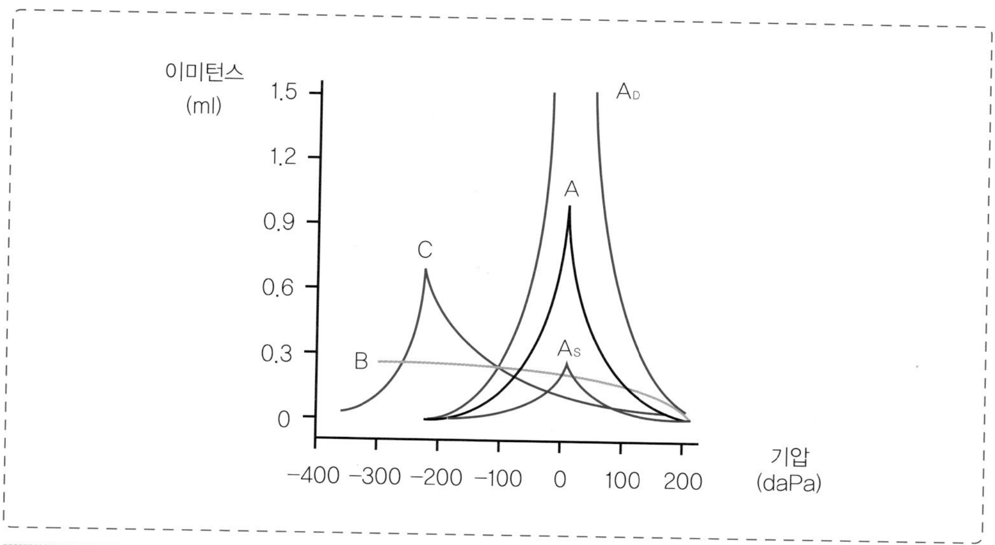


**[그림 6-5] 대표적인 고막운동도의 유형**

막운동도로, 'shallowness' 혹은 'stiffness'란 의미의 'S'를 A에 붙여 표기한다. 이러한 형태는 이소골의 경직성이 증가하고 중이강의 에너지 전달 기능이 감소한 경우로 이소골 유착, 고실경화증, 이경화증, 삼출성 중이염 등에서 나타날 수 있다.
- $A_D$형: SC가 비정상적으로 커서 꼭지점이 매우 높거나 없는 고막운동도로, 'deep' 혹은 'discontinuity'란 의미의 'D'를 A에 붙여 표기한다. 이러한 형태는 이소골의 골절이나 절단 이외에 고막의 노화, 부분적으로 치유된 고막의 천공, 단겹 고막 등에서 나타날 수 있다.

● B형: 중이강 내가 액체로 가득 차 있을 때, 고막운동도는 꼭짓점이 없어지고 평평하거나 약간 둥글어진 형태를 보이며, 중이강의 압력이나 SC를 기록할 수 없는 경우가 많다. EV의 상태에 따라 다음 세 가지로 분류할 수 있다.
- EV가 정상일 때: 삼출성 중이염, 고막비후, 중이강 내의 액체 등
- EV가 정상보다 작을 때: 귀지가 꽉 찬 외이도, 이물질이 외이도의 공간을 막은 경우, 프로브 팁이 외이도 벽을 향한 경우 등
- EV가 정상보다 클 때: 고막의 천공, 환기 튜브의 정상 기능 등

● C형: 중이강의 압력이 외이도, 즉 대기의 압력보다 낮음을 의미한다. SC가 정상이어서 A형처럼 보이지만 꼭짓점의 위치가 −200 daPa보다 더 낮은 경우다. 유스타키오관의 기능 저하나 삼출성 중이염의 초기에 나타날 수 있다.

### 5) 고막운동도 폭과 경사도

고막운동도 폭(tympanometric width, TW)과 경사도(gradient)는 고막운동도의 모양을 평가하기 위해 사용된다. TW는 기준선과 고막운동도의 꼭짓점 사이의 절반이 되는 중간 지점에서 가로로 선을 그어 고막운동도 양 측면 사이의 폭을 daPa로 측정한다. 성인에게도 사용될 수 있으나 주로 아동의 중이염 선별과 진단에 사용되며, 고막운동도의 모양이 정상보다 넓어져 TW가 275 daPa보다 클 경우 비정상으로 판정한다(Hunter & Margolis, 2011). 또한 경사도를 이용하여 아동의 중이 상태를 선별할 수 있다. 경사도는 고막운동도 그림에서 꼭짓점으로부터 ±50 daPa가 되는 지점의 양쪽 측면의 진폭과

SC(Y) 값과의 비율로 옆부분의 기울기를 나타낸다. 경사도의 값이 커질수록 고막운동도 그림의 기울기가 낮아져서 중이염인 경우가 많으나(Nozza, Bluestone, Kardatze, & Bachman, 1994) 판정에는 TW 값을 더 선호한다.

### 6) 신생아와 영유아의 고막운동도

신생아의 경우 226 Hz를 이용한 고막운동도의 형태는 정상 중이임에도 불구하고 W 형태의 이중 꼭짓점을 보이거나 정상 SC를 측정하기 어려워 신뢰도 있는 결과로 인정되지 않는 경우가 많다. 그 이유는 아마도 부드러운 외이도, 고막의 수평적 형태, 발달이 완성되지 않은 고막과 중이 구조물 등 때문인 것으로 추정된다. 정상 성인의 고막운동도 형태는 생후 만 4개월 이후 측정되는 것으로 알려져 있어, 여러 연구자가 만 4개월 이전의 신생아나 영유아의 고막운동도 측정 방법으로 4개월 이전에 중이의 상태 변화에 민감한 660이나 1,000 Hz 등의 고주파수 자극음을 이용한 고막운동도를 제시하고 있다(Alaerts, Lutz, & Woulters, 2007; Calandruccio, Fitzgerald, & Prieve, 2006). 고주파수 자극음을 이용한 고막운동도는 양압에서 음압으로 변할 때 신생아의 외이도 특성 때문에 외이도 용적이 달라져서 비대칭형이 나타나고 음압 쪽에 긴 꼬리를 붙인 것 같은 모습의 고막운동도가 나타나지만, 정상 중이일 경우 A형의 모습으로 정상

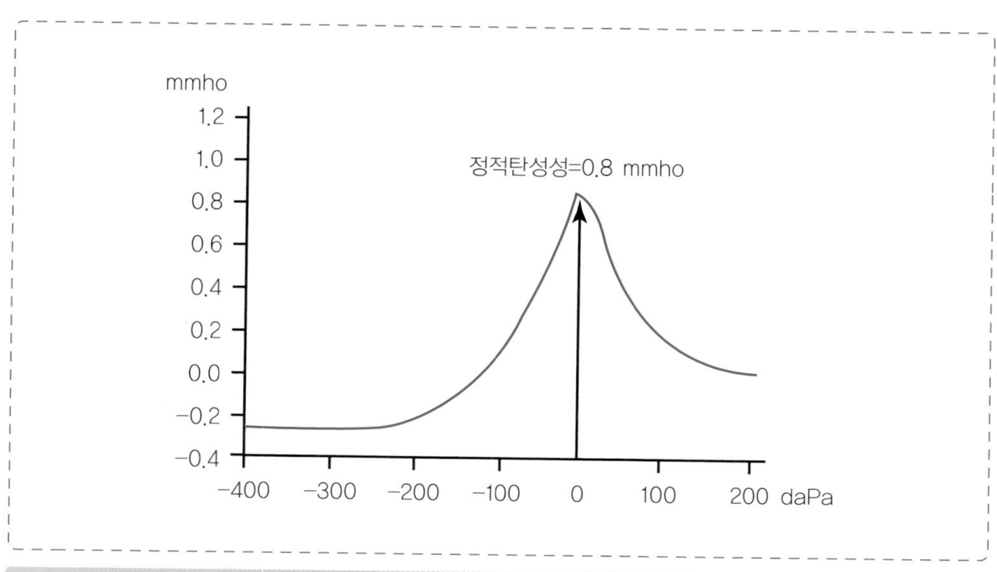


**[그림 6-6] 신생아에서 기록될 수 있는 1,000 Hz 고막운동도의 예**

TW와 중이강의 압력으로 나타난다. 그러므로 신생아 선별검사나 진단검사로 고주파수 자극음을 이용한 고막운동도검사를 사용할 수 있다(Hunter & Margolis, 2011; [그림 6-6] 참조).

## 4. 등골근반사검사

중이 구조물 중 이내근은 큰 소리, 즉 65~90 dB SL에서 반사적으로 수축하여 내이를 보호하는 역할을 한다. 이내근은 추골(malleus)에 부착되어 제5번 신경의 지배를 받는 고막장근(tensor tympani muscle)과, 등골(stapes)에 부착되어 제7번 신경인 안면신경(facial nerve)의 지배를 받는 등골근(stapedius muscle)으로 분류할 수 있다. 이 중 등골근이 반사에 주도적 역할을 하여 등골근 반사(stapedial reflex)라 불리며, 고강도 음에 대한 반사 현상이라 하여 음향 반사(acoustic reflex)라고도 한다. 대표적으로 '등골근 반사'라는 용어를 주로 사용한다. 등골근 반사는 중이강의 압력에 영향을 받으므로 고막의 운동성이 최고에 이르는 꼭짓점의 압력 상태에서 실시하도록 설정해야 한다(이호기, 2008).

### 1) 해부적 관련 부위

제시된 자극음은 외이도와 중이를 거쳐 와우에 도달하면 전기신경 에너지를 발생시키고 제8번 신경인 청신경을 따라 와우핵(cochlear nucleus)을 거친 후 동측 상올리브 복합체(superior olivary complex, SOC)에 도달한다. 이곳에서 오른쪽과 왼쪽의 정보가 교차하여 동측 경로와 대측 경로로 나뉜다. 동측 경로는 동측의 제7번 신경인 안면신경을 따라 말초 부위로 하강하여 자극을 받았던 동측의 중이에 도달하여 등골근을 수축하고, 대측 경로는 대측의 안면신경을 따라 말초 부위로 하강하여 반대측 중이의 등골근을 수축한다. 그러므로 한쪽의 소리 자극은 양측 중이의 등골근을 수축시킨다([그림 6-7] 참조).

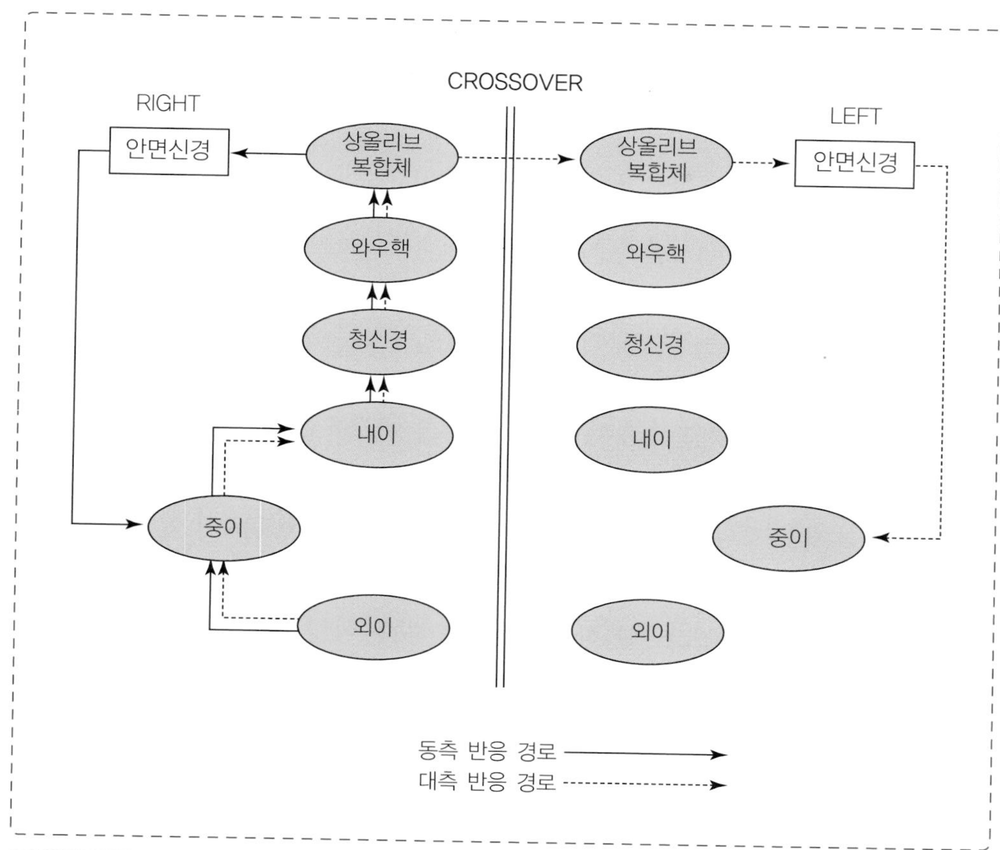


**[그림 6-7] 동측과 대측 등골근 반사를 일으키는 해부적 관련 부위인 반사궁(reflex arc)의 모형도**

## 2) 등골근반사역치

### (1) 정상과 비정상 범위

등골근이 반사적으로 수축하면 외이도의 전체 부피인 2 cc만큼의 변화가 생기는데, 이 부피의 약 1%인 0.02 cc 정도보다 큰 부피의 변화가 나타나면 반사 현상이 나타난 것으로 판정한다. 이러한 현상이 일어나는 최소 소리 강도를 등골근반사역치 혹은 음향반사역치(acoustic reflex threshold, ART)라고 한다. 검사에서는 500, 1,000, 2,000, 4,000 Hz에서 70~120 dB HL의 검사음을 들려주고, 동측(ipsilateral, Ipsi)과 대측(contralateral, Contra)에서 나타나는 ART를 측정한다. 4,000 Hz의 ART는 신뢰도가 떨어져 사용하지 않는 경우도 있는데, 특히 대측 ART 검사의 경우 신뢰도가 더 떨어진다. 정상 청력의 귀에서 등골근반사역치는 약 70~100 dB HL 정도에서 나타난다. ART가

100 dB HL보다 큰(elevated) 경우나 반응이 없는(absent) 경우 비정상 ART로 판정한다.

(2) 동측과 대측 ART

동측 ART는 검사하고자 하는 귀에 프로브를 꽂고 자극음(stimulation, stim)을 제시한 후 동측 귀의 등골근 반사를 측정한다. 반면, 대측 ART는 검사하고자 하는 귀에 프로브 내 장착된 스피커가 아닌 다른 스피커로 자극음을 제시하고, 반대쪽 귀에는 동측에 사용했던 프로브를 그대로 사용하여 대측 귀의 등골근 반사를 측정한다. 일반적으로 대측 기록은 자극음을 제시하는 귀를 기준으로 한다. 예를 들어, 오른쪽 귀의 대측 ART(Contra R)를 측정하려면 오른쪽 귀에 자극음을 제시하고 반대측 귀인 왼쪽 귀 중이의 음향반사역치를 측정하는 프로브를 삽입한다. 반대로 왼쪽 귀의 대측 ART (Contra L)를 측정할 경우 왼쪽 귀에 자극음을 제시하고 오른쪽 귀에 프로브를 삽입하여 음향반사역치를 측정한다([그림 6-8] 참조). 그러나 간혹 자극음 제시 기준이 아닌 ART 측정 프로브를 기준으로 기록하는 경우도 있는데, 이럴 때는 일반적인 기록이 아니므로 혼동을 줄이기 위해 '프로브 기준'이라고 명시하는 것이 좋다.

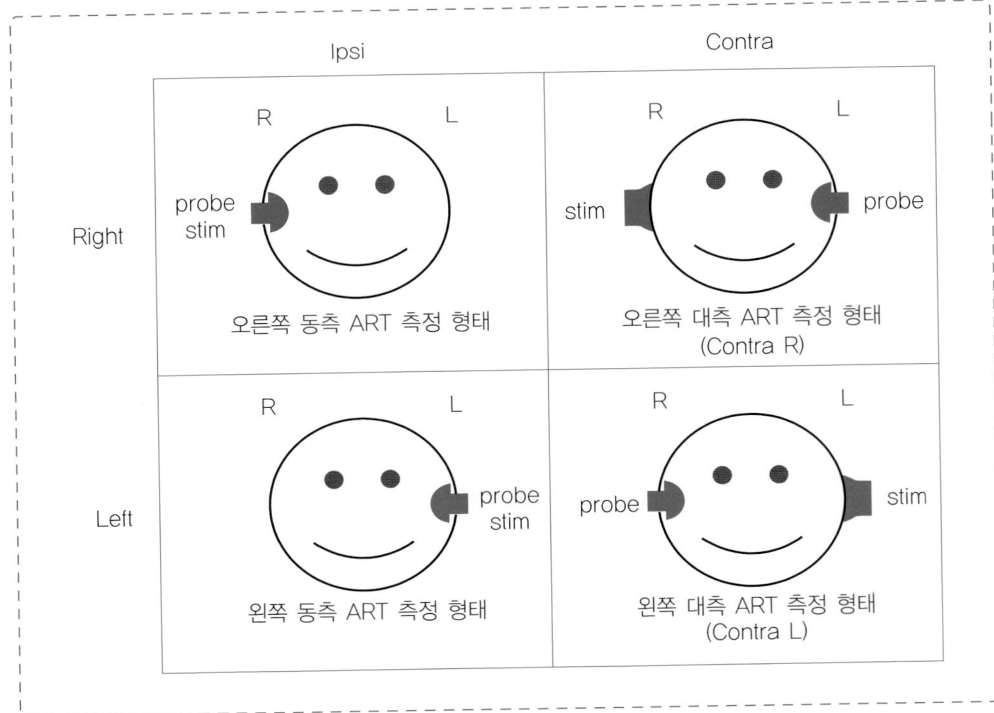


**[그림 6-8] 자극음 제시 귀 기준의 동측(Ipsi)과 대측(Contra) 등골근 반사 측정**

### 3) 등골근반사검사의 해석

ART의 반응이 일어나는 해부적 관련 부위가 여러 곳이기 때문에 동측과 대측을 함께 분석하면 병변 부위를 진단하는 데 매우 효율적으로 사용할 수 있다(Gelfand, 2009).

#### (1) 중이의 병변

등골근 반사를 측정하거나 자극음을 제시할 때 모두 중이의 영향을 받으므로, 등골근 반사에 영향을 줄 수 있는 정도의 전음성 난청의 경우, 병변 측에서 프로브(P)로 ART를 측정하거나, 병변 측에 자극음(S)을 제시할 때 비정상 ART 결과가 나온다. 따라서 병변이 없는 쪽의 동측 ART만 정상으로 나타난다. 그러나 난청의 정도에 따라 다르고 중이 내 병변의 위치에 따라서도 달라질 수 있다([그림 6-9] 참조).

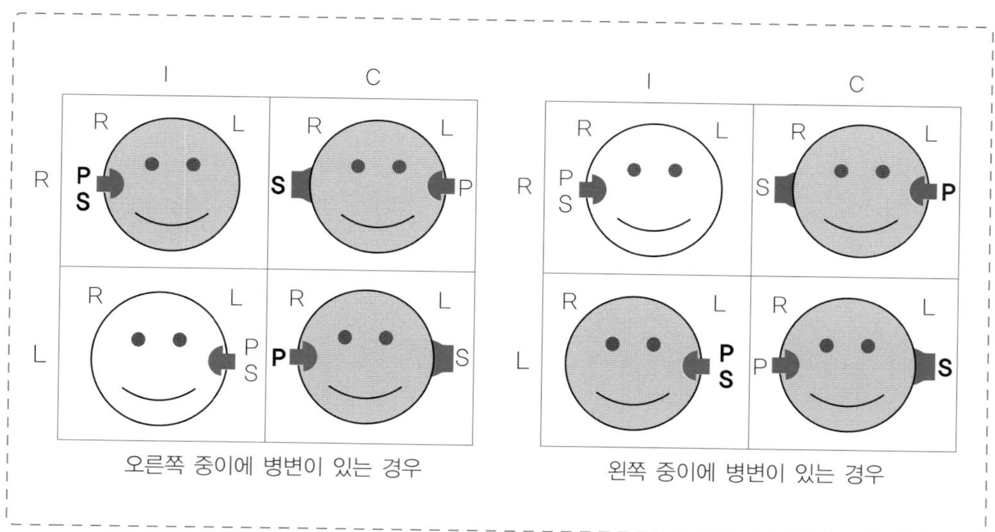


**[그림 6-9] 오른쪽과 왼쪽에 중이 병변이 있는 경우의 동측과 대측의 비정상 ART 기록**
음영된 형태가 비정상 ART를 뜻하고 비정상의 원인은 진한 서체로 표기함. 예를 들어, 오른쪽 중이에 병변이 있는 경우 오른쪽 대측 ART의 비정상 원인은 오른쪽 자극음(**S**)이 중이 병변 때문에 제대로 전달되지 못하여 나타나는 현상이고, 왼쪽 대측 ART는 프로브(**P**)가 중이 병변으로 등골근 수축 반사를 일으키지 못하는 현상임.

(2) 내이 및 청신경의 병변

내이 및 청신경의 병변으로 나타나는 감각신경성 난청은 미로성과 후미로성 난청으로 구분할 수 있다. 비정상적 누가(recruitment) 현상이 나타나는 미로성 난청은 보통 65~90 dB SL의 ART 발생 조건보다 적은 수치인 55 dB SL에서 ART가 나타난다. 즉, 청력역치와 ART의 차이가 55 dB 이하로 나타날 수도 있다(이호기, 2008). 정도가 심한 미로성 난청이나 후미로성 난청일 경우 난청의 정도에 따라 ART가 비정상적으로 크거나 나타나지 않는 비정상 ART를 보인다. 내이나 청신경에 병변이 있을 경우 자극음 전달에 방해를 받으므로 병변 측에 자극음(S)이 제시되면 비정상 ART를 나타낸다([그림 6-10] 참조).

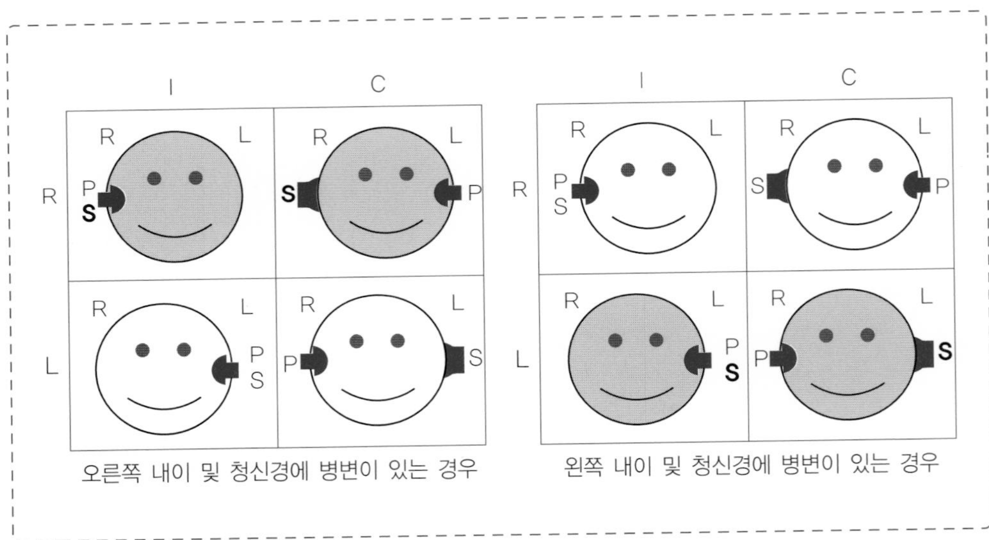


**[그림 6-10] 오른쪽과 왼쪽 내이 및 청신경에 병변이 있는 경우 동측과 대측의 비정상 ART 기록**
음영된 형태가 비정상 ART를 뜻하고 비정상 원인은 진한 서체로 표기함. 자극음(**S**)이 병변 쪽에 제시될 때 비정상 ART가 나타남.

(3) 안면신경의 병변

안면신경은 등골근을 활성화하도록 자극한다. 따라서 등골근 반사를 측정하는 프로브(P)가 병변 측에 위치하면 비정상 ART를 나타낸다([그림 6-11] 참조).

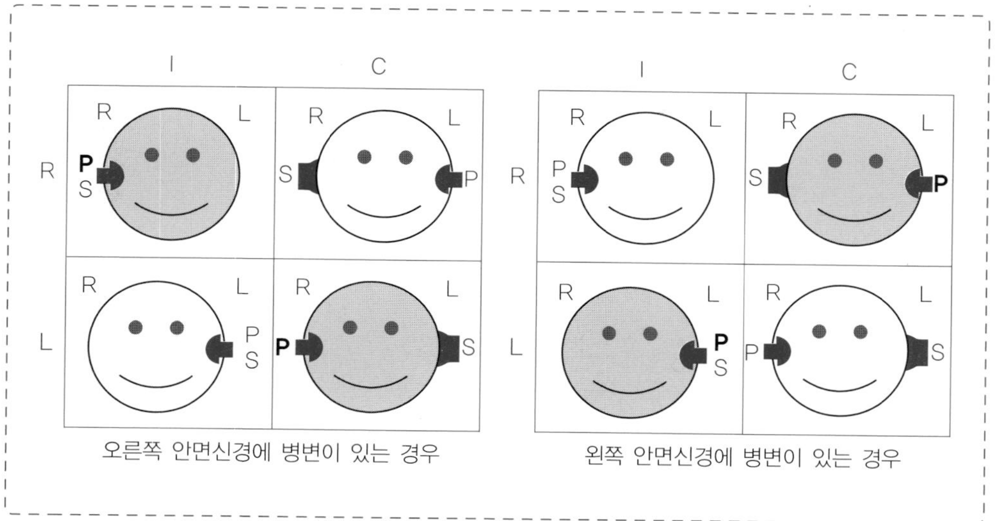


**[그림 6-11] 왼쪽과 오른쪽의 안면신경에 병변이 있는 경우의 동측과 대측의 비정상 ART 기록**
음영된 형태가 비정상 ART를 뜻하고 비정상의 원인은 진한 서체로 표기함. 프로브(**P**)가 병변 쪽에 제시될 때 비정상 ART가 나타남.

(4) 뇌간 및 중추의 병변

뇌간 중 등골근 반사의 대측 경로에 포함되는 해부적 위치에 손상이 있을 경우 동측은 모두 정상이나 한쪽 혹은 양쪽의 대측 ART만 비정상으로 나타난다. 등골근 반사 경로를 넘어가는 중추 부위의 병변은 ART 결과에 영향을 주지 않는다.

## 5. 반사감퇴검사

반사감퇴(reflex decay)는 내이 이후 청신경 부위에 이상이 있는 후미로성 난청일 경우 나타나는 비정상적 적응(adaptation) 현상으로, 등골근 반사를 지속하는 데 피로를 느껴 자극음이 있는데도 적응이 빨리 나타나는 현상이다. 반사감퇴검사는 ART의 역치보다 10 dB 더 큰 소리를 10초 동안 지속적으로 들려주면서 등골근 반사의 변화 정도를 측정하며, 500이나 1,000 Hz에서 10초 내 반사량의 감퇴 정도를 측정한다. 이때 50% 이상 급히 감퇴하면 양성 반응으로 후미로성 난청을 의심할 수 있고, 반사량의 정도가 변하지 않거나 서서히 50%까지 감퇴하면 음성 반응으로 정상이나 미로성 난청으로 판정할 수 있다. 2,000이나 4,000 Hz의 고주파수 소리는 정상에서도 급한 감퇴

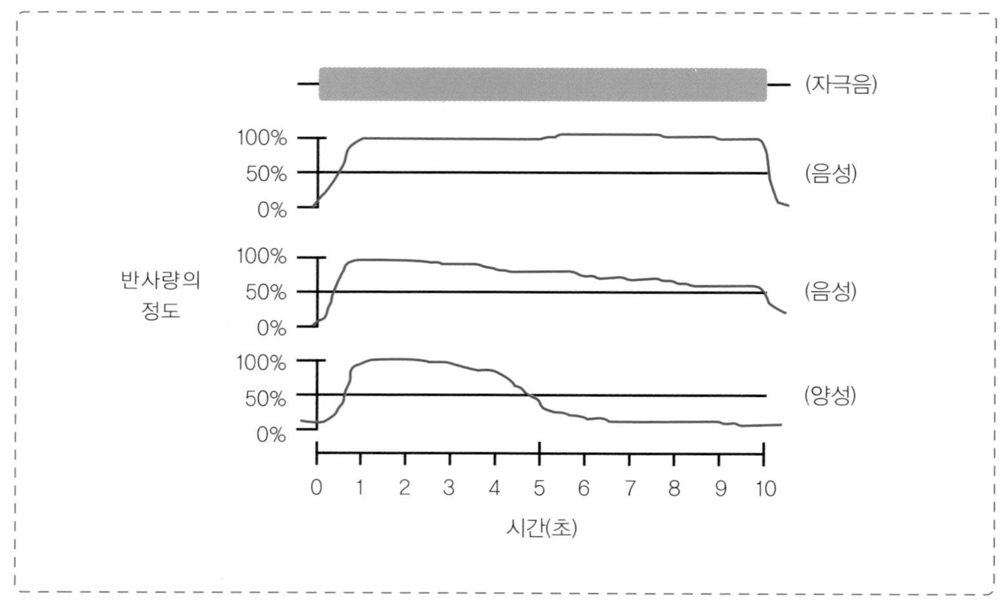


**[그림 6-12] 반사감퇴의 측정 기록**

자극음이 제시되는 10초 동안 반사 현상이 전혀 변하지 않거나 50% 이내 감퇴한 경우는 음성, 50% 이상 감퇴한 경우는 양성으로 기록함.

현상이 나타날 수 있으므로 이 검사의 주파수로는 사용하지 않는다([그림 6-12] 참조).

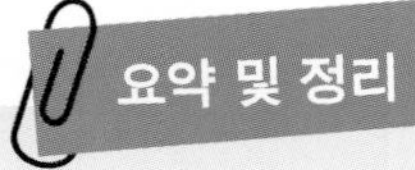

## 요약 및 정리

이 장에서는 중이의 구조와 기능을 검사할 수 있는 중이검사에 대하여 정리하였다. 중이에 이상이 생기면 골도역치는 정상이고 기도역치는 비정상으로 떨어지는 전음성 난청이 발생한다. 그러나 전음성 난청에서도 때로는 골도역치도 기도역치를 따라 조금 떨어지는 현상이 나타난다. 이는 내이의 이상 때문이라기보다는 골도검사의 기전에 내이(왜곡성 골도전도, distortional bone conduction)뿐 아니라 외이(외이도 골부의 골도전도, osseotympanic bone conduction)와 중이(관성 골도전도, inertial bone conduction)의 기능이 포함되기 때문이다(Vento & Durrant, 2009). 중이검사는 이러한 골도역치의 불안정성을 보완하고 객관적으로 청력을 평가하여 검사 결과에 신뢰도를 높일 수 있다. 중이에 이상이 있을 경우, 중이검사의 결과 외에 중이의 이상으로 영향 받을 수 있는 다른 검사의 결과도 알아 두어야 청력손실의 유형을 정확히 판정할 수 있다. 중이의 이상이 있을 경우, 청성뇌간반응(auditory brainstem response, ABR)검사의 결과는 모든 파형에서 잠복기가 지연되고, 이음향방사(otoacoustic emission, OAE)검사의 결과는 보통 비정상이며, 단어인지도검사의 결과는 거의 정상이다. 중이의 질병은 우선 의학적 처치가 필요하다. 필요한 모든 이과적 치료나 수술 후, 의학적 금기 사항이 없으면 청력을 보완하기 위하여 보청기 착용과 더불어 청능재활을 할 수 있다. 이러한 중이 질병으로 인한 전음성 난청은 저주파수와 고주파수 간 청력 차이가 없는 평평한 형태의 청력도와 비교적 좋은 단어인지도, 큰 소리에 대한 인내심 때문에 보청기의 사용 효과가 매우 좋다.

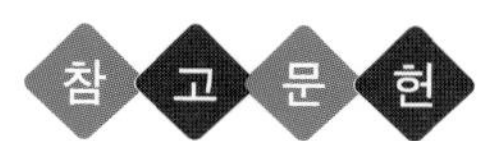


이호기(2008). 임피던스 청력검사와 이관기능검사. 대한청각학회 편, 청각검사지침(pp. 119-139). 서울: 학지사.

Alaerts, J., Lutz, H., & Woulters, J. (2007). Evaluation of middle ear function in young children: Clinical guidelines for the use of 226- and 1000-Hz tympanometry. *Otology and Neurotology, 28,* 727-732.

Calandruccio, L., Fitzgerald, T. S., & Prieve, B. A. (2006). Normative multifrequency tympanometry in infants and toddlers. *Journal of the American Academy of Audiology, 17,* 470-480.

Gelfand, S. A. (2009). The acoustic reflex. In J. Katz, L. Medwetsky, R. Burkard, & L. Hood (Eds.), *Handbook of Clinical Audiology* (6th ed., pp. 50-63). Philadelphia: Lippincott, Williams & Wilkins.

Hunter, L. L., & Margolis, R. H. (2011). Middle ear measurement. In R. Seewald & A. M. Tharpe (Eds.), *Comprehensive handbook of pediatric audiology* (pp. 365-388). San diego: Plural publishing.

Jerger, J. (1970). Clinical experience with impedance audiometry. *Archives of Otolaryngology, 92,* 311-324.

Martin, F. N., & Clark, J. G. (2011). *Introduction to Audiology* (11th ed.). Boston: Pearson.

Nozza, R. J., Bluestone, C. D., Kardatze, D., & Bachman, R. (1994). Identification of middle ear effusion by aural acoustic immittance measures for diagnosis of middle ear effusion in children. *Ear and Hearing*, *15*, 310–323.

Pickles, J. O. (2012). *An introduction to the physiology of hearing* (4th ed., pp. 19–24). Bingley: Emerald Group publishing Limited.

Shanks, J., & Shohet, J. (2009). Tympanometry in clinical practice. In J. Katz, L. Medwetsky, R. Burkard, & L. Hood (Eds.), *Handbook of Clinical Audiology* (6th ed., pp. 157–188). Philadelphia: Lippincott, Williams & Wilkins.

Stach, B. A. (2008). *Clinical audiology: An introduction* (2nd ed.). New York: Cengage Learning, Inc.

Vento, B. A., & Durrant, J. D. (2009). Assessing Bone conduction thresholds in clinical practice. In J. Katz, L. Medwetsky, R. Burkard, & L. Hood (Eds.), *Handbook of Clinical Audiology* (6th ed., pp. 50–63). Philadelphia: Lippincott, Williams & Wilkins.

제7장

# 특수청력검사

조수진(남부대학교 언어치료청각학과)

1. 청성유발전위
2. 이음향방사

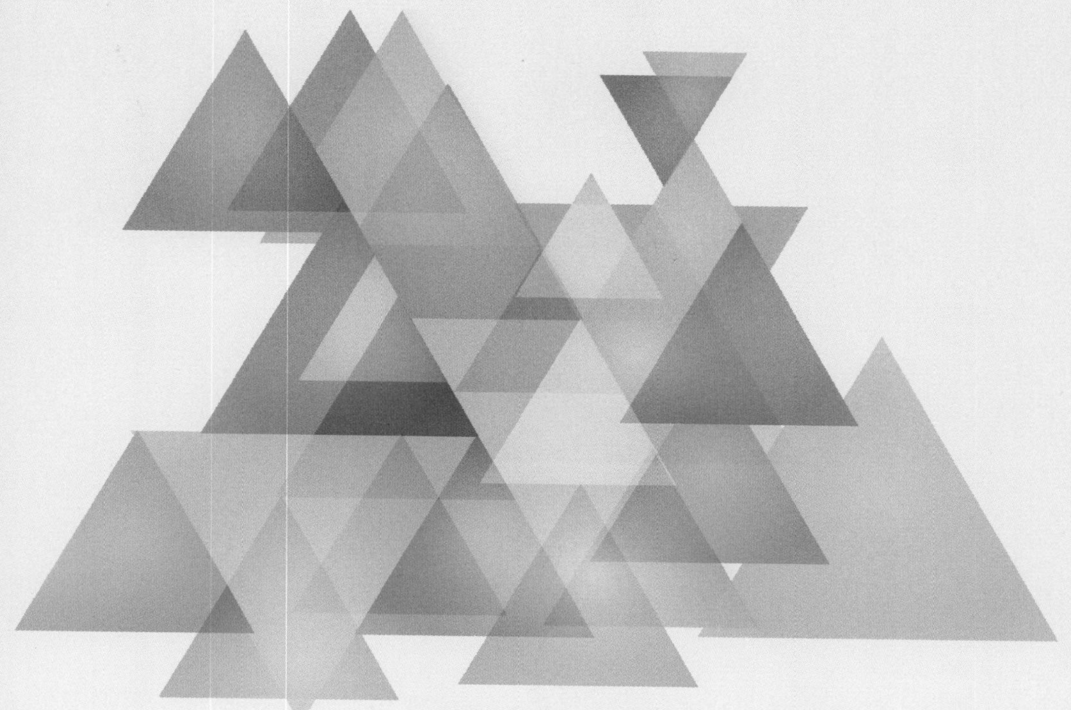

청력검사의 목적은 청력손실의 유무, 정도, 유형 등을 파악하여 정확한 평가와 재활을 위한 기본적인 자료를 제공하는 것이다. 그중 순음청력검사나 어음청각검사와 같은 행동청능평가는 피검자의 반응을 관찰하거나 피검자가 직접 반응하도록 유도하여 검사하는 방법으로, 상황에 따라 와우 및 중추청각신경계의 원인을 구체적으로 밝히기 어려울 수 있다. 이러한 경우 정확한 검사를 위해서는 피검자의 주관적인 의지에 상관없이 객관적인 방법으로 와우 및 중추청각신경계의 생리적인 변화를 측정하는 것이 필요하다. 그러므로 이 장에서는 전기생리학적 방법인 '청성유발전위(auditory evoked potential, AEP)'와 전기음향학적 방법 중 하나인 '이음향방사(otoacoustic emission, OAE)'를 특수청력검사로 분류하여, 청성유발전위와 이음향방사의 정의 및 특성, 측정 방법, 임상적 적용 등에 대하여 소개하고자 한다.

## 1. 청성유발전위

중추신경계는 자발적으로 발생하는 뇌파 외에, 외부에서 감각 자극을 제시하였을 때 자극과 관련된 전기적 변화인 유발전위(evoked potential)를 발생시킨다(Picton, Hillyard, Krausz, & Galambos, 1974). 한 개 또는 여러 개의 일관된 정점(peak)이나 파형(wave)으로 나타나는 이러한 유발전위는 감각 자극의 종류에 따라 청성유발전위, 시각유발전위(visual evoked potential), 체성감각유발전위(somatosensory evoked potential) 등으로 나눌 수 있다. 이 중 청성유발전위는 1930년대에 처음으로 깨어 있는 사람과 수면 중인 사람에게 음 자극을 준 뒤 측정하였는데, 청력역치를 추정하거나 이신경학적인 질환을 진단 및 치료하는 데 유용하게 사용할 수 있다.

### 1) 측정 방법

청성유발전위(AEP)는 두피에 전극(electrode)을 부착하여 측정하는 아주 작고 미약한 반응이기 때문에 뇌파, 환자의 움직임, 기계적인 소음 등을 포함한 주변 배경소음, 즉 배경전위로부터 추출해 내기가 어렵다. 청성유발전위를 효율적으로 측정하기 위한 여러 가지 방법이 있는데, 이 중 반복적인 자극을 제시한 후 유발된 반응을 평균화하고 불규칙한 배경전위를 상쇄시키는 **신호평균**(signal averaging)이 가장 효율적인 방법이다(Hall, 1991). 또한 미리 정해진 전압 이상의 반응이 탐지되면 자동적으로 제거되는 **자동잡파제거법**(automatic artifact reject)과 발췌할 신호의 주파수를 효과적으로 선정하여 배경전위를 감소시킬 수 있는 **필터법**(filtering) 등이 있다. 그 외에도 서로 다른 지점에서 측정한 반응 중 한 지점에서 측정한 반응의 위상을 변환시킴으로써, 배경전위는 측정 위치에 따라 영향을 받지 않고 비슷하게 측정되기 때문에 상쇄되어 원하는 반응인 청성유발전위만을 발췌할 수 있는 **공통모드제거법**(common mode rejection)이 있다(김진숙, 2005).

### 2) 종류

청성유발전위를 분류하는 방법은 여러 가지가 있으나 일반적으로 음 자극을 제시한 후 반응이 나타나기까지의 시간, 즉 잠복기(latency)에 따라 초기반응(early response), 중기반응(middle response), 후기반응(late response) 등으로 나눌 수 있다(Davis, 1976; 〈표 7-1〉 참조). 그중 **초기반응**은 음 자극을 제시한 후 10~15 ms 내에서 측정되는 반응으로 와우, 8번 청신경, 뇌간 등에서 기원하는 것으로 알려져 있으며, 전기와우도(electrocochleography, EcochG)와 청성뇌간반응(auditory brainstem response, ABR)이 포함된다. 비교적 안정적인 초기반응은 청력역치의 추정, 메니에르병(Meniere's disease)이나 청신경계 질환의 진단, 수술 중 청각감시(intraoperative monitoring) 등의 임상적인 분야에 주로 사용된다. 음 자극 후 15~50 혹은 80 ms에서 일어나는 **중기반응**은 시상(thalamus)과 일차청각피질에서 주로 발생하며, 청성중기반응(auditory middle latency response, AMLR)과 40 Hz 반응(40 Hz response)이 대표적이다. 마지막으로, 후기반응은 자극 후 50~500 ms에서 발생하며, 초기반응과 비교해 볼 때 진폭이 큰 것이 특징이다. 주로 청각피질에서 측정되는 **후기반응**에는 청성후기반응(auditory late response, ALR), P300 반응(P300 response), 음전위부정합(mismatch negativity, MMN) 등이 포함된다. 초기반응과는 달리, 중기반응이나 후기반응의 경우에는 피검자의 각성 상태나 전신마취 등에 의해 영향을 많이 받기 때문에 임상적으로 많이 사용되지 않고 있다. 그 외에도 청성유발전위나 이음향방사와 같은 객관적인 검

**표 7-1 대표적인 청성유발전위의 종류**

| |
|---|
| **초기반응(early response)** |
| • 전기와우도(electrocochleography) |
| • 청성뇌간반응(auditory brainstem response) |
| **중기반응(middle response)** |
| • 청성중기반응(auditory middle latency response) |
| • 40 Hz 반응(40 Hz response) |
| **후기반응(late response)** |
| • 청성후기반응(auditory late response) |
| • P300 반응(P300 response) |
| • 음전위부정합(mismatch negativity) |

사를 보완하기 위해서 청성지속반응(auditory steady-state response, ASSR)이 개발되어 사용되고 있다(Cone-Wesson, Dowell, Tomlin, Rance, & Ming, 2002). 다음에서는 청성유발전위의 초기반응, 중기반응, 후기반응 및 청성지속반응검사를 자세히 살펴보겠다.

### 3) 초기반응

#### (1) 전기와우도

**전기와우도**(EcochG)는 외이도를 통해 소리 자극을 제시한 후 2~3 ms 내에 와우 및 와우와 가장 근접한 말초 청신경에서 유발되는 반응으로 비침습전극(noninvasive electrode)으로 측정할 수 있지만, 조금 더 정확하고 세밀한 검사를 위해서는 와우 근접한 곳에 침습전극(invasive electrode)을 사용하여 측정하기도 한다. 역사적으로는 1930년대에 동물 실험을 통해서 전기와우도의 파형 중 처음으로 와우음전위(cochlear microphonic, CM)를 측정한 이후, 1970년대 이르러 메니에르병을 비롯한 내림프수종(endolymphatic hydrops)의 진단에 유용한 검사도구로 재조명받았다(Eggermont, 1974).

##### ① 파형 분석

전기와우도를 통해서 측정할 수 있는 파형은 와우음전위(CM), 합산전위(가중전위, summating potential, SP), 활동전위(action potential, AP) 등이다. 그중 **와우음전위**는 음 자극 후 가장 먼저 나타나는 파형으로 와우의 외유모세포에서 발생하는 자극음의 형태와 같은 교류(alternating current) 반응이다. 자극과 동시에 측정되며, 자극음의 크기에 비례하지만 측정하는 전극과 위치에 따라서 반응이 달라질 수 있다. 그러므로 임상적인 목적으로 사용할 경우 음 자극을 교대상(alternating)으로 제시하여 상쇄시키기도 한다(Ruth, Lambert, & Ferraro, 1988). 합산전위(SP)는 자극음의 지속시간에 비례하여 와우 내에서 비선형적인 왜곡 현상의 결과로 나타나는 직류(direct current) 반응으로, 주로 내유모세포에서 발생한다. 마지막으로, 활동전위(AP)는 와우신경의 섬유다발이 동시에 흥분되어 발생하기 때문에 복합활동전위(compound action potential, CAP)라고도 하며, 음 자극을 제시한 후 약 1.5 ms 정도에서 측정할 수 있다. 청성뇌간반응의 I파이기도 한 복합활동전위(CAP)는 전기생리학적으로는 N1이라고도 불리는 교류 반응으로, 와우뿐만 아니라 제1차 와우신경 섬유까지의 전체적인 전기 반응을 기록한 것이다([그림 7-1] 참조).

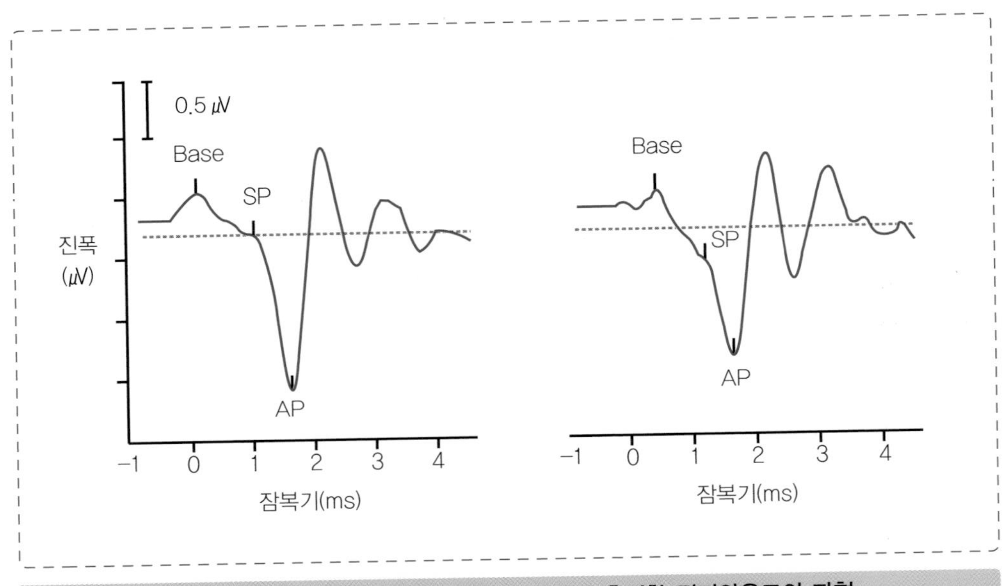


[그림 7-1] 교대상으로 음 자극을 제시하여 측정한 전기와우도의 파형

② 측정 방법

전기와우도의 측정 방법에는 활성 전극(active electrode)의 위치에 따라 경고막 측정법(transtympanic recording), 고막 측정법(tympanic recording), 외이도 측정법(extratympanic recording) 등으로 나눌 수 있다(조성래, 윤태현, 정종우, 이광선, 1997). 경고막 측정법은 반응의 유발 부위에 가깝게 전극을 위치시켜 와우의 전위를 측정하기

때문에 반응이 커서 측정 시간이 짧고 안정된 파형을 얻을 수 있다. 하지만 침습적인 방법으로 전극을 고막에 삽입하기 때문에 피검자를 마취해야 하는 어려움이 있고 전극 고정도 쉽지 않다. 고막에 전극을 부착시켜 측정하는 고막 측정법과 외이도에 전극을 위치시켜서 측정하는 외이도 측정법은 비침습적인 방법으로 경고막 측정법보다는 반응이 작지만, 피검자가 안정적이고 국소마취 없이 쉽게 시행할 수 있는 장점이 있다.

③ 임상적 적용

전기와우도검사의 임상적인 적용 분야는 다음과 같다. 첫째, 합산전위와 활동전위의 진폭의 비(SP/AP amplitude ratio)를 이용하여 메니에르병을 비롯한 내림프수종의 진단에 유용하게 사용할 수 있다. 전기와우도검사에서 합산전위와 활동전위의 진폭은 개체 간 및 측정 전극의 위치나 종류에 따라 달라질 수 있으므로 연구자마다 차이가 날 수 있는데, 일반적으로 SP/AP 진폭의 비가 0.3~0.5 이상의 증가를 보이는 경우 메니에르병이라고 생각할 수 있어 진단에 도움을 줄 수 있다(Gibson & Prasher, 1983). 둘째, 전기와우도검사는 청성뇌간반응의 I파를 확인하는 목적으로 사용할 수 있다. 특히 청신경 종양 환자의 경우, 청성뇌간반응검사에서 I파가 감소하거나 나타나지 않을 수 있으므로 정확한 진단이 어려울 수 있다. 그러므로 전기와우도검사에서는 활동전위, 즉 청성뇌간반응의 I파를 구할 확률이 높기 때문에 I–V파 간 잠복기를 확인할 수 있어 청신경 종양과 같은 후미로성 난청의 진단에 도움을 줄 수 있다. 셋째, 전기와우도검사는 수술 중 청각감시의 목적으로 사용할 수 있다. 말초 청신경과 관련된 수술을 하는 동안 내이와 청신경을 관찰함으로써 청각을 보존하는 데 유용하다. 그 외에도 전기와우도검사를 통해 청력을 측정하기 어려운 피검자의 역치를 추정할 수 있다.

(2) 청성뇌간반응

청성뇌간반응(ABR)은 두정부, 유양돌기, 이마 등에 전극을 부착하여 음 자극 후 1~10 ms 내에 청신경과 뇌간에서 나타나는 전위를 기록하는 대표적인 원거리(far-field) 측정법으로, 각성 수준에 영향을 받지 않고 재현성이 높아 객관적인 청력검사로 많이 이용되어 왔다. 특히 유·소아나 협조가 곤란한 피검자와 위난청인의 청력평가, 청신경 종양을 포함한 소뇌교각 종양 등의 이신경학적 진단, 신생아청각선별검사(universal newborn hearing screening) 등에 이용되는 대표적인 청성유발전위의 초기반응이다.

① 파형 분석

청성뇌간반응은 보통 5~7개의 정점(positive peak)과 골(negative trough)로 구성된 파형으로 나타나며, 각 파형을 로마 숫자 I파에서부터 VI파까지 차례대로 표기한다([그림 7-2] 참조).

이 파형들 중 I, III, V파는 잘 나타나지만, II와 IV파는 잘 나타나지 않을 때가 많다. 청성뇌간반응의 해부학적인 발생 기원을 중요한 I-V파를 중심으로 살펴보면, I파와 II파는 각각 청신경의 말단부(distal)와 근위부(proximal)에서, III파는 와우핵(cochlear nucleus)의 능형체(trapezoid body)에서, IV파는 상올리브복합체(superior olivary complex)에서, 마지막으로 V파는 하구(inferior colliculus) 내의 외측융대(lateral lemniscus)에서 발생하는 것으로 알려져 있다(Møller, 1985). 하지만 다양한 청신경 뉴런의 기능과 복잡한 활성 양상 때문에 한 파형이 어느 하나의 해부학적인 기관에서만 발생한다고 보기는 어렵다(Hall, 1991).

청성뇌간반응은 신뢰도를 높이기 위해 반복검사를 시행한 후 파형의 잠복기, 진폭, 전체적인 형태 등을 파형의 분석 기준으로 활용할 수 있는데, 그중 잠복기가 가장 중요하고 안정된 요소다. 잠복기의 종류에는 음 자극을 준 후 반응이 나타나기까지 걸리

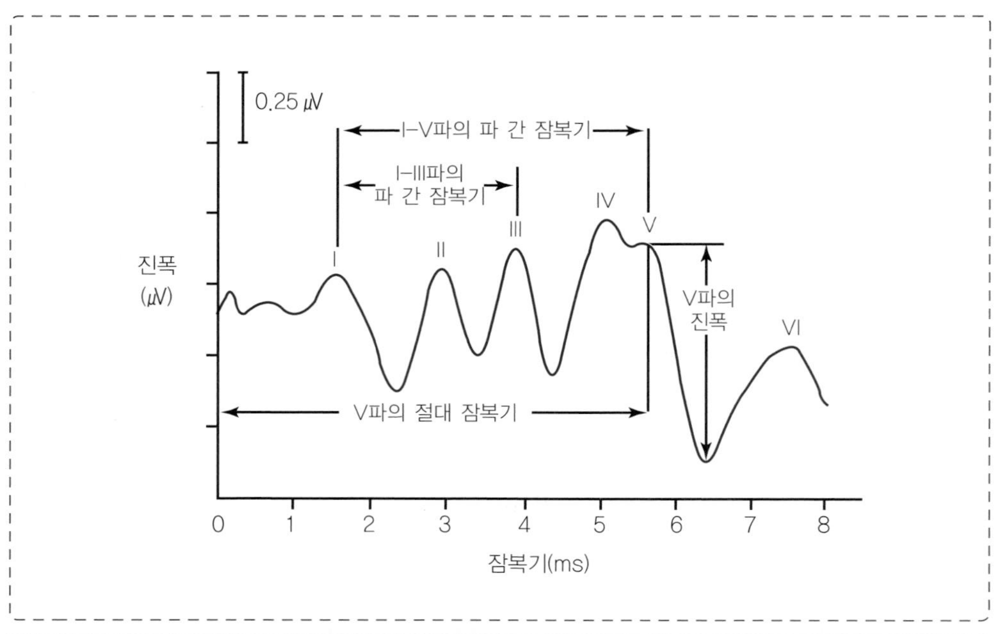


[그림 7-2] 청성뇌간반응의 파형

는 절대 잠복기(absolute latency), 각 파형 간의 파 간 잠복기(interpeak latency), 양 귀 간 잠복기(interaural latency) 등이 있다. 정상 성인의 경우, 최대 자극 강도에서 절대 잠복기는 I파(1.54±0.08 ms), II파(2.67±0.13 ms), III파(3.73±0.10 ms), IV파(4.81±0.10 ms), V파(5.52±0.15 ms)이며, 청력역치의 추정에서는 특히 V파의 절대 잠복기가 중요한 지표로 사용된다(Antonelli, Belletto, & Grandori, 1987). 파 간 잠복기나 양 귀 간 잠복기의 이상은 청신경이나 중추청각경로의 병변을 의미하기도 하며, 그 외 파형의 진폭과 전체적인 형태를 함께 분석하여 반응의 신뢰도를 높일 수 있다.

② 파형에 영향을 주는 요인

청성뇌간반응의 파형에 영향을 주는 요인은 크게 피검자 요인, 자극 요인 및 측정 요인 등으로 나눌 수 있다.

첫째, 피검자 요인에는 나이, 성별, 체온, 약물, 기타 등이 있다.

- 나이: 출생 직후 신생아의 청성뇌간반응은 중추청각경로의 미성숙으로 인하여 주로 I, III, V파 정도만 기록되고 I–III파, III–V파, I–V파 등의 파 간 잠복기는 연장된다. 하지만 18~24개월 정도가 되면 잠복기는 점점 짧아져 정상 성인과 같은 잠복기와 형태를 가지게 된다.
- 성별: 성인의 경우 여성이 남성보다 잠복기는 더 짧고 진폭은 크게 나타나는데, 이러한 차이는 여성이 남성보다 고음역의 청력역치가 더 좋고, 두개골과 뇌의 부피가 더 작기 때문이다. 그 외 생리 주기와 같은 호르몬의 변화와 체온도 영향을 미친다. 하지만 신생아나 아동의 경우는 성별에 따른 차이가 거의 없거나 아주 작다(Cox, Hack, & Metz, 1981).
- 체온: 정상 체온(37℃)을 기준으로 35 ℃ 이하로 낮아지면 청성뇌간반응의 진폭은 작아지고 I–V파 간 잠복기는 1 ℃ 내려갈 때마다 약 0.2 ms씩 길어진다. 반면에, 체온이 38 ℃ 이상으로 높아지면 청성뇌간반응의 진폭은 커지고 I–V파 간 잠복기는 1 ℃ 상승할 때마다 약 0.15 ms 정도씩 짧아진다(Jerger & Hall, 1980).
- 약물: 수면제, 안정제 및 진정제, 마취제 등과 같은 약물은 청성뇌간반응에 큰 영향을 미치지 않기 때문에 피검자에게 자연스러운 수면을 취하도록 하거나, 아동의 경우 약물을 사용해서 수면을 유도하여 움직이지 않고 편안한 상태에서 검사를 받도록 하는 것이 바람직하다.

- 기타: 주의집중, 수면, 각성 상태 등은 청성뇌간반응의 결과에는 큰 영향을 주지 않지만, 목과 턱의 근육을 긴장하거나 움직이게 되면 근전위의 영향을 받아서 파형을 측정하기 어려워진다.

둘째, 청성뇌간반응은 외부 자극음의 영향을 많이 받는 대표적인 외인성(exogenous) 반응으로 자극음의 종류, 강도, 빈도(rate), 극성(polarity)이나 변환기(transducer) 등 자극 요인의 영향을 많이 받는다.

- 자극음 종류: 청성뇌간반응에 주로 사용하는 자극음은 지속시간이 짧은 광대역 잡음의 클릭음(click)이다. 클릭음은 많은 청신경 다발을 동시에 자극해서 반응을 유도할 수 있는 장점이 있지만, 주로 2~4 kHz 대역의 정보만을 제공해 주기 때문에 주파수 특이성(frequency specificity)이 떨어지는 단점이 있다. 이러한 단점을 보완하기 위하여 톤핍(tone pip)이나 톤버스트(tone burst)를 사용함으로써 주파수별 정보를 알 수 있고, 특히 저주파수에서 효과적으로 사용할 수 있다. 일반적으로 자극 주파수가 낮아질수록 청성뇌간반응의 잠복기는 길어지지만, 자극의 지속시간이 다소 길어 청신경을 자극하기에는 한계점이 있다.
- 자극음 강도: 자극음 강도는 잠복기와 비례 관계를, 진폭과 반비례 관계를 가지게 되며, 자극음 강도가 클수록 절대 잠복기는 짧아지고 진폭은 감소하게 된다. 하지만 자극음 강도가 90 dB nHL 이상이 되면 포화 상태에 이르게 되어 잠복기에는 큰 변화가 없다.
- 자극음 빈도: 자극음 빈도는 1초당 제시되는 자극음의 수를 의미하는데 자극음 빈도가 높을수록 잠복기는 길어지고 진폭은 감소하며, 파형의 형태 역시 변형되어 선명한 파형을 측정하기 어려워진다. 그러므로 청성뇌간반응의 경우 자극음 빈도를 10~20회/s로 설정하는 것이 적절하다.
- 극성: 수화기 박막에 따른 공기압의 상태를 의미하는 극성의 종류에는 희박상(rarefaction), 압축상(condensation), 교대상 등이 있다. 그중 희박상이 다른 극성에 비해 활동전위가 더 빨리 생성되므로 반응의 잠복기가 짧아지고 진폭은 더 커지게 되어 파형을 측정하는 데 더 유리하다(김리석, 정성욱, 2011).
- 변환기: 청성뇌간반응검사에 삽입형 이어폰(insert earphone)을 사용하게 되면, 외이도의 개방성을 안정적으로 유지할 수 있고 양이감쇄(interaural attenuation)의 효

과가 커서 차폐(masking)를 시행해야 할 경우가 적어진다. 하지만 일측성 난청에서 나쁜 쪽 귀에 70 dB nHL 이상의 자극음으로 검사를 시행할 경우, 클릭음에 대한 양이감쇄가 약 65 dB 정도이므로 교차 가능성이 있기 때문에 광대역 잡음을 이용해서 차폐를 시행해야 한다. 골진동기(bone vibrator)를 사용해서 청성뇌간반응을 측정할 경우에는 최대강도가 약 35~40 dB nHL을 초과하지 못하고, 잡파가 많이 생길 수 있으므로 검사에 유의해야 한다.

셋째, 청성뇌간반응의 파형에 영향을 미치는 측정 요인에는 전극, 기록 시간, 증폭, 필터, 신호평균 등이 있다.

- 전극: 청성뇌간반응을 측정할 때 일반적으로 활성 전극은 두정부(vertex)나 전두정부(forehead)에, 기준 전극(reference electrode)은 검사측 이개나 유양돌기에, 접지전극(ground electrode)은 반대측 이개나 전두정부에 부착하게 되는데, 전극의 저항은 3 kΩ이 적당하고 5 kΩ을 넘어서는 안 된다.
- 기록 시간: 피검자의 나이, 자극음의 종류 및 강도 등에 따라 달라질 수 있는데, 클릭음을 사용할 경우 정상 성인은 10~12 ms까지가 적당하고, 신생아는 신경 성숙이 지연될 수 있으므로 기록 시간을 15 ms까지 늘리는 것이 바람직하다.
- 증폭, 필터, 신호평균: 청성뇌간반응은 매우 미세하고 작기 때문에 10만 배 정도로 증폭하거나, 신호대잡음비를 향상하기 위하여 필터 장치를 사용하기도 하는데 대역통과필터(band pass filter)를 30~3,000 Hz로 설정하는 것이 유리하다(이상흔, 이정래, 2001). 하지만 증폭이나 필터 장치를 사용하더라도 배경전위를 완전히 차단하기 어렵기 때문에 마지막 단계로 신호평균을 이용해서 잡음을 줄일 수 있다.

#### ③ 임상적 적용

■ 청력역치 추정

청성뇌간반응은 약물이나 수면에 영향을 받지 않는 비침습적인 방법으로 행동청능평가가 불가능한 유·소아나 협조가 어려운 성인 및 위난청인의 청력역치와 난청의 종류를 추정하는 데 유용하다. 특히 클릭음을 이용한 청성뇌간반응의 역치와 순음청력역치는 높은 상관관계를 가지고 있어 청성뇌간반응의 역치를 통해서 순음청력역치를 추정할 수 있다. Jerger와 Mauldin(1978)은 [1, 2, 4 kHz의 순음역치평균]$^2$ = [0.6 × 청

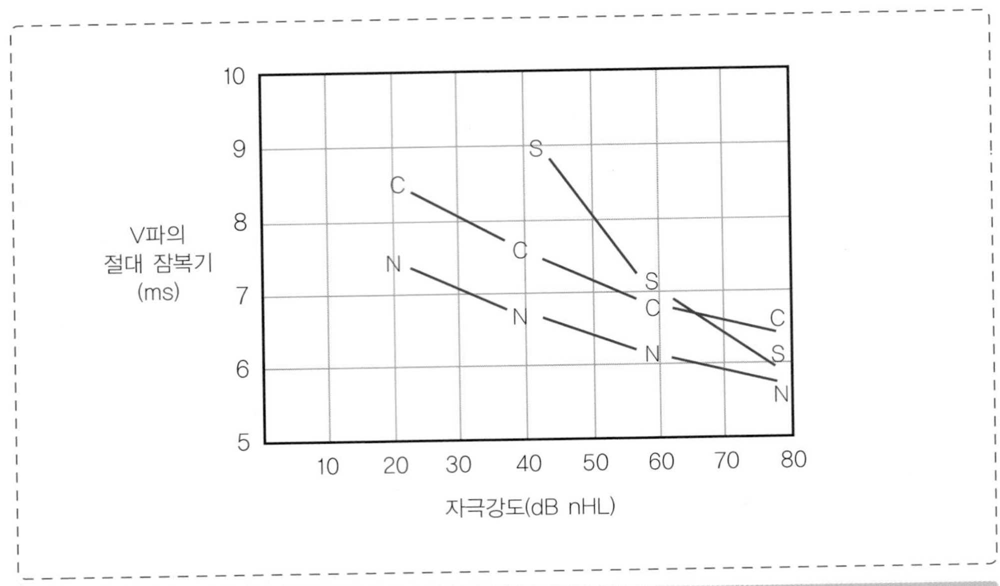


[그림 7-3] V파의 잠복기-자극강도 함수(N: 정상, C: 전음성 난청, S: 감각성 난청)

성뇌간반응역치]로 추정하였으며, van der Drift 등(1987)은 청성뇌간반응역치는 2~4 kHz의 순음역치평균과 높은 상관관계를 나타내어 두 역치가 10~15 dB 이내임을 제시하였다. 자극강도와 V파의 절대 잠복기 사이의 관계를 나타내는 '**잠복기-자극강도 함수**(latency-intensity function)'를 이용하여 난청의 종류를 추정할 수도 있다(Eggermont, 1974; **[그림 7-3]** 참조). 전음성 난청의 경우에는 I, II, V파의 절대 잠복기가 모든 강도에서 일정하게 길어져 I-V파의 파 간 잠복기는 정상으로 나타나며, 잠복기-자극강도 함수는 정상 곡선과 평행하게 나타난다. 반면에, 감각성 난청의 경우에는 I파에 비해 V파의 잠복기 지연이 미약하여 파 간 잠복기는 단축되는 경향이 있다. 잠복기-자극강도 함수도 높은 강도에서는 정상 범위에 속하지만, 자극음의 강도가 낮아질수록 잠복기가 지연되어 정상곡선보다 가파른 경사를 나타낸다. 하지만 청성뇌간반응의 결과만으로 난청의 종류를 변별하기에는 부족하기 때문에 행동청능평가나 기타 다른 검사 결과가 뒷받침되어야 할 것이다.

■ 이신경학적 평가

청성뇌간반응의 파형 형태와 파 간 잠복기를 분석해서 청신경 종양의 진단에 유용하게 사용할 수 있는데, 임상적으로 널리 사용되고 있는 진단 기준은 다음과 같다. 첫째, V파의 절대 잠복기가 6.2 ms보다 지연되거나 정상치보다 표준편차 2.5 이상을 넘는 경우, 둘째, 양 귀 간 V파의 절대 잠복기가 0.3~0.4 ms 이상 차이 나는 경우, 셋째, I–V파 간 잠복기가 정상치보다 비정상적으로 지연되어 있는 경우, 넷째, 양 귀 간 I–V파 간 잠복기가 비정상적으로 차이 나는 경우 등이다. 하지만 청신경 종양이 저주파수 부근에 위치하거나 1 cm 이하인 경우에는 감지하기가 어렵기 때문에 기존의 청성뇌간반응검사에서는 민감도와 특이도가 떨어지는 단점이 있다. 이를 보완하기 위해서 최근에 소개된 **Stacked 청성뇌간반응**(Stacked ABR)은 모든 주파수 영역을 검사할 수 있도록 기존의 청성뇌간반응검사 방법과 동일하게 클릭음을 이용하여 파형을 얻은 후, 클릭음과 특정 주파수보다 높은 고주파수 부위의 잡음(high pass noise)을 동시에 제시하면서 기저막의 부위별 청성뇌간반응을 기록하여 주파수대역별 진폭을 분석하는 것이다(김진숙, 정정화, 김형종, 2010). 하지만 청신경학적 진단에서 최종 진단은 자기공명영상(magnetic resonance imaging)과 전산단층조명(computerized tomography) 등을 통해서 함께 이루어져야 한다.

■ 신생아 청각선별검사

신생아의 청각선별검사를 위해 이음향방사와 함께 **자동청성뇌간반응**(automated auditory brainstem response)을 사용하기도 한다. 특히 청신경병증(auditory neuropathy)의 가능성이 있는 고위험군에 대해서는 이음향방사 혹은 청성뇌간반응검사를 단독으로 시행할 경우 위양성과 위음성이 발생할 수 있으므로 이 두 가지 검사를 병행할 것을 권고하고 있다(최희정, 이태호, 오기원, 김행미, 2006). 그 외에 중환자 감시나 수술 중 감시의 목적으로 청성뇌간반응을 활용하기도 한다.

### 4) 중기반응

#### (1) 청성중기반응

**청성중기반응**(AMLR)은 음 자극 후 8~10 ms부터 50~80 ms 사이에 나타나는 반응이다. 발생 기원은 중뇌에서부터 대뇌에 이르는 여러 부위로 알려져 있지만, 일반적으로는 시상-대뇌피질의 청각경로, 망상활성계 및 하구(inferior colliculus) 등의 작용으로 발생한다고 한다(McGee, Krause, Comperator, & Nicole, 1991).

① 파형 분석

청성중기반응의 파형은 음전위(negative potential)를 대문자 N, 양전위(positive potential)를 대문자 P로 표시하고, 측정되는 파형의 순서대로 알파벳을 붙여서 $P_0$, Na, Pa, Nb, Pb 등으로 기록한다(Picton, Hillyard, krausz, & Galambos, 1974; **[그림 7-4]** 참조). 이 반응 중에서 Pa가 가장 크고 안정적인 반응으로 모든 파형에서 쉽게 관찰되지만, Pb의 출현율은 28% 정도로 낮은 편이다(McGee et al., 1991). Pa 이전의 작은 양전위인 $P_0$는 후이개근반응(postauricular myogenic response)으로 자극음의 강도가 매우 크거나, 기준 전극을 유양돌기에 부착했을 때 잘 나타나므로 판독 시 유의해야 한다. 파형의 평균 잠복기는 측정 방법에 따라 다소 차이가 나지만, 대략 $P_0$(11~16 ms), Na(16~22 ms), Pa(25~34 ms), Nb(36~49 ms), Pb(57~69 ms) 등으로 나타난다(김리석, 부성현, 2001).

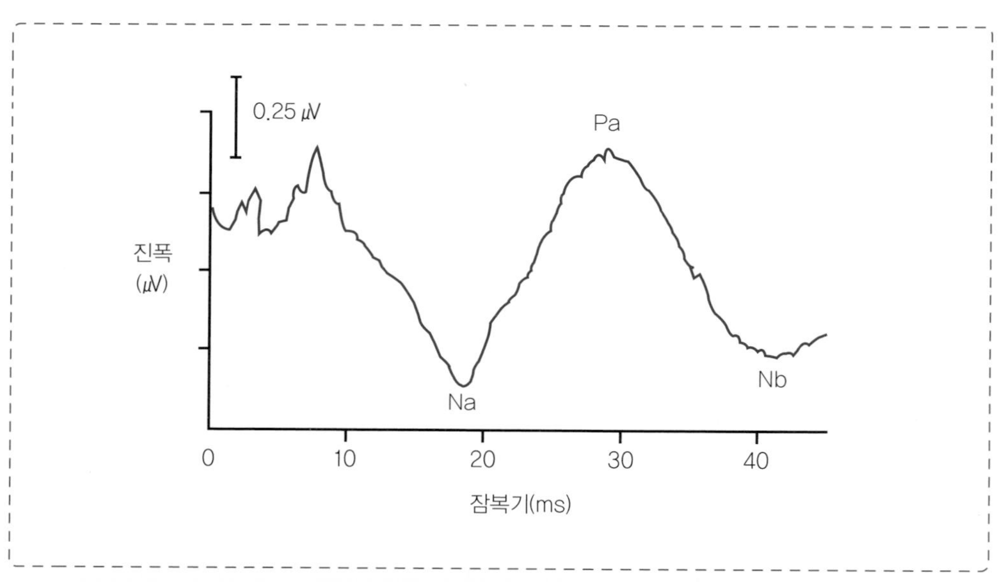


**[그림 7-4] 청성중기반응의 파형**

② 측정 방법

청성중기반응은 주로 톤핍이나 톤버스트를 자극음으로 사용하여 저주파수에서도 반응을 잘 관찰할 수 있다. 청성중기반응의 주파수 성분은 30~50 Hz로 고음역통과 필터가 중요한 변수로 작용하는 것으로 알려져 있는데(Jerger, Chmiel, Glaze, & Frost,

1987), 일반적으로 대역통과필터를 10~200 Hz로 설정하거나 청성뇌간반응과 함께 측정하고자 할 때는 10~1,500 Hz로 설정하기도 한다. 그 외 기록 시간은 평균 50~100 ms, 자극 빈도는 초당 11회 이하로 설정하며, 1,000회 정도 평균 가산 후 반응을 측정한다.

### ③ 임상적 적용

청성중기반응의 임상적 적용 분야는 다음과 같다. 첫째, Pa의 진폭이 청성뇌간반응의 V파의 거의 두 배 정도로 크기 때문에 신호대잡음비가 높아서 낮은 자극강도에서도 쉽게 반응을 측정할 수 있다(Hall, 1991). 그리고 비교적 지속시간이 긴 톤핍이나 톤버스트의 반응이 우세하므로 특히 1 kHz 이하 저주파수의 청력역치를 측정할 때 유용하다. 둘째, 청성뇌간반응을 기록할 수 있는 기기와 전극으로 청성중기반응을 측정할 수 있기 때문에 여러 가지 측면에서 유리하다. 셋째, 뇌간 이후의 청각피질이나 시상과 관련된 측두엽에 병변이 있을 때, 병변 측의 Pa 파형의 진폭이 현저히 감소하거나 사라질 수 있으므로 청성뇌간반응을 보완해서 사용할 수 있다. 그 외에도 전기 자극을 이용한 청성중기반응은 인공와우 수술 전후의 평가에 유용하게 사용할 수 있는 장점이 있다(김리석, 부성현, 2001). 하지만 깊은 수면이나 마취제와 같은 약물에 영향을 받아 Pa의 진폭이 상당히 감소할 수 있으므로 신생아나 아동의 반응을 측정할 때에는 유의해야 한다. 또한 후이개근반응과 같은 근전위나 움직임에 의해서도 영향을 받을 수 있으므로 결과 해석에 주의해야 한다.

## (2) 40 Hz 반응

**40 Hz 반응**(40 Hz response)은 클릭음이나 톤버스트를 이용한 기존의 청성중기반응에 변화를 주어 초당 40회, 즉 25 ms마다 자극을 제시하여 측정한 지속적인 반응으로 사인 곡선과 유사하게 나타난다(Galambos, Makeig, & Talmachoff, 1981). 40 Hz 반응은 주파수별 역치 측정이 가능하며 반응의 진폭이 커서 청력역치 근처에서도 신속하게 관찰할 수 있다는 점에서 유용하지만, 청성중기반응과 마찬가지로 깊은 수면이나 약물에 영향을 받기 때문에 임상적으로 많이 활용되지는 못하고 있다.

## 5) 후기반응

### (1) 청성후기반응

청성후기반응(ALR)은 비교적 낮은 빈도의 음 자극을 제시한 후 50~500 ms 정도에서 나타나는 전기적인 반응으로, 대뇌피질인 중추청각신경계에서 발생하기 때문에 초기 반응인 청성뇌간반응과 비교해 볼 때 진폭이 3~10 $\mu$V 정도로 상당히 크게 나타난다.

#### ① 파형 분석

청성후기반응의 파형은 청성중기반응과 마찬가지로 음전위를 대문자 N, 양전위를 대문자로 P로 표시하지만, 측정되는 파형의 순서는 아라비아 숫자를 붙여서 P1, N1, P2, N2 등으로 기록한다([그림 7-5] 참조). 파형의 평균 잠복기는 P1(50~80 ms), N1(100~150 ms), P2(150~200 ms), N2(180~250 ms) 정도이며, 특히 P1은 청성중기반응의 Pb와 동일한 파형으로 N1과 P2보다는 출현율이 낮은 편이다. 파형 분석은 파형이 크고 안정적인 N1-P2의 꼭짓점까지 분석하는 것이 일반적이다.

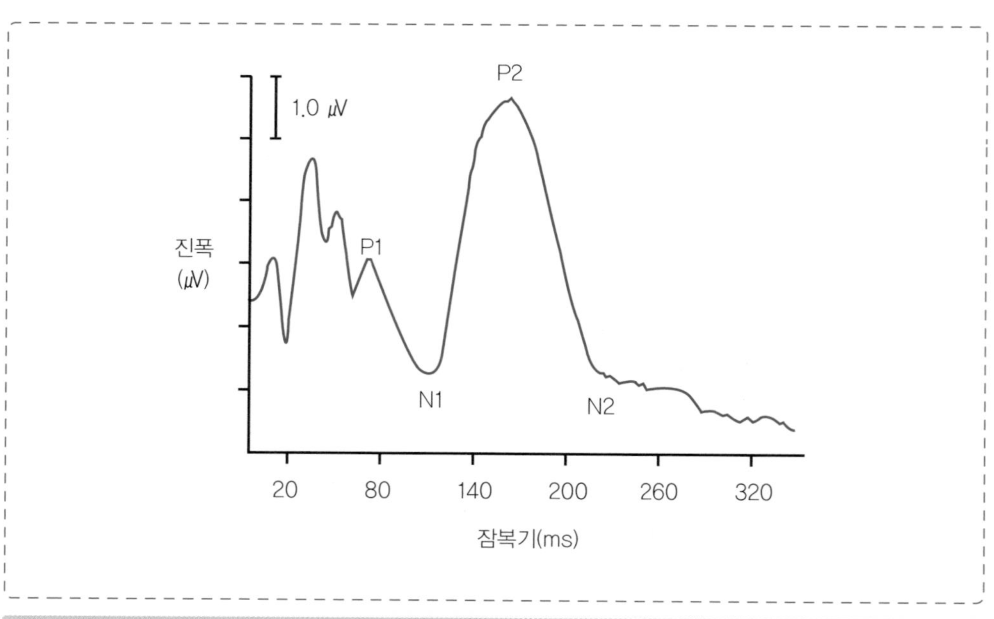


[그림 7-5] 청성후기반응의 파형

② 측정 방법

자극음은 10 ms 이상의 긴 지속시간을 가진 톤버스트를 주로 사용하지만, 사용 목적에 따라 어음이나 전기적인 자극을 사용할 수도 있다(Whiting, Martin, Stapells, 1998). 자극 빈도는 초당 1회 이하로 하고, 자극 간격은 길게 설정하는 것이 반응의 측정에 유리하다. 전극의 위치는 두정부나 몸의 중심선을 따라서 부착해야 하며, 청성후기반응은 30 Hz 이하의 저주파수 반응이므로 대역통과필터를 0.1~100 Hz로 설정하는 것이 유리하다.

③ 임상적 적용

청성후기반응은 피검자의 상태나 피검자 간의 변수가 많고, 특히 수면이나 약물의 영향을 받는 제한점이 있다. 임상적으로는 중추청각신경계의 기능, 청각처리능력에 대한 평가, 인공와우 수술을 위한 전기생리학적인 측정법 등으로 사용할 수 있다. 또한 신경정신과적인 질환을 앓고 있는 사람의 인지 능력이나 청능훈련의 효과를 전기생리학적으로도 기록할 수 있으며, 주파수별 청력역치도 측정 가능하다. 최근에는 특정 자극에 대한 패러다임의 변화를 이용한 여러 심리학적 · 청각학적 연구에 응용되고 있다(박준호 외, 2001).

(2) P300 반응

**P300 반응**(P300 response)은 음 자극 후, 약 300 ms 부위에서 나타나는 양전위로 청성후기반응에서는 P3에 해당하며, 자극에 대한 피검자의 주의집중 여부에 따라 반응이 달라지는 대표적인 내인성(endogenous) 반응이다(**[그림 7-6]** 참조). 자극음은 무작위로 드물게 제시되는 특정 목표음(target tone, 전체 자극음의 15~20%)과 일정하게 자주 제시되는 기본음(standard tone, 전체 자극음의 80~85%)이 동시에 제시되는데, 피검자는 특정 목표음에 집중하면서 검사를 진행해야 한다. 이때 목표음과 기본음의 주파수 차이가 클수록 P300 반응의 진폭도 크게 나타나는데, 예를 들어 500 Hz의 기본음과 2,000 Hz의 목표음으로 측정한 P300 반응이 1,000 Hz의 기본음과 1,200 Hz의 목표음으로 측정한 반응보다 진폭이 더 크게 나타나 검사가 용이하다는 의미다. 자극 빈도는 초당 1회 이하로, 자극 간격은 길게 설정하여 청성후기반응과 비슷한 상태에서 측정한다.

임상적으로 P300 반응은 청각의 인지 기능, 중추청각처리능력, 치매, 두뇌 손상과

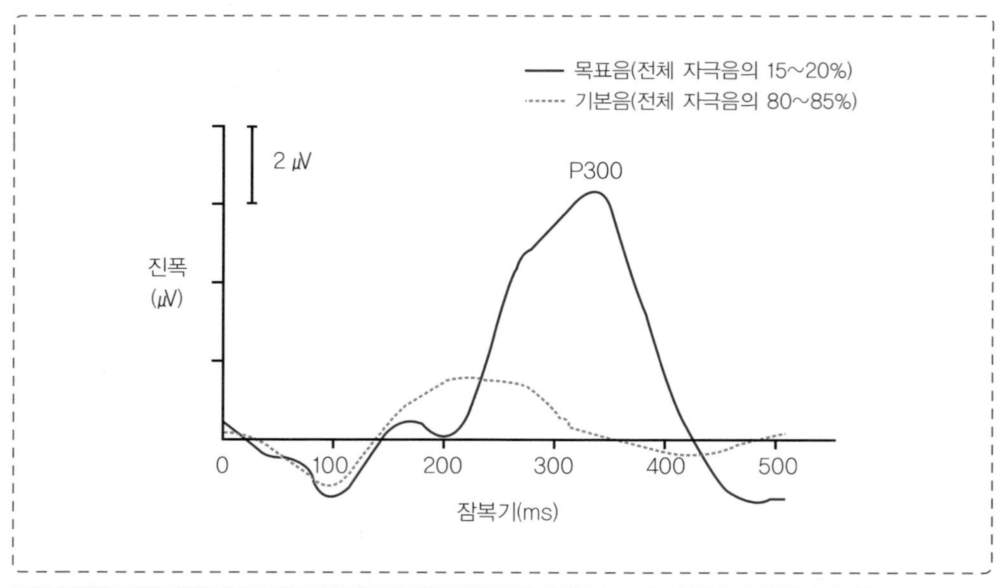


**[그림 7-6] P300 반응의 파형**

정신분열로 인한 집중력장애 등에 유용하게 사용될 수 있고, 최근에는 인공와우 환자의 평가에도 응용되고 있다. 하지만 청성후기반응과 마찬가지로 자극에 대한 피검자의 집중 여부, 수면 및 약물에 영향을 많이 받는 편이다.

(3) 음전위부정합

일정하게 제시되는 기본음에 의해 유발되는 전위와 무작위로 드물게 제시되는 변이음(deviant tone)에 의해 유발되는 전위의 차이에 해당하는 음전위 파형을 **음전위부정합**(MMN)이라고 한다(**[그림 7-7]** 참조). MMN은 음 자극 후 10~300 ms 정도에서 발생하며, P300 반응과는 달리 자극음에 대해 피검자가 집중하지 않아도 측정할 수 있으므로 아동이나 검사에 협조가 잘 되지 않는 피검자에게도 유용한 객관적인 검사다. 실제로 검사를 시행할 때는 청각적인 자극에 집중하지 않도록 피검자에게 책을 읽게 하거나 비디오를 보게 하는 등 시각적인 자극에 집중하도록 하는 것이 정확한 파형을 구할 수 있는 방법이다. MMN의 임상적인 적용 분야는 다음과 같다. 첫째, MMN은 고위 청각처리 기능과 신경가소성을 평가하는 전기생리학적인 평가도구로 사용할 수 있다. 특히 인공와우 착용 기간이 증가할수록 MMN의 진폭도 증가하는 것으로 나타나, MMN을 이용하여 중추청각신경계의 기능 및 가소성을 추정할 수 있다(Kraus et al., 1995). 둘째, 알츠

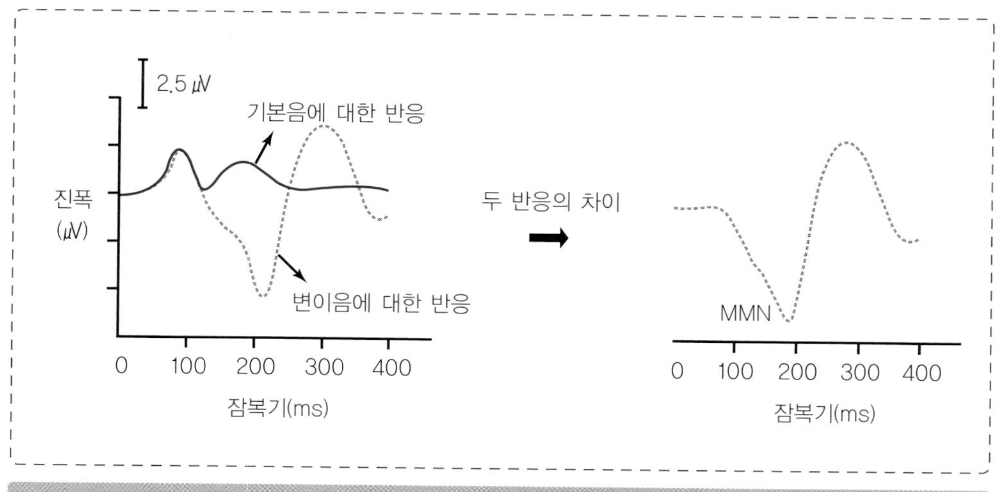


**[그림 7-7] MMN의 파형**

하이며, 파킨슨병, 조현병 등과 같은 신경정신과적인 질환 혹은 뇌손상이 있는 환자들의 신경퇴행성 변화나 인지 능력을 객관적으로 평가하는 수단으로 사용할 수 있다. 그 외에도 어음이나 음악을 자극음으로 제시하여 MMN을 측정함으로써 감각이나 지각 능력을 객관적으로 평가할 수 있는 도구로도 사용할 수 있다.

### 6) 청성지속반응

임상적으로 가장 많이 사용되는 청성뇌간반응은 결과 판정에서 검사자의 주관적인 판단에 의존적이고 저주파수에 대한 주파수 특이성이 비교적 낮으며, 고심도 난청인을 평가하기에는 적합하지 않은 한계점이 있다. 이를 보완하기 위한 방법 중의 하나가 바로 **청성지속반응**(ASSR)으로, 순음의 진폭이나 주파수를 주기적으로 변조시킨 변조음(modulation tone)을 지속적으로 자극하여 측정한 전위다.

청성지속반응의 발생 기원은 아직 명확하게 밝혀지지 않았지만, 자극 빈도에 해당하는 **변조주파수**(modulation frequency)에 따라서 크게 세 가지로 구분할 수 있다(Herdman & Stapells, 2001). 첫째, 변조주파수가 20 Hz 이하인 경우는 청성후기반응과 유사하며, 발생 부위는 일차 청각피질과 연합피질이 해당된다. 둘째, 변조주파수가 20 Hz보다 크고 60 Hz보다 작을 경우에는 반응의 특징이 청성중기반응에서 나타나는 것과 유사하며, 중뇌 및 시상하부 등에서 반응이 나타나는 것으로 추정할 수 있다. 셋째, 변조주파수가 60 Hz 이상인 경우는 뇌간 수준에서 유발되며, 초기반응인 청성뇌간반응과 비슷한 양상을 보인다.

(1) 측정 방법

청성지속반응의 초기 연구 단계에서는 변조주파수를 초당 40 Hz로 제시하여 측정하였으나, 수면이나 마취에 의한 각성 상태에 따라 반응이 감소하고 특히 아동의 경우 수면 단계에서는 반응의 신뢰도가 감소하는 것으로 나타났다. 그러나 현재 사용 중인 청성지속반응은 70~80 Hz 이상의 변조주파수를 이용하여 수면의 영향을 덜 받게 되었고, 안정적인 반응을 얻을 수 있게 되었다.

청성지속반응은 다른 유발전위와는 달리 자동적으로 반응의 유무를 결정할 수 있는 자동반응 판독 알고리즘이 반응의 유무를 결정하게 되는데, 위상연계법(phase coherence)과 F검정(F-test) 방법이 주로 사용되고 있다(Sininger & Cone-Wesson, 2002). 첫째, 위상연계법은 각 자극음에서 측정된 뇌파의 위상이 변조주파수와 동시성을 갖게 되어 한 방향으로 모아지게 되면(phase-locked) 위상연계값이 1에 가까워져 반응이 있

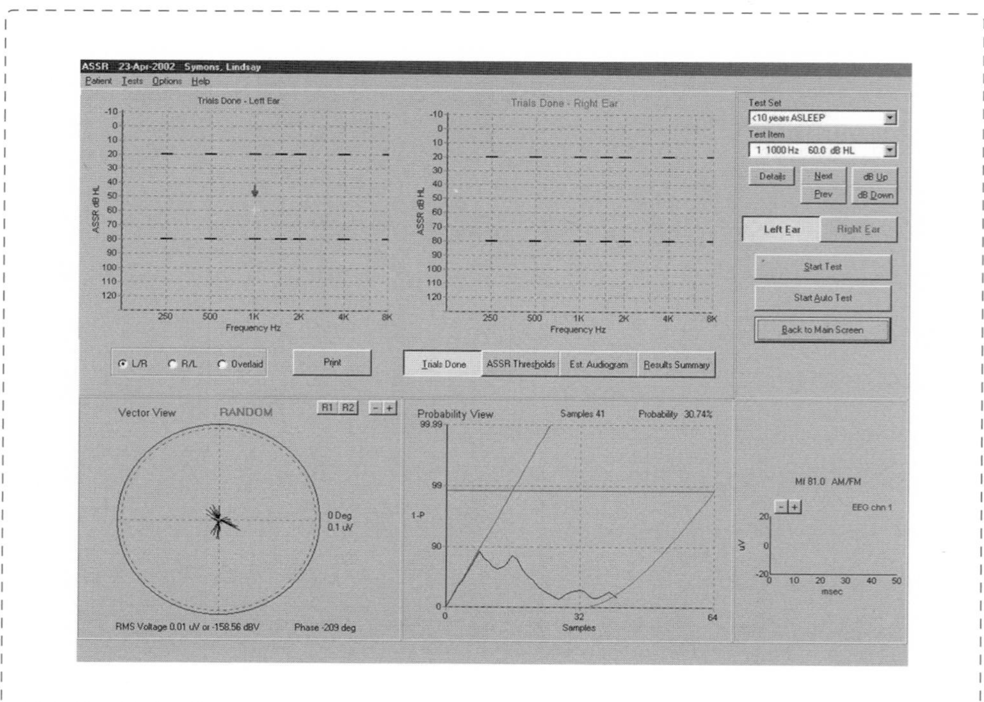


[그림 7-8] Grason-Stadler사의 Audera® 프로그램을 이용한 청성지속반응검사의 예

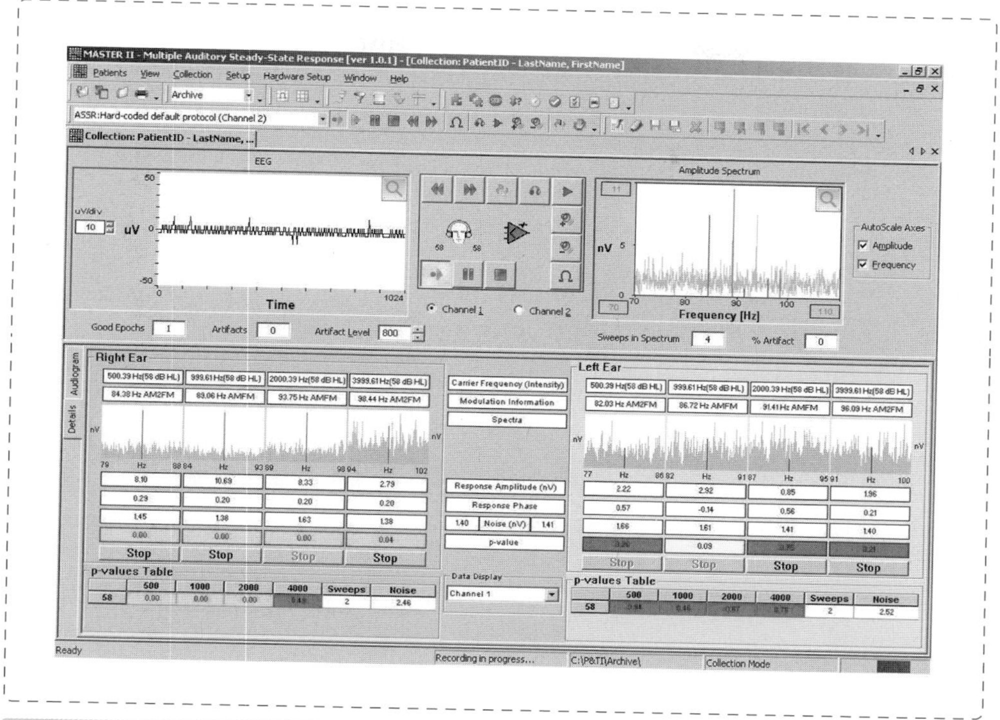


[그림 7-9] Bio-logic사의 MASTER® II 프로그램을 이용한 청성지속반응검사의 예

는 것으로 간주한다. 반면에, 응집하지 않고 흩어지게 되면(random) 위상연계값이 0에 가까워져 반응이 없는 것으로 처리된다. 현재 이 방법을 이용해서 상용화된 기기가 Grason-Stadler사의 Audera® 시스템이다([그림 7-8] 참조). 둘째, F검정 방법은 자극음의 변조주파수와 동일한 주파수를 가진 뇌파 성분의 진폭이 변조주파수보다 60 Hz 위아래 주파수의 뇌파 성분의 진폭과 통계적으로 유의한 차이가 있으면 반응이 있는 것으로 처리하는 방식이다. F검정 방법을 이용해서 청성지속반응을 측정할 수 있는 기기는 Bio-logic사의 MASTER® 시스템으로 양쪽 귀에서 여러 개의 자극 주파수를 동시에 측정할 수도 있다([그림 7-9] 참조).

### (2) 임상적 적용

청성지속반응은 다음 몇 가지의 장점으로 인하여 전기생리학적 청능평가 도구로 유용하게 사용할 수 있다. 첫째, 청성지속반응에 사용되는 변조음은 클릭음이나 톤 버스트에 비해 주파수 특이성이 높기 때문에 순음청력역치와의 상관관계를 고려하여 청력역치 추정에 사용할 수 있다. 특히 고심도 난청일수록 청성지속반응과 순음청력검사와의 상관관계가 높아 두 역치 차가 줄어드는 것으로 나타났다(Rance, Rickards, Cohen, De Vidi, & Clark, 1995). 둘째, 청성지속반응은 청성뇌간반응보다 자극음의 출력 한계가 높아 순음청력검사 결과 최대 자극 진폭에서 반응이 없는 경우에도 청성지속반응검사를 시행할 수 있으므로 고심도 난청의 평가에 적합하다고 할 수 있다. 셋째, 자동화된 역치 측정 방식으로 역치 추정에서 객관성을 높일 수 있고, 비숙련가도 검사하기가 용이한 장점이 있어 다양한 분야에 사용할 수 있다. 하지만 고강도의 자극음으로 청성지속반응을 측정할 경우 위신호(aliasing signal)가 발생하여 반응에 간섭현상을 줄 수 있고(조수진 외, 2005), 정상 청력의 경우 순음청력역치와의 상관관계가 낮아 정확도가 떨어질 수 있으므로 다른 청성유발전위나 행동청능평가와 더불어 청력 결과 해석에 적용해야 할 것이다.

## 2. 이음향방사

1978년 Kemp는 와우가 단순히 소리를 받아들이는 기능을 할 뿐만 아니라, 와우의 외유모세포(outer hair cell)에서 자발적으로 혹은 자극음에 의해서 소리를 발생시킨다는 사실을 밝혀내고, 이를 **이음향방사**(OAE)라는 개념으로 정리하였다. 이음향방사가 와우의 외유모세포에서 발생한다는 근거로는 청신경이 절단되거나 화학적으로 그 활동이 정지된 상태에서도 측정되며, 이독성 약물이나 고강도의 음과 같이 와우에 유해한 원인에 의해서 반응이 감소된다는 점을 들 수 있다. 그 외에 신경 반응과는 달리 자극 빈도에 영향을 받지 않으며, 주파수에 따라 기록되고 특히 난청을 보이는 주파수에서는 측정이 어렵다는 점도 포함된다.

이음향방사의 종류에는 외부의 자극음이 없이 외유모세포에서 능동적으로 발생되는 '자발이음향방사(spontaneous otoacoustic emission, SOAE)'와 외이에 제시된 자극음에 의해 유발되는 '유발이음향방사(evoked otoacoustic emission)'가 있다. 이 중 임상적으로 널리 사용되고 있는 유발이음향방사에는 일과성이음향방사(transient evoked otoacoustic emission, TEOAE)와 변조이음향방사(distortion product otoacoustic emission, DPOAE)가 있다.

### 1) 자발이음향방사

**자발이음향방사**(SOAE)는 외부의 자극음 없이 외이도에서 측정할 수 있는 좁은 대역(narrow band)의 음향 에너지로, 성인의 경우 대부분 1,000~2,000 Hz(신생아나 유·소아는 3,000~4,000 Hz)에서 발생한다(Robinette & Glattke, 1997). 발현율은 정상 청력인의 35~60%에서 나타나며, 한 귀에 한 개 혹은 여러 개가 존재할 수도 있다(Zurek, 1981). 그리고 나이, 인종, 성별, 좌우측 귀 등에 따라서 달라질 수 있는데, 일반적으로 60세 이상이 되면 정상 청력의 귀라도 자발이음향방사의 발현율이 급격히 하락한다. 또한 여성이 남성에 비해 그리고 우측 귀와 흑인에게서 발현율이 더 높은 것으로 알려져 있다. 임상적으로 자발이음향방사는 정상인의 모든 귀에서 발현되지 않으므로 자발이음향방사가 측정된다는 것은 최소한 청력역치가 25 dB HL 이내의 정상 청력임을 나타낸다. [그림 7-10]에는 자발이음향방사가 측정된 결과의 예가 나타나 있다.

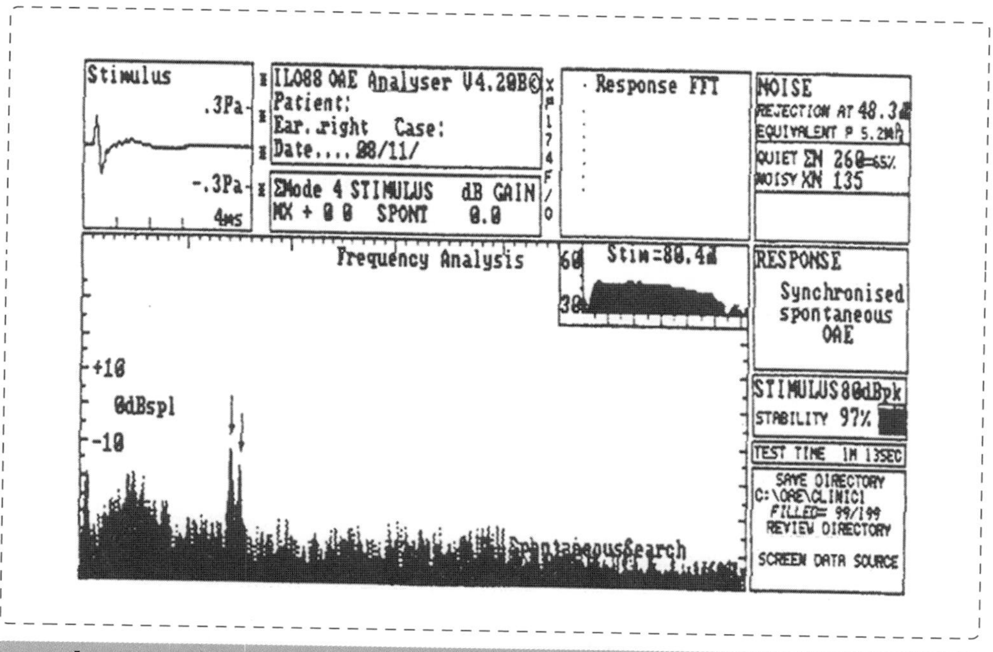


[그림 7-10] 자발이음향방사가 측정된 결과의 예(ILO88 device, Otodynamic Limited)

## 2) 유발이음향방사

### (1) 일과성이음향방사

**일과성이음향방사**(TEOAE)는 클릭음이나 톤버스트에 의해 발생되며, 주로 클릭음을 사용하기 때문에 클릭유발이음향방사(click evoked otoacoustic emission)라고도 한다. 일과성이음향방사는 반응 강도나 반응 파형의 상관관계를 퍼센트로 나타낸 재현율(reproducibility)을 이용해서 반응의 유무를 확인할 수 있는 있는데, 일반적으로 반응 강도 5 dB SPL, 재현율 50% 이상을 사용한다(Robinette & Glattke, 1997).

일과성이음향방사는 거의 모든 정상 귀(98~100%)에서 나타나는 광대역 스펙트럼(broad band spectrum) 반응으로, 회화음역의 청력역치가 30~40 dB HL 이상인 경우에는 반응이 잘 나타나지 않으므로 외유모세포의 장애로 인한 미로성 난청 여부를 확인하는 데 유용하다. 그리고 검사가 신속하기 때문에 와우 기능에 대한 진단 목적 외에 유·소아 난청의 조기 발견이나 소음성 난청의 선별검사를 위한 객관적인 선별검사로서 의의가 크다. 특히 일과성이음향방사를 이용한 신생아 청각선별검사는 민감도가 높고 환자가 불편하지 않게 짧은 시간 내에 검사를 실시할 수 있으며, 비용도

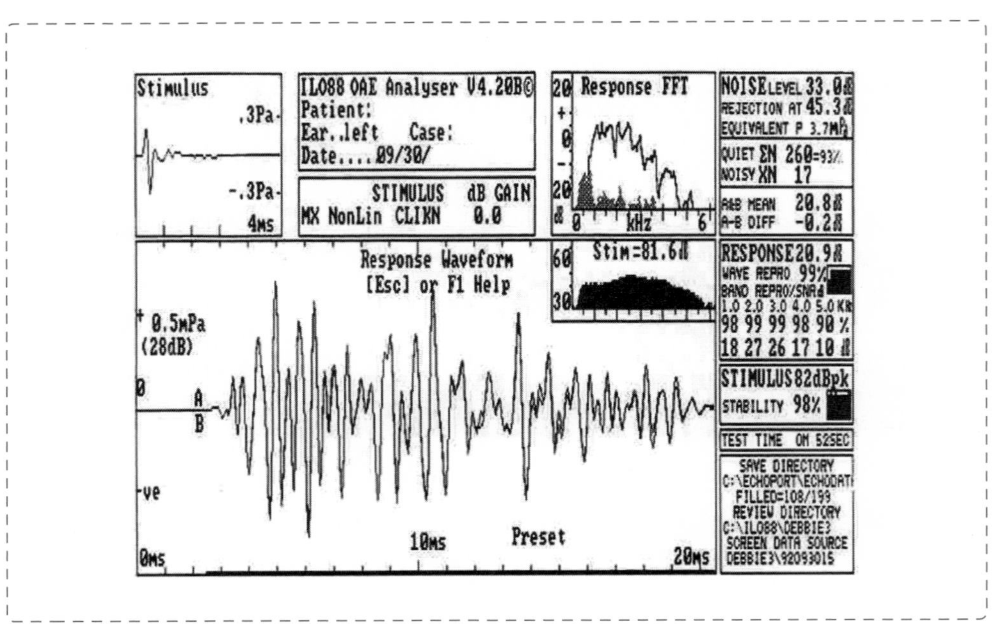


[그림 7-11] 정상 청력인의 일과성이음향방사 결과의 예(ILO88 device, Otodynamic Limited)

다른 선별검사인 청성뇌간반응검사에 비해 저렴하기 때문에 선별검사로서 적합하다(문성균, 박홍준, 박기현, 2002). [그림 7-11]에는 정상 청력인의 일과성이음향방사 결과의 예가 나타나 있다.

(2) 변조이음향방사

서로 다른 두 주파수($f_1 < f_2$)의 순음을 동시에 외이도에 제시하면 와우의 외유모세포에서는 이 자극음과는 다른 여러 주파수($mf_1 \pm nf_2$)의 변조음이 발생하게 되는데 이를 **변조이음향방사**(DPOAE)라고 한다. 정상 청력인의 약 98% 이상에서 발현되는 변조이음향방사는 두 순음의 주파수 비율($f_2/f_1$)이 1.22, 자극강도가 0~15 dB($L_1 \geq L_2$) 차이 날 때 반응이 잘 나타나며, $2f_1-f_2$의 주파수에서 반응이 가장 크다(Hauser & Probst, 1991).

변조이음향방사는 와우에서 나타나는 여러 가지 비선형적 특성(non-linearity)을 반영하기 때문에 다른 이음향방사와는 달리 주파수 특이성이 있어 미세한 와우의 기능을 평가할 수 있으며, 청력손실이 클 경우 55 dB까지도 측정할 수 있어 민감도가 좋다. 이러한 장점 때문에 이독성 약물을 투여한 후 청력의 추적 관찰, 소음성 난청, 연령에 따른 초기의 와우손상 등을 민감하게 나타내므로 임상적 유용성이 높다.

변조이음향방사의 종류에는 첫째, 순음의 자극강도를 고정하고 주파수를 변화시켜 반응의 유무를 확인하는 **DP 오디오그램**(DP-audiogram, DP-gram)이 있는데, 양성 기준은 잡음 수준(noise floor)에 비해 변조음의 강도가 3~5 dB 이상인 경우다(Lonsbury-Martin, Harris, Stagner, Hawkins, & Martin, 1990; [그림 7-12] 참조). 둘째, 일정한 주파수에서 두 순음의 자극강도를 변화시켜 측정하는 **입출력함수**(input/output function, I/O function)가 있다([그림 7-13] 참조). 입출력함수(I/O function)에서 측정한 DPOAE 역치는 이음향방사가 잡음 수준보다 높아지기 시작하는 지점으로 순음청력역치와 일치하지는 않으나, 주파수 특성이 유사하기 때문에 교차분석이 가능하다. 그 외에 외이도에 자극음을 준 후 와우에서 변조이음향방사가 발생하여 다시 외이도까지 되돌아오는데 걸리는 시간을 의미하는 잠복기도 있다. 변조이음향방사의 잠복기는 와우 기저막을 따라 전달되는 진행파(traveling wave)와 관련이 있다는 사실이 밝혀지면서 중요한 의미를 가지게 되었으며, 일반적으로 정상인의 경우 저주파수일수록 잠복기가 길어지는 경향이 있다.

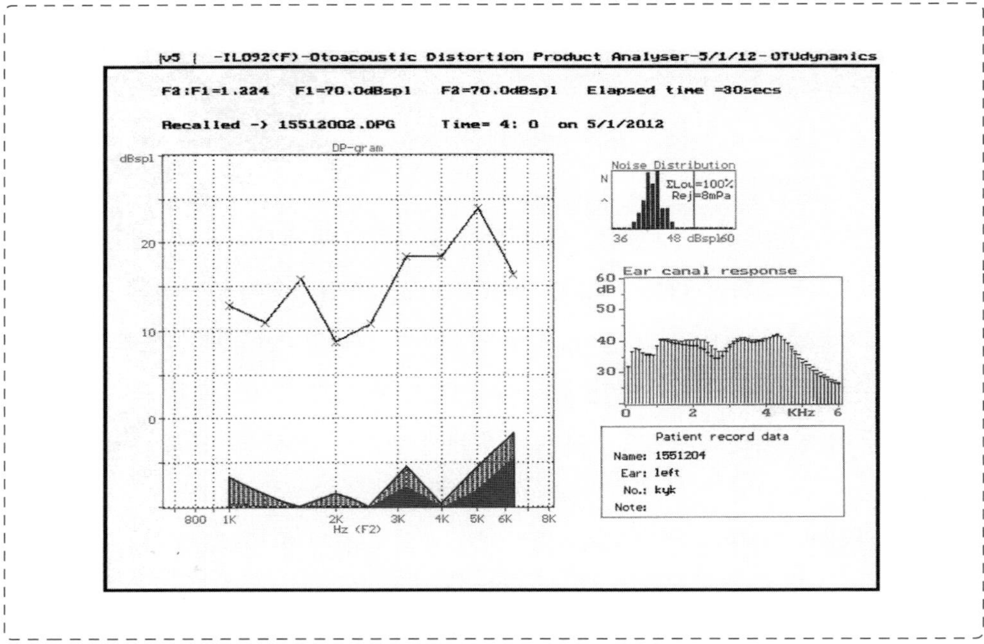


[그림 7-12] 정상 청력인의 변조이음향방사 DP-gram 결과의 예(ILO92 device, Otodynamic Limited)

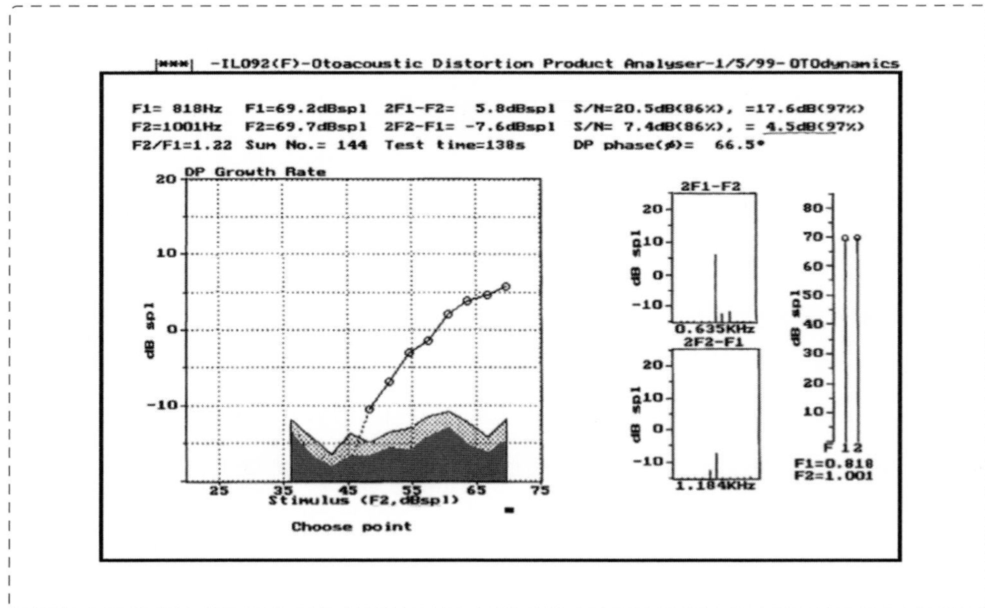


[그림 7-13] 변조이음향방사 I/O function 결과의 예(ILO92 device, Otodynamic Limited)

(3) 임상적 적용

이음향방사는 검사 시간이 짧고 객관적이면서 비침습적인 검사의 한 방법으로, 유발이음향방사의 경우 정상 청력인에서 대부분 발현되기 때문에 신생아의 청각선별검사 목적으로 그 유용성이 커지고 있다. 그 외 소음성 난청과 이독성 약물에 노출된 외유모세포의 손상을 조기에 확인하여 변동성 난청을 추적할 수 있고, 난청의 병변이 미로성인지 후미로성인지 구분하는 감별 진단에 이용할 수 있는 장점이 있다. 또한 최근에는 반대측 귀에 교차소음 자극을 제시한 뒤, 이음향방사의 억제 정도를 평가해서 원심성 신경계의 기능평가에 대한 연구도 활발히 진행되고 있다. 하지만 피검자의 성별이나 연령에 따라 반응이 달라질 수 있고, 주변 소음이나 외이 및 중이의 상태, 측정하는 프로브의 삽입 위치나 방법 등에 따라 영향을 받을 수 있기 때문에 가능한 한 민감도가 좋은 장비를 이용하여 비교적 조용한 공간에서 측정하는 것이 바람직하다. 더불어 이 검사만으로는 완전한 청각 정보를 얻을 수 없기 때문에 여러 검사 결과를 종합해서 해석하는 것이 바람직하다.

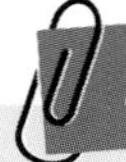

## 요약 및 정리

최근 65세 이상 노인의 증가, 환경 소음과 관련된 법적 분쟁이나 소음성 난청의 증가, 고도 난청인을 위한 인공와우 시술과 신생아 청각선별검사의 확대 같은 사회 · 환경적 변화로 인하여 난청에 대한 시대적 관심이 높아지고 있다. 이와 더불어 난청의 상태를 객관적으로 평가할 수 있는 청성유발전위나 이음향방사검사와 같은 특수청력검사에 대한 중요성 역시 증가하고 있다. 그러므로 이 장에서 기술하고 있는 특수청력검사와 함께 순음청력검사나 어음청각검사와 같은 행동청능평가 및 기타 관련 검사들을 상호 보완적으로 시행한다면 난청 환자를 보다 정확하게 평가할 수 있으므로 이후 관련 치료나 재활에 많은 도움이 될 것이며, 그 예후도 높을 것으로 생각한다.

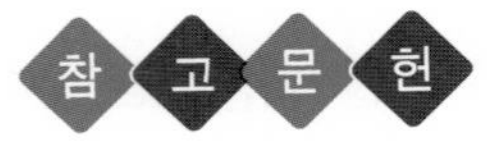


김리석, 부성현(2001). 청성중간반응. 대한청각학회지, 5, 27-35.

김리석, 정성욱(2011). 청성뇌간반응과 청성지속반응을 이용한 영유아의 청력역치 예측. 대한이비인후과학회지, 54, 592-602.

김진숙(2005). 청성유발전위; 청각전문가 연수교육. 서울: 한국청각협회.

김진숙, 정정화, 김형종(2010). 우리나라 정상성인에서 Stacked 청성뇌간반응과 Cochlear Hydrops Analysis Masking Procedure의 성별 및 연령별 차이분석. 대한이비인후과학회지, 53, 603-608.

문성균, 박홍준, 박기현(2002). TEOAE를 이용한 신생아 청각선별검사의 의의. 대한청각학회지, 6, 9-13.

박준호, 강현욱, 이지은, 박진형, 이동익, 이상흔(2001). 정상 성인에서 Auditory late response(ALR)와 P300. 대한이비인후과학회지, 44, 139-143.

이상흔, 이정례(2001). 청성유발전위의 개요. 대한청각학회지, 5, 3-14.

조성래, 윤태현, 정종우, 이광선(1997). 고막외적 유도법을 통한 전기와우도 검사의 임상적 유용성. 한이인지, 40, 531-536.

조수진, 이정학, 김형종, 조소현, 임덕환, 김진숙(2005). 정상과 고심도 감각신경성난청에서 청성지속반응(Auditory Steady-State Response)에 영향을 주는 변수에 관한 고찰. 청능재활, 1, 28-34.

최희정, 이태호, 오기원, 김행미(2006). 신생아 집중치료실퇴원아의 청성뇌간반응(ABR) 결과에 미치는 위험인자 및 경과. 대한소아과학회지, 49, 1301-1307.

Antonelli, A. R., Bellotto, R., & Grandori, F. (1987). Audiologic diagnosis of central versus eighth nerve and cochlear auditory impairment. *Audiology, 26*, 209-226.

Cone-Wesson, B., Dowell, R. C., Tomlin, D., Rance, G., & Ming, W. J. (2002). The auditory steady-state response: Comparisons with the auditory brainstem response. *Journal of the Acoustical Society of America, 13*, 173-87.

Cox, L. C., Hack, M., & Metz, D. A. (1981). Brainstem evoked response audiometry in the premature infant population. *International Journal of Pediatric Otorhinolaryngology, 3*, 213-224.

Davis, H. (1976). Principle of electric response audiometry. *The Annals of Otology, Rhinology, and Laryngology, 85*, 1-96.

Eggermont, J. J. (1974). Basic principles for electrocochleography. *Acta Otolaryngologica Suppl, 316*, 7-16.

Galambos, R., Makeig, S., & Talmachoff, P. J. (1981). A 40-Hz auditory potential recorded from the human scalp. *Proceedings of the National Academy of Sciences of the United States of America, 78*, 2643-2647.

Gibson, W. P. R., & Prasher, D. K. (1983). Electrocochleography and its role in the diagnosis and understanding of Ménière's disease. *Otolaryngologic clinics of North America, 92*, 155–159.

Hall III, J. W. (1991). *Effect of acquisition factors: In Handbook of auditory evoked responses* (pp. 177–220). Boston: Allyn and Bacon.

Hauser, R., & Probst, R. (1991). The influence of systematic primary tone level variation L2–L1 on the acoustic distortion product emission 2f1–f2 in normal human ears. *Journal of Acoustical Society of America, 89*, 280–286.

Herdman, A. T., & Stapells, D. R. (2001). Thresholds determined using the monotic and dichotic multiple auditory steady-state response technique in normal-hearing subjects. *Scandinavian Audiology, 30*, 41–49.

Jerger, J., Chmiel, R., Glaze, D., & Frost, J. D., Jr. (1987). Rate and filter dependence of the middle-latency response in infants. *Audiology, 26*, 269–283.

Jerger, J., & Hall, J. (1980). Effects of age and sex on auditory brainstem responses. *Archives of Otolaryngology, 106*, 387–391.

Jerger, J., & Mauldin, L. (1978). Prediction of sensorineural hearing level from the brain stem evoked response. *Archives of Otolaryngology, 104*, 456–461.

Kemp, D. T. (1978). Stimulated acoustic emissions from within the human auditory system. *Journal of Acoustical Society of America, 64*, 1386–1391.

Kraus, N., Micco, A. G., Koch, D. B., McGee, T., Carrell, T., & Sharma, A. (1995). The mismatch negativity cortical evoked potential elicited by speech in cochlear-implant users. *Hearing Research, 65*, 118–124.

Lonsbury-Martin, B. L., Harris, F. P., Stagner, B. B., Hawkins, M. D., & Martin, G. K. (1990). Distortion product emissions in humans: I. Basic properties in normally hearing subjects. *Annals of Otology, Rhinology and Laryngology, 99*, 3–14.

McGee, T., Kraus, N., Comperatore, C., & Nicol, T. (1991). Subcortical and cortical components of the MLR generating system. *Brain Research, 544*, 211–220.

Møller, A. R. (1985). Origin latency shift of cochlear nerve potentials with sound intensity. Hearing Research, 17, 177–189.

Picton, T. W., Hillyard, S. A., Krausz, H. I., & Galambos, R. (1974). Human auditory evoked potentials. I: Evaluation of components. *Electroencephalography and Clinical Neurophysiology, 36*, 179–190.

Rance, G., Rickards, F. W., Cohen, L. T., De Vidi, S., & Clark, G. M. (1995). The automated prediction of hearing thresholds in sleeping subjects using auditory steady-state evoked potentials. *Ear and Hearing, 16*, 499–507.

Robinette, M. S., & Glattke, T. J. (1997). *Otoacoustic emissions: clinical applications*. New York: Thieme.

Ruth, R. A., Lambert, P. R., & Ferraro, J. A. (1988). Electrocochleography: Methods and clinical application. *American Journal of Otology*, *9*, 1–11.

Sininger, Y. S., & Cone-Wesson, B. (2002). Threshold prediction using auditory brainstem response and steady-state evoked potentials with infants and young children. In J. Katz (Ed.), *Clinical audiology*. Philadelphia: Lippincott Williams & Wilkins.

van der Drift, J. F., Brocaar, M. P., & Zanten, G. A. (1987). The relation between the pure-tone audiogram and the click auditory brainstem response threshold in cochlear hearing loss. *Audiology*, *26*, 1–10.

Whiting, K. A., Martin, B. A., & Stapells, D. R. (1998). The effects of broadband noise masking on the cortical event-related potentials to speech sounds /ba/ and /da/. *Ear and Hearing*, *19*, 218–231.

Zurek, P. (1981). Spontaneous narrow-band acoustic signal emitted by human ears. *Journal of Acoustical Society of America*, *69*, 514–523.

제8장

# 보청기

이경원(한림국제대학원대학교 청각학과)

여러 가지 이유로 인해 난청이 발생하였을 때 의과적인 해결 방법이 없다면 청력역치레벨(hearing threshold level)을 포함한 역동범위(dynamic range) 그리고 일상생활에서의 의사소통 능력을 개선하기 위해 보청기(hearing aid)의 착용을 고려할 수 있다. 일반적으로 보청기는 증폭한 음향을 외이도 및 고막으로 전달하여 소리에 대한 청취력을 개선하는 기도 보청기(air conduction hearing aid)를 의미한다. 이 장의 전반부에서는 보청기의 구조와 기능, 기술적인 특징 등을 이해하기 위해 보청기의 역사, 종류, 기술적인 특징, 성능 분석, 실이측정(real-ear measurement) 등에 대해서 알아본다. 그리고 후반부에서는 보청기적합(hearing aid fitting) 과정에 대한 내용으로 보청기의 선택, 조절 및 확인(hearing aid verification) 등 전반적인 청능재활 과정에 대해서 살펴본다.

## 1. 보청기의 역사

전기가 발명되기 전 음향의 증폭기기로는 손, 동물의 뿔, 금속을 이용하여 만든 음향집음기 등을 들 수 있다. 손을 사용하는 것은 멀리서 들려오는 소리를 듣거나 난청이 발생한 경우 소리를 효과적으로 청취할 수 있는데 손을 오므려서 귀에다 댔을 때 1,500 Hz 부근의 주파수에서 15 dB 내외의 이득이 발생한다(Boer, 1984). 그리고 소리를 효과적으로 모으기 위하여 인간은 동물의 뿔 등을 이용하기 시작했으며, 1600년대 경에 청동 등의 금속을 이용하여 나팔관(horn)을 제작하여 이용하였다. [그림 8-1]에서 (A)의 위쪽 그림은 손을 오므려서 귓바퀴 뒤에 댔을 때의 실이삽입이득(real-ear insertion gain)을 나타낸 것이며, (B)와 (C)는 음향의 집음을 위해 청동 또는 철을 이용하여 만든 음향집음기다.

보청기는 1800년대 후반 전기가 발명되면서 탄소 보청기를 출발점으로 급격하게 발전하였는데 1920년에는 'Vactuphone'이라는 진공관식 보청기가 탄생하였다. 그리고 1950년대 초반에 트랜지스터를 이용한 상자형 보청기가 개발되어 휴대하기가 간편해졌으며, 이후 보청기는 급속도로 발전하여 귀 부근에 착용할 수 있게 되었다. 그

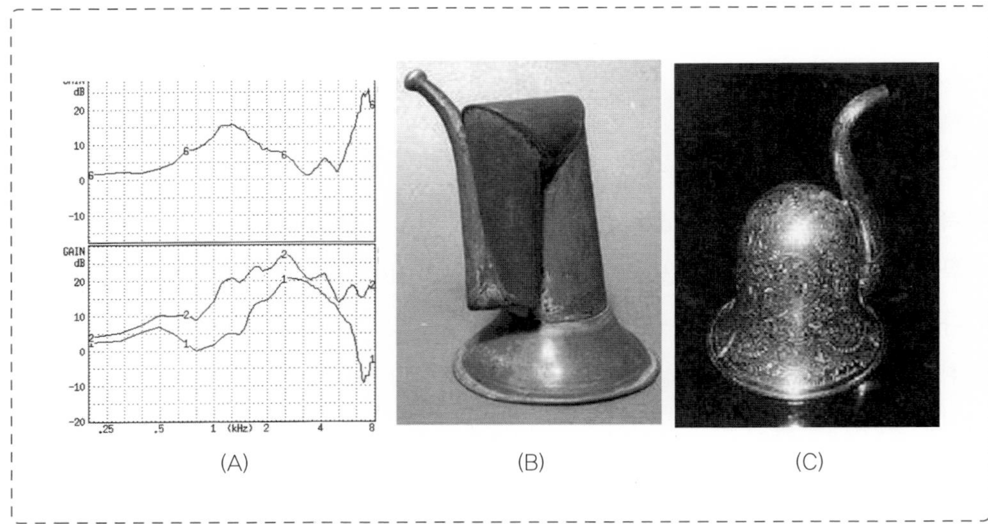


**[그림 8-1] 음향의 집음 효과와 음향집음기**
(A): 손을 오므려서 귓바퀴 뒤에 댔을 때 실이삽입이득(위 그림), (B)와 (C): 청동 또는 철을 이용하여 제작한 집음기(Resound사 제공)

후 트랜지스터를 실리콘 웨이퍼상에 집적할 수 있는 집적회로(integrated circuit)의 발전으로 보청기는 크기 면에서 더욱 작아졌으며, 성능 또한 더욱 향상되었다. 그리고 디지털 기술의 접목으로 보청기는 프로그램화와 다채널 증폭기를 구현하였다. 또한 중앙처리장치(central processing unit)의 연산 속도가 빨라지면서 디지털 보청기는 잡음, 음향 피드백(acoustic feedback)과 폐쇄효과(occlusion effect)의 효과적인 제어, 방향송화기(directional microphone), 주파수하강(frequency lowering), 양이통신(binaural communication) 기술 등의 접목을 통하여 다양한 환경에서 난청인의 어음 및 소리 인지에 향상을 가져왔다.

## 2. 보청기의 종류

이 장에서는 보청기 종류를 기도보청기, 특수보청기(special hearing aid), 청각보조기기(assistive listening device)로 구분하여 알아본다.

## 1) 기도보청기

귓바퀴, 외이도 등 보청기의 착용에 문제가 없을 때 난청인이 주로 사용하는 기도보청기는 상자(pocket)형, 귀걸이(behind-the-ear, BTE)형 그리고 갑개(in-the-ear, ITE)형, 외이도(in-the-canal, ITC)형과 고막(completely in-the-canal, CIC)형을 포함하는 귓속형으로 구분할 수 있다. 〈표 8-1〉에는 보청기의 형태별 특징이 간략하게 정리되어 있다.

### (1) 상자보청기

상자보청기는 기도보청기 중 가장 큰 형태로 이득과 출력이 높아서 심도 이상의 난청인도 사용할 수 있으며, 송화기와 수화기의 거리가 멀어서 높은 이득에 비해 음향 피드백이 덜 발생한다. 그러나 보청기를 옷 속이나 허리에 착용하기 때문에 보청기 사용자가 움직일 때 옷이 스치는 잡음이 발생할 수 있으며, 음원의 위치 파악이 힘들다.

### (2) 귀걸이보청기

귀걸이보청기는 보청기의 몸체(body)를 귓바퀴 뒤에 착용하는 것으로, 증폭된 음향은 수화기와 연결된 이어후크(ear hook), 귀꽂이(또는 이어몰드) 튜브 및 귀꽂이를 통해서 고막으로 전달된다. 귀걸이보청기의 몸체에는 송화기와 수화기, 증폭기, 전기음향적인 조절기를 비롯하여 전화를 받기 위한 텔레코일(tele-coil), 텔레비전 시청을 위한 음향입력 잭(audio input jack) 등을 포함하고 있으며, 중도에서 고·심도의 청력손실인이 사용할 수 있다. 그리고 2000년대 초중반 이후 출시한 개방형(open type) 귀걸이보청기는 환기구(vent)의 효과를 극대화한 것으로 본인의 음성이 울려서 들리는 폐쇄효과를 줄이기 위해 개발되었다. 개방형 귀걸이보청기는 수화기가 보청기 몸체에 있어서 증폭된 음향을 튜브를 통하여 전달하는 외이내수화기(receiver in-the-ear type, RIE)형과 수화기를 외이도 내에 장착하는 외이도내수화기(receiver in-the-canal, RIC)형으로 구분한다.

### (3) 귓속보청기

귓속보청기 중 갑개보청기는 갑개(concha)의 모든 부분(full-concha type)을 사용하는 것으로 귓속보청기 중 가장 큰 형태이며, 외이도보청기는 갑개의 일부(half-concha type)만 사용한다. 고막보청기는 귓속보청기 중 가장 작은 형태의 보청기로 외이도 깊숙이 삽입되어 다른 사람의 눈에 잘 띄지 않아서 미용적으로 우수하지만, 귀에 넣고 빼기가 어려울 수 있다. 그러나 송화기를 외이도 근처에 위치시킬 수 있어서 이개 또

**표 8-1 보청기의 종류와 형태별 특징**

| 보청기의 종류 | | 특징 |
|---|---|---|
| 상자보청기 | | • 보청기 중 크기가 가장 큰 형태다.<br>• 송화기와 수화기의 거리가 있어서 음향 피드백을 줄일 수 있다.<br>• 송화기의 위치 때문에 소음이 발생하거나 실물감이 떨어진다.<br>• 이득과 최대출력이 높아서 심도 이상의 난청인도 사용이 가능하다. |
| 귀걸이보청기 | 일반형 | • 귓바퀴 뒤에 착용하는 형태다.<br>• 귀꽂이를 사용하여 음향을 고막으로 전달한다.<br>• 텔레코일, 음향입력 잭 등을 설치할 수 있다.<br>• 주로 중도에서 고심도 난청인에게 적합하다. |
| | 개방형 | • 외이도를 폐쇄하지 않아서 폐쇄효과를 줄이는 데 효과적이다.<br>• 귀걸이보청기의 형태이지만 타인의 눈에 잘 띄지 않는다.<br>• 낮은 이득과 출력으로 인해 중고도 이하의 난청인에게 효과적이다. |
| 귓속보청기 | 갑개형 | • 갑개의 모든 부분을 사용한다(full-concha type).<br>• 귓속형 보청기 중 가장 높은 이득과 출력을 제공한다. |
| | 외이도형 | • 갑개의 일부만 사용한다(half-concha type)<br>• 보청기를 외이도에 넣고 빼기가 비교적 쉽다. |
| | 고막형 | • 귓속형 보청기 중 가장 작은 형태다.<br>• 고주파수의 증폭이 용이하다.<br>• 폐쇄효과를 줄이기 용이하다.<br>• 미용적으로는 좋지만 넣고 빼기가 어렵다. |

는 외이의 공명효과를 통하여 고주파수에서 더 높은 음압을 얻을 수 있다. 또한 보청기가 외이도 깊숙이 삽입되므로 폐쇄효과를 줄이기가 용이하며, 이득이 외이도보청기에 비해 5~10 dB 증가하는 효과를 얻을 수 있다(이수현, 이경원, 2013; 이정학, 이경원, 2005).

## 2) 특수보청기

특수보청기는 기도보청기를 통하여 어음의 인지 등에 있어서 효과를 보기가 어려운 고심도의 청력손실이나, 양 귀 차이가 많은 비대칭형 청력손실(asymmetrical hearing loss), 신호대잡음비(signal-to-noise ratio)의 개선이 필요한 경우, 신체적인 결함 등으로 기도보청기 착용이 어려운 경우에 착용을 고려할 수 있으며, 현재 주로 사용하는 특수보청기는 다음과 같다.

### (1) FM 보청기

FM(frequency modulation) 보청기는 음원이 멀리 있는 경우, 소음 상황 등에서 신호대잡음비를 개선하기 위해서 필요하다. FM 보청기는 크게 FM 송신기와 수신기로 나뉘며, 송신기의 송화기로 들어온 음향은 전기 신호로 바뀐 다음 증폭기에서 증폭되고 주파수 변조기(frequency modulator)에서 수십 혹은 수백 MHz 대역의 주파수로 변조되어 송신기 안테나를 통하여 수신기의 안테나로 전달된다. 수신기는 안테나에서 받아들인 신호를 주파수 복조기(frequency demodulator)에서 원하는 신호를 분리해 내며, 이 신호를 다시 증폭한 다음 수화기에서 인간이 들을 수 있는 음향 신호로 변환한다. FM 보청기의 사용 주파수 대역은 과거에는 72~76 MHz 정도였으며(AVR 등), 그 후에는 216~217 MHz의 주파수 대역을 허가받아서 사용하였다(Phonak, Oticon 등). 그리고 최근에는 2.4 GHz의 ISM(industry science medical) 주파수 대역을 사용하고 있는데 채널 간의 혼선을 방지하기 위해 주파수호핑(frequency hoping) 방식을 이용하고 있다. FM 보청기의 형태는 주로 귀걸이형이지만 수신기 모듈을 별도로 개발하여 기존의 귀걸이보청기, 인공와우(cochlear implant), 유도코일 시스템(induction loop system)과의 연결이 가능하다. 또한 FM 송신기는 방향성(directional)을 갖도록 개발되어 신호대잡음비를 더욱 개선할 수 있다. 송화기는 화자가 목에 걸거나, 화자의 입 주변 옷깃 등에 장착하여 사용한다. 방향송화기는 아동이 성인보다 더 높은 신호대잡음비를 필요로

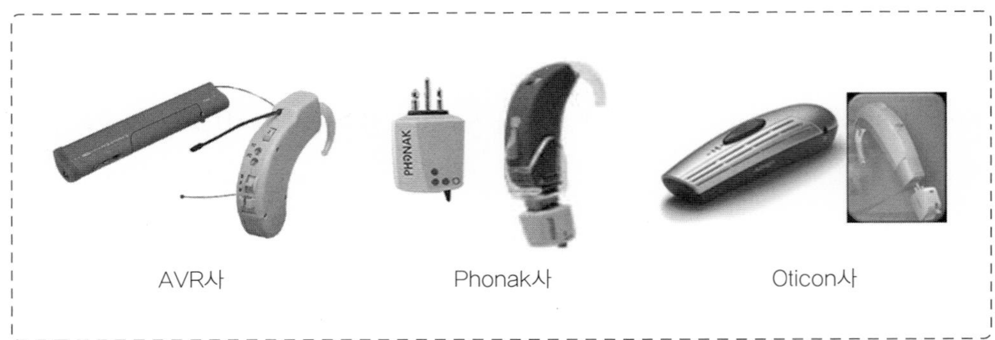

AVR사 Phonak사 Oticon사

[그림 8-2] FM 보청기의 다양한 종류

하고, 소음이나 반향이 많은 교실과 같은 장소에서 많은 시간을 보내기 때문에 FM 보청기가 난청 아동에게 더욱 효과적이라고 할 수 있지만 최근에는 높은 신호대잡음비가 필요한 난청 성인 또한 효과적으로 사용할 수 있다. [그림 8-2]에는 제조사별 FM 보청기의 형태가 제시되어 있다.

(2) 적외선보청기

적외선(infrared light)보청기는 무선송화기(wireless microphone), 증폭기, 적외선변환기(converter), 적외선수신기로 구성된다. 송신 측에서는 송화기로 유입된 음향을 전기 신호로 바꾸고 이를 적외선변환기에서 적외선으로 변환한 다음 적외선수신기로 전송한다. 그리고 수신 측에서는 적외선을 전기 신호로 변환한 다음 증폭과정을 거쳐 수화기에서 음향으로 변환하여 청자(listener)의 귀로 전달한다. 그리고 기도보청기를 사용하는 경우는 수신 측에서 변환된 음향 신호를 유도코일로 전송하여 난청인이 착용한 보청기의 텔레코일을 통해 음향을 청취할 수 있다. 적외선보청기는 일반적으로 넓은 공간, 예를 들어 강당, 회의장, 극장, 교회 등에서 사용할 수 있다. 그러나 이런 공간에서는 모든 청자의 수신기가 적외선송신기를 향하도록 해야 하며 송신기와 수신기 사이에 빛을 차단할 수 있는 방해물이 없어야 한다. 적외선보청기의 장점은 주변 전자기의 영향을 받지 않으며, 저렴한 비용으로 구입 가능하고, 보안성이 좋다는 것이다. 단점은 건물 벽 등의 단단한 물질을 통과하지 못하기 때문에 송신기와 수신기가 일직선상에 놓여 있어야 하며, 햇빛의 영향을 받기 때문에 야외나 밝은 방에서는 사용하기 어렵다는 것이다.

### (3) 골도보청기

골도보청기(bone conduction hearing aid)는 중이 관련 염증 등으로 인한 전음성 난청, 혹은 여러 가지 이유로 골도 청력역치레벨이 경도인 혼합성 난청일 경우에 효과적이다. 특히 양측의 선천성 외이도폐쇄증(atresia)으로 이개나 외이도에 보청기를 장착할 공간이 없거나, 수술 전에 보청기의 착용이 필수적일 때 사용이 가능하다. 골도보청기는 기도보청기와 구조가 거의 유사하지만 출력 장치를 기도보청기의 수화기 대신 골진동기(bone vibrator)를 사용한다. 기도보청기는 출력 장치에서 증폭된 전기 에너지를 음향 에너지로 변화시켜 고막에 전달하는 반면, 골도보청기의 출력 장치는 외이 및 중이를 거치지 않고 내이의 건강한 와우를 기계적 진동으로 직접 자극한다. 그러므로 와우의 보존 상태, 즉 골도 청력역치레벨의 정도가 골도보청기 착용의 성패를 가름한다. 골도보청기의 형태는 머리띠(head band)형, 안경(eye glass)형 등으로 골진동기를 이용하여 두개골 또는 유양돌기(mastoid)를 자극하는 방식과 수술을 통하여 골진동기를 두개골에 이식하는 방법도 있다(Dillon, 2012).

### (4) 크로스보청기

한쪽에서 들어온 신호가 반대쪽 귀로 넘어갈 때 두영효과(head shadow effect)에 의해 대략 1,500 Hz 이상의 주파수에서 음압은 10~20 dB 정도 감소하며, 이때 단어인지도(word recognition score)는 20~30% 정도 감소한다(이정학, 이경원, 2005). 이러한 청취 능력을 보완하기 위하여 착용할 수 있는 보청기를 크로스(contralateral routing of signal, CROS)보청기라고 하는데, 주로 편측성(unilateral) 혹은 비대칭형의 청력손실(asymmetrical hearing loss)로 나쁜 쪽의 청력이 고심도 이상일 때 사용하며, 청력이 나쁜 귀 쪽에서 신호가 들어오는 경우에도 청취가 가능하다. 크로스보청기는 청력이 나쁜 쪽 귀로 들어오는 신호를 좋은 쪽 귀로 유선 또는 무선을 통하여 전달하는 외부(external) 크로스보청기와 골전도를 통하여 신호를 전달하는 내부(internal) 크로스보청기로 구분한다. 이 중에서 외부 크로스보청기는 좋은 쪽 귀의 청력이 건청 혹은 미도난청일 때 사용하는 단일크로스(simple CROS)보청기와 좋은 쪽의 청력이 중도 또는 고도 난청일 때 사용하는 바이크로스(bi-CROS)보청기 등이 있다. **[그림 8-3]**에 크로스(A)와 바이크로스(B) 보청기의 작동 원리가 제시되어 있다.

크로스보청기의 장점은 소리가 발생한 방향에 관계없이 좋은 귀에서 들을 수 있으며, 머리의 회절(head diffraction) 영향 때문에 말소리가 청력이 나쁜 귀에서 들어올 때

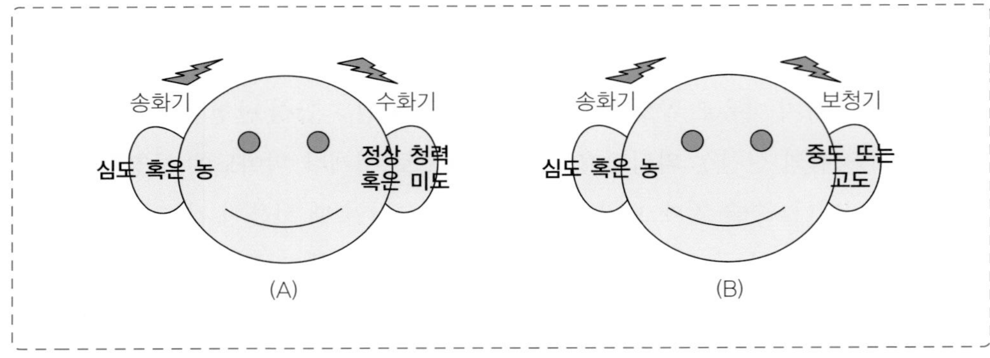


[그림 8-3] 크로스(A)와 바이크로스(B) 보청기의 작동 원리

소음 속에서도 이해력을 높일 수 있다. 그리고 송화기와 수화기가 분리되어 있어서 음향 피드백 문제를 쉽게 해결할 수 있다. 그러나 귀걸이형 크로스보청기는 양 귀에 수화기와 보청기를 따로 착용해야 하며, 귀속형 보청기는 전선으로 좌·우측 보청기를 연결하므로 미용상 또는 착용상의 문제가 발생하기가 쉽다. 또한 소음이 청력이 나쁜 귀로 들어오고 말소리가 청력이 좋은 귀로 들어올 때에는 크로스보청기로 인하여 말소리의 인지도가 오히려 감소하게 된다(이정학, 이경원, 2000). 최근에는 양이통신 기능을 내장한 귀속형 보청기가 개발되어 손쉽게 크로스보청기로의 전환이 가능해졌다.

(5) 이명차폐기

이명차폐기(tinnitus masker)는 외부에서 소리 자극 후에 발생하는 잔여억제(residual inhibition) 효과로 이명이 사라지거나 감소할 경우에 이명의 특성과 유사한 소음이나 증폭음 등을 들려주어 이명을 차폐하는 것이다. 이는 심리음향학적으로 내부의 음향적 청감각보다 외부의 음 자극에 주의를 집중할 때 더 안정적인 상태를 유지할 수 있는 점을 고려한 것이다. 이명차폐기의 종류는 소음만 발생하는 소음발생기(noise generator), 난청이 있을 경우 보청기의 역할도 함께할 수 있는 차폐증폭기(masker-aid)와 보청기 등이 있다. 요즈음에는 광대역잡음(wide band noise), 협대역잡음(narrow band noise) 등 주파수 성분을 바꿀 수 있는 프로그램식 이명차폐기도 개발되어 있다. 소음의 진폭 조절 시 보통 이명의 크기와 너무 차이가 나지 않도록 해야 한다. 일반 보청기의 경우는 보청기 자체 혹은 주변 소음으로 인한 차폐 효과, 긴장감 해소 그리고 심리적인 이유 등으로 이명을 차폐하는 데 어느 정도 효과가 있는 것으로 알려져 있다. 그리고 근래에는 체내 또는 외부의 여러 가지 소리에 적응하도록 유도하는 적응요법(habituation therapy) 혹은 이명재훈련치료(tinnitus retaining therapy)를 위해 특별히 제작된 소음발생기도 상품화되어 있다(Jastreboff & Jastreboff, 2000). 이러한 소음발생기는 이명의 크기보다 작은 소리를 일정 기간 들려주어 이명 소리에 적응하여 고통을 덜어 주도록 고안하였다. 더욱이 소음발생기의 형태도 작은 귀걸이, 갑개, 외이도, 고막보청기의 형태로 제작하여 착용에 대한 거부감을 줄였다. 소음발생기의 효과를 보기 위해서는 충분하고 지속적인 상담이 필수적이다.

### 3) 청각보조기기

청력손실이 심하거나 어음의 청취력이 심하게 떨어지는 경우는 일반적인 기도보청기만으로는 대화, TV 또는 라디오의 청취 등에 지장을 초래한다. 이 경우 난청인은 기도보청기 외에 청각보조기기(assistive listening devices)를 이용하여야 대화, TV 또는 라디오의 청취 등에 효과적인 결과를 가져올 수 있다. 또한 청각보조기기는 청능 및 언어훈련 등에도 보조기구로서 활용할 수 있다. 청각보조기기는 다양하게 개발되어 시판되고 있는데 TV의 시청을 위해 유선(hard wire), FM, 적외선, 자기장 등을 이용한 제품이 상품화되어 있으며, TV의 경우 자막을 이용하여 도움을 받을 수도 있다. 그리고 난청인이 전화기를 음향 피드백 없이 받을 수 있게 하기 위해서 텔레코일을 이용할 수 있으며, 이 외에도 전자우편(e-mail), 스마트폰의 문자 서비스, 영상통화 등 첨단 정보통신을 이용할 수도 있다.

청각보조기기는 경보 시스템에도 활용할 수 있는데 음향 자극은 대부분 증폭된 음향, 진동 혹은 불빛 자극으로 변환된다. 이러한 자극은 난청인에게 전화기 소리, 아기 울음소리, 화재경보 소리, 초인종 소리 등을 쉽게 감지하도록 도와준다. 그리고 청각장애인의 집안일을 도울 수 있는 훈련된 보청견 또한 활용할 수 있다.

## 3. 보청기의 기술적인 특징

현재 일반적으로 사용하고 있는 보청기의 기술적인 특징을 살펴보면 다음과 같다.

### 1) 보청기의 전기음향적 조절

보청기에서 사용하는 전기음향적 조절기는 이득, 최대출력(maximum power output), 음질조절기, 압축비율(compression ratio) 및 압축역치(compression threshold) 등이 있다. 전기음향적 조절기를 조절할 때 보청기 외형(hearing aid shell)에 부착되어 있는 조절기를 이용하는 경우를 수동식 보청기(conventional hearing aid) 또는 비프로그램식 보청기(non-programmable hearing aid)라고 한다. 그리고 보청기를 인터페이스를 통하여 컴퓨터와 연결한 다음 보청기적합 소프트웨어를 이용하여 조절하는 방식을 프로그램식 보청기(programmable hearing aid)라고 한다.

### 2) 증폭 특성

**[그림 8-4]**는 보청기의 증폭 특성을 입출력함수(input-output function)로 나타낸 것이다. 초창기의 증폭 특성은 **[그림 8-4]**의 (A)와 같이 입력음압과 이득에 의해서 출력음압이 포화(saturation)가 되기 전까지 입력음압과 출력음압의 증가율이 같게 나타나는 선형증폭(linear amplification) 방식이 대부분이었다. 그러나 1980년대 이후에는 **[그림 8-4]**의 (B)와 같이 입력음압에 비해서 출력음압의 증가율이 낮게 나타나는 비선형

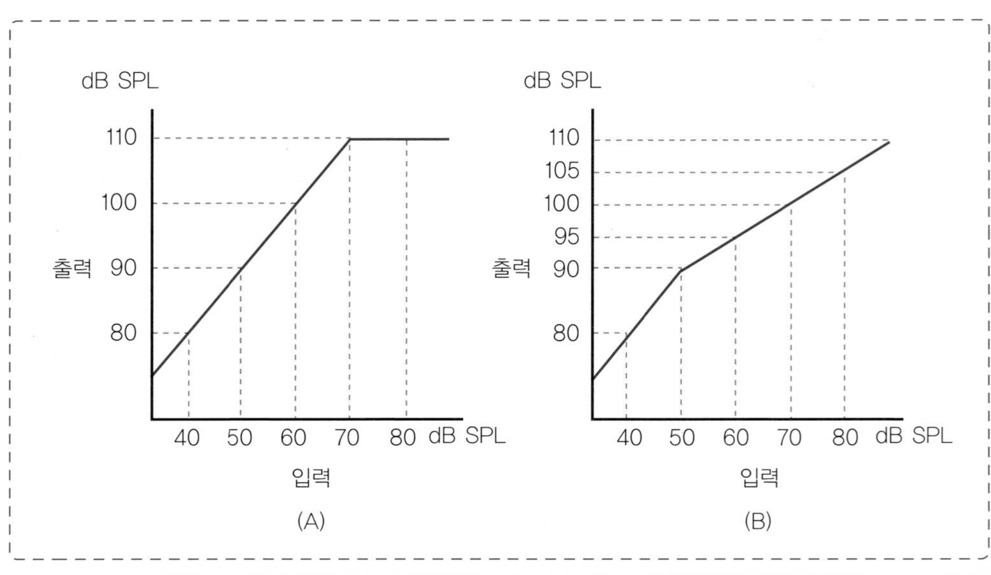


**[그림 8-4] 선형 증폭기(A)와 비선형 증폭기(B)의 입출력함수의 특성**

증폭(non-linear amplification) 방식이 출현하였다. 비선형 증폭 방식은 이득 및 출력음압레벨90(output sound pressure level 90 dB input)을 포함하여 압축역치와 압축비율을 적절하게 조절하여 감각신경성 난청인의 청력역치레벨 및 좁은 역동범위를 보상할 수 있으며, 압축시간(attack time) 및 해제시간(release time)의 조절을 통해 신호대잡음비 또는 자모음비(consonant-to-vowel ratio)를 개선하여 단어인지도를 효과적으로 개선할 수 있다(이경원, 김진숙, 2009; 이소예, 이경원, 2010; 공혜경 외, 2013).

### 3) 디지털 신호처리

송화기에서 전기 에너지로 변환된 신호가 증폭기에서 처리될 때 아날로그 신호를 특별한 변환과정 없이 그대로 증폭하는 것을 아날로그 보청기(analog hearing aid)라고 하고, '0'과 '1' 등의 숫자(digit)로 변환한 뒤 디지털 신호처리(digital signal processing) 장치에서 난청인의 청취에 효과적인 음향으로 증폭하고 처리하는 과정을 거치는 것을 디지털 보청기(digital hearing aid)라고 한다. 디지털 보청기는 잡음, 음향 피드백, 폐쇄효과의 효과적인 제어, 방향송화기, 주파수하강, 양이통신 기술을 접목하여 다양한 환경에서 다양한 청력손실을 가진 난청인의 어음인지에 향상을 가져왔다.

### 4) 다채널 증폭

채널증폭 시스템은 음성 주파수 대역을 여러 개의 대역으로 나눈 후 해당 채널의 이득, 최대출력, 압축비율과 압축역치, 압축시간과 해제시간을 인접 주파수 대역에 영향을 주지 않고 독립적으로 조절할 수 있는 것을 말한다. 따라서 채널의 구분이 없는 것을 단채널(single channel) 보청기, 2개 이상의 독립 주파수 대역을 가진 것을 다채널(multi-channel) 보청기라고 한다. 다채널 보청기는 한쪽 귀에서 각 주파수별 청력이 다르게 나타날 때 각 주파수별 역동범위의 개선이 용이하며, 신호대잡음비 또는 자모음비(consonant-to-vowel ratio)를 포함하여 단어인지도의 개선에도 효과적이다.

### 5) 주파수하강

주파수하강 보청기는 자음이 주로 분포하는 고주파수 대역에 고심도 이상의 난청이 발생한 경우 고주파수 대역의 정보를 잔존청력(residual hearing)이 남아 있는 저주파수 대역으로 옮겨서 듣도록 하는 것이다. 전통적인 주파수하강 방식인 주파수전위 보청기(frequency transposition hearing aid)의 작동 원리는 [그림 8-5]의 (A)와 같이 고주파수 대역의 신호를 저주파수 대역으로 변환하여 증폭하는 것이다. 따라서 주파수하강 보청기는 고주파수 대역의 청력손실이 심하며 저주파수 대역에 잔존청력이 남아 있는 경우에 사용할 수 있다. 최근의 주파수하강 보청기는 전통적인 선형 주파수압축(linear frequency compression) 외에 [그림 8-5]의 (B)와 같이 특정 주파수 이상을 비례적으로 압축하는 비선형 주파수압축(non-linear frequency compression) 그리고 [그림 8-5]의 (C)와 같이 고주파수 대역의 신호를 복사하여 낮은 주파수 대역으로 옮겨 주는 선형 주파수확인(spectral feature identification) 등의 방식을 사용하고 있다(Simpson, 2009). 이 외에도 각 보청기 제조사는 다양한 방식의 주파수하강 보청기를 출시하여 사용하고 있다.

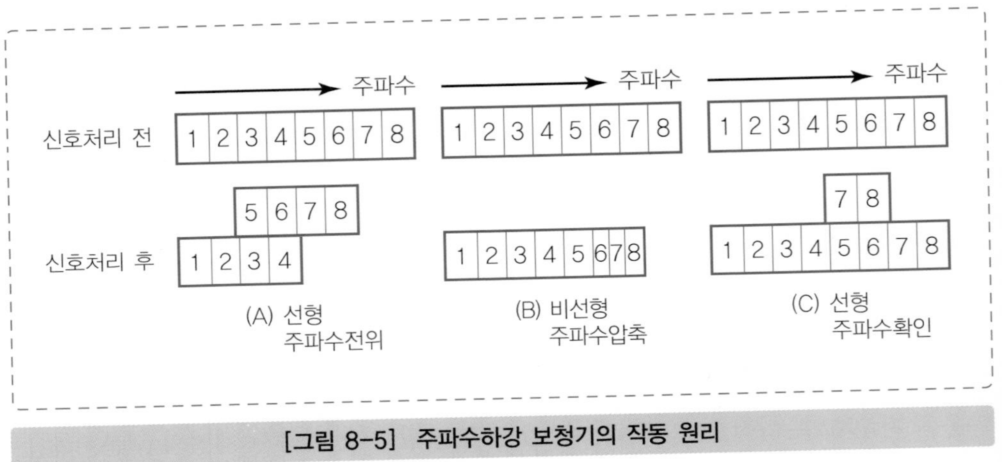


[그림 8-5] 주파수하강 보청기의 작동 원리

## 4. 보청기의 성능 분석

보청기의 성능 분석은 제조사에서의 품질 관리 그리고 청능재활센터에서 보청기적합 등을 위해서 필요하다. 그리고 성능 분석은 육안과 청지각을 이용하여 음질과 잡음의 유무 등을 확인하는 방법과 전기음향적인 분석 장비에 의한 표준화된 방법으로 구분할 수 있다.

### 1) 육안과 청지각에 의한 보청기의 확인

육안에 의한 보청기의 확인은 주로 보청기 외형의 이상 유무 또는 보청기가 주문대로 제작되었는지를 살피는 것이다. 그리고 청지각에 의한 음질의 확인 방법은 청음기(stethoscope)를 보청기의 수화기와 연결한 다음 볼륨 등의 조절기를 돌리거나 보청기의 케이스를 살짝 눌렀을 때 음질의 이상 유무 그리고 보청기가 제대로 작동하는지를 살피는 것이다.

### 2) 전기음향적 분석 장비에 의한 성능 분석

전기음향적 분석 장비에 의한 보청기의 성능 분석은 장비 및 측정 방법과 표준화된 절차에 따라 진행한다. 이때 보청기의 수화기 음구와 측정용 송화기(measuring microphone)의 연결은 표준화된 2-cc 커플러(coupler)를 사용한다.

#### (1) 전기음향적 분석 장비의 구성

전기음향적 분석 장비는 순음(pure tone), 복합음, 잡음(noise), 스위프음(sweep tone) 등을 발생하는 신호음발생기(signal generator), 내부 스피커(internal speaker), 기준송화기(reference microphone), 커플러(coupler)와 측정용 송화기(measuring microphone)가 연결된 보청기를 넣을 수 있는 측정실(test box) 그리고 증폭된 음향의 분석 장치와 모니터, 프린터 등의 출력 장치로 구성되어 있다.

#### (2) 성능 분석 절차

보청기의 전기음향적인 성능 분석의 절차는 ASA(Acoustical Society of American)에서 기초한 IEC(International Electrotechnical Commission) 그리고 미국의 식품의약청(FDA)에서 마련한 표준안인 ANSI(American National Standards Institute) 기준을 주로 사용하고 있다. 우리나라의 경우에도 IEC 기준을 토대로 한국산업표준(KS)을 마련하고 있으며, 국제 표준은 대략 5년을 주기로 개정하고 있다.

① IEC

IEC에서 보청기의 성능 분석과 관련된 중요한 기준은 60118-0, 60118-7, 60118-8,

60118-15 등이 있다. 60118-0은 보청기의 전기음향적 특성, 60118-7은 제조사에서 품질 관리 및 공급, 60118-8은 실제 보청기 사용 조건을 고려하여 마네킹을 이용한 보청기의 수행 능력, 그리고 60118-15는 보청기 관련 센터에서 보청기의 특정한 음량조절기의 위치에서 광대역 잡음을 이용하여 측정하는 절차를 기술하고 있다.

② ANSI

ANSI에서의 보청기의 성능 분석과 관련된 중요한 기준은 S3.22와 S3.42 등이 있다. S3.22는 보청기의 특성을 분석하는 것으로 측정 절차, 조건 및 허용오차에 대해서 기술하고 있고, S3.42는 광대역 잡음을 이용한 보청기의 시험 방법에 대해서 기술하고 있다. 그 내용은 IEC와 거의 동일하다.

(3) IEC 60118-7 또는 ANSI S3.22에 의한 측정

이 표준에서 사용하는 제시음은 순음을 순차적으로 제시하는 스위프음을 사용한다. 그리고 전기음향적 분석의 내용은 보청기의 음향이득, 최대출력, 주파수 범위, 고조파왜곡, 등가입력잡음레벨, 입출력함수, 압축비율과 압축역치, 압축시간과 해제시간 등을 측정하며, 측정에서 사용하는 용어 및 측정 방법은 다음과 같다.

- 고주파수 평균(high-frequency average, HFA): 1,000 Hz, 1,600 Hz, 2,500 Hz의 이득 또는 음압레벨의 평균이다.
- 기준시험설정(reference test setting)과 기준시험이득(reference test gain): 기준시험설정에서 기준시험이득은 60 dB SPL의 입력음압에 대한 고주파수 평균 이득으로 HFA 출력음압레벨90에서 77 dB를 뺀 값을 의미한다. 만일 고주파수 평균 이득이 HFA OSPL90에서 77 dB를 뺀 값보다 작으면 기준검사설정은 조절기의 위치를 최대로 조절한다. 그리고 최대출력과 최대음향이득을 제외한 대역폭 또는 주파수 범위, 고조파왜곡, 내부잡음, 입출력함수, 압축시간 및 해제시간 등은 기준시험설정에서 측정한다.
- 포화음압레벨90(saturation sound pressure level 90 dB input, SSPL90) 또는 출력음압레벨90: IEC와 ANSI 모두 이득조절기를 최대로 한 상태에서 입력음압레벨을 90 dB로 유지하고, 음원의 주파수를 250 Hz부터 5,000 Hz로 변화시키면서 OSPL90에 대한 주파수 반응을 기록한다. 이 주파수 반응에서 OSPL90과 HFA-OSPL90을 구한다.

- 최대음향이득: 검사 주파수에서 음향 커플러의 보청기 출력에 의해 발생한 음압으로부터 보청기의 입력음압을 뺀 데시벨(dB)의 차로 정의할 수 있으며, 선형 증폭기의 경우 IEC와 ANSI 기준 보두 60 dB SPL을 제시하여 측정한다.
- 대역폭 또는 주파수 범위: IEC는 대역폭(band width), ANSI에서는 주파수 범위(frequency range)라는 용어를 사용하며, HFA 출력에서 20 dB를 뺀 값에 대한 수직선을 그었을 때 만나는 주파수 반응곡선의 가장 낮은 주파수($f_1$)와 가장 높은 주파수($f_2$)로, 대역폭 또는 주파수 범위는 $f_1$에서 $f_2$까지의 범위다.
- 고조파왜곡(harmonic distortion): 이득조절기를 기준시험설정에 위치하고 500 Hz와 800 Hz는 70 dB SPL, 1,600 Hz는 65 dB SPL을 입력하고 측정한다. 만일 왜곡 검사 주파수와 제2 조화음 사이에서 명시한 주파수 반응곡선이 12 dB 이상 상승하면, 그 주파수에서의 왜곡검사는 생략하며, 200 Hz 이하는 측정하지 않는다.
- 내부잡음(internal noise): 등가입력잡음레벨(equivalent input noise level)로 표현하며, 이득조절기를 기준시험설정에 위치하고 입력 측에 음원을 제시하지 않고 측정한다.
- 입출력함수(input-output function): 비선형 증폭기의 경우 2,000 Hz에서 측정하여야 하며, 회화음 영역과 관련이 있는 250 Hz, 500 Hz, 1,000 Hz, 4,000 Hz에서도 측정하도록 규정하고 있다.
- 압축시간과 해제시간: 이득조절기를 기준시험설정으로 설정하고 측정하며, 압축시간은 입력음압레벨이 55 dB에서 90 dB로 바뀔 때 출력음압이 3 dB 이내로 안정될 때까지 걸리는 시간을 측정한다. 그리고 해제시간은 입력음압레벨이 90 dB SPL에서 55 dB SPL로 바뀔 때 출력음압이 4 dB 이내로 안정될 때까지 걸리는 시간을 측정한다.

#### (4) IEC 60118-15 또는 ANSI S3.42에 의한 측정

IEC 60118-15 또는 ANSI S3.42는 장기평균어음스펙트럼(long-term average speech spectrum)과 유사한 잡음을 50 dB에서 90 dB SPL까지 10 dB 간격으로 제시하고 측정한다. [그림 8-6]은 보청기의 성능 분석 결과로, (A)는 ANSI S3.22 또는 IEC 60118-7, (B)는 ANSI S3.42 또는 IEC 60118-15로 보청기를 분석한 내용이다.

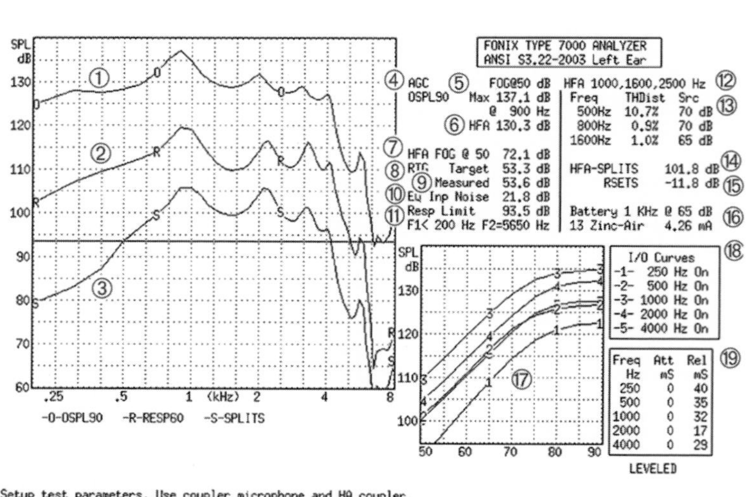


| Freq | THDist | Src |
|---|---|---|
| 500Hz | 10.7% | 70 dB |
| 800Hz | 0.9% | 70 dB |
| 1600Hz | 1.0% | 65 dB |

| Freq Hz | Att mS | Rel mS |
|---|---|---|
| 250 | 0 | 40 |
| 500 | 0 | 35 |
| 1000 | 0 | 32 |
| 2000 | 0 | 17 |
| 4000 | 0 | 29 |

(A) ANSI S3.22 또는 IEC 60118-7

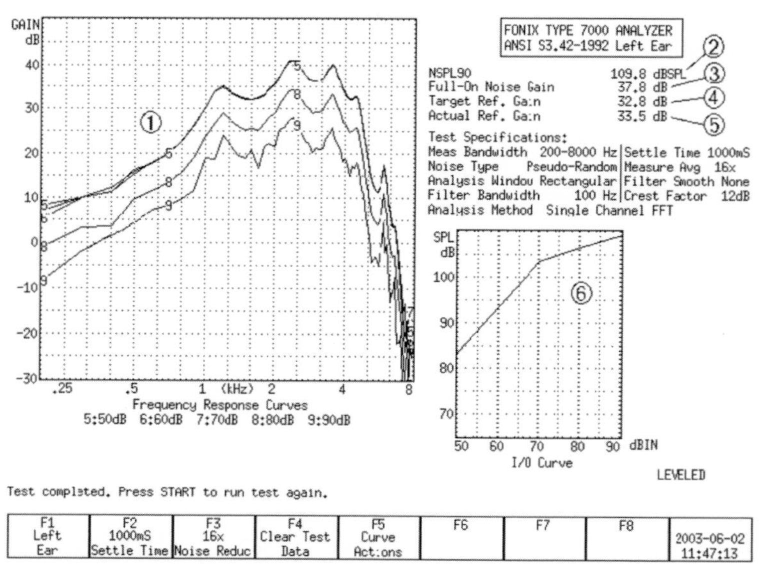


(B) ANSI S3.42 또는 IEC 60118-15

[그림 8-6] 보청기의 성능 분석 결과

## 5. 실이측정

실이측정은 보청기의 수화기에서 생성된 소리의 압력 또는 이득을 보청기 착용인의 고막 근처에서 직접 구하는 것이다. 따라서 고막 근처에서 구한 음압 또는 이득은 난청인의 귓바퀴 주변의 구조, 보청기의 형태 등에 따른 특성, 보청기 착용 후 외이도의 잔여 용적 등을 잘 반영한다.

### 1) 실이측정의 원리

실이측정은 보청기의 전기음향적 분석과 거의 유사한 방법으로 진행한다. 다만, 보청기와 측정용 송화기의 연결을 위해서 성능 분석에서 사용하는 표준화된 2-cc 커플러 대신 보청기 착용인의 외이도를 사용하며, 음향 신호는 고막 근처까지 삽입한 프로브 튜브(probe tube)를 이용하여 증폭된 음향을 측정용 송화기로 전달하여 분석한다.

### 2) 실이측정에서 사용하는 용어

실이측정에서 사용하는 용어는 실이공명반응(real-ear unaided response, REUR), 실이폐쇄반응(real-ear occluded response, REOR), 실이증폭반응(real-ear aided response, REAR), 실이삽입이득(real-ear insertion gain, REIG) 및 실이포화반응(real-ear saturation response, RESR) 등을 주로 사용한다. 그리고 실이측정에서는 REIG를 제외한 나머지 용어에서 반응(response)과 이득(gain)을 혼용한다. 이 외에 실이측정과 관련된 용어로는 보청기 착용 시 잔여 외이도 용적에 의한 반응(REAR)과 2-cc 커플러 반응의 차이를 나타내는 실이대커플러차(real-ear to coupler difference, RECD)와 삽입이득기준커플러이득(coupler response for flat insertion gain, CORFIG), 삽입이어폰(insert ear phone)을 사용하여 청력검사를 시행하는 경우 잔여 외이도 용적과 2-cc 커플러 차이를 비교하는 실이대다이얼차(real-ear to dial difference, REDD) 등이 있다. **[그림 8-7]**은 REUR과 REAR의 측정(A)에 의해서 산출한 REIG(B)를 나타낸 것이다.

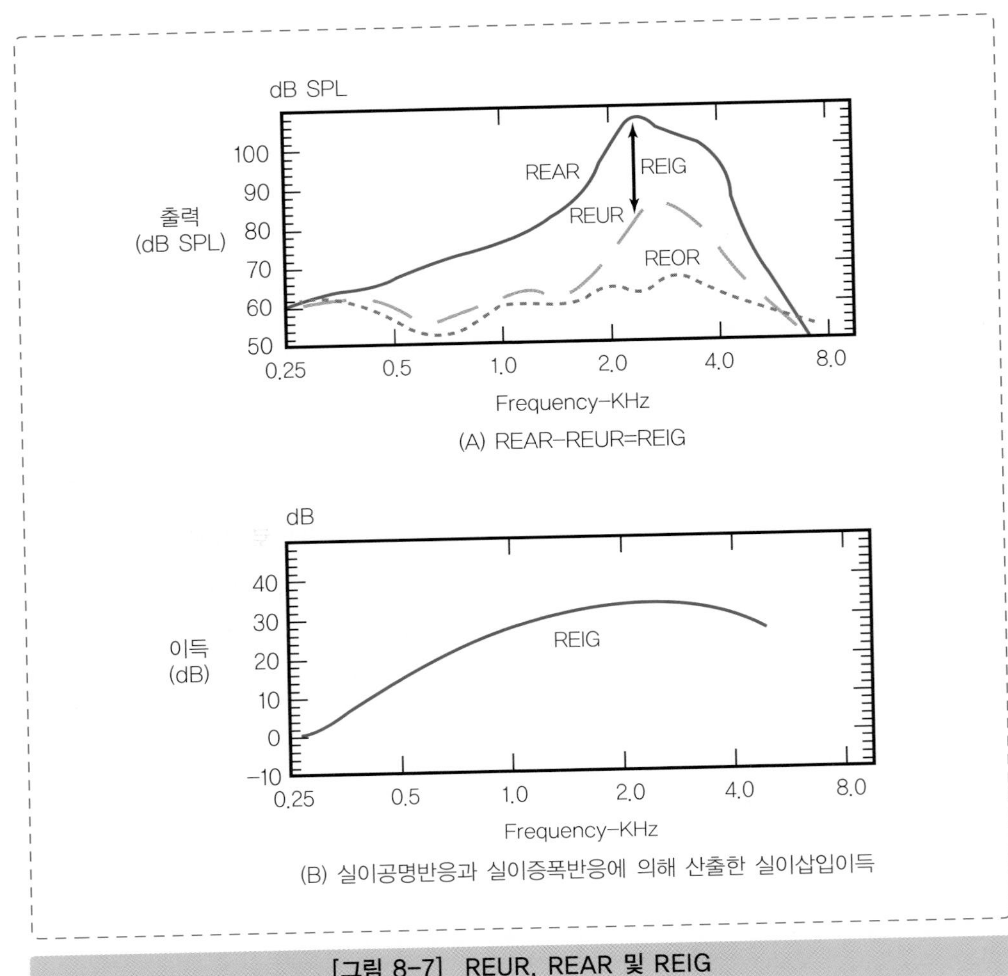


[그림 8-7] REUR, REAR 및 REIG

### 3) 실이측정의 장점

실이측정은 외이, 외이도의 잔여 용적 등을 고려하여 객관적인 이득 또는 최대출력을 결정할 수 있으므로 실이측정을 실행하기 어려운 대상자에게도 시행할 수 있다. 또한 컴퓨터에 의해서 이루어지는 과정을 대상자가 직접 확인할 수 있으므로 대상자로부터 깊은 신뢰를 얻을 수 있다. 현재 시판하고 있는 실이측정 장비는 양이를 동시에 시행할 수 있으며, 보청기 착용 전후에 어음, 음악, 다양한 잡음 등이 목표이득(target gain) 부근에서 어떻게 변화하는가를 눈으로 확인할 수 있어서 더욱 효과적으로 발전하고 있다. [그림 8-8]은 현재 시판하고 있는 실이측정기의 예를 나타낸 것이다.

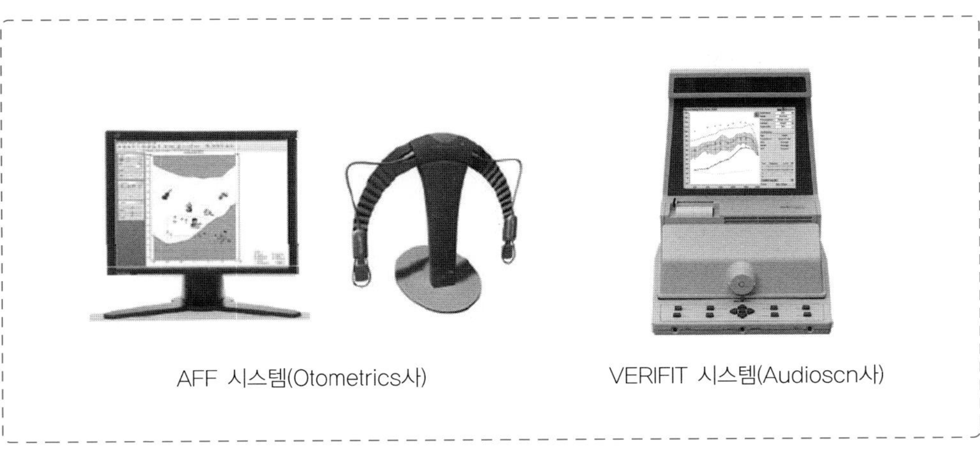

AFF 시스템(Otometrics사) VERIFIT 시스템(Audioscn사)

[그림 8-8] 현재 시판하고 있는 실이측정기

## 6. 보청기적합

난청인에 대한 보청기적합의 과정을 간략하게 살펴보면 다음과 같다. 첫째, 난청인의 배경 정보, 순음 기도 및 골도 청력검사, 어음청각검사, 설문지 등을 이용한 청력손실의 평가와 신체적 · 심리사회적 요인 등을 고려하여 보청기의 형태(type), 증폭기(amplifier)의 종류, 선택 사양 등을 결정한다. 둘째, 증폭기의 종류와 기능을 고려하여 이득 또는 주파수 반응곡선, OSPL90 또는 최대출력 등 보청기의 전기음향적 특성을 조절하거나 착용 상태, 음향적 특성 등을 고려하여 귀꽂이 또는 보청기 외형을 변형한다. 셋째, 보청기를 착용한 후 다양한 환경에서 전기음향적 그리고 생심리사회적(biopsychosocial)인 측면에서 이득이 어느 정도인지를 확인하고 필요하다면 전기음향적 특성을 다시 조절한다. 넷째, 보청기를 효과적으로 조절하였음에도 불구하고 난청인이 더 나은 어음 분별력을 요구하거나 만족도가 떨어질 때에는 청능훈련을 시행한다. 다섯째, 청력손실의 평가, 보청기의 이상 유무를 수시 또는 정기적으로 평가하는 사후 관리를 실시한다. 여섯째, 보청기적합의 모든 과정에서는 내용에 맞는 적절한 상담 및 교육을 실시해야 한다. [그림 8-9]에는 보청기적합을 포함한 청능재활(audiologic rehabilitation)의 간략한 과정이 제시되어 있다. 그러나 이 과정은 국내외적으로 표준화된 것은 아니며, 현재 보청기적합 관리에 대하여 국제(ISO) 및 한국 표준으로 제정 중에 있다.

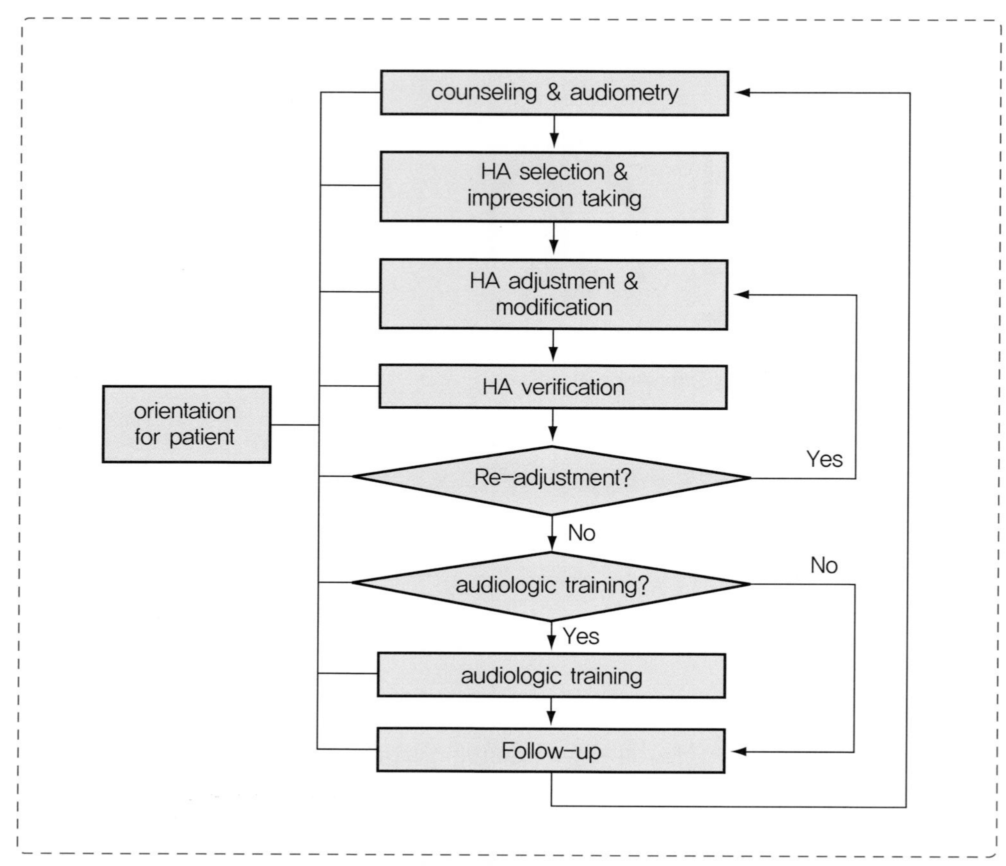


**[그림 8-9] 보청기적합의 절차**
보청기적합에 대해서 현재 국제표준(ISO) 및 국내표준(KS) 제정이 진행 중에 있음.

### 1) 청력손실과 보청기의 선택

보청기의 선택은 청력손실의 정도, 형태 및 종류 등 청각적 요인, 신체의 상태, 연령, 직업 등 비청각적 요인과 의사소통 및 사회생활의 불편 정도, 심리적 요인 등에 의해서 결정할 수 있다. 보청기 선택 시 고려해야 할 사항은 다음과 같다. 첫째, 청력의 정도, 미용적 요소 등을 고려하여 보청기의 형태를 결정한다. 둘째, 난청의 정도, 역동범위 등을 고려하여 선형 및 비선형 증폭기를 선택한다. 셋째, 청력손실의 형태, 단어 인지도, 생활환경 등을 고려하여 디지털 보청기의 기능 또는 다채널 보청기의 채널 수를 결정한다. 넷째, 텔레코일(tele-coil), 기억스위치(memory switch), 스마트폰과의 연동 등 기타 선택 사양을 결정한다.

## 2) 변형 및 조절

### (1) 귀꽂이 또는 보청기 외형의 변형

난청인이 보청기를 착용하는 과정에서 또는 착용한 후에 전기음향학적인 조정으로 해결할 수 없는 문제가 발생했을 때 보청기 외형 또는 귀꽂이에 대한 변형이 필요하다. 귀꽂이 또는 보청기 외형의 변형을 효과적으로 수행하기 위해서는 핸드드릴과 팁, UV 조사기(UV machine), UV 액, 그라인더 등의 변형에 필요한 기구와 음향 또는 심리음향에 대한 충분한 지식과 고도로 숙련된 기술이 필요하다. 변형은 크게 귀꽂이 또는 보청기의 삽입과 제거, 귀꽂이 또는 보청기 표면의 결함, 손잡이의 파손, 소리가 본인의 목소리가 울려서 들리거나 주변의 소리가 날카롭게 들리는 음질상의 문제 등으로 구분하여 조치할 수 있다.

### (2) 보청기의 전기음향적 조절

보청기의 전기음향적 특성은 청력손실의 종류, 정도 및 형태, 단어인지도를 근거로 하여 조절한다. 그리고 음질, 다양한 상황에서 난청인이 원하는 보청기 이득의 정도 등 또한 고려해야 하지만, 최종적으로는 난청인의 일상생활에서 의사소통 능력의 개선에 도움을 줄 수 있어야 한다. 전기음향적 조절 방법은 보청기적합공식(hearing aid fitting formula)을 활용하거나 난청인 및 전문가의 주관적인 판단을 근거로 조절할 수 있다.

#### ① 보청기적합공식에 의한 조절

보청기적합공식은 대부분 청력역치레벨을 이용하여 각 주파수에서의 이득과 최대출력을 결정하는 방식으로 1944년 Libarger가 제안한 1/2이득처방법(a half gain rule)을 근간으로 선형 및 비선형 보청기의 적합공식으로 발전하였다. 현재는 청각 관련 연구소, 보청기 제조사 등에서 개발한 보청기적합공식을 보청기적합 소프트웨어에 내장하여 보청기적합에 도움을 주고 있다. 선형 및 비선형 보청기의 적합공식을 살펴보면 다음과 같다.

■ 선형 보청기

선형 보청기의 보청기적합공식으로는 Berger, POGO(prescription of gain/output),

NAL(national acoustic laboratories)과 NAL의 수정판인 NAL-R, DSL(desired sensation level) 등의 처방법이 등장하였다. 선형 보청기의 적합공식은 대부분 청력역치레벨을 기준으로 이득 또는 최대출력을 결정하며, 증폭된 소리를 난청인의 쾌적수준(most comfortable level)에서 들을 수 있도록 한다. 그리고 대부분의 보청기 적합공식은 저주파수가 고주파수의 인지를 방해하는 상향차폐(upward spread of masking)에 의해서 어음의 분별력이 저하하는 것을 막기 위해 저주파수의 이득을 줄이는 것이 특징이다(이경원, 김진숙, 2009).

■ 비선형 보청기

비선형 보청기의 적합공식은 크게 음량정상화(loudness normalization) 또는 어음이해도의 극대화(speech intelligibility maximization)를 목적으로 개발되었다. 음량의 정상화는 난청인의 비정상적인 음량 증가(loudness growth)의 지각 방식을 정상인과 비슷하게 하는 방법으로 IHAFF(Independent Hearing Aid Fitting Forum), ScalAdapt(Adaptive fitting of hearing instruments by category loudness scaling), FIG 6, VIOLA(visual input/output locator algorithm) 등의 처방법이 개발되어 있다. 그러나 음량 지각의 정상화가 난청인의 어음의 청취력과 이해도에 있어서 최선은 아니라는 논란이 있다. 이를 근거로 NAL-NL1 처방법은 특정한 음량에서 어음이해도의 극대화를 목적으로 개발되었으며, 앞서 열거한 음량의 정상화를 목적으로 하는 처방법과 대조를 이루고 있다. 이 외에도 장기평균어음스펙트럼(long-term average speech spectrum, LTASS)이 실이증폭이득(real-ear aided gain)의 목표치에 도달하게 하는 DSL i/o(desired sensation level input/output) 등이 현재 사용되고 있다(이경원, 김진숙, 2009). 비선형 보청기의 적합공식은 보통 크기의 대화음에 대한 이득 외에 압축역치 및 압축비율, 압축시간 및 해제시간 등을 결정하기 위한 구체적인 수치를 제공하고 있다. 그러나 효과적인 전기음향적 조절 방법에 대해서는 현재까지도 논란이 계속되고 있다(Barker & Dillon, 1999; Barker, Dillion, & Newall, 2001).

■ 한국 난청인을 위한 보청기적합공식

한국의 경우 프로그램식 보청기(programmable hearing aid)와 보청기적합 소프트웨어(hearing aid fitting software)를 대부분 미국, 유럽, 호주 등에서 수입하고 있으며, 보청기적합 역시 보청기적합 소프트웨어 내에 내장되어 있는 서구에서 개발한 보청기

적합공식(hearing aid fitting formula)을 이용하고 있다. 그러나 우리나라 감각신경성 난청인의 선호이득(preferred gain)과 NAL-NL1 그리고 우리말 음과 영어 음의 장기평균 어음스펙트럼(long-term average speech spectrum; von Hapsburg & Bahng, 2006; 이경원 외, 2008), 대역중요기능(band importance function; Jin et al., 2015), 선호하는 압축비율 및 압축 방식 등에 있어서 차이가 있음을 보고하였듯이(이경원 외, 2008), 우리나라 난청인에 대한 효과적인 보청기적합을 위해서 우리말의 특성에 알맞은 보청기적합공식의 개발이 필요하다(이경원, 김진숙, 2009).

② 주관적인 판단에 의한 보청기의 조절

■ 선형 보청기

선형 보청기는 보통 크기(moderate sound)의 대화음 그리고 음질을 위주로 조절한다. 우선, 보청기를 착용하고 1~2 m의 거리에 있는 상대방의 적당한 크기의 대화음을 난청인이 쾌적수준에서 적당한 크기로 들을 수 있도록 음량조절기를 조절한다. 그 후 소리의 날카로움 또는 울림 등을 확인하여 문제가 있는 경우 저음역 또는 고음역 조절기(low or high cut)를 사용하여 음질을 조절한다. 그리고 보청기의 최대출력(SSPL90 또는 OSOL90)을 확인하여야 하는데, 30 cm 이내의 가까운 거리에서의 어음 또는 외부의 큰 소리에 대하여 너무 큰 경우는 최대출력 조절기를 사용하여 조절한다.

■ 비선형 보청기

비선형 보청기의 이득 조절은 보통 크기의 경우는 선형 보청기와 같은 방법으로 조절하지만 추가적으로 작은 소리 또는 큰 소리에 대한 난청인의 반응을 확인하여 이득을 별도로 조절하여야 한다. 이때 사용할 수 있는 조절기는 압축역치 및 압축비율이다. 압축역치는 낮을수록 작은 소리에 대한 이득을 높일 수 있으며, 큰 소리에 대한 이득은 압축비율 또는 최대출력 조절기를 사용하여 조절할 수 있다. 그리고 난청인의 단어인지도와 신호대잡음비를 개선하기 위해서 압축시간 및 해제시간을 조절할 수 있다.

■ 다채널 보청기

다채널 보청기는 선형 및 비선형 보청기와 같은 방법으로 적합하지만, 음향을 채널에 따른 주파수 대역으로 나누어 각각 조절한다.

### 3) 보청기적합의 확인

보청기를 적합한 후 보청기의 착용 상태, 이득과 최대출력, 압축역치 및 압축비율이 적당한지를 확인하여야 한다. 보청기적합은 착용 상태를 육안으로 확인하는 방법, 이득, 최대출력 등의 전기음향적인 측정, 방음실에서의 기능이득검사(functional gain test), 어음청각검사(speech audiometry), 방향분별력검사(directional discrimination test) 등의 음장검사(sound field test), 설문지 등을 통하여 확인할 수 있다.

#### (1) 육안 관찰에 의한 적합 확인

보청기 착용이 잘 이루어졌는가를 평가하는 내용은 보청기의 올바른 착용 및 착용감, 음량조절기, 송화기, 수화기 등을 육안으로 관찰하여 확인해야 하며, 음향 피드백 등을 건청인의 청각으로 확인해야 한다.

#### (2) 전기음향적 측정에 의한 적합 확인

전기음향적으로 이득, 최대출력 등을 확인하기 위한 방법은 실이측정, 커플러 측정, 음장측정, 비교법 등이 있다.

##### ① 실이측정

청력역치, 불쾌수준 등 청각적인 정보와 적절한 보청기적합공식을 실이측정기에 입력한 뒤 생성된 목표이득과 실이공명반응과 실이증폭반응에 의해 발생하는 실이삽입이득을 비교하여 이득, OSPL90, 압축역치 및 압축비율을 확인할 수 있다. 근래에는 어음, 음악, 잡음 등을 이용하여 난청인의 역동범위 내에 어떻게 분포하는가를 확인할 수 있는 실이측정기가 출시되어 보청기의 적합에 사용하고 있다.

##### ② 커플러 측정

보청기 성능 분석기의 2-cc 커플러를 사용하여 입력음압 50~90 dB SPL에 대한 이득을 보청기적합공식을 사용하여 구한 이득과 비교하여 확인할 수 있다. 보청기의 입력 측에 제시하는 음원은 광대역잡음의 일종으로 어음 스펙트럼과 비슷한 특성을 지닌 어음잡음을 주로 사용한다.

### (3) 음장검사에 의한 적합 확인

보청기적합은 소음과 잔향음을 조절한 음장에서 기능이득검사, 어음청각검사, 방향분별력검사 등을 통하여 확인할 수 있다. 음장검사와 관련하여 ISO 8253-2(2009)에서는 음장의 조건, 순음 또는 협대역잡음을 사용한 청력검사 방법에 대해서 기술하고 있다.

#### ① 기능이득검사

기능이득은 방음실의 신호음을 제시하는 스피커 앞에서 측정한 보청기를 착용하지 않은 상태의 비증폭역치(unaided threshold)에서 착용한 상태의 증폭역치(aided threshold)를 뺀 값으로 정의할 수 있다. 스피커에 제시하는 자극음은 주파수 변조음(FM tone), 협대역잡음, 어음잡음 등을 사용하며, 검사는 순음청력검사와 동일한 방법을 이용한다(ISO 8253-2, 2009). 기능이득의 결과는 이론적으로 실이삽입이득과 동일하기 때문에 기능이득을 보청기적합공식과 비교하여 보청기적합을 확인할 수 있다. 그러나 비선형 보청기의 경우 압축역치와 압축비율에 따라서 기능이득이 달라질 수 있기 때문에 주의하여야 한다.

#### ② 어음청각검사

난청인이 보청기를 착용하는 가장 중요한 이유는 대화음을 좀 더 분명하게 듣기 위해서다. 방음실에서의 어음청각검사는 난청인이 보청기를 착용하기 전과 후에 어음을 얼마만큼 이해하는지를 측정하는 것으로, 설문지와 비교하면 직접적이고도 객관적인 방법이다. 방음실에서 어음청각검사에 사용하는 제시음으로는 단음절어 또는 문장(한국산업표준, 2009)을 사용할 수 있지만 난청인의 의사소통 능력을 효과적으로 평가하기 위해서는 문장을 사용하는 것이 효과적이라 할 수 있다. 제시음의 강도는 대화음의 평균강도레벨인 45~50 dB HL이며, 난청의 정도 및 어음의 인지도에 따라 35 dB HL 또는 55 dB HL 내외의 수준으로 제시할 수도 있지만 보청기 착용 전후에 제시음의 강도는 같아야 비교가 가능하다. 그리고 난청인의 어음 청취 능력에 따라 광대역잡음, 어음잡음, 다화자잡음(babble talker noise) 등을 제시하여 단어인지도 또는 문장인지도를 구할 수도 있다.

③ 방향분별력검사

보청기를 착용하고 난 후, 방향성에 대한 이득 또한 중요한 평가 항목 중 하나다. 방향분별력검사는 8개(45도) 혹은 16개(22.5도)의 스피커에서 발생하는 광대역잡음을 사용하여 방향감각의 인지 정도를 비교한다(권경순, 박문서, 이정학, 2000). 검사를 시작하기 전, 난청인에게 미리 스피커의 위치를 설명한 뒤, 쾌적수준에서 난청인에게 광대역잡음을 임의로 들려주면서 순간적으로 감지하는 음원의 스피커를 지적하거나 번호를 말하게 한다. 이때 22.5°(대각선), 45°(대각선 바로 옆의 스피커를 맞춘 경우), 67.5°(그 밖) 등 검사한 값의 평균을 구한 다음, 그 값이 45° 내에 들면 양이 착용이 유리하다고 판단할 수 있다.

(4) 설문지에 의한 적합 확인

설문지는 실제 일상생활에서 보청기의 착용 효과를 심리 · 사회 · 음향학적인 측면을 고려하여 다양한 상황하에서 비교 · 분석하는 것으로, 보청기를 착용하기 전과 보청기를 착용한 후에 보청기의 수행 능력을 평가하는 주관적인 방법이다. 대부분 보청기를 사용한 지 한 달 후에 설문지를 통하여 평가한다. 우리나라에서 주로 사용하는 보청기 착용 전후 이득평가 도구로는 KHHIE(Korean hearing handicap inventory of the elderly; 구호림, 김진숙, 2000), K-IOI-HA(Korean version of Outcome Inventory for Hearing Aids; Chu et al., 2012), K-PHAB(Korean version of profile of hearing aid benefit; 김태화, 심송용, 이경원, 2016) 등이 있으며, 이를 간단히 살펴보면 다음과 같다.

- KHHIE는 보청기의 조절과 관련된 이득을 수량화하기 위해 사용하며, 심리음향적 측면을 많이 고려하였다. 크게 두 가지 항목으로 구성되어 있는데, 하나는 감성적 또는 사회적인 측면에 대한 항목이고, 다른 하나는 청취 환경에 대한 항목이다. 답변은 '예(Yes)' '가끔 그렇다(Sometime)' '아니요(No)'의 세 가지로 각 항목마다 점수를 매긴다. 평가한 항목의 합산 점수를 이용하는데, 총점 100점을 기준으로 할 때 보청기를 착용한 후의 점수는 보통 20~30점 정도가 감소한다.
- K-IOI-HA는 보청기 착용 후 보청기에 대하여 음향, 심리, 사회 등 총체적인 만족도를 평가하는 것으로 7개의 질문에 대하여 각각 5개의 답변으로 구성하였다.
- K-PHAB은 Cox와 Alexander(1995)가 개발한 APHAB를 우리나라 실정에 맞게 수정 및 보완한 것으로, 보청기를 착용한 후 다양한 상황에서 청취와 방향성에서의

어려움이 어느 정도 감소하는지를 평가하는 설문지다. 내용은 청취 능력의 범주(category)를 '조용한 곳' '잡음' '잔향음' '크고 날카로운 소리'에 '방향성'을 추가하여 5개의 청취 상황으로 구분하였으며, 범주당 4개의 질문 항목을 포함하고 있다. 답변은 '항상 그렇다(always): 1%'에서 '전혀 그렇지 않다(never): 99%'의 7단계로 구성되어 있다. 질문 항목의 최대 점수는 각 99점으로 각각의 범주에서 보청기 착용 후의 점수가 착용 전의 점수에 비해 14점(95% predicted interval) 이상 감소하면 보청기로 인해 청취 능력 또는 방향성이 개선된 것으로 볼 수 있다.

### 4) 청능훈련

보청기를 착용하고 난청인의 청력손실과 심리사회적인 특성에 알맞게 귀꽂이 또는 보청기 외형을 변형하고 전기음향적으로 조절하였음에도 불구하고 일상생활에서 의사소통에 지장을 초래한다면 청능훈련을 시도해 볼 수 있다. 청능훈련은 환경음, 어음 등 다양한 음원과 방법을 활용할 수 있으며, 청능훈련 기간은 1회당 40분 정도의 과정으로 5주(3회/주)에서 15주(2회/주) 정도가 필요하다(Humes, Kinney, Brown, Kiener, & Quigley, 2014). 현재 우리나라에서는 난청인의 청능훈련에 필요한 도구로 다양한 음원과 방법을 개발하고 있으며(안표희, 이경원, 2016), 일상생활에서 청능훈련의 효과를 다양한 방법으로 검증하고 있다(Yeo, Bahng, & Lee, 2014). 청능훈련에 대한 자세한 내용은 12장에서 다루기로 한다.

### 5) 사후 관리

보청기의 조절과 보청기적합에 대한 확인이 효과적으로 이루어지면 정기 및 수시적인 사후 관리를 실시해야 한다. 정기적인 사후 관리는 성인의 경우 6개월 또는 1년 단위로 시행하지만 아동의 경우는 성인에 비해서 더 짧은 주기로 시행해야 한다. 사후 관리의 내용은 이경검사를 통한 외이의 상태, 보청기의 착용 및 작동 상태, 청각적 수행 능력 등을 점검하여야 하며, 이를 위해서 후속 예약을 하는 것이 좋다. 그리고 사후 관리의 내용에 따라 청력손실의 변화, 보청기의 심리음향적인 변화를 관찰하고 필요하다면 보청기의 조절과 변형 및 청능훈련을 실시한다.

### 6) 난청인에 대한 교육

청각 전문가는 난청인이 청력손실을 극복하고 심리적 불안과 사회적 불이익에서 벗어날 수 있기 위해 확고한 신념과 용기를 줄 수 있도록 난청인에 대한 교육을 실시해야 한다. 상담과 교육은 난청인은 물론 가족, 친구 등 주변인도 포함해야 하며, 보청기평가에서 사후 관리에 이르기까지 여러 분야에 걸쳐 다양하게 이루어져야 한다.

상담과 교육은 보청기평가 후 보청기를 착용하고 적응과 사후 관리에 이르는 순서에 맞추어 청력손실의 이해, 보청기의 선택, 보청기의 사용과 순응 또는 적응, 보청기의 관리, 청취 전략, 향후 방문 및 재활 계획 등에 대해서 간단하고 명확하게 이루어져야 한다. 이를 위해, 청각 전문가는 상담과 청능재활에 효과적이고 표준화된 계획을 각 난청인의 특성에 맞게 수립하는 것이 중요하다.

## 7. 보청기 착용 후 적응과 청취 전략

난청인이 보청기 착용 후 즉시 소리를 자연스럽게 듣거나 말소리를 잘 이해할 수 있는 것은 아니다. 착용한 보청기를 통하여 들리는 소리를 자연스럽게 듣거나 말소리를 잘 이해하기 위해서는 신경가소성(neuroplasticity)의 원리로 인하여 수개월 이상의 적응 또는 순응(acclimatization) 기간이 필요하다(Gatehouse & Killion, 1993). 또한 난청인은 잡음 또는 잔향음이 있는 곳에서 말소리의 인지가 더욱 어렵기 때문에(Picheny, Durlach, & Braida, 1986) 말소리의 청취를 위한 특별한 전략이 필요하다.

### 1) 보청기 착용 후 적응 방법

보청기를 착용한 후 새로운 소리에 적응하기 위해서는 집 안과 같은 조용한 곳에서 일대일의 대화로 시작하여 집 안에서 발생하는 다양한 소리, 여러 사람과의 대화에 적응하며, 점차 집 밖으로 나가서 잡음이 있는 다양한 환경에 익숙해지도록 경험해야 한다. 또한 많은 사람과 대화를 하는 등 점진적으로 말소리의 청취가 어려운 상황에 익숙해지도록 노력해야 한다.

## 2) 청취 전략

난청인의 보청기를 착용한 후 잡음, 반향음이 있는 곳 그리고 많은 사람이 있는 곳 등 다양한 환경에서 말소리를 청취하기 위해서는 화자 또는 화자의 주변을 주의 깊게 관찰하거나 말소리를 잘 들을 수 있도록 청취 환경을 조절해야 한다.

### (1) 화자 및 주변 관찰

난청인이 상대방의 말소리를 잘 청취하기 위해서 노력해야 할 것은 상대방의 입술, 표정, 몸짓 등을 유심히 관찰하는 것이다. 특히 소음 속에서는 이러한 노력이 더욱 필요하다. 이 외에도 대화 내용의 주제를 파악한다면 말을 추측하거나 듣기가 한층 쉬워진다. 그리고 난청인과 대화를 할 경우 말의 속도를 늦추거나 강도를 높이면 자음의 강도가 높아져서 난청인이 상대방의 대화를 훨씬 쉽게 이해할 수 있다.

### (2) 청취 환경의 조절

말소리를 잘 이해하기 위한 청취 환경을 조성하기 위해서는 조명, 난청인의 위치, 소음, 반향음의 조절 등이 필요하다. 상대방의 입술, 표정, 몸짓을 잘 살피기 위해서는 난청인이 조명을 등지는 것이 효과적이며, 화자에게 가까이 다가설 경우 소음 또는 잔향음 내에서 더욱 대화가 쉬워진다. 그리고 소음을 줄이기 위해서는 대화에 불필요한 TV의 음량을 낮추고 창문을 닫거나 조용한 곳으로 옮겨서 대화를 하도록 한다. 큰 공간에서 잔향음이 있는 경우는 그 자리를 피하여야 하며, 좁은 실내의 경우는 가구 등의 적절한 배치 등을 통해서 해결할 수 있다.

## 요약 및 정리

보청기는 전기 · 전자 기술의 발전으로 하드웨어 및 소프트웨어적인 측면에서 해마다 새로운 기술을 선보이고 있는 추세다. 그러나 보청기는 근본적으로 외이, 중이, 내이, 중추신경계 등 청각기관의 생리적인 기능을 반영한 것이므로 최근의 기술을 탑재한 보청기를 잘 이해하기 위해서는 청각기관의 이해가 필수적이다. 그리고 보청기를 착용한 후 조용한 곳 또는 잡음이 있는 환경에서 말소리를 효과적으로 청취하기 위해서는 보청기의 올바른 적합과 아울러 청각의 순응 또는 적응, 청능훈련 등이 필요하다. 따라서 보청기를 다루는 청능사는 다양한 청각적 지식, 최근 보청기 기술의 동향, 청능훈련 등에 대한 내용을 항상 숙지하고 있어야 한다.

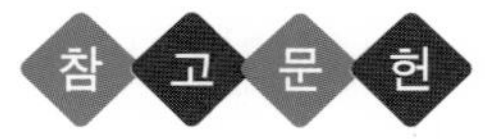


공혜경, 주연미, 이경원(2013). 어음잡음 하에서 자모음비에 따른 감각신경성난청인의 무의미음절 인지도. 청능재활, 9, 33-39.

구호림, 김진숙(2000). 한국 노인성 난청의 청각장애지수(KHHIE)에 관한 검사: 재검사신뢰도. 언어청각장애연구, 5(1), 133-154.

권경순, 박문서, 이정학(2000). 정상한국인의 수평형 음 방위 판별에 관한 연구. 언어청각장애연구, 5, 176-189.

김태화, 심송용, 이경원(2016). 한국어판 보청기이득평가 설문지 개발. 청능재활, 12(4), 209-220.

안표희, 이경원(2016). 청능훈련을 위한 환경음원의 개발. 청능재활, 12(2), 82-88.

이경원, 김진숙(2009). 보청기적합공식과 한국의 연구 고찰. 청능재활, 5, 6-12.

이경원, 이재희, 이정학(2008). 한국어음을 이용한 다화자잡음의 개발시안. 청능재활, 4, 24-27.

이소예, 이경원(2010). 한국어의 자모음비(CVR)에 따른 무의미음절의 단어인지도 변화. 청능재활, 6, 25-29.

이수현, 이경원(2013). 고막보청기의 골부 길이에 따른 폐쇄효과의 음향적 그리고 심리음향적 변화. 청능재활, 9, 157-164.

이정학, 이경원(2000). 내부 크로스(internal CROS)와 외부 크로스(external CROS) 보청기의 착용효과 비교. 대한청각학회, 4(2), 163-169.

이정학, 이경원(2005). 보청기평가. 서울: 학지사.

한국산업표준(2009). KS C ISO 8253-3. 음향학-청력검사방법-제3부: 어음청각검사. 충북: 국가기술표준원.

Barker, C., & Dillon, H. (1999). Client preferences for compression threshold in single-channel wide dynamic range compression hearing aids. *Ear and Hearing*, *20*, 127-139.

Barker, C., Dillon, H., & Newall, P. (2001). Fitting low ratio compression to people with severe and profound hearing losses. *Ear and Hearing*, *22*, 130-141.

Boer, B. (1984). Performance of hearing aids from the pre-electronic era. *Audiological Acoustics*, *23*, 34-55.

Cox, R. M., & Alexander, G. C. (1995). The abbreviated profile of hearing aid benefit. *Ear and Hearing*, *16*(2), 176-186.

Chu, H., Cho, Y. S., Park, S. N., Byun, J. Y., Shin, J. E., Han, G. C., et al. (2012). Standardization for a Korean adaptation of the international outcome inventory for hearing aids: Study of validity and reliability. *Korean Journal of Otorhinolaryngol-Head and Neck Surgery*, *55*(1), 20-25.

Dillon, H. (2012). *Hearing aid* (2nd Edition). Thieme: New York, Stuttgart.

Gatehouse, S., & Killion, M. (1993). HABRAT: Hearing aid brain rewiring accommodation time. *Hearing Instrument*, *44*(10), 29-32.

Humes, L. E., Kinney, D. L., Brown, S. E., Kiener, A. L., & Quigley, T. M. (2014). The effects of dosage and duration of auditory training for older adults with hearing impairment. *Journal of the Acoustical Society of America*, *136*(3), 224-230.

ISO 8253-2. (2009). Acoustics-Audiometric test methods Part 2: Sound field audiometry with pure-tone and narrow-band test signals. Geneva: International Organization for Standardization.

Jastreboff, P. J., & Jastreboff, M. M. (2000). Tinnitus Retraining Therapy (TRT) as a method for therapy of tinnitus and hyperacusis patients. *Journal of the American Academy of Audiology*, *11*, 162-177.

Jin, I-K., Kates, J. M., Lee, K., & Arehart, K. H. (2015). Derivations of the band-importance function: A cross-procedure comparison (L). *Journal of the Acoustical Society of America*, *138*(2), 938-941.

Kasten, R., & Franks, J. (1986). Electroacoustic characteristic of hearing aids. In W. R. Hodgson & P. H. Skinner (Eds.), *Hearing Aid Assessment and Audiologic Habilitation*. Baltimore, MD: Williams & Wilkins, 38-70.

Lybarger, S. F. (1944). U.S. patent application SN 543. 278. In Dillon, H. (2001). *Hearing aids*. New York: Thieme.

Lybarger, S. F. (1985). The physical and electroacoustic characteristics of hearing aids. In J. Katz (Ed.), *Handbook of Audiology*. Baltimore, MD: Williams & Wilkins, 849-884.

Nielson, H., & Rasmussen, S. (1984). New aspects in Hearing aid fittings. *Hearing Instruments, 35*, 18–21.

Picheny, M., Durlach, N., & Braida, L. (1986). Speaking clearly for the hard of hearing. II: Acoustic characteristics of clear and conversational speech. *Journal of Speech Hearing Research, 29*(4), 434–446.

Romanow, F. F. (1942). Method of measuring the performance of hearing aids. *Journal of The Acoustical Society of America, 13*(1), 294–304.

Simpson, A. (2009). Frequency lowering devices for managing high-frequency hearing loss: A review. *Trends in Amplification, 13*(2), 87–106.

Staab, W. J., & Finaly, B. (1991). A fitting rationale for deep canal hearing instruments. *Hearing Instruments, 42*(6), 8–10, 50.

Thornton, A., & Raffin, M. (1978). Speech discrimination scores modeled as a binomial variable. *Journal of Speech and Hearing Research, 23*, 507–518.

von Hapsburg, D., & Bahng, J. (2006). Acceptance of background noise levels in bilingual (Korean-English) listeners. *Journal of the American Academy of Audiology, 17*, 649–658.

Yeo, S. H., Bahng, J., & Lee, J. H. (2014). Efficacy of auditory training using sentences in noise for hearing aid users. *Audiology, 10*(1), 65–75.

## 제9장

# 인공와우

이정학(한림국제대학원대학교 청각학과)

1. 인공와우의 개요
2. 인공와우의 구조와 기능
3. 인공와우의 적합
4. 기타 이식보청기

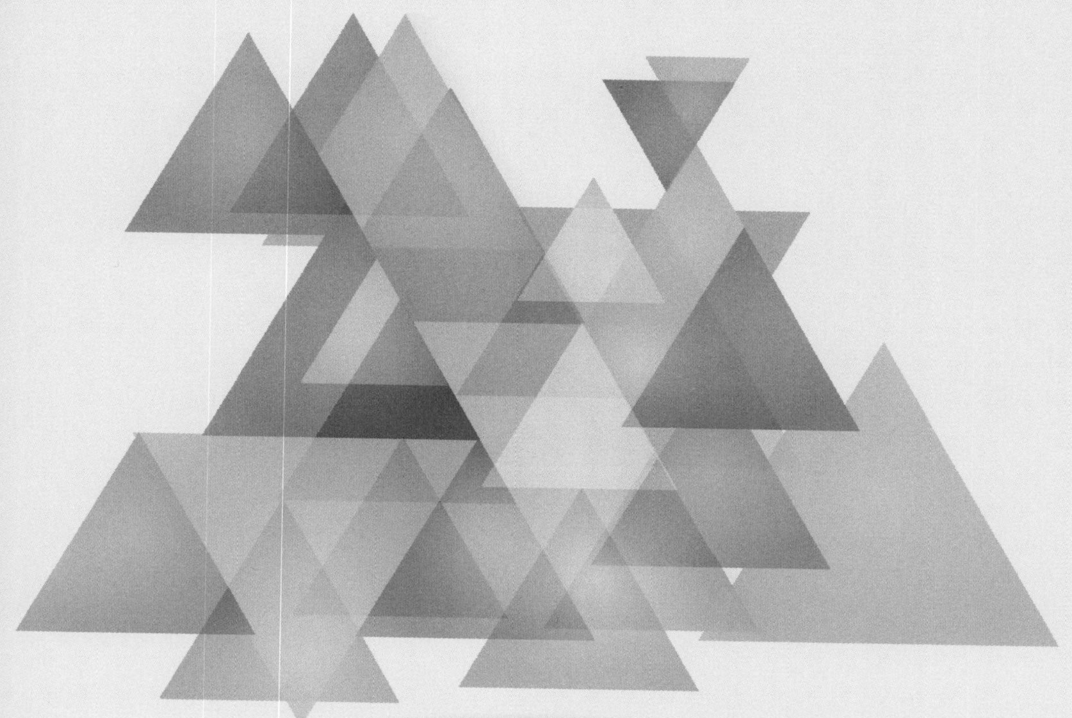

## 1. 인공와우의 개요

이식보청기(implantable hearing aids)는 시술을 통해서 청각기기를 유양돌기, 중이, 와우 또는 청신경에 삽입하는 특수한 형태의 보청기라고 할 수 있다. 와우이식기라고도 하는 인공와우(cochlear implant, CI)는 가장 대표적인 이식보청기로서 청신경에 전기 자극을 제공함으로써 손상되거나 상실된 와우 내 유모세포의 기능을 대행하는 전기적 장치다. 인공와우의 전극은 정원창(round window)을 거쳐서 고실계(scala tympani) 내부에 삽입되어 소리 자극을 받지 못하는 청신경을 전기적 에너지로 직접 자극한다. 일반 보청기로 도움이 되지 않는 양측성 심도의 감각신경성 난청 혹은 농 상태에 이른 난청인의 어음인지에 상당한 효과를 보이는 것으로 잘 알려져 있다. 하지만 편측성 심도 난청의 경우에는 충분한 효과를 입증하기 위해 아직 더 많은 연구가 필요하다 (Cabral Junior, Pinna, Alves, Malerbi, & Bento, 2016; Kitterick, Smith, & Lucas, 2016).

인공와우 이식을 받은 난청인의 수는 2012년 말까지 전 세계적으로 약 32만 4,200명으로 추산하고 있으며(National Institutes of Health, 2016), 유 · 소아에서 노인에 이르기까지 이식 대상자의 연령범위도 점차 넓어지고 있다. Yang과 Cosetti(2016)에 의하면 나이는 더 이상 인공와우 이식의 장애 요소가 아니며, 인공와우가 노인의 어음 인지력과 삶의 질 향상에 상당한 공헌을 하고 있다. 과학기술의 향상과 더불어 인공와우의 음향처리 방식 및 내부전극 기술도 지속적으로 발전하고 있으며, 와우의 형태도 더욱 소형화되고 디자인도 세련되어 지고 있다. 현재 연구 개발 단계에 있는 외부장치가 없는 완전 내장형도 머지않은 장래에 임상 적용될 것이다. 이러한 인공와우의 양적 · 질적 성장과 함께 난청인 개개인에게 적절하고 효과적인 청능재활 프로그램의 중요성이 더욱 부각되고 있다(이정학, 2010). 이 장에서는 인공와우의 기능과 적합 방법을 중점적으로 다루고 기타 이식보청기들은 마지막 부분에서 간단하게 소개하고자 한다.

## 2. 인공와우의 구조와 기능

세계적으로 여러 가지 인공와우 모델이 있지만 기본적인 구조는 송화기(microphone), 음향처리기(sound processor), 송신기(transmitter)로 구성된 외부장치([그림 9-1])

와 수신자극기와 전극이 전선으로 연결된 복합체인 내부장치(**[그림 9-2]**)를 포함한다. 송화기는 보청기와 마찬가지로 음향 에너지를 전기 에너지로 변환하는 입력장치이고, 음향처리기는 증폭기와 신호변환기의 역할을 동시에 함으로써 입력신호를 여러 가지 방법으로 조작하는 장치다. 음향처리기에서 변형된 신호는 송신기를 통하여 무선주파수(radio frequency, RF) 방식으로 피부 속에 있는 수신자극기(receiver-stimulator)로 전달되며, 수신자극기는 외부장치로부터 전달받은 신호를 와우 내 전극(electrode)으로 전달한다(**[그림 9-3]**). 전극은 최종적으로 와우신경을 직접 자극하는 역할을 한다.

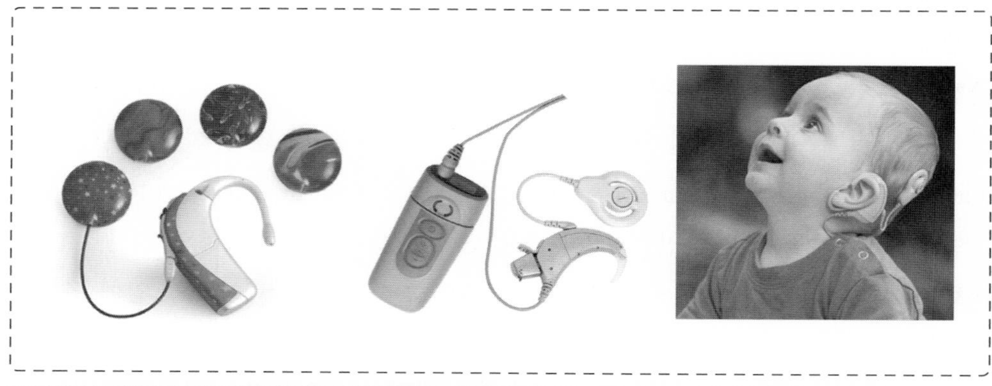

[그림 9-1] 여러 가지 형태의 인공와우 외부장치와 인공와우를 착용한 아동의 모습

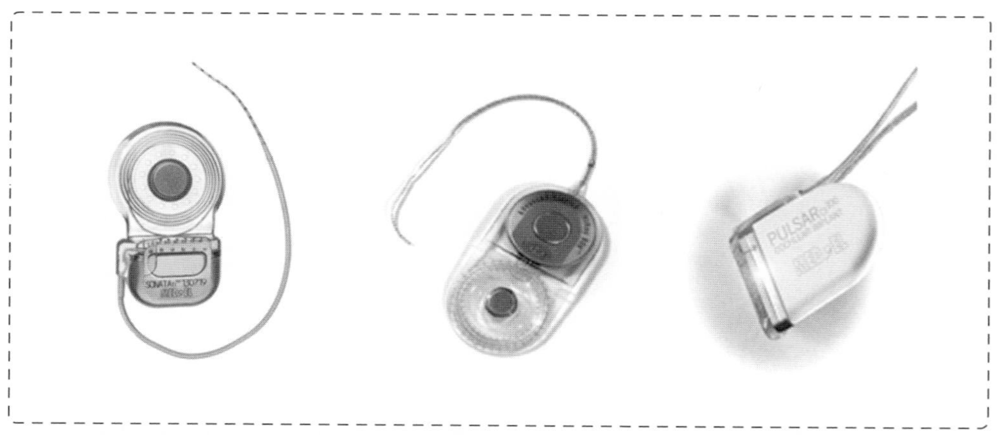


[그림 9-2] 수신자극기와 전극이 연결된 인공와우 내부장치의 여러 가지 형태

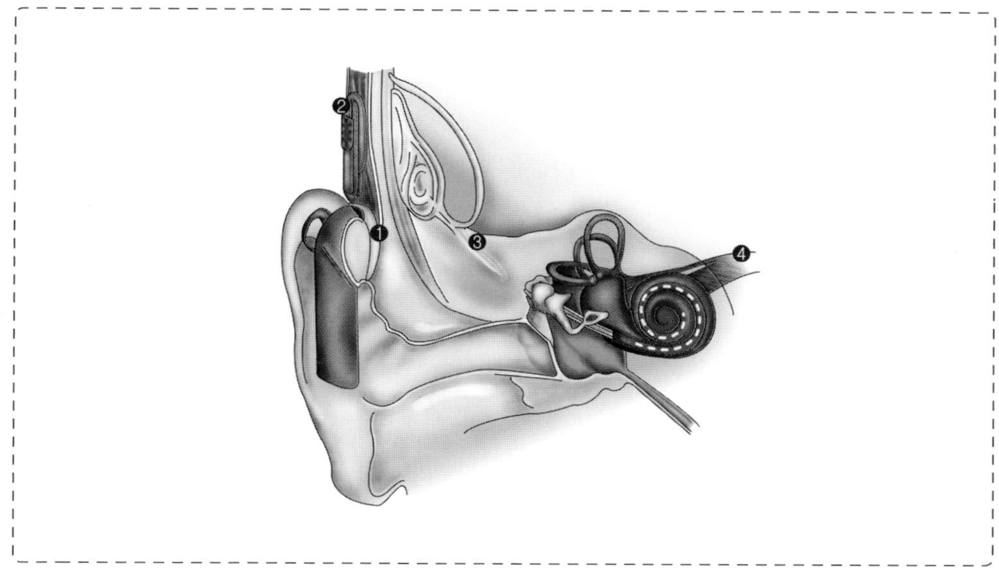


**[그림 9-3] 인공와우 이식 귀 모습**
① 음향처리기, ② 송신기, ③ 수신자극기와 전극 연결 전선, ④ 청신경

인광와우의 주요 구조와 기능은 다음과 같이 요약 · 설명할 수 있다.

## 1) 음향처리기

인공와우에서의 음향처리기란 입력된 음향신호를 3차원, 즉 주파수(frequency), 진폭(amplitude), 시간(time)으로 미세하게 분석한 다음, 여과, 증폭 및 재증폭 과정을 거쳐서 난청인이 듣기에 적절한 전기적 신호로 바꾸어 주는 장치를 의미한다. 보통 넓은 대역의 주파수(약 100~8500 Hz)에서 많은 양의 음향 자료를 산술적으로 계산하는 고속 푸리에 변환(fast Fourier transform, FFT) 방식을 사용한다. 음향처리기의 주요 기능을 살펴보면 다음과 같다.

### (1) 음향역동범위(acoustic dynamic range, ADR)

음향처리기에서 지정한 음향 자극의 역동범위, 즉 최대입력음압레벨과 최소입력음압레벨의 차이를 의미하며 입력역동범위(input dynamic range, IDR)라고도 한다.

(2) 감도조절(sensitivity control)

송화기의 민감도를 조절하는 기능을 의미한다. 민감도가 높으면 역치레벨(threshold level, T-level)과 최대쾌적레벨(the maximum comfortable level, M-level or C-level)에 도달하기 위해 필요한 음향 에너지가 적어지기 때문에 주변 및 환경의 잡음을 포함한 작은 소리는 잘 들리지만, 자동이득조절(automatic gain control, AGC) 기능이 작동하는 레벨은 낮아지기 때문에 큰 소리를 구별하는 능력이 떨어진다. 반대로 민감도가 낮으면 작은 소리는 덜 들리지만 큰 소리를 구별하는 능력은 증가한다. 시끄러운 청각 환경에서 실시간으로 신호대잡음비(signal-to-noise ratio, SNR)를 향상시키기 위해서 자동감도조절(automatic sensitivity control, ASC) 기능을 사용하는데, 이는 들어오는 음향신호의 소음대(troughs of the envelope)에 근거하여 송화기의 민감도를 자동적으로 조절하여 SNR을 개선하는 방법이다.

(3) 음향처리 방식(sound processing strategy)

음향처리 방식은 인공와우 제조회사와 음향처리기 모델에 따라 약간씩 차이가 있지만 보통 두 가지 이상의 처리 방식을 사용하며, 청각 전문가가 그중에서 각 난청인에게 적절하다고 판단하는 방법을 선택한다. 인공와우에서 사용하는 기본적인 음향처리 방식은 크게 두 가지 기법, 즉 시간단서(temporal cues)를 강조하는 기법과 주파수단서(spectral cues)를 강조하는 기법으로 구분할 수 있다([그림 9-4] 참조). 물론 어느 한 쪽으로 치우치지 않고 좀 더 중점을 두는 정도라고 할 수 있다.

① 시간단서를 강조하는 기법

- CIS(continuous interleaved sampling) 기법: 음향 자극의 빠른 시간적 변화(temporal changes)에 근거하므로 다른 기법보다 채널 수가 적어도 효과적으로 와우를 자극할 수 있고, 비교적 빠르게 정해진 속도(high fixed rates)로 전극을 순차적으로 자극한다. 이 기법은 단순하면서도 가장 효율적인 기법으로서 다른 기법의 기초가 되고 있다(Wilson, 2006; Wilson & Dorman, 2012). 20개의 이상의 채널까지 사용 가능하지만 보통 10개 이하의 채널을 선택하여 고정 상태로 사용하며, 전극당 자극률(pulse rate)은 1,000 pps(pulses per second) 정도다. 대부분의 제조회사에서 기본적인 음향처리 방식 중 하나로 CIS 기법을 포함하고 있으며, 최근 Med-El사에서는 음악 및 소음 속 어음의 인지 능력 향상에 도움을 주기 위해서 CIS 기법을 더

욱 발전시킨 HDCIS(high definition CIS) 기법, FSP(fine structure processing) 기법 등을 개발하였다(Magnusson, 2011).

- HiRes(high resolution) 기법: 미국 Advanced Bionics에서 개발한 기법으로서 빠른 자극률(2,800~5,600 pse)과 전극쌍(pairs of electrodes)을 사용하는 것이 특징이다. 특히 전극쌍을 사용할 경우는 동시자극(simultaneous stimulation)을 병행하기 때문에 자극률이 더욱 빨라진다. HiRes 이전 버전의 음향처리 기법에는 동시 자극을 강조한 SAS(simultaneous analog stimulation), PPS[paired pulsatile sampler, MPS(multiple pulsatile sampler)라고도 함.] 등이 있으며, 최근에는 HiRes를 더욱 발전시켜 소음하 어음, 음악소리 또는 환경음의 인지 능력 향상을 목표로 HiRes Fidelity 120 기법을 개발하였다.

② 주파수단서를 강조하는 기법

- N-of-M 기법: 음향신호가 입력되면 M개의 채널 중에서 에너지가 강한 N개의 채널을 선택하여 순차적(sequential), 즉 비동시적(non-simultaneous) 자극으로 처리하는 기법으로서 N개의 채널은 상대적으로 강한 에너지를 가진 주파수 대역을 포함하기 때문에 입력신호에 따라서 가변적이다. N-of-M 기법에서는 약 1,000 Hz 이하의 주파수 대역에서는 선형분포(linear distribution)를 사용하고, 그 이상의 고주파수 대역에서는 비선형분포(non-linear distribution), 즉 로그분포(logarithmic distribution)를 사용한다(Wilson, 2006).
- SPEAK(spectral peak) 기법: N-of-M의 변형으로서 호주의 Cochlear사 제품에 적용되었으며, 와우 내 전극(intracochlear electrode)과 와우의 위치에 따른 주파수 선택 능력에 근거한다. 되도록 많은 수의 와우 내 전극을 사용하며, 약 1,850 Hz 이하의 주파수 대역에서는 선형분포를 사용하고, 그 이상의 고주파수 대역에서는 로그분포를 사용한다(Wilson, 2006).
- ACE(advanced combination encoder) 기법: 난청인의 어음 인지 능력을 더욱 향상시키고자 SPEAK 기법을 개선한 방식으로서 N-of-M 기법의 또 다른 변형이라고 할 수 있다. 이 기법에서는 약 1,300 Hz 이하의 주파수 대역에서는 선형분포를 사용하고, 그 이상의 고주파수 대역에서는 로그분포를 사용한다(Wilson, 2006). 최근 Cochlear사에서 ACE 기법을 더욱 발전시켜 환경음과 음악의 인지에도 더 많은 도움을 줄 수 있도록 Hi-ACE 기법을 개발하였다.

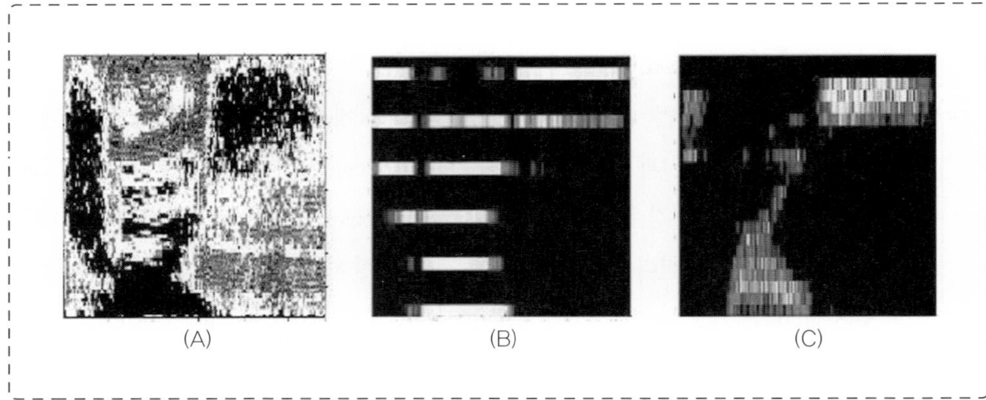


**[그림 9-4] 음향처리 방식에 따른 'choice' 어음의 스펙트럼**

(A) 음향스펙토그램: 종축은 주파수, 횡축은 시간을 나타내며, 어두울수록 진폭이 크다는 것을 의미한다.
(B) 시간단서(temporal cues) 강조 기법: 종축은 주파수대(채널)를 나타내며 많은 채널 중 6개를 고정 채널로 선택하였고, 횡축은 시간을 나타내며 밝을수록 인공와우의 전기 에너지가 크다는 것을 의미한다.
(C) 주파수단서(spectral cues) 강조 기법: 종축은 주파수대(채널), 횡축은 시간을 나타내는데 각 시간 단위에서 전기 에너지가 상대적으로 큰 채널만 작동한다.

(4) 이득조절(gain control)

음향처리기 내부 기능으로서 전체이득(global gain) 또는 채널이득(channel gain)을 조절한다. AGC 기능은 최대쾌적레벨에 도달하는 음향 에너지가 들어오면 압축 기능이 자동으로 작동하도록 설정되어 있는 시스템을 의미한다.

(5) 음량조절(volume control)

음향처리기 외부 기능으로서 최종출력(output)을 조절한다. 조절기의 조작이 어려운 난청 아동 또는 노인의 경우 조절 기능을 사용하지 못하도록 막을 수도 있다.

### 2) 수신자극기

음향처리기와 송신기를 거쳐서 수신자극기(receiver-stimulator)에 전달된 무선주파수(RF) 신호는 전기 에너지로 변환되어 와우의 고실계에 삽입된 전극으로 청신경을 자극한다. 이를 위해서 동일한 양의 전류 에너지가 양극으로 충전되어 있는 전류펄스(charge-balanced biphasic current pulse)를 사용하는데, 이러한 전류펄스는 자극 후에 생체조직이나 와우전극에 전류 에너지가 남지 않기 때문에 인체에 안전한 것으로 알려져 있다.

(1) 채널(channel)

전류를 생성하는 한 쌍의 전극, 즉 비전환전극[noninverting electrode, 양성(positive), 활성(active) 또는 자극(stimulation) 전극이라고도 함.]과 전환전극[inverting electrode, 음성(negative), 중성(indifferent), 기준(reference) 전극이라고도 함.]을 채널이라고 하며, 이 채널을 형성하는 두 전극 사이에 위치한 청신경이 자극을 받게 된다.

(2) 전극연결 방식(coupling methods)

전기 자극을 주면 각 채널에서 비전환전극과 전환전극 사이에 전류가 흐르고, 그 사이에 위치한 청신경이 자극을 받는다. 두 전극의 연결 방식은 다음과 같다.

① 단극 자극[monopolar(MP) stimulation]

비전환전극은 와우 내(intracochlear)에, 전환전극은 와우 밖(extracochlear)에 존재하므로 양 전극의 거리가 비교적 멀다. 따라서 자극범위가 넓어 한 번의 자극으로 많은 양의 청신경을 자극할 수 있고, 자극 속도도 빨라서 적합에서 가장 많은 유연성과 가능성을 제공하며, 음조체계(tonotopic organization)도 그대로 보존된다. 또한 적은 양의 전류로 역동범위에 도달할 수 있기 때문에 건전지 사용량이 적어서 귀걸이형에 응용할 수 있다. 그러나 와우 밖의 전환전극 때문에 와우 외의 구조물을 자극하는 부작용이 있을 수도 있다(**[그림 9-5]**의 (A) 참조).

② 양극 자극[bipolar(BP) stimulation]

비전환전극과 전환전극 모두 와우 내에 위치하고 연결 방식에 따라 자극 거리를 가깝거나 멀게 조절할 수 있다. 따라서 비전환전극과 전환전극 사이의 나선신경절세포(spiral ganglion cell)가 자극을 받는다. 특히 MP 자극이 안면신경을 활성화하면 BP 자극을 사용할 수 있다(**[그림 9-5]**의 (B) 참조).

③ 공통접지 자극[common ground(CG) stimulation]

정해진 비전환전극으로부터 다른 모든 전극으로 전류가 흐른다. 즉, 비전환전극을 뺀 모든 전극이 전환전극이다. 이 방법은 와우 밖 전극은 사용하지 않으며, 전극의 자

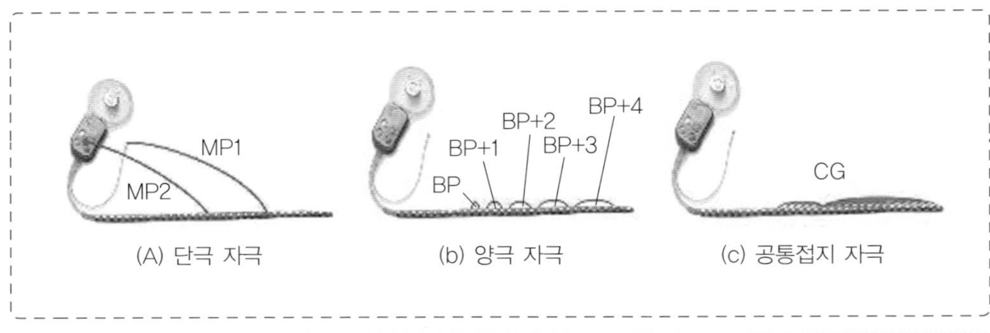


[그림 9-5] 전기 자극의 연결 방식

가점검으로 유용하게 쓰인다([그림 9-5]의 (C) 참조).

채널 수는 한 쌍의 전극을 연결하는 방식에 따라서 전극 수와 같을 수도 있고 적거나 많을 수도 있다. MP 방식에서는 동일하지만 BP 방식에서는 전극 수보다 적다. 인접한 전극에 대한 동시적 또는 순차적 자극으로 가상채널(virtual channel)을 만들 경우에는 전극 수보다 많을 수도 있다(Hughes, 2013).

(3) 전기최대쾌적레벨(electric maximum comfortable level, M-level, C-level, M/C level)

각 채널당 허용된 최대의 전기 자극 수준으로 제조사에 따라서 M레벨 또는 C레벨(이하 M/C레벨이라고 부름)이라고 부른다. 인공와우에 순응하도록 특히 아동들의 경우 초기에는 조심스럽게, 즉 높지 않게 설정한 다음, 적응 상태에 따라서 어느 정도까지 점진적으로 높일 수 있다.

(4) 전기역치레벨(electric threshold level, T-level)

소리를 듣기 위한 최소의 전기적 자극레벨을 뜻하는데, 각 채널의 주파수 대역에서 청력역치레벨과 상관은 높은 편이지만 일치하지 않는 경우가 많다.

(5) 전기역동범위(electric dynamic range, EDR)

전기최대쾌적레벨과 전기역치레벨의 차이를 의미하며, 출력역동범위(outout dynamic range, ODR)라고도 한다.

### 3) 전기청성유발전위 원격측정[electric auditory evoked potential(eAEP) telemetry]

와우 내 전극을 통해서 자극된 청신경은 생리적인 반응(eAEP)를 발생시킨다. 이러한 eAEP중 초기반응인 복합활동전위(compound action potential)를 측정하여 표본화(sampling)와 증폭(amplifying)을 거쳐 역방향으로 음향처리기에 무선주파수(radio frequency)로 전송함으로써 인공와우의 기능을 수술 중 또는 수술 후에 객관적으로 확인하는 방법이다. 제조회사에 따라서 NRT(neural response telemetry), NRI(neural response imaging), ART(auditroy response telemetry) 등으로 불린다.

### 4) 전기등골근반사역치(electric stapedius reflex threshold, eSRT)

등골근이 수축하는 최소의 전기 자극 수준으로서 수술 중 직접 관찰을 통해서 확인할 수도 있고, 수술 후에 이미턴스 분석기(immittance analyzer)에 연결하여 간접적으로 측정할 수도 있다.

**표 9-1 인공와우 제조회사별 비교**

| 제조사 | Cochlear Ltd.<br>Australia | Advanced Bionics Corp.<br>U.S.A. | MED-EL Corp.<br>Austria |
|---|---|---|---|
| 미국 FDA 최초 승인연도 | 성인 1985<br>아동 1990 | 성인 1996<br>아동 1997 | 성인/아동 2000 |
| 음향처리기 (BTE ; Body) | CP 910/810, Nucleus 6/5 Freedom, Esprit3G<br>; Sprint | Neptune, Naida, Harmony Auria, CII, Clarion<br>; Platinum | Opus2, Opus1, Rondo Tempo+<br>; CIS Pro+ |
| 음향처리 방식 | Hi-ACE, ACE,<br>SPEAK, CIS | HiRes Fidelity 120,<br>HiRes, CIS, MPS, SAS | FSP, HDCIS, CIS+, CIS<br>N of M |
| 전극 | Nucleus CI24RE<br>Nucleus CI24M, CI24R<br>Nucleus CI22M | HiRes 90K<br>CII<br>CI | Concerto<br>Pulsar, Sonata,<br>Combi40+ |
| 전극 덮개 | Titanium/Silicone | Titanium/Silicone | Titanium/Silicone<br>Ceramic/Silicone |

| 전극 숫자<br>채널 숫자 | 22 + 2(ground)<br>22 | 16 + 2(ground)<br>8(pairs-simultaneous)<br>16(sequential) | 24(12 pairs) + 2(ground)<br>12 |
|---|---|---|---|
| 최대 자극률 | 32,000 pps* | 83,000 pps | 50,704 pps |
| 전극연결 방식 | Monopolar | Monopolar<br>Bipolar | Monopolar |
| 자기공명영상 호환성 | 1.5T**: safe<br>3.0T: magnet removal | 0.3T: safe<br>1.5T: magnet removal | 1.5T: safe<br>3.0T: magnet removal |
| 전기청성유발 전위원격측정 | Impedance, NRT | Impedance, NRI | Impedance, eSRT, ART |
| 적합 소프트웨어 | Custom Sound | Sound Wave | Maestro |

pps*: pulses per second

T**: 테슬라(Tesla); 자석 주위로 힘을 내는 공간[자기장(magnetic field), 자속(磁束) 밀도]에 대한 단위. 이 공간의 크기는 거리 제곱에 반비례. 1 tesla = 1 weber/m2 = 1kg/sec²/A(ampere) = 1 newton/ampere.m = 104 gauss = 109 gamma. 미국의 발명가 Nicola Tesla(1851-1943)에서 유래.

## 3. 인공와우의 적합

일상생활에서 의사소통을 원활하게 하기 위하여 인공와우의 다양한 조절 장치를 최적화(optimalization)하는 행위를 맵핑(mapping) 또는 프로그래밍(programming)이라고 한다. 즉, 송화기로부터 입력된 음향 정보를 음향 처리기에서 여러 가지 방식으로 조작하여, 각 난청인의 중추신경계가 전기적 자극을 효과적으로 듣도록 조율하는 과정을 의미한다. 적합(fitting)은 이러한 맵핑 또는 프로그래밍과 더불어 교육, 상담, 청능훈련 및 착용 효과의 확인과정까지 포함하는 포괄적인 개념으로 사용할 수 있다. 일반적으로 청각 시스템은 전기적 자극에 매우 민감하게 반응하기 때문에 효과적인 적합을 위해서 인공와우의 모델에 따른 특성과 청신경의 청각적 이론 및 청능재활에 대한 충분한 이해와 경험이 필수적이다. 인공와우의 초기 맵핑은 수술 후 상처의 치료상태에 따라 다를 수 있지만 보통 3~4주 후에 시행하는데, 적합 전에 수술경과 보고서, 수술 후 방사선검사, 전극의 삽입 상태 등의 자료를 미리 검토하고 성인과 아동에 따라 적합실의 구조를 적절하게 조정해야 효과적이다(이정학, 이경원, 2005). 특히 전기음향 자극(electroacoustic stimulation, EAS) 방식의 적합 또는 한 귀는 인공와우, 다른 귀는 보청기를 착용하는 두 형태(bimodal) 적합의 경우는 보청기 적합에 대한 충분한 경험이 필수적이다. 또한 양 귀에 인공와우를 착용하는 양이 적합(bilateral fitting)의 경우도 양이 보청기 적합의 경험이 많은 도움이 될 것이다. 지면 관계상 이 절에서는 단이 인공와우의 기본적인 적합 절차를 설명하고자 한다.

### 1) 전극임피던스 원격측정(electrode impedance telemetry)

수술 후 첫 적합을 시작하기 전 와우 내의 전극임피던스를 원격으로 측정하여 인공와우 전극의 기본적 성능을 점검한다. 임피던스는 ohm(Ω)으로 측정되며 전류의 흐름을 방해하는 저항값인데, 이는 전선, 전극 또는 생체조직에 의하여 발생한다(저항값=voltage/current). 이런 저항값으로 개방(開放)회로(open circuit) 혹은 합선(合線)회로(short circuit)를 파악할 수 있는데, 이러한 회로는 불량제품이거나 수술 중에 발생할 수도 있다.

- 개방회로: 보통 20 kΩ 이상의 고임피던스(high impedance)를 보이는 전극을 의미한다. 이는 전극을 싸고 있는 전선(lead wire)이 망가졌거나, 전극이 와우의 외부에 존재할 때 발생하며, 자극을 주어도 반응이 없다. 개(開)회로, 오픈(open)회로 또는 단선(斷線)회로라고도 한다.
- 합선회로: 보통 700 Ω 이하의 저임피던스(low impedance)를 보이는 전극으로서, 전선은 괜찮지만 전선을 싸고 있는 코팅이 파손된 경우에 주로 발생한다. 쇼트(short)회로 또는 단락(短絡)회로라고도 한다.

### 2) 음향역동범위의 선정

제조회사와 모델에 따라 약간 차이가 나지만 보통 최소입력음압은 20~40 dB SPL, 최대입력음압은 70~95 dB SPL을 권장하며, 그 결과 음향역동범위는 30~75 dB 정도가 된다. 음향역동범위는 감도조절기를 사용하여 추가 조정이 가능하다.

### 3) 전극연결 방식의 선정

비전환전극과 전환전극을 선정하는 방식을 의미한다. 전기적 자극을 주면 각 채널에서 주 전극 사이에 전류가 흐르고 그곳에 위치한 청신경이 자극을 받게 된다. 적합에서 선택하는 전극은 비전환전극이고, 전환전극은 연결 방식에 의해서 자동적으로 결정된다. 연결 방식을 바꾸면 M/C레벨과 T레벨이 달라지므로 재조정하여야 한다. 대부분의 제조사는 초기 형태로 MP 방식을 설정하고 있다.

### 4) 전기자극속도의 선정

전기자극속도는 제조사의 모델에 따라서 차이가 있는데, 최근 모델에서는 점차 빨라지고 있다. 단위는 전체적으로 pps(pulses per second)를 사용하고, 각 전극에 대해서는 pse(pps per electrode)를 사용하기도 한다. 초기에는 1,000 pse 이하를 사용하였으나 최근에는 대부분 1,500 pse 이상을 제공하고 있다. 보통 1,500 pse까지는 어음 인지가 증가하나 3,000 pse 이상에서는 거의 증가하지 않는 것으로 알려져 있다(Cooper & Craddock, 2006).

### 5) 음향처리 방식의 선정

전기 자극 형태와 마찬가지로 난청인의 특성에 따라서 적절한 음향처리 방식을 선정하여야 한다. 음향처리 방식은 제조회사에 따라서 약간씩 다른데, 최초 적합에서는 제조회사에서 추천한 초기 방식을 따르는 것이 안전하다. 하지만 적합과정에서 초기 방식으로 해결하기 어려운 문제가 발생할 경우에는 다른 방식을 사용할 수 있다.

### 6) 전기역동범위의 선정

전극연결 방식과 음향처리 방식이 결정되면 음향역동범위와 그에 따른 채널별 전기역동범위, 즉 M/C레벨과 T레벨을 선정해야 한다. 전기역동범위는 전류레벨(current level)로 조절한다. 결국 전류레벨에 따라서 중추신경계에서 인지되는 소리의 크기가 결정되는데, 실질적으로 전류레벨을 조절하는 두 가지 요소는 전류진폭(current amplitude, CA)과 펄스넓이(pulse width, PW)다. CA를 높이거나 PW를 넓히면 전류레벨이 상승하고 인지되는 소리의 크기가 커진다. 보통은 PW를 고정하고 CA로 전류레벨을 조절하여 T레벨과 C레벨을 결정한다. 인공와우에서 사용하는 CA는 일반적으로

2 mA 이하이며, 각 제조회사의 적합 소프트웨어에서는 편의상 임의 단위를 사용한다.

전기역동범위의 측정은 심리음향검사법, 즉 음량 지각(loudness perception)에 대한 검사를 통해서 직접 결정하는 방법과 전기생리검사, 즉 청신경의 반응을 측정함으로써 M/C레벨과 T레벨을 추정하는 방법이 있다. 심리음향검사에서 아동의 경우 첫 번째 자극은 짧고 낮은 전류 수준을 이용하여 이안반응(auropalpebral reflex, APR) 또는 자극 코일을 만지거나, 갑자기 조용해지거나, 눈을 크게 뜨거나, 울거나 하는 반응을 보일 때까지 점진적으로 올려가며 시행한다. 첫 인공와우 적합 및 자극 회기는 비디오로 녹화하여 분석한다. 보통 두 명의 청각 전문가가 참여하여, 한 명은 인공와우 적합 장비를 조작하고, 다른 한 명은 아동 곁에서 들을 준비를 시키고 반응을 관찰한다. 두 명 모두 반응이라고 인정하여야 신뢰도가 구축되므로, 두 명 모두 아이의 반응을 관찰할 수 있는 방의 구조가 필요하다. 지루한 과정이므로 아동에게 비디오를 틀어 주거나, 조용한 장난감으로 아동이 흥미를 잃지 않도록 유도한다. 연령 및 지각 능력에 따라 행동관찰법(behavioral observation audiometry, BOA) 시각강화법(visual reinforcement audiometry, VRA), 유희법(play audiometry, PA) 등을 실시한다. 성인의 경우는 음량증가지각검사(loudness growth perception test) 결과에 따라서 M/C레벨과 T레벨을 조절한다.

심리음향적 방법이 어려울 경우 전기청성유발반응 원격측정법을 사용한다. 이 방법은 수술 중에는 마취 상태이기 때문에 측정 시간을 줄이기 위해서 높은 자극레벨에서 검사를 시작하는 하강법(descending method)을 사용하지만, 적합 시에는 난청인의 불편을 최소화하기 위해서 낮은 자극레벨에서 시작하는 상승법(ascending method)을 사용한다. 초기 적합에서 사용하는 상승법은 보통 수술 시 측정한 신경반응역치보다 더 낮은 자극 단계에서 시작하여 동일 레벨에서 반응이 두 번 나타날 때까지 반복하여 M/C레벨과 T레벨을 결정한다. 일반적으로 청각 시스템은 전기적 자극에 상당히 민감하게 반응하기 때문에 인공와우 적합과정에서 일반 보청기 적합 때와 마찬가지로 압축 방식(compression system)을 적용한다.

### 7) 적정 전압컴플라이언스 확인

컴플라이언스(compliance)는 임피던스(impedance)의 역수(reciprocal)로, 채널에서 원하는 전류(current level)가 나올 수 있도록 충분한 전압(voltage)을 전달하는 능력이다. 자극이 일단 전압컴플라이언스 레벨에 도달하면 전류의 흐름은 더 이상 증가하지 않는다(Wolfe & Schafer, 2012). 과소컴플라이언스는 와우의 최대전압이 원하는 전류를 발생시키기에 충분치 않은 상태를 의미하며, 이 상태에서는 적정한 강도의 음향 정보를 전달하기 어렵다. 원인은 그 채널에 임피던스가 너무 높거나 소리를 인지하기 위해 더 많은 전류량이 필요할 경우다. 해결책은 자극 방법을 바꾸거나 펄스폭(pulse width)을 넓혀서 M/C레벨과 T레벨 또는 임피던스를 낮추는 것이다. 최근의 맵핑 소프트웨어는 컴플라이언스를 자동 또는 수동으로 조절하는 기능이 있다.

### 8) 전극 간 전류레벨 조절

성인과 아동 모두에게 어려운 작업이기 때문에 지속적인 평가를 통해서 결정해야 한다. 일반적으로 두 인접 전극의 레벨 차이가 20% 이하가 되도록 조절하여 음질의 왜곡 현상이 나타나지 않도록 해야 한다.

### 9) 실제음성확인(live voice verification)

전기 자극으로 인공와우 적합을 한 후, 다음 두 가지 이유로 반드시 음성으로 인공와우 적합 상태를 확인한다. 첫째, 전기 자극 시간은 500 ms 내외로 짧지만, 음성은 지속적으로 유입되는 신호다. 따라서 M/C레벨과 T레벨을 결정하는 잠시 동안은 괜찮지만, 지속적인 음성신호를 오랜 기간 청취하게 되면 불편할 수 있다. 둘째, 음성신호는 여러 채널을 빠르게 자극하므로 전체적인 강도가 커질 수 있다. 실제음성검사법은 체계적인 말 듣기의 형태로 진행하며, 아동의 경우 큰 소리 자극에 갑자기 조용해지거나, 듣기를 거부하거나, 화를 내거나, 공격적이 되면 일부 채널 또는 전체적으로 M/C레벨을 낮춘다.

### 10) 채널 이득 및 주파수 배열 조정

음질에 대한 추가적인 조절이 필요한 경우 각 채널의 이득 또는 주파수 배열(allocation) 조정 기능을 사용한다. 고주파수로의 배열은 저주파수 변화에 대한 음고(pitch) 지각을 낮아지게 한다. 와우의 해부학적 구조에 따른 주파수 정보가 적합된다면 최상의 어음인지 효과를 볼 수 있을 것이다.

### 11) 비청각적 반응 및 통증 확인

전기 자극으로 청감각이 반응하지 않고 촉각이나 안면의 경련을 일으킬 수 있는데, 성인은 점검하기 쉽지만 아동의 경우는 쉽지 않다. 먼저 임피던스가 높은 채널이 있는지 확인하고, 과도하게 높을 경우는 해당 채널의 작동을 중지시킨 후 다시 전기 자극의 반응을 확인한다. 해결이 되지 않으면 의심되는 모든 채널의 작동을 하나씩 중지시키면서 전기 자극의 반응을 점검해야 한다. 보통 역동범위가 너무 좁거나 옆 채널에 비해 상당히 좁을 때 나타나기도 한다. 전극연결 방식을 바꾸거나 M/C레벨을 낮추어도 해결이 어려우면 제조사에 통합점검(integrity examination)을 의뢰해야 하며, 드물게 재수술을 해야 하는 경우도 있다.

### 12) 교육 및 상담

인공와우의 초기 적합 후에는 적합 결과, 장치 사용과 관리법, 청신경의 적응과정, 청취 전략 등의 설명과 함께 청능훈련(auditory training)의 중요성을 부각해야 한다. 특히 주변인도 함께 교육과 상담을 해야 효과적이다.

### 13) 청능훈련

인공와우의 전기역동범위는 개개인의 신경가소성(neuroplasticity)에 기인하여 3~12개월 정도가 지나야 안정되기 때문에, 초기 적합 후에는 일반 보청기 적응의 경우와 마찬가지로 약 10주 정도의 기본적인 청능훈련을 받는 것이 상당히 중요하다. 이는 청능사(audiologist)가 난청인의 특성을 고려하여 새로운 소리에 청신경이 최단 기간에 적응할 수 있도록 개별화재활계획(individualized rahabilitation plan, IRP)에 따라 시행하는 전문적이고 종합적인 재활 서비스임을 의미한다. 이러한 청능훈련은 보청기와 인공와우의 적합 경험이 많은 청능사가 아동과 성인, 선천성 난청과 후천성 난청 그리고 개인의 심리적 · 사회적 특성에 따라서 IRP를 체계적으로 작성하고, 그에 따른 구체적인 훈련 방법과 도구를 준비해서 시행해야 효과를 볼 수 있다.

(1) 청능훈련 방법

인공와우 청능훈련 내용은 선천성 난청 아동의 경우는 심리음향적 청각검사를 위한 준비부터 시작해야 할 수도 있다. 즉, 소리의 탐지와 변별 훈련 단계를 포함해야 할 것이다. 하지만 후천성 난청 성인의 경우는 확인(identification), 인지(recognition), 이해(comprehension)의 단계가 중요하며, 이를 위해서 음소 단위의 분석적 접근(analytic approach)과 구문 이해를 포함하는 종합적 접근(synthetic approach)을 모두 반복적으로 사용해야 상당한 효과를 볼 것이다. 아동과 성인에 따라서 청능훈련실의 분위기도 조절해야 하며, 기본적인 훈련 절차는 조용한 환경에서 소란스러운 환경으로, 쉬운 단어에서 복잡한 문장으로, 청각-시각 자극에서 청각 자극으로 점진적으로 청취 환경을 어렵게 해야 하고, 훈련 전후의 결과평가는 난이도가 쉬운 검사도구와 어려운 검사도구를 병행해서 자신감과 성취감을 함께 고취시켜야 한다. 어음 청취에 대한 이해 능력이 어느 정도 향상되면 음악, 소음 속 어음 및 다양한 환경음의 지각훈련도 포함시켜야 한다. 최근에 개발된 인공와우의 새로운 음향처리 기법은 이러한 비언어적 소리의 청취를 향상시킬 수 있도록 설계되어 있다(Inverso, 2012). Donnelly와 Limb(2009)의 연구에 의하면 음악 지각은 말소리 지각과 공통점도 많지만, 근본적으로 다른 점은 음악은 추상적이며, 해석도 음악적 훈련과 듣는 습관 및 문화적 배경에 따라서 매우 주관적이라는 것이다.

(2) 청능훈련 기간

청능훈련 기간은 선천성과 후천성 등 청각적 특성, 학령전기 아동, 학령기 아동, 성인, 노인 등 연령에 따라 달리 적용할 수 있다. 일반적인 청능훈련 기간은 회기별 40~60분 그리고 주 1~2회 또는 2주 1회를 기준으로 3~12개월의 기간이 필요하다. 언어 발달이 이루어진 후에 인공와우를 이식한 후천성 난청인은 청능훈련만 받으면 대부분 의사소통에 지장이 없다. 하지만 선천성 아동의 경우는 언어 발달이 지연되었기 때문에 청능훈련을 통해서 어느 정도의 인공와우 적응과 신뢰성 있는 심리음향적 청각검사가 이루어지면 언어치료를 병행하도록 권고한다. 그리고 적응 후에는 학령전기의 경우는 3개월, 학령기 또는 그 이후의 연령에 대해서는 6개월 단위로 인공와우 적합 재평가를 실시한다. 그리고 난청인의 상황에 따라 필요한 경우는 지속적으로 청능훈련을 실시한다.

(3) 청능훈련 보고서 작성

청능훈련 보고서의 작성은 회기별 보고서와 종합보고서로 구분한다. 회기별 보고서에는 장단기 및 회기별 청능훈련 목표, 방법, 결과, 상담 및 제언 등이 포함되며, 종합보고서는 대상자의 배경 정보, 청능훈련 결과 및 해석, 상담 및 제언으로 이루어진다.

### 14) 지속적 관리

안정된 인공와우 적합을 찾은 후에도 시간이 지남에 따라 M/C레벨과 T레벨 모두 전극과 생체조직과의 조화로 변화할 수 있다. 따라서 40 dB HL 정도의 소리에 적절하게 반응하는지에 대한 지속적인 평가와 관리를 해야 한다.

(1) MAP의 변화

오랜 기간의 작은 변화는 정상과정일 수 있으나, 짧은 기간의 큰 변화는 장치 또는 난청인의 귀에 문제가 있는 것인지 의심할 수 있다. 특히 아동의 경우, 30% 이상의 T레벨 변화는 문제의 가능성이 높다. 왜냐하면 M/C레벨과 달리 T레벨은 한번 안정되면 크게 변화하지 않기 때문이다.

(2) 전극의 변화

근접한 여러 채널의 T레벨이 관계된 전극 부근의 병적인 변화(중이염의 진행 등)나 전극의 위치 변화 등을 예측할 수 있다. 이때는 의과적 치료나 엑스레이 촬영을 의뢰한다. 단독 채널의 변화는 어느 한 전극의 비정상을 의미하는데, 보통 수술과정에서 어느 한 전극이 파손될 수 있다. 그러므로 첫 적합이나 초기에 파손된 전극을 찾아낼 수 있지만, 때로는 시간이 경과한 후에 파손 상태가 나타나기도 한다.

## 4. 기타 이식보청기

인공와우 이외의 이식보청기에는 골도이식기, 인공중이, 인공청성뇌간 등이 있다.

### 1) 골도이식기

골도이식기(bone-conduction implanted device, BCID)는 양측 모두 외이도 폐쇄증 또는 만성중이염 등으로 인하여 전음성 난청이 심한 경우 편측 혹은 양측에 시술할 수 있다. 혼합성 난청의 경우에는 골도청력이 45 dB HL 이상이면 효과가 제한적이다(Bance, Adamson, & Deas, 2012). 대표적인 골도이식기는 유양돌기 부근에 피부를 관통하여(percutaneous) 시술한 연결 장치에 골진동체를 부착하여 와우를 직접 자극하도록 설계되어 있다(Baha, Ponto 등). 이 제품들은 골도역치가 40 dB HL 이상에서도 사용 가능하다. 하지만 골도청력이 35 dB HL 이하일 경우는 자석으로 피부 사이를 연결하는(transcutaneous) 방식(Sophono, Baha Attract 등)을 사용해도 효과를 볼 수 있다(Reinfelt, Haakansson, Taghavi, & Eeg-Olofsson, 2015). 최근에는 한 귀가 거의 농 수준이고 좋은 귀가 정상 또는 경도 난청일 때 두영효과(head shadow effect)를 극복하기 위해서 나쁜 쪽 귀에 시술하는 경우도 있으나 후보자 선정에 주의해야 한다(Kitterick, Smith, & Lucas, 2016).

### 2) 인공중이

중이이식기라고도 하는 인공중이(middle ear implant, MEI)는 중이와 후미로(retrocochlea)의 기능에 이상이 없는 중고도의 감각신경성 난청 성인을 대상으로 시술하고 있다. 인공중이의 형태는 외부장치가 있는 부분이식형과 외부장치가 없는 완전이식형으로 구분되며, 제조사에 따라서 다양한 모델이 등장하고 있다. 부분이식형은 외부장치인 음향처리기와 내부 이식 장치인 수신코일(receiver coil) 및 이소골에 부착한 진동체로 구성되어 있다(**[그림 9-6]** 참조). 음향처리기는 자석 형태로 수신코일에 부착되며, 입력음향 에너지를 무선주파수 신호로 전달한다. 수신코일에서 전달받은 무선신호를 전기신호로 바꾸어 진동체(transducer)를 자극하면 이소골이 움직여서 와우를 자극하여 음향을 감지하게 된다. 최근의 연구(Seo, Kim, Moon, & Choi, 2015)는 편측성 난청과 이명을 지닌 부분이식형 인공중이 착용자 중 91%에서 이명이 개선되었다고 보고하였다. 완전이식형은 편리함에서는 최상이지만, 음질과 충전 방식 등에서 개선이 더 이루어져야 많은 난청인이 혜택을 받을 수 있을 것이다.

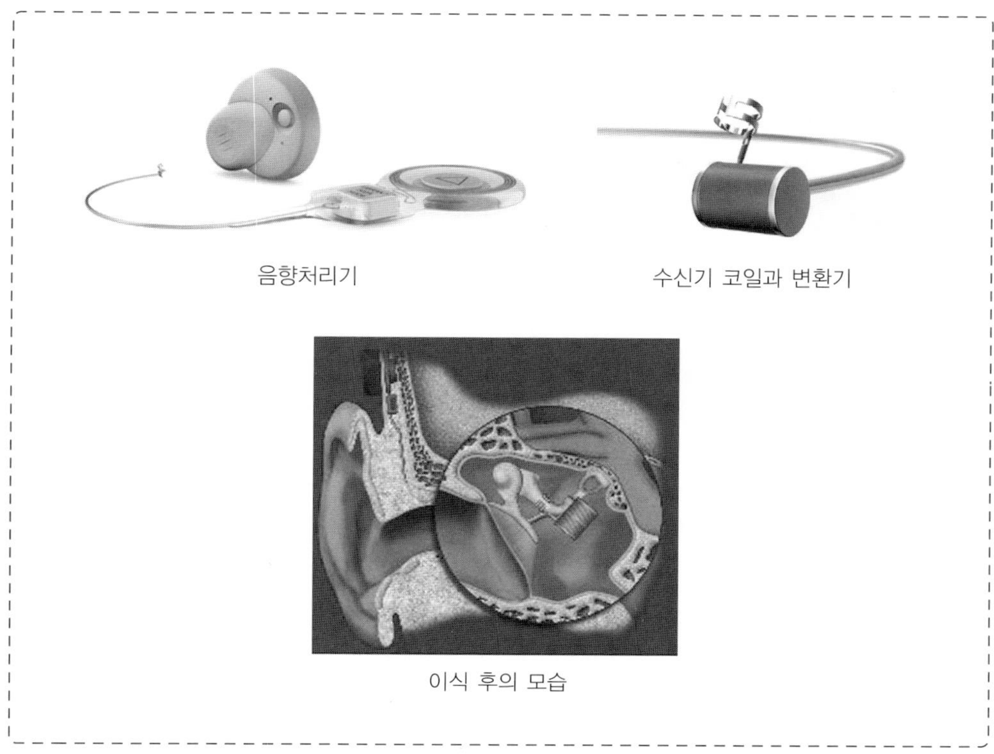


**[그림 9-6] 인공중이(middle ear implant, MEI)의 구조(상)와 이식 후의 모습(하)**

### 3) 인공청성뇌간

뇌관이식기라고도 하는 인공청성뇌간(auditory brainstem implant, ABI)은 양측 말초청신경의 이상으로 인해 인공와우 시술이 불가능한 경우, 전극을 이용해서 뇌간을 직접 자극하는 장치로서 기본적인 구조는 CI와 유사하지만 전극 모양은 다르다(**[그림 9-7]** (B) 참조). 유럽과 미국 그리고 최근 우리나라에서도 제2형 신경섬유종증(neurofibromatosis type 2, NF2) 또는 와우기형, 와우골화 등으로 CI 수술이 불가능한 비종양(nontumor) 심도 난청인을 대상으로 ABI 이식술을 시행하고 있다. ABI 전극의 삽입 위치는 와우핵(cochlear nucleus, CN) 부근인데(**[그림 9-7]**의 (A) 참조), CI 전극의 고실계처럼 골조직이 아니기 때문에 정확한 지점을 찾기가 쉽지 않다. 그래서 술중 전기청성뇌간반응(intra-operative electrically evoked auditory brainstem responses) 검사를 시행하여 반응이 잘 나타나는 위치를 확인한다. ABI 이식 후 어음 인지 결과는 NF2 이식자가 비종양

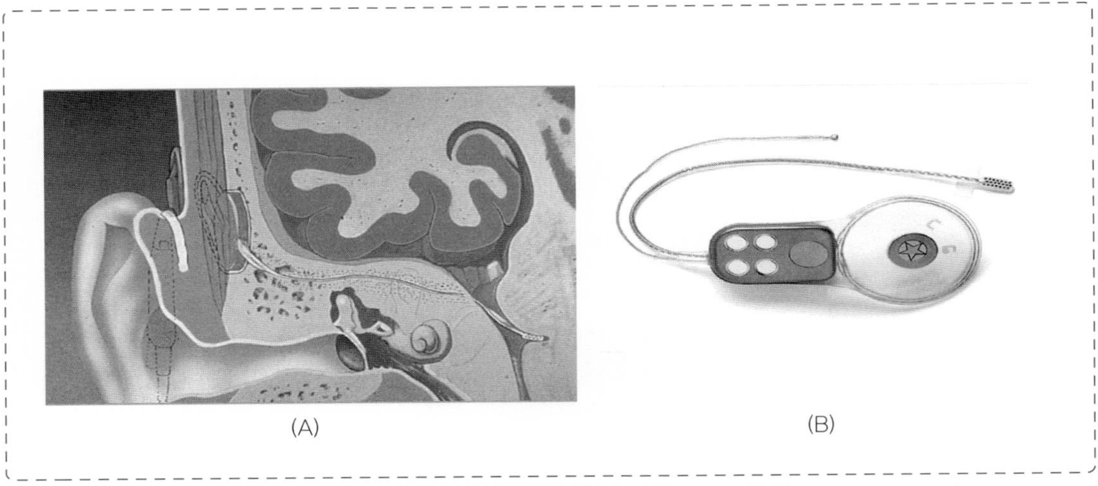


[그림 9-7] 인공청성뇌간(ABI)의 시술위치(A)와 실제 모습(B)

이식자보다 더 낮았으며(Colletti & Shannon, 2005), 전반적으로 CI 이식 후 결과보다 낮은 편이었다(Lin, Hermann, & Lee, 2012). 이렇게 낮은 이유 중 하나는 3차원 공간의 신경 경로를 가진 CN에 2차원 공간의 전극 배열일 수 있다는 주장(Kucha, Otto, Shannn, & Brackmann, 2004)도 있으며, 3차원 전극으로 시도했으나 효과를 보지 못했다는 보고(Otto, Shannon, & Wikinson, 2008)도 있다. 하지만 종양 제거로 인한 난청 기간이 짧을 경우는 예후가 긍정적이라는 보고(Matthies et al., 2014)도 있다. 최근에는 ABI의 단점을 극복하기 위해서 전극을 하구(inferior colliculus) 레벨에 삽입하는 인공청성중뇌(auditory midbrain implant, AMI)에 대한 연구도 활발하게 진행하고 있다(Lim & Lenarz, 2015).

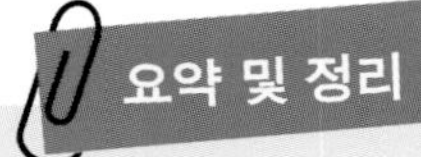


인공와우를 비롯한 다양한 이식보청기는 최근 10년 사이에 많은 기술적 진보를 이루어 왔다. 하지만 기술적 발전이 아무리 급속히 이루어진다고 해도 효과적인 적합과정과 개별화된 청능재활이 뒷받침되지 않으면 만족도가 떨어질 수밖에 없을 것이다. 특히 두 형태의 적합(bimodal fitting), 즉 한 귀는 인공와우, 다른 귀는 일반 보청기 또는 한 귀에 두 형태가 함께 장착된 전기음향 기기(elctroacoustic system, EAS)의 경우에는 보청기적합과 재활의 경험이 충분해야 한다. 이렇듯 효과적인 인공와우 재활을 위해서 청능사가 갖추어야 할 필수적 소양은 청각학 전반에 대한 충분한 지식과 다양한 경험이지만, 청각장애인에 대한 애정과 인내심이 없으면 결코 성공할 수 없을 것이라는 점을 무엇보다 강조하고 싶다.

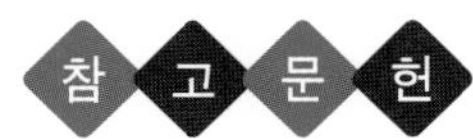



이정학(2010). 청각장애. 심현섭 외 공저. 의사소통장애의 이해(2판). 서울: 학지사.

이정학, 이경원(2005). 보청기 평가. 서울: 학지사.

Bance, M., Adamson, R. B. A., & Deas, R. W. (2012). Bone-conduction hearing devices. In M. J. Ruckenstein (Ed.), *Cochlear Implants and Other Implantable Hearing Devices* (pp. 349-337). San Diego: Plural Publishing.

Cabral Junior, F., Pinna, M. H., Alves, R. D., Malerbi, A. F. S., & Bento, R. F. (2016). Cochlear implantation and single-sided deafness: A systematic review of the literature. *International Archive of Otorhinolaryngolgy, 20*, 69-75.

Colletti, V., & Shannon, R. V. (2005). Open-set speech perception with ABI? *Laryngoscope, 115*(11), 1974-1978.

Cooper, H. R., & Craddock, L. C. (2006). *Cochlear implants.* London: Whurr publishers.

Donnelly, P. J., & Limb, C. J. (2009). Music perception in cochlear implant users. In J. K. Niparko (Ed.), *Cochlear implants-principles & practices* (2nd ed., pp. 223-228). Philadelphia: Lippincott Williams & Wilkins.

Hughes, M. L. (2013). *Objective measures in cochlear implants.* San Diego: Plural Publishing.

Inverso, Y. (2012). Cochlear implant-mediated perception of environmental sounds and music. In M. J. Ruckenstein (Ed.), *Cochlear implants and other implantable hearing devices* (pp. 285-302). San Diego: Plural Publishing.

Kitterick, P. T., Smith, S. N., & Lucas, L. (2016). Hearing instruments for unilateral severe-to-profound sensorineural hearing loss in adults: A systematic review and meta-analysis. *Ear & Hearing, 37*, 495-507.

Kucha, J., Otto, S. R., Shannn, R. V., & Brackmann, D. E. (2004). The multichannel ABI: How many electroides make sense? *Journal of Neurosurgery, 100*(1), 16-23.

Lim, H. H., & Lenarz, T. (2015). Auditory midbrain implant: Research and development towards a second clinical trial. *Hearing Research, 322*, 212-223.

Lin, H. W., Hermann, B. S., & Lee. D. J. (2012). Auditory brainstem implants. In M. J. Ruckenstein (Ed.). *Cochlear implants and other implantable hearing devices* (pp. 317-348). San Diego: Plural Publishing.

Magnusson, L. (2011). Comparison of the fine structure processing (FSP) strategy and the CIS strategy used in the MED-EL cochlear implant system: Speech intelligibility and music sound quality. *International Journal of Audiology, 50*, 279-287.

Matthies, C., Brill, S., Varallyay, C., Solymosi, L., Gelbrich, G., Roosen, K., et al. (2014). Auditory brainstem implants in neurofibromatosis type 2: Is open speech perception feasible? *Journal of Neurosurgery, 120*(2), 546-558.

National Institutes of Health. (2016). *Cochlear implants.* NIH Publication No. 00-4798.

Otto, S. R., Shannon, R. V., Wilkinson, E. P., et al. (2008). Audiologic outcomes with the penetrating electrode auditory brainstem implnat. *Otology & Neurotology, 29*(8), 1147-54.

Reinfelt, S., Haakansson, B., Taghavi, H., & Eeg-Olofsson, M. (2015). New developments in bone-conduction hearing implants: a review. *Medical Devices: Evidence and Research, 8*, 79-93.

Seo, Y. J., Kim, H. J., Moon, I. S., & Choi, J. Y. (2015). Changes in tinnitus after middle ear implant surgery: Comparisons with the cochlear implant. *Ear & Hearing, 36*, 705-709.

Wilson, B. S. (2006). Signal processing strategies. In H. R. Cooper & L. C. Craddock (Eds.), *Cochlear implants* (2nd ed., pp. 21-69). London: Whurr publishers.

Wilson, B. S., & Dorman, M. F. (2012). Signal processing strategies for cochlear implants. In M. J. Ruckenstein (Ed.), *Cochlear implants and other implantable hearing devices* (pp. 51-84). San Diego: Plural Publishing.

Wolfe, J., & Schafer, E. C. (2012). *Programming cochlear implants.* Oxford: Plural Publishing.

Yang, Z., & Cosetti, M. (2016). Safety and outcomes of cochlear implantation in the elderly: A review of recent literature. *Journal of Otology, 11*, 1-6.

# 제10장

# 중추청각처리장애 평가 및 재활

장현숙(한림대학교 언어청각학부)

1. 중추청각처리장애의 특성
2. 중추청각처리장애의 평가
3. 중추청각처리장애 평가 결과의 해석
4. 중추청각처리장애의 재활

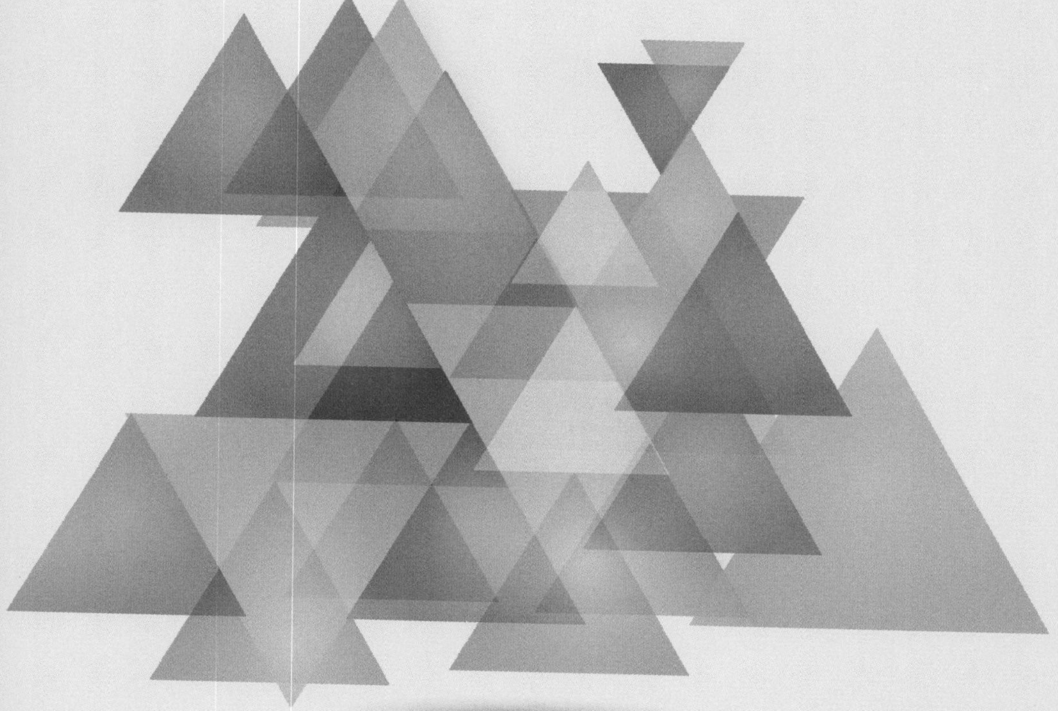

중추청각처리장애[central auditory processing disorder, CAPD; (central) auditory processing disorder, (C)APD] 또는 청각처리장애(auditory processing disorder, APD)는 중추청각신경계의 청각 정보에 대한 처리 능력 결함, 즉 소리의 방향 및 측분별(sound localization, lateralization), 청각 변별(auditory discrimination), 청각 정보의 시간적 양상(temporal aspects of audition; 시간적 분석력, 시간적 차폐, 시간적 통합, 시간적 순서), 경쟁 음향신호에 대한 청각적 수행력(auditory performance with competing acoustic signals) 및 불명료한 음향신호에 대한 청각적 수행력(auditory performance with degraded acoustic signals) 중 한 가지 이상에서 결함을 보이는 경우로 정의된다[American Speech-Language-Hearing Association(ASHA), 2005; American Academy of Audiology(AAA), 2010]. 이러한 결함적 특징은 다른 감각에서는 나타나지 않고 청각에서만 또는 청각에 우세하게 나타나는 특성(modality-specificity)이어야 한다. 예를 들어, 청각 변별에서 어려움을 보이는 개인이 시각 변별에서도 상당한 어려움을 겪는다면 이는 청각 자극에서만 나타나는 특성으로 간주할 수 없다. 또한 중추청각처리의 어려움은 단독적인 문제로 나타날 수 있지만 언어, 인지, 주의, 기억 등 상위 처리과정에 영향을 주므로 언어장애, 읽기장애, 학습장애, 주의력결핍 과잉행동장애 등의 원인이 되어 이러한 장애와 동반되는 문제로 나타날 수도 있다. 그러나 상위 처리과정의 원인으로 말미암은 청각처리 기능의 문제는 중추청각처리장애와 구별해야 한다. 그러므로 중추청각처리장애의 진단과정에서 다른 장애와 구별하는 노력이 요구되며, 이러한 진단 결과에 따라 개개인에게 맞는 적절한 재활이 실행되어야 한다. 이 장에서는 중추청각처리장애의 특성, 선별 및 진단평가와 재활에 대하여 소개하고자 한다.

## 1. 중추청각처리장애의 특성

### 1) 중추청각처리장애의 원인 및 출현율

중추청각처리장애는 중추청각신경계의 직접적인 손상, 신경생리학적 결함

(neurophysiological deficits) 또는 신경성숙도 차이(neuromaturation differences) 등에 의해 야기된다. 중추청각신경계의 종양, 다발성 경화증, 발작장애, 두부손상, 뇌혈관장애, 대사성장애, 대뇌기형 등이 중추청각처리장애의 원인이 될 수 있고, 신경성숙 지연, 청각 박탈 및 노화 또한 중추청각신경계의 변화와 기능에 영향을 미칠 수 있다.

중추청각처리장애는 생애 전 주기에 걸쳐 나타나며, 학령기 아동의 대략 2~5%(남녀 비율 2:1)와 노인의 약 2~76%가 중추청각처리장애로 인한 영향을 받고 있는 것으로 보고되고 있다(Bamiou, Musiek, & Luxon, 2001; Cooper & Gates, 1990; Golding et al., 2004). 중추청각처리장애는 듣기, 언어 이해 및 발달, 학습 등과 밀접한 관련이 있으므로 학령기 아동의 경우 심각한 결과를 초래할 수 있다. 따라서 가능한 한 조기에 판별하여 적절한 재활을 통해 장애에 따르는 영향을 최소화하고, 그들의 잠재력을 개발하도록 도와주어야 한다. 성인과 노인의 경우는 주로 소음 상황에서 의사소통의 어려움을 보이고, 보청기 및 인공와우 등의 보장구 착용 효과가 기대에 못 미치는 결과를 나타내기도 한다.

### 2) 중추청각처리장애의 행동 특성

중추청각처리장애는 중추청각신경계 장애다. 중추신경계에서 청각 정보의 처리는 중추청각신경계의 경로를 따라 연속적이면서 병렬적인 처리과정을 거치면서 이루어지고 또한 다른 감각이나 상위 처리과정들과 공유하여 처리되므로 그 기전과 처리과정에 따라 다양한 행동 특성, 증후 및 정도로 나타난다. 중추청각처리장애에서 빈번히 발견되는 행동 특성들은 ① 경쟁적 메시지, 배경소음이나 반향 환경에서 구어 이해의 어려움, ② 메시지 이해의 어려움, ③ 구두 자극에 대해 모순되거나 부적절한 반응, ④ 자주 "뭐?" "응?"을 사용하여 반복 요구, ⑤ 구어 의사소통 상황에서 더 느린 반응, ⑥ 주의 집중의 어려움, ⑦ 쉽게 산만해짐, ⑧ 복잡한 청각적 지시나 요구 따르기의 어려움, ⑨ 음원 찾기의 어려움, ⑩ 노래나 리듬 배우기의 어려움, ⑪ 음악 및 노래 기술 부족, ⑫ 읽기, 쓰기 및 학습 문제 등이다(ASHA, 2005). 이에 더하여 ⑬ 외국어나 기술적 언어 학습의 어려움, ⑭ 빠르게 제시되는 말소리 처리의 어려움, ⑮ 운율의 미세한 변화를 감지하지 못함, ⑯ 전화 듣기의 어려움, ⑰ 방향 분별의 어려움 등이 포함될 수 있다(AAA, 2010).

그러나 이러한 어려움은 중추청각처리장애에서만 국한되는 행동 특성이 아니라 말초청각장애, 학습장애, 주의집중장애, 언어장애, 자폐 스펙트럼, 다른 인지 및 행동 장애에서도 나타날 수 있는 특징이므로 진단과정에서 다른 장애와 구별하는 노력이 요구된다. 중추청각처리에 문제를 보이는 아동들은 언어와 학습 문제들에 더해 행동적·정서적·사회적 문제들을 가질 가능성이 높다. 예를 들어, 의사소통 결함과 관련된 학습 어려움은 자존감 발달과 자아감에 부정적인 영향을 줄 수 있다. 그러나 중추청각처리에 결함을 보인다고 하더라도 아동의 심리사회적 문제들이 중추청각처리장애로 기인되었다고 가정하는 데 직접적인 증거가 없기 때문에 주의를 기울여 해석할 필요가 있다(ASHA, 2005).

## 2. 중추청각처리장애의 평가

일반적으로 중추청각처리장애 진단과 재활을 위한 평가 절차는 중추청각처리의 어려움으로 의뢰된 대상자에게 우선 선별검사를 실시하여 중추청각처리장애 위험군인지 선별하고, 그 여부에 따라 심화된 진단평가를 실시한다. 진단평가는 개인사 수집, 말초청각검사, 중추청각처리 행동검사, 전기생리학적 검사 순으로 실시한 후 검사 결과에 대하여 상담하며 후속 중재 및 재활을 계획하고 실행한다. 중추청각처리장애는 주 장애로 단독적인 문제를 가지고 나타날 수도 있지만 언어장애, 읽기장애, 학습장애, 주의력결핍 과잉행동장애 등에 동반하는 문제로 나타날 수도 있다. 따라서 진단과정에서 이런 연합된 문제의 유무 확인이 철저히 규명되어야 하며, 기능적인 측면을 확인하기 위해 다른 전문가들과의 협력이 요구된다.

### 1) 선별검사

선별검사는 중추청각처리장애 위험군에 있는 대상자들을 확인하여 진단검사에 의뢰하고, 다른 관련 장애를 가진 아동에 대한 과다 의뢰(over referral)를 방지하며, 의료적 처치가 필요한 상황을 확인하고, 아동의 불안, 스트레스 등 부정적인 심리 요소들을 최소화할 수 있다. 현재까지 중추청각처리장애 선별검사를 위한 일치된 검사도구나 절차는 없지만, 일반적으로 아동의 청각 행동에 대한 질문지나 체크리스트와 중추청각처리장애 위험군에 있는 아동을 확인하기 위한 청각적 기능에 대한 행동검사들이 사용되고 있다.

(1) 질문지 및 체크리스트

현재 개발되어 널리 사용되는 검사도구들은 직접적인 듣기 기술뿐만 아니라 학업 성취, 의사소통 등과 관련된 청각 행동을 측정하도록 고안되었으며 교사용 또는 부모용으로 개발되어 있다. 〈표 10-1〉은 국외에서 개발되어 사용되고 있는 질문지 및 체크리스트들이며, 몇몇은 우리말로 번역되어 사용하고 있다. 이 중 청각행동척도(Scale of Auditory Behaviors, SAB; Schow, Chermak, Seikel, Brockett, & witaker, 2006)는 중추청각처리장애를 선별하기 위한 목적으로 개발되었으며, Fisher의 청각문제 체크리스트(Fisher's Auditory Problems Checklist, FAPC; Fisher, 1976)와 아동청각처리수행척도(Children's Auditory Processing Performance Scale; CHAPPS; Smoski, Brunt, & Tannahill, 1992)는 다양한 조건에서 청각 행동 특성을 관찰할 수 있도록 개발되어 중추청각처리장애 선별을 위해 널리 사용되고 있는 검사들이다. 또한 교육위험군선별도구(Screening Instrument for Targeting Education Risk, SIFTER; Anderson, 1989)와 교실듣기행동평가(Evaluation of Classroom Listening Behavior, ECLB; VanDyke, 1985)는 학습 또는 교실 환경에서 청각처리 능력이 교육에 미치는 정도를 측정하도록 고안된 검사로 중추청각처리 문제와 더불어 나타날 수 있는 학업, 의사소통, 주의집중, 행동 특성 등을 평가하도록 구성되어 있다. 특히 Bufflo Model Questionnaire Revised(BMQ-R; Katz & Zalewski, 2011)의 경우는 아동뿐만 아니라 성인을 대상으로 하는 질문지다. 이상의 중추청각처리장애 선별검사 도구들을 구체적으로 살펴보면 〈표 10-1〉과 같다.

국내의 경우, 중추청각처리장애 위험군을 선별하고 이와 관련된 장애군들의 전반적인 청각 행동 특성 지표를 제공하여 진단뿐만 아니라 재활 및 교육 계획 수립에 대한 객관적인 정보를 제공하기 위한 표준화된 질문지인 청각행동특성검사(Korea National Institute for Special Education-Auditory Behavioral Checklist: KNISE-ABC; 장현숙, 이효자, 김유경, 2012)가 개발되어 있다. 이 질문지는 7~12세 아동의 부모나 교사에 의해 중추청각처리 문제로 나타날 수 있는 듣기, 배경소음 속 듣기, 학습 능력, 의사소통, 주의집중, 청각기억, 관련 행동 등을 평가하도록 7개 영역으로 구분하고, 각 영역에서 3~7개씩 총 36개 하위 문항으로 구성되어 있다.

**표 10-1** **국외 중추청각처리장애 선별을 위한 질문지 및 체크리스트**

| 질문지 | 문항 수/척도 | 대상 | 평가 내용 |
|---|---|---|---|
| Fisher's Auditory Problems Checklist, FAPC (Fisher, 1976) | 25문항/ 2점 척도 | 5~12세 | • 청각 연합, 청각 변별, 청각 확인, 주의집중, 주의집중 기간, 청각 이해, 청시각 통합, 청각 종결, 방향성, 장기기억, 단기기억, 순차적 기억, 배경소음 속 듣기, 동기 유발, 청력, 청각수행력, 인지, 말언어 문제 |
| Children's Auditory Processing Performance Scale, CHAPPS (Smoski et al., 1992) | 5조건; 36문항/ 7점 척도 | 6~12세 | • 소음상황, 조용한 상황, 이상적 상황, 다중정보 입력조건, 청각기억 및 순서화, 청각 주의집중 기간 |
| Screening Instrument for Targeting Education Risk, SIFTER (Anderson, 1989) | 3조건; 15문항/ 5점 척도 | 7~12세 | • 학업 성취, 주의집중, 의사소통, 학급 참여, 학교 내 행동특성 |
| Children's Home Inventory for Listening Difficulties, CHILD (Anderson & Smaldino, 2000) | 15문항/ 8점 척도 | 3~12세 | • 가정에서 아동의 듣기 행동을 평가하기 위한 부모 설문지<br>• 듣기 어려움, 조용한 상황, 소음상황에서 이해에 초점 |
| Scale of Auditory Behaviors, SAB (Schow et al., 2006) | 12문항/ 5점 척도 | 8세 이상 | • 소음 상황, 청각수행력, 주의집중, 청각 이해, 배경소음 속 듣기, 청각 변별, 학습, 순차적 기억, 청각 확인 등 |
| Bufflo Model Questionnaire Revised, BMQ-R (Katz & Zalewski, 2011) | 8범주, 48문항/ 4점 척도 | 6세 이상 아동/성인 | • 해독력, 소음, 기억, 주의집중, 통합, 조직화, 청각처리장애, 기타 |
| Auditory Processing Domain Questionnaire, APD-Q (O'Hara, 2009) | 4범주, 52문항/ 2점 척도 | 7~17세 | • 청각처리, 목표(targeted) 청각 처리, 주의집중 조절능력, 언어능력 |

(2) 행동 선별검사

일반적으로 질문지는 특이성이 낮고, 과다 의뢰와 타당도가 높지 않은 단점이 있다. 그러므로 질문지와 더불어 중추청각처리장애 선별을 목적으로 몇몇 행동검사가 사용되어 왔다. 대표적인 중추청각처리장애 행동 선별검사들은 SCAN 검사(A Screening Test for Auditory Processing Disorders; Keith, 2000, 2009a, 2009b), 다중청각처리 평가도구(Multiple Auditory Processing Assessment, MAPA; Schow et al., 2006), 청각기술평가도구(Auditory Skill Assessment, ASA; Geffner & Goldman, 2010), 처리감별선별검사도구(Differential Screening Test of Processing, DSTP)(Richard & Ferre, 2006)다.

SCAN 검사는 검사 시간과 비용의 효율성 및 다른 장애와의 관련성에 따른 과다 의뢰 방지 등의 측면에서 가장 널리 사용되는 행동검사다. 기존의 SCAN 검사(Keith, 2000)는 소음속어음검사(Auditory-Figure Ground), 주파수여과어음검사(Filtered Words), 경쟁단어검사(Competing Words) 및 경쟁문장검사(Competing Sentences)의 네 가지 하위검사로 구성되었다. 그러나 ASHA(2005)의 다섯 가지 청각처리장애 행동검사 영역 중 편이저잉여성검사와 이분청취검사의 2개 영역만을 다루어 전 검사 영역에 걸친 다양한 행동검사를 포함하는 선별검사 도구 사용의 필요성과 중요성이 제기되어 왔다. 따라서 이를 보완하여 시간적 처리 검사 영역인 간격탐지검사(Gap Detection Test)와 시간압축문장검사(Time-Compressed Sentence Test)를 추가하고 난이도를 조절하여, 13~50세 성인용의 SCAN-3:A(Keith, 2009a)와 3~12세 아동용의 SCAN-3:C(Keith, 2009b)로 개편되었다. SCAN-3의 모든 하위검사는 아동 및 성인 모두 동일한 검사 목록을 사용하나 검사 조건의 난이도를 조정하여 성인용 및 아동용으로 구분된다. 또한 하위검사 목록을 증가하고 난이도 수준을 조정하여 선별검사 이외 진단검사로 사용되도록 개발하였다.

MAPA 검사도구는 ASHA의 다섯 가지 검사 영역 중 세 가지 영역, 즉 청각패턴/시간적 순서(auditory pattern/temporal ordering; MAPA Pitch Pattern Test, MAPA TAP Test, MAPA Duration Pattern Test, MAPA Fusion Test), 편이분리종결(monaural separation closure; MAPA mSAAT, MAPA SINCA), 양이통합/양이분리(binaural integration/binaural separation test; MAPA Dichotic Digits, MAPA Competing Sentences)로 구성되어 있다. 각 검사 영역에서 2개씩 총 6개의 검사를 선택하여 선별검사로 사용하며, 8~12세 아동과 21~49세의 성인을 대상으로 실시할 수 있다.

ASA 검사도구는 대상 연령이 3세 6개월~11세이며, 6세 이하의 어린 아동에게 사용하도록 고안된 선별검사로 배경소음 속 청각 변별, 비단어 구어 따라 하기, 운율, 음소합성, 음 변별, 음 패턴의 6개의 검사로 구성되어 있다. DSTP 검사도구는 청각, 음운, 언어 처리의 문제를 선별하도록 고안되었으며, 6~12세를 대상으로 사용할 수 있다.

또한 진단검사로 개발된 검사도구들 중 최소한의 언어적 요소를 가진 검사들은 선별검사로 사용할 수 있다. 이러한 검사들에는 선택적 청각집중검사(Selective Auditory

Attention Test), 이분숫자검사(Dichotic Digits Test), 주파수패턴검사(Frequency Pattern Test) 등이 있다.

### 2) 진단평가

#### (1) 개인사 수집

개인사(case history)는 중추청각처리검사의 선정, 해석 및 중재를 위한 유용한 정보를 제공한다. 즉, 장애의 본질 및 유형뿐만 아니라 다른 장애의 영향을 파악하도록 하므로 검사 선정과 해석에 도움을 준다. 개인의 연령, 인지, 주의집중, 동기유발, 기억, 언어능력, 말초청각 손실 등과 같은 요인들은 검사의 선정, 해석 및 중재 과정에 지대한 영향을 주기 때문에 진단검사를 실시하기 전에 개인사에 대한 정보를 주의 깊게 살펴보아야 한다. 이러한 요인 이외에 ① 청력 손실 및 중추청각처리 결함 관련 가족력, ② 청각 및 의사소통 어려움, ③ 임신 및 출생 과정, 이과 및 신경학적 병력, 건강 상태, 약물 복용 등의 의료적 정보, ④ 말 · 언어 능력 및 발달 정보, ⑤ 학업성취 등의 교육 및 직업 관련 정보, ⑥ 사회성 발달, ⑦ 문화 및 언어적 배경, ⑧ 인지, 지능 또는 다른 관련 장애 관련 정보 등이 개인사에 포함되어야 한다.

#### (2) 말초청각 평가

중추청각처리검사는 말초청각장애에 의해 영향을 받으므로 중추청각기능 평가에 선행하여 순음청력검사, 어음청각검사, 이미턴스검사, 이음향방사검사 등을 실시하여 말초청각의 손실 여부를 평가해야 한다. 말초청각장애를 가진 대상자의 청각처리 능력을 평가하는 경우, 그 영향을 최소화하는 검사와 자극 및 검사 방법을 선택하여야 하며, 그 해석에서도 주의를 기울여야 한다. 중추청각처리 평가도구 중 이분청취숫자검사, 이분청취문장확인검사, 주파수패턴검사 및 음길이패턴검사는 경도 및 중도의 말초청각 손실로부터 덜 영향을 받는 검사들이다.

#### (3) 중추청각처리 행동검사

중추청각신경계의 병변 및 기능에 대한 전반적인 평가가 이루어지기 위해서는 최소한 5개 검사 영역에서의 행동검사들을 포함해야 한다(AAA, 2010; ASHA, 2005). 이러한 5개 행동검사 영역은 청각 정보의 시간적 처리검사(Temporal Processing Tests), 이분

**표 10-2** 중추청각처리 검사 영역별 행동검사

| 검사 | | 처리과정 | 병변 위치 |
|---|---|---|---|
| 이분청취검사 (Dichotic Tests) | Dichotic Digits | 양이 통합 | 뇌간, 대뇌피질, 뇌량 |
| | Dichotic Consonant Vowels | 양이 통합 | 대뇌피질 |
| | Dichotic Sentence | 양이 통합 | 뇌간, 대뇌피질 |
| | Staggered Spondic Word, SSW | 양이 통합 | 뇌간, 대뇌피질 |
| | Synthetic Sentence Identification, SSI-CCM | 양이 분리 | 뇌간, 대뇌피질 |
| | Competing Sentences | 양이 분리 | 신경 성숙, 언어 |
| 시간적 처리검사 (Temporal Processing Tests) | Random Gap Detection | 시간적 분석 | 뇌간, 대뇌피질, 뇌량 |
| | Gap-In-Noise | 시간적 분석 | 뇌간, 대뇌피질 |
| | Frequency Pattern | 주파수 변별, 시간적 순서, 언어적 명명 | 대뇌피질, 뇌량 |
| | Duration Pattern | 음 길이 변별, 시간적 순서, 언어적 명명 | 대뇌피질, 뇌량 |
| 편이저잉여성검사 (Monaural Low-Redundancy Tests) | Low Pass Filtered | 청각 종결 | 뇌간, 대뇌피질 |
| | Time-Compressed Speech | 청각 종결 | 뇌간, 대뇌피질 |
| | Speech in Noise | 청각 종결/배경소음 속 듣기 | 뇌간, 대뇌피질 |
| 양이상호작용검사 (Binaural Interaction Tests) | Binaural Fusion | 양이 상호작용 | 뇌간 |
| | Rapidly Alternating Speech Perception | 양이 상호작용 | 뇌간 |
| | Masking Level Difference | 양이 상호작용 | 뇌간 |
| | Listening in Spatialized Noise-Continuous Discourse Test | 양이 상호작용 | 뇌간 |

출처: Bellis(2003)을 인용 및 추가함.

청취검사(Dichotic Tests), 편이저잉여성검사(Monaural Low-Redundancy Tests), 양이상호작용검사(Binaural Interaction Tests) 및 청각변별검사(Auditory Discrimination)이며, 이러한 영역검사들이 측정하는 특정 처리 기능과 이에 속하는 중추청각신경계의 병변 부위를 정리하면 〈표 10-2〉와 같다.

한국어 중추청각처리 평가도구(Korean Central Auditory Processing Assessment, CAPA-K; 장현숙 외, 2011)는 한국인의 중추청각처리장애 진단을 위해 영어권 임상현장에서 널리 사용하고 있는 중추청각처리 검사도구를 우리말 버전으로 개발하고, 각 검사에 대한 7~12세 아동 및 성인을 대상으로 연령별 규준을 마련하여 표준화한 검사도구다. CAPA-K은 5개 행동검사 영역 중 청각변별검사 영역을 제외한 4개 영역, 즉 이분청취검사 영역의 이분청취숫자검사, 편이저잉여성검사 영역의 저주파수여과어음검사, 소음속어음검사, 시간압축어음검사, 양이상호작용검사 영역의 양이통합검사를 개발하였고, 청각 정보의 시간적 처리검사 영역의 검사들을 포함하여 연령별 규준을 마련하였다.

청능사는 개개인의 중추청각처리 능력의 전반적인 특성을 평가하기 위하여 각 검사 영역에서 어떤 검사도구들을 선택하고 구성하며 적용해야 하는지를 결정해야 한다. 이러한 검사도구의 구성 및 적용에 대한 원칙들(ASHA, 2005)은 다음과 같다. 첫째, 검사 구성에 있어서 환자의 주요 불만 사항을 기반으로 서로 다른 중추처리 과정과 청각신경계의 수준을 검사하는 비구어 자극과 구어 자극 모두를 포함하는 검사들로 구성하되 민감도, 특이도 및 효율성이 높고 신뢰도와 타당도를 보이는 검사들을 선택하여야 한다. 둘째, 검사가 해당 피검자를 평가하기에 적절한지 검사 규준에 대한 정보와 배경을 신중하게 살펴보아야 하며, 검사 조건, 방향, 점수 계산, 분석 및 강화 적용 등의 검사 방법은 검사의 원 연구에서 정의한 절차와 일치되도록 한다. 셋째, 피검자의 언어 발달, 동기유발 수준, 피로도, 주의집중, 인지적 요인, 정신연령의 영향, 문화 및 사회경제적 요인들을 포함한 피검자 개개인의 특성을 고려하여야 하며, 검사 시간은 피검자의 주의집중, 동기 및 에너지 수준에 적절하도록 하여 다양한 핵심 청각처리 과정이 측정되도록 해야 한다. 이를 위하여 피검자가 검사에 집중하는지 또는 높은 동기를 가지고 있는지를 지속적으로 모니터하는 것이 중요하다. 넷째, 피검자의 불평과 증상은 다각적인 평가의 한 부분으로 검사 결과에 반영하여야 한다. 즉, 피검자의 일상 활동에서의 체계적 관찰, 자가측정, 다른 전문가들에 의한 형식적 또는 비형식적 평가와 더불어 환자의 주요 증후 및 불만과 관련하여 검사 결과를 다루어야 한다. 마지막으로, 청능사는 중추청각처리검사 도구를 적절히 사용하고 해석하는 데 필요한 지식, 훈련 및 기술을 가지고 있어야 한다.

① 청각 정보의 시간적 처리검사

청각 정보의 시간적 처리, 즉 시간적 분석력(temporal resolution), 시간적 차폐(temporal masking), 시간적 통합(temporal integration) 및 시간적 순서화(temporal ordering) 능력 등은 말소리와 음악 지각을 포함하는 일상생활 듣기 과제 수행에 중요한 역할을 한다. 청각 정보의 시간적 처리검사(temporal processing tests)들은 좌반구와 우반구의 청각 영역의 기능과 반구 간 통합 능력에 대한 정보를 제공하는데, 대부분의 검사가 순음이나 소음 등 비구어 자극을 사용하기 때문에 다문화적으로 사용될 수 있다는 장점이 있다. 임상적으로 널리 사용되는 검사들은 시간적 순서화검사인 주파수패턴검사(Frequency Pattern Test; Pinheiro & Ptacek, 1971)와 음길이패턴검사(Duration Pattern Test; Noffsinger, Martinez, Wilson, 1994) 등과 시간적 분석력검사인 무작위간격탐지검사(Random Gap Detection Test, RGDT; Keith, 2000)와 소음속간격검사(Gap-In-Noise Test, GIN; Musiek et al., 2005) 등이 있다.

주파수패턴검사와 음길이패턴검사는 검사가 용이하고 민감도와 특이도가 높으며, 와우 병변의 직접적인 영향이 적어 미로성 난청을 가진 피검자에게 사용할 수 있고, 비언어적 자극을 사용하면서도 언어의 한계와 손상을 평가할 수 있다. 주파수패턴검사는 청각 정보의 시간적 처리검사 중 임상에서 가장 널리 사용되고 있는 검사로 저주파수(880 Hz)와 고주파수(1,220 Hz)로 이루어진 150 ms 길이의 연속적인 3개의 순음이 200 ms 간격으로 총 60개의 문항으로 구성되어 있다. 60개의 문항은 6개의 서로 다른 주파수 패턴(고고저, 고저고, 저고고, 저저고, 저고저, 고저저)이 무작위로 반복되어 있다. 각각의 귀에 30개 검사 문항씩 50 dB SL로 제시하고 들었던 패턴을 구어(labeling)나 허밍(humming)으로 소리의 높고 낮음을 말하도록 한다.

음길이패턴검사는 음길이가 길고(500 ms) 짧은(200 ms) 세 개의 1,000 Hz 음이 300 ms의 간격으로 총 60개의 문항으로 이루어져 있다. 60개의 문항은 6개의 서로 다른 음길이 패턴(장장단, 장단장, 단장장, 단단장, 단장단, 장단단)이 무작위로 반복되어 있다. 각각의 귀에 30개 검사 문항씩 50 dB SL로 제시하고 들었던 패턴을 구어나 허밍으로 소리의 길고 짧음을 말하도록 한다. 이 검사는 미로성 난청을 가진 피검자에게 사용하기에 비교적 가장 안정적인 검사로 보고되고 있다.

RGDT는 양측 귀에 제시되는 15 ms의 500, 1,000, 2,000, 4,000 Hz 음이나 1 ms 클릭음이 각 주파수 조건에서 9개의 자극 간격(0, 2, 5, 10, 15, 20, 25, 30, 35, 40 ms)으로 무작위로 제시될 때 간격 탐지 능력을 측정하는 검사로, 영어권 정상 성인의 규준은 6.0~

7.8 ms로 측정되었다(Keith, 2000).

GIN 검사는 6초의 백색잡음(white noise) 내에 0~3개 정도로 제시되는 간격을 탐지하는 검사로 10개의 자극 간격(2, 3, 4, 5, 6, 8, 10, 12, 15, 20 ms)을 사용하며, 총 60개의 간격이 제시된다. GIN 검사는 임상에서 사용하는 시간적 분석력검사 가운데 민감도와 특이도가 보고된 검사로 중추청각신경계 병변에서 72%의 민감도와 94%의 특이도를 보이고, 뇌간보다는 대뇌에서 더 높은 민감도를 보인다(Musiek et al., 2005). Musiek 등(2005)은 정상 성인과 중추 병변을 가진 환자를 대상으로 GIN 검사의 추정역치(A.th.)와 백분율을 측정한 결과, 정상 성인의 경우, 추정역치(A.th.)는 우측 귀 4.9 ms, 좌측 귀 4.8 msec, 백분율은 우측 귀 70.3%, 좌측 귀 70.2%의 결과를 보고하였다. 중추 병변을 가진 환자의 추정역치는 우측 귀 8.5 ms, 좌측 귀 7.7 ms, 백분율은 우측 귀 59.6%, 좌측 귀 58.1%로 유의미하게 긴 간격 탐지 능력을 보였다고 하였다. Prem, Shanker 그리고 Girish(2012)는 성인의 중추청각처리장애 판별 기준을 평균점수의 1 SD 이하로 하였을 때, 규준이 추정역치는 7 ms, 백분율은 72%라고 보고하였다. RGDT는 검사가 빠르고 용이하나 신뢰도가 낮으며, GIN 검사는 검사와 채점이 쉽지 않으나 타당도, 신뢰도, 민감도 및 특이도가 높은 것으로 보고되고 있다. 시간적 분석력은 연령, 청력손실 정도, 자극 등의 다양한 변인에 영향을 받는데, 간격탐지검사의 경우 광대역 자극은 다른 자극에 비하여 연령 및 청력손실의 영향을 덜 받는다.

청각 정보의 시간적 처리검사 영역에서의 국내 연구들은 선행 연구의 패러다임을 기준으로 주파수패턴검사와 음길이패턴검사를 적용하여 아동, 성인 및 노인의 시간적 처리 능력을 살펴보았다(장현숙 외, 2011; 한명월, 안중호, 정종우, 2008). 구어 반응 조건에서 구어 반응 요구('고저고' 또는 '높고-낮고-높고')에 따라 수행력이 달라지므로 우리말 구어 반응 시 '고/저'나 '장/단'이 아닌 '높고/낮고'나 '길고/짧고'를 사용한 연령별 규준이 마련되어 있다(장현숙 외, 2011). 또한 시간적 분석력검사인 GIN과 RGDT에 대한 연령별 규준이 마련되어 있다(Jang et al., 2011).

#### ② 이분청취검사

이분청취(dichotic listening)는 양측 귀에 동시에 제공되는 서로 다른 음향학적 자극을 통합하거나 분리하는 능력을 의미하며 좌반구와 우반구의 기능, 반구 간의 정보 교환, 성숙, 중추청각신경계 발달과 손상 확인에 대한 정보를 제공한다. 사용되는 자극 유형에 따라 숫자(Dichotic Digit Test; Strouse & Wilson, 1999), 자모음(Dichotic CVs Test),

단어(Staggered Spondaic Word Test, SSW; Katz, 1962) 및 문장(Dichotic Sentence Identification Test; Fifer, Jerger, Berlin, Tobey, & Campbell, 1983) 등 다양한 검사로 구분된다. 이분청취검사(Dichotic Tests)의 수행력은 중추청각신경계뿐만 아니라 자극의 음향학적 특징, 자극의 언어적 내용, 청력의 대칭성, 피검자의 연령, 기억력, 동기유발과 인지 능력, 손잡이 등의 다른 요인들에 영향을 받을 수 있으므로 평가에서 이러한 요인들의 영향을 최소화하는 노력이 필요하다. 아동의 경우 이분청취검사에서 좌측 귀에서보다 우측 귀에서 수행력이 더 좋은 우측 귀 우세(right ear advantage, REA)를 나타낸다. 이분청취검사와 연령에 관한 연구들에서는 대부분 나이가 어린 그룹에서 REA가 더 크게 나타난다고 보고하고 있는데(Strouse & Wilson, 1999), 일반적으로 대뇌피질의 좌우 반구를 연결해 주는 뇌량(corpus callosum)의 교련섬유가 완전히 수초화되는 시기인 12~15세가 될 때까지 REA의 두드러진 현상이 나타난다. 이것은 정상적인 성숙과 더불어 왼쪽 귀의 점진적인 수행력 향상을 보이게 되고, 12세 후로는 성인과 비슷한 수준에 도달하게 된다(Musiek & Chermak, 2007).

국내에서 개발된 이분청취검사 영역에는 이분숫자청취검사(전아름, 장현숙, 2009), 이분자모음청취검사(전아름, 2008), 이음어음검사(한명월 외, 2008), 이분어음검사(이지연, 2012), 이분어음배치검사(김유경, 장현숙, 2011) 등이 있다. 이 중 이분숫자청취검사는 남성 화자의 음원을 이용해 우리말 숫자쌍 조합을 조사하여 음성학적 유사성 오류가 가장 많았던 숫자 '2'를 제외하고 9개의 숫자로 1, 2, 3개의 숫자쌍 검사 문항을 표준화하였는데, 2개 이상의 숫자쌍은 성인에게도 어려운 것으로 나타났다(장현숙, 전아름, 유현이, 김유경, 2014).

③ 편이저잉여성검사

편이저잉여성검사(Monaural Low-Redundancy Tests)는 편측 귀에 제공되는 어음을 주파수 여과, 시간의 압축 및 확장, 소음 및 경쟁 자극 제시 등으로 잉여성을 낮추었을 때 어음 인지 능력을 측정하는 검사로, 뇌간과 대뇌피질의 기능부전에 대한 정보를 제공해 준다. 이 검사들은 중추청각신경계 병변에 대한 민감도는 보통 정도이나(Bornstein, Wilson, & Cambron, 1994), 검사와 채점이 용이하고 기능적인 결함과 중재에 관한 실제적인 정보를 제공하므로 중추청각처리장애의 평가도구들 중 가장 널리 사용되고 있다.

주파수여과어음검사(Filtered Speech Test)는 주로 저주파수 여과된(low-passed

filtered, LPF) 어음을 사용하며 절단주파수에 따른 단어 및 문장 인지 능력을 평가한다. 이에 속하는 검사로는 SCAN 검사의 하위검사인 주파수여과단어검사(Filtered Words; Keith, 2009a, 2009b), VA-CD LPFT(Bornstein et al., 1994), Auditec 버전 LPFT(Wilson & Mueller, 1984)가 주로 사용되고 있다. SCAN 검사는 3~11세 아동의 경우 1,000 Hz에서, 성인의 경우 500 Hz에서 절단시킨 저주파수 여과어음을 사용하며, VA-CD LPFT는 1,500 Hz에서, Auditec 버전은 1,000 Hz 절단주파수로 저주파수 여과시킨 단음절어를 사용한다.

시간압축어음검사(Time-Compressed Speech Test)는 신호의 주파수 특성에는 변화를 주지 않고 압축률에 따라 시간을 압축시켜 제시하여 어음 인지 능력을 측정하는 검사다. 이 검사는 시간 압축률의 정도가 피검자의 수행 능력에 영향을 준다. NU-6 단음절 목록을 사용한 시간압축어음검사(Wilson et al., 1994)에서는 45% 시간 압축률을, 문장을 사용한 시간압축문장검사(Time-Compressed Sentence Test; TCST; Keith, 2009a)에서는 40%의 시간 압축률을 기준으로 중추청각처리장애 평가 규준이 마련되어 있다. 이 두 검사 모두 60% 이상의 압축률은 정상 청력인에게도 어려운 조건으로 나타났다.

소음속어음검사(Speech-In-Noise Test)는 백색잡음, 다화자잡음, 경쟁 문장 및 담화 등 다양한 소음을 사용하며, 신호음대잡음비(signal-to-noise ratio, SNR)에 따른 단어 및 문장 인지 능력을 평가한다. SCAN 검사의 하위검사로 다화자잡음에서 단음절어의 인지 능력을 측정하는 소음속단어검사(Auditory Figure Ground; Keith, 2009a, 2009b)는 어음을 50 dB HL로 제시하고 메시지경쟁비(message competition ratio, MCR)로 아동용은 +8 dB, 성인용은 +0 dB를 사용한다. 동측에서 경쟁 메시지(유의미 문장)가 제시되는 조건에서 무의미 문장을 확인하는 동측메시지의 합성문장확인(Synthetic Sentence Identification with Ipsilateral Competing Message, SSI-ICM) 검사(Humes, Coughlin, & Talley, 1996)는 문장이 30 dB HL에서 제시되고 다양한 MCR(+10, 0, -10, -20)을 사용한다.

한국어 CVC 단음절어, 한국어 어음인지도검사의 단음절어 및 문장을 저주파수 또는 고주파수로 여과시켜 우리나라 성인의 인지 능력을 측정한 연구들은 다양한 우리말 어음 자극에 대한 주파수여과어음검사의 절단주파수 기준을 제시하였는데, 저주파수여과어음검사를 위해 1,500 Hz의 절단주파수를 사용할 것을 제안하였다(황성은, 장현숙, 이지연, 김유경, 2011). 박혜미와 장현숙(2012)은 시간을 압축시킨 한국어 단어인지도검사의 목록을 아동과 성인을 대상으로 실시하여, 시간압축어음검사의 압축률 기준을 45%로 적용할 것을 제시하였다. 또한 성인과 아동을 대상으로 다양한 소음 유형과 SNR에 따른 어음검사를 실시하여, 소음속어음검사의 소음 유형과 SNR의 기준을 다화자잡음에서 +10 SNR 적용할 것을 제안하였다(전슬기, 2012).

④ 양이상호작용검사

양이상호작용검사(Binaural Interaction Tests)는 시간, 주파수, 강도 등이 다른 음향학적인 정보를 양측 귀에 제공하였을 때 양측 귀의 정보를 통합하는 능력을 측정하는 검사로, 뇌간 기능에 대한 정보를 제공한다. 검사들로는 주기적인 간격을 두고 양측 귀 간에 어음을 빠르게 교대시켜 목표 메시지를 인지하는 빠른교대성말지각(Rapidly Alternating Speech Perception, RASP) 검사, 귀 간 위상 차이 여부에 따라 소음에서 신호를 추출하는 차폐수준차(Masking Level Difference, MLD) 검사(Noffsinger, Martinez, & Wilson, 1994), 서로 다른 정보가 양이로 들어와 하나의 정보로 통합되는 양이통합검사(Binaural Fusion Test, BFT), 다양한 방향과 SNR로 제시되는 문장의 청취역치를 검사하는 소음공간속지속담화청취검사(Listening in Spatialized Noise-Continuous Discourse Test, LISN-CD; Cameron, Dillon, & Newall, 2006)가 사용되고 있다. 특히 BFT는 두 가지 패러다임을 이용하고 있는데, 하나는 주기적으로 말소리 신호를 분절시켜 교대로 양 귀에 제시하는 양이시간적 통합(binaural temporal fusion)으로, 대표적인 검사는 분절교대성 CVC 단어 양이통합검사(Segmented-Alternated CVC Words BF test; Wilson et al., 1994)다. 이 검사는 초성-중성-종성의 단어 목록에서 운반구(carrier phrase)와 함께 한쪽 귀에 모음을, 반대쪽 귀에는 자음을 제시하게 되는데, 단어의 순차성이 유지되는 양이 시간적 통합 패러다임을 사용하여 하나의 완전한 단어를 이끌어 내는 청각적 통합 능력을 평가한다. 다른 하나는 어음을 서로 다른 여과음역대 혹은 절단주파수로 여과 처리하여 양측 귀에 동시에 제시하는 양이주파수 통합으로 이음절의 강강격 단어를 사용하는 Ivey BFT와 저주파수(1,500 Hz 절단)와 고주파수(2,100 Hz 절단)로 여과된 일음절 단어를 사용하는 NU-6 BFT 등이 있다. BFT의 결과는 제시 강도, 단어의 친숙성 및 말초청각 손실 등에 영향을 받는다.

양이상호작용검사 영역에서 검사어음 목록의 개발과 제시 강도에 따른 주파수 패러다임의 양이통합 효과를 측정하므로, 한국어 양이통합검사의 임상적 기준을 마련하고자 Jang 등(2011)은 저주파수(1,200 Hz 절단)와 고주파수(2,100 Hz 절단)로 여과된 일음절 단어 목록을 남성 화자 음원으로 개발하여 양이통합 효과를 증명하였고, 35 dB SL로 제시하여 아동과 성인을 대상으로 규준 연구를 진행하였다.

⑤ 청각변별검사

주파수, 강도 및 시간 차, 음소 차이에 대해 유사한 음향 자극을 변별하는 능력을 평가하는 영역으로 대뇌피질에 대한 정보를 제공한다. 청각 변별(auditory discrimination)은 중추청각처리 기능 중 중추청각처리장애 아동 및 성인 환자들이 어려움을 나타내는 영역임에도 현재 이에 대한 검사는 임상적으로 거의 사용되지 못하고 있다. 그러므로 환자의 전반적인 영역에서의 어려움을 이해하기 위해서는 이 영역의 검사도구가 임상적으로 사용하기 용이하도록 개발되어야 할 필요가 있다.

(4) 전기생리학적 검사

다양한 음향학적인 이벤트에 따라 중추청각신경계에서 동시에 발생되는 활동전위를 기록하는 검사들은 주관적 절차를 실시할 수 없는 경우, 확실한 신경학적 장애가 의심되는 경우, 주관적 검사 결과의 확인이 필요한 경우, 주관적 검사 결과가 확실하지 않은 경우 등에서 도움이 되는 정보를 제공한다. 전기생리학적 검사들은 언어, 인지 및 다른 잠재적 복합체계와의 연계성이 적고 중추청각신경계의 다양한 수준을 검사할 수 있으므로 중추청각처리장애 진단에서 차지하는 역할의 중요성과 범위가 더욱 증가하고 있다. 또한 신경생리학적인 변화가 행동 반응에 선행하여 나타나기 때문에 치료 프로그램 제공 후에 효과를 측정하는 데 행동검사보다 유의한 이점이 있다. 청성중기반응 및 청성후기반응은 중추청각처리장애 평가에 필수적으로 사용되고 있는데, 순음이나 클릭 자극 이외에 어음 자극을 사용하거나 경쟁 자극을 사용하는 것 등을 통하여 중추청각신경계 기능을 더 면밀히 검사할 수 있다. 음조체계 매핑(topographic mapping)은 중추청각신경계의 활동에 대한 정밀한 공간 및 시간적 정보를 제공해 주며, 중추청각처리장애의 신경생리학적 측면을 검사하는 도구로 유용하다. P300 검사의 경우, 중추청각신경계의 병변에 대한 민감도가 80% 이상이며, 중추청각처리장애를 가진 아동이나 성인에게서 더 긴 P300 잠복기를 보인다. 또한 이 검사는 청각, 시각, 촉각 자극을 사용할 수 있으므로 이러한 자극에 대한 규준화를 통하여 처리 능력 결함에 대한 다른 자극과 청각 자극에 대한 특이성을 검사할 수 있다.

전기생리학적인 검사와 뇌영상 기법의 적용과 활용은 더욱 활발히 이루어질 필요가 있다. 기능적 자기공명영상(functional magnetic resonance imaging, fMRI)과 양전자방사단층촬영(positron emission tomography, PET)은 대뇌피질의 고유한 기능 변화를 영상으로 알아보는 방법들로 중추청각처리장애 진단에서 주요한 역할을 담당할 것이다.

특정 중추청각처리 행동검사 동안 활성화되는 뇌의 영역은 검사와 환자의 수행과 관련된 생리학적이고 해부학적인 이해를 증진시키고, 회복과 중재 과정에 대한 모니터링을 가능하도록 할 것이다. 또한 청각, 언어 및 주의력 결핍 등의 관련 장애와의 구별에 대한 기초를 제공할 수 있을 것이다.

## 3. 중주청각처리장애 평가 결과의 해석

중추청각처리장애 진단평가 결과를 해석하는 데는 규준기반(norm-based) 해석법과 환자중심(patient-based) 해석법 등 다양한 방법을 사용할 수 있다. 규준기반 해석법은 가장 일반적으로 사용되는 방법으로, 개인의 수행력을 정상 집단의 능력과 비교하여 해석하는 방법이다. 환자중심 해석법은 수행력을 환자의 기초선과 비교하여 해석하는 방법으로, 검사 내 분석(intratest analysis), 검사 간 분석(intertest analysis) 및 다학문간 분석(cross-discipline analysis)을 사용한다. 검사 내 분석은 귀 간 점수 차이, 반구 간 차이 등 주어진 한 검사의 결과를 비교하는 것이고, 검사 간 분석은 진단적 평가도구 간의 결과를 비교하므로 문제를 보이는 결함이 무엇인지를 파악하는 것이다. 다학문 간 분석은 중추청각처리 평가와 다른 전문 영역에서의 평가를 비교하는 것이다.

일반적으로 중추청각처리장애를 진단하기 위하여 평가도구의 최소한 두 개 이상의 검사에서 평균의 -2 SD 이하를 보일 때 결함으로 간주한다. 만약에 한 개의 검사에서만 수행력이 떨어지면 평균의 -3 SD 이하의 경우에서 장애로 판정하기도 하는데, 청능사는 재검사를 실시하거나 동일한 기능을 평가하는 다른 검사를 사용하여 평가한 후 이전 검사의 결과를 확진해야 한다(ASHA, 2005).

중추청각처리장애의 해석은 재활 관점에서 기능중심, 검사중심 또는 프로파일 중심의 접근법이 사용되기도 한다. 기능중심(functionally driven) 접근법은 학교, 가정 및 직장 등 일상생활에서 개인의 어려움을 바탕으로 중재 전략을 계획하는 것이고, 검사중심(test-driven) 접근법은 검사 결과를 기초로 중재 전략을 선택하는 것이다. 또한 중추청각처리장애는 개개인의 문제가 다양하기 때문에 평가 결과의 프로파일을 통해 중추청각처리 결함을 범주화하여 분류 체계 및 모델을 제시한 접근법들이 사용되고 있다. 이 중 대표되는 모델이 Buffalo 모델(Katz, 2007)과 Bellis/Ferre 모델(Bellis & Ferre, 1999)이다. Buffalo 모델은 중추청각처리 결함을 음소 해독력(phonemic decoding), 소음

기억력(tolerance-fading memory), 통합(integration), 조직화(organization)의 네 가지 범주로 구분하며, Bellis/Ferre 모델은 연합능력 결함(associative deficit), 청각적 해독능력 결함(auditory decoding deficit), 통합능력 결함(integration deficit), 조직화능력 결함(output organization deficit), 운율능력 결함(prosodic deficit)의 다섯 가지 범주로 구분하고, 이와 관련된 진단검사 결과와 중재 방법을 제공하고 있다.

## 4. 중추청각처리장애의 재활

중추청각처리장애를 위한 재활은 중추신경계의 가소성을 극대화하고, 성공적 치료 결과를 최대화하며, 기능적 결함을 최소화하기 위하여 가능한 한 진단평가에서의 장애 확인과 동시에 즉각적으로 실시되어야 한다. 중추청각처리장애는 듣기, 언어 이해 및 발달, 학습 등과 밀접한 관련이 있고 장애의 결과가 다른 관련 장애에 영향을 미칠 수 있으므로 다학문적인 팀과 함께 포괄적인 재활이 실시되어야 한다. 중추청각처리장애의 재활은 청각 정보를 사용하는 능력을 신장시키고 결함 부분에 대한 직접적인 중재를 제공하는 것이다. 이를 위한 세 가지 재활 범주는 환경 및 교수 전략 수정, 보상 전략, 직접치료다. 훈련은 중추신경계의 가소성과 대뇌의 재조직화가 발생하도록 집중적으로, 그리고 일반화를 최대화하고 기능적 결함을 감소시키도록 광범위하게 이루어져야 한다.

### 1) 환경 및 교수 전략 수정

환경 수정법은 교실, 직장 및 다른 의사소통 환경에서 제시되는 청각 정보 접근을 향상시키는 방법으로, 청각적 신호와 듣기 환경 개선 등의 상향식 방법(bottom-up approach)과 교실, 교수법, 직장, 취미, 가정에서 조정이 이루어지는 하향식 방법(top-down approach)이 사용될 수 있다. 상향식 방법은 교실, 직장 및 가정의 음향향적 환경이 최적화되도록 잔향이나 소음을 감소시키고 신호대잡음비를 향상시키는 음향적 중재를 실시하는 것이다. 듣기 환경을 향상시키는 하향식 방법은 청각 및 시각적으로 신호를 잘 받아들일 수 있는 자리 배치, 시각보조물 사용, 경쟁적 신호 및 잔향 시간의 감소, 청각보조기 사용, 화자에게 말을 천천히 하고 주요 단어를 강조하도록 요구하기 등이 있다. 청각보조기 및 FM을 사용하여 음향신호를 향상시키는 방법은 모든 중추청각처리장애 대상자에게 사용되는 중재이기보다는 편이저잉여성검사와 이분청취어음검사에서 결함을 보이는 대상자들에게 효과적이다.

중추청각처리장애를 가진 아동의 교사나 부모는 아동의 특정 결함을 인식하고, 아동이 청각 정보를 잘 받아들여 의사소통이나 학습에 어려움이 없도록 교실이나 가정에서 교수전략을 사용할 수 있다. 이러한 교수전략에는 수업 자료의 제시 방식, 청각정보의 구성, 의사소통 스타일의 조정이 포함되는데, 구체적으로 수업 내용이나 지시에 대해 이해하였는지 자주 확인하기, 구두로 제시하는 정보에 대해 다른 감각적 단서와 함께 제공하기, 반복하기, 다른 말로 바꾸어 말하기, 새로운 지식 및 어휘를 사전에 미리 알려 주기, 노트 작성을 도와주기, 그림화된 정보를 제시하기, 말하기 전에 아동의 주의집중을 확인하기, 긍정적 강화 사용하기, 청각적 피로감 피하기 등이 있다.

### 2) 보상 전략

보상 전략(compensatory strategies)은 청능훈련 등의 직접적인 중재를 사용하여도 치료되지 않는 중추청각처리장애가 언어, 인지 및 학습 영역에 대한 결함을 초래하는 경우 사용하는 하향식 방법이다. 이러한 방법은 언어, 인지, 기억, 주의 등 중추의 상위 수준의 능력을 강화함으로써 중추청각처리장애의 결함을 지원하고, 듣기, 의사소통, 사회성, 학습 능력을 향상시킨다. 이를 위하여 초인지 기술(metacognitive skills), 초기억 전략(metamemory strategies), 초언어적 전략(linguistic/metalinguistic strategies)이 사용될 수 있다. 초인지 전략에는 자기교수, 인지적 문제해결법, 자기주장 훈련법 등이 있으며, 초기억 전략에는 암기법, 마인드 매핑, 의미덩이 짓기(chunking), 유추, 약어(acronyms), 연상, 구두 리허설, 재청각화(reauditorization) 등이 있다. 그리고 초언어적 전략에는 문맥을 통한 어휘 확장, 음운론적 인식, 도식화 네트워크 확장 등이 있다. 성공적인 중재를 위해 동기 유발 및 자신감이 중요하므로, 이러한 전략이 종합적 중재 계획하에 이루어질 수 있도록 한다.

### 3) 직접적 중재법

직접적인 중재법(deficit-specific intervention)은 진단평가를 통해 확인된 특정 결함을 감소시키거나 제거하기 위한 방법으로, 상향식 방법의 청능훈련을 사용한다. 특정 결함에 따라 ① 청각 종결 활동(빠진 단어, 음절 및 음소 찾기 훈련, 소음 속 어음 훈련, 문맥을 통한 어휘 확장 능력 훈련 등), ② 양이 분리 및 통합 활동[이분청취훈련(예: Dichotic Interaural Intensity Difference [DIID] training), 방향성 훈련, 소음속신호 훈련 등], ③ 시간적 패턴 활동(리듬과 강세가 다른 청각 패턴의 확인, 변별, 및 모방 등의 기초 시간적 패턴 기술, 상위 수준의 음운훈련 등), ④ 반구 간 전이 활동(구두 지시를 운동으로 바꾸기, 운동을 구두로 바꾸기, 음악훈련, 음악 듣고 가사에 대한 질문에 대답하기, 청각/시각 통합 및 양손의 협응이 필요한 비디오게임, 양측 손발의 협응이 필요한 스포츠, 게임 및 댄스 활동, 방향성 훈련 등)을 실시한다. 직접적인 치료 활동은 형식적이거나 비형식적인 유형으로 실시할 수 있으며, 치료 활동은 대상자의 연령과 언어 수준에 맞아야 하며 동기 유발이 되고, 자극과 과제 복잡성이 진행적이고 다양하고, 난이도 수준이 적절하고, 충분한 시간이 적용되어야 한다(Musiek, Chermak, & Weihing, 2014).

Fast ForWord(Tallal & Merzenich, 1997), Earobics(Wasowicz, 1996), LACE(Sweetow & Sabes, 2006) 등의 컴퓨터를 이용한 재활 프로그램들과 전략들이 활발히 적용되고 있다. 컴퓨터 프로그램은 포맷 형식으로 다감각적 자극을 제공하고, 집중적이고 사용자의 습득 정도에 따라 그 난이도를 조절할 수 있는 이점이 있어 효율적인 훈련도구로 이용되고 있다(AAA, 2010). Fast ForWord는 열약한 시간적 처리 능력으로 야기되는 언어 및 읽기 어려움을 위해 음향학적으로 변경된 비구어음 및 구어음을 사용하는 중재 프로그램으로, 시간적 처리, 말 지각 및 언어 이해 기술을 훈련하기 위하여 고안되었으며, 연령 수준별로 구성되어 있다. 어린 아동을 위해서는 언어와 읽기 발달에 필요한 기본적인 기술 개발을 포함하며, 학령기 아동을 위해서는 음운 인식과 언어 구조에 초점을 두고 기억, 주의집중, 처리 및 순서화에 대한 기초적인 인지 기술 강화를 포함하고, 나이 든 학생을 위해서는 이전 수준과 유사한 처리 기술과 소리-글자 이해, 음운 인식, 단어 인지를 통한 읽기강화 프로그램을 포함한다. Earobics는 읽기와 언어 처리에 어려움을 가진 대상들을 위한 종합적인 음운 인식과 청각-언어 처리 프로그램으로, 소리 인식, 조용한 상황과 소음 상황에서 소리 변별, 글자와 소리 연합, 배경소음 유무에 따른 복잡한 지시 이해, 음과 단어 기억, 읽기, 철자 및 이해를 강화하는 항목들을 포함한다. LACE는 보청기 사용 성인의 듣기와 의사소통을 향상시키기 위한 가정용 컴퓨터 훈련 프로그램으로, 불충분한 말소리, 인지 기술 및 의사소통 전략으로 나뉘어 있으며, 활동은 청각적 기억, 처리 속도, 청각-구두 종결을 포함한다.

## 요약 및 정리

이 장에서는 중추청각처리장애의 정의, 선별 및 진단평가, 재활 방법을 살펴보았다. 중추청각처리장애는 중추청각신경계의 다양한 기능과 상위처리 수준의 기능들과 밀접하게 관련되어 나타날 수도 있기 때문에 평가, 해석 및 재활 방법을 결정하고 실행하는 데 어려움이 있다. 임상에서 중추청각처리장애 진단을 위해 다양한 검사도구가 활용되고 있으나, 환자의 전반적인 영역에서의 문제들을 이해하기 위해서는 민감도와 특이도가 높은 검사들의 개발이 지속적으로 이루어져야 한다. 특히 언어, 인지 및 주의집중 등과 덜 연관된 행동검사들의 개발이 요구된다. 또한 중추청각처리장애는 생애 전반에 걸쳐 나타나는데, 현재 개발된 대부분의 행동검사는 7세 미만의 아동들을 검사하는 경우 과제의 난이도와 수행력의 다양성으로 중추청각처리 기능의 행동검사 결과를 신뢰하기가 어렵다. 그러므로 중추청각처리장애에 대한 조기 판별이 좀 더 이른 연령에서 이루어지고, 가능한 한 빨리 중재가 이루어질 수 있도록 조기 판별을 위한 선별검사 도구의 개발이 요구된다.

중추청각처리장애의 진단 및 중재에 있어 중심 역할을 담당하는 전문가인 청능사는 그에 필요한 지식, 훈련 및 기술을 겸비하여야 한다. 이 장에서 기술한 내용을 토대로 청능사가 중추청각장애를 다루기 위해 요구되는 능력과 역할을 정리해 보면 다음과 같다. 중추청각처리장애를 평가하기 위하여 중추청각신경계의 정상 및 비정상적인 기능, 중추청각처리장애와 다른 장애와의 변별 능력, 타당한 평가 계획 능력, 신뢰성 있는 결과 분석 능력, 얻어진 자료들을 통합적으로 분석하여 진단할 수 있는 능력 등이 요구된다. 또한 중추청각처리장애를 평가하고 중재하는 과정에서 발견되는 다양한 문제에 관하여 관련 전문가들에게 협조를 의뢰하고, 그들과 지식을 공유하거나 전달하고 상호 이해와 협력을 촉진해야 하며, 당사자 및 가족들을 설득하고 안내하는 일을 해야 한다. 청능사가 중추청각처리장애 진단 및 중재를 담당하는 전문가로서의 역량을 갖추도록 좀 더 체계적인 교육 및 훈련이 필요하다.

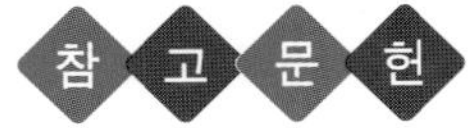


김유경, 장현숙(2011). 한국어 이분어음배치검사 개발. 청능재활, 7, 179-189.

박혜미, 장현숙(2012). 성인 및 아동의 시간압축 단어인지도. 청능재활, 6, 137-145.

이지연(2012). 한국어 중추청각처리장애 선별검사도구(K-SCAP) 개발. 한림대학교 대학원 박사학위논문.

장현숙, 김유경, 황혜경, 이미숙, 조수진, 탁평곤 외(2011). 한국어 중추청각처리 평가도구(CAPA-K)의 표준화 연구. 한림대학교 한국청각언어재활학회 학술대회 발표논문집, 53-57.

장현숙, 이효자, 김유경(2012). 청각행동특성 검사도구 개발 연구. 충남: 한국특수교육원.

장현숙, 전아름, 유현이, 김유경(2014). 한국어 이분숫자청취검사의 개발 및 표준화 연구. 특수교육저널: 이론과 실천, 15(4), 489-506.

전슬기(2012). 성인과 아동의 소음유형 및 신호대잡음비에 따른 단어인지도 연구. 한림대학교 대학원 석사학위논문.

전아름(2008). 이분청취검사에서 자극의 복잡성, 제시방법 및 연령에 따른 수행능력 비교. 한림대학교 대학원 석사학위논문.

전아름, 장현숙(2009). 자극의 복잡성, 주의집중방식 및 연령에 따른 이분청취 능력 비교. 특수교육저널: 이론과 실천, 10, 377-395.

한명월, 안중호, 정종우(2008). 한국인에서의 중추청각처리장애 진단을 위한 검사도구의 적용과 나이에 따른 정상 범위. 대한이비인후과학회지-두경부외과학, 51, 694-698.

황성은, 장현숙, 이지연, 김유경(2011). 주파수여과에 따른 단어 및 문장인지도. 청능재활, 7, 74-84.

American Speech-Language-Hearing Association (ASHA). (2005). (Central) Auditory Processing Disorders-The Role of the Audiologist. American Speech-Language-Hearing Association. Retrieved from www.asha.org/members/deskref-journals/deskref/default.

American Academy of Audiology (AAA). (2010). American Academy of Audiology Clinical Practice Guidelines: Guidelines for the Diagnosis, Treatment and Management of Children and Adults with Central Auditory Processing Disorder. Retrieved from www.audiology.org/resources/documentlibrary/documents/capdguidelines.

Anderson, K. L. (1989). *Screening instrument for targeting educational risk.* Danville, IL: Interstate.

Anderson, K. L., & Smaldino, J. J. (2000). Children's Home Inventory for Listening Difficulties (CHILD). *Educational Audiology Review, 17* (3 Suppl.).

Bamiou, D. E., Musiek, F. E., & Luxon, L. M. (2001). Etiology and clinical presentations of auditory processing disorders—A review. *Archives of Disease in Childhood, 85*, 361-365.

Bellis, T. J. (2003). *Assessment and management of central auditory processing disorders in the educational setting: From science to practice* (2nd ed.). Clifton Park, NY: Delmar Learning.

Bellis, T. J., & Ferre, J. M. (1999). Multidimensional approach to the differential diagnosis of central auditory processing disorders in children. *Journal of the American Academy of Audiology, 10*, 319–328.

Bornstein, S. P., Wilson, R. H., & Cambron, N. K. (1994). Low-and high-pass filtered Northwestern University Auditory Test No. 6 for monaural and binaural evaluation. *Journal of the American Academy of Audiology, 5*, 259–264.

Cameron, S., Dillon, H., & Newall, P. (2006). The Listening in Spatialized Noise test: Normative data for children. *International Journal of Audiology, 45*, 99–108.

Cooper Jr, J. C., & Gates, G. A. (1991). Hearing in the elderly–The framingham cohort, 1983–1985: Part II. Prevalence of central auditory processing disorders. *Ear and hearing, 12*(5), 304–311.

Fifer, R. C., Jerger, J. F., Berlin, C. I., Tobey, E. A., & Campbell, J. C. (1983). Development of a dichotic sentence identification test for hearing–impaired adults. *Ear and hearing, 4*, 300–305.

Fisher, L. (1976). *Fisher's auditory problems checklist*. Bemidji, MN: Life Products.

Humes, L. E., Coughlin, M., & Talley, L. (1996). Evaluation of the use of a new compact disc for auditory perceptual assessment in the elderly. *Journal of American Academy of Audiology, 7*, 419–427.

Geffner, D., & Goldman, R. (2010). *Auditory skills assessment*. Mineapolis, MN: PsychCorp, Pearson.

Golding, M., Carter, N., Mitchell, P., & Hood, L. J. (2004). Prevalence of central auditory processing (CAP) abnormality in an older Australian population: The blue mountains hearing study. *Journal of the American Academy of Audiology, 15*(9), 633–642.

Jang, H., Kim, Y., Lee, J., Lee, M., Son, H., Choi, J., Park, H., & Espinoza–varas, B. (2011). Developmental Trends in Binaural Fusion Tests with Korean Monosyllable Words. *Chicago: AudiologyNow*, April 5–9, 136.

Jang, H., Choi, J., Son, H., Park, H., & Espinoza–varas, B. (2011). GIN (Gap–In–Noise) Tests in the Korean Population. *Chicago: AudiologyNow*, April 5–9, 137.

Katz, J. (1962). The use of Staggered Spondaic Words for assessing the integrity of the central auditory nervous system. *Journal of Auditory Research, 2*, 327–337.

Katz, J. (2007). APD evaluation to therapy: The Buffalo Model. Audiology Online, Retrieved from http://www.audiologyonline.com/articles/article_detail.asp.

Katz, J., & Zalewski, T. (2011). Buffalo Model Questionnaire–Revised. Retrieved from http://www.audiologyisland.com/assets/CAPD–Questionnaire.pdf.

Keith, R. (2000). *SCAN–C: Test for Auditory Processing Disorders in Children–Revised*. San Antonio, TX: The Psychological Corporation.

Keith, R. (2009a). *SCAN-3:A Tests for Auditory Processing Disorders in Adolescents and Adults*. San Antonio, TX: Pearson.

Keith, R. (2009b). *SCAN-3:C Tests for Auditory Processing Disorders for Children*. San Antonio, TX: Pearson.

Musiek, F., Shinn, J., Jirsa, R., Bamiou, D., Baran, J., & Zaidan, E. (2005). The GIN (Gaps in Noise) Test Performance in Subjects with and without Confirmed Central Auditory Nervous System Involvement. *Ear & Hearing, 26*, 608-618.

Musiek, F. E., & Chermak, G. D. (2007). *Handbook of (central) auditory processing disorder: Auditory neuroscience and diagnosis* (Vol. 1). San Diego: Plural Publishing.

Musiek, F. E., Chermak, G. D., & Weihing, J. (2014). Auditory training. In G. D. Chermak, & F. E. Musiek (Eds.), *Handbook of (central) auditory processing disorder: Comprehensive Intervention* (Vol. 2, pp. 157-200). San Diego, CA: Plural Publishing.

Noffsinger, D., Martinez, C. D., & Wilson, R. H. (1994). Dichotic listening to speech. Background and preliminary data for digits, sentences, and nonsense syllables. *Journal of American Academy Audiology, 5*, 248-254.

O'Hara, B. (2009). The Listening Questionnaire: A differential screening for auditory processing disorders. Retrieved from http://www.audiologyisland.com/assets/APDQ.pdf.

Pinheiro, M. L., & Ptacek, P. H. (1971). Reversals in the perception of noise and tone patterns. *Journal of the Acoustical Society of America, 49*, 1778-1783.

Prem, G., Shanker, N. S., & Girish, N. (2012). Gaps in Noise (GIN) test: Normative data. *Amrita Journal of Medicine, 8*, 24-27.

Richard, G. J., & Ferre, J. M. (2006). Differential Screening Test for Processing. LinguiSystems, Incorporated.

Schow, R. L., Chermak, G. D., Seikel, J. A., Brockett, J E., & Witaker, M. M. (2006). *Multiple auditory processing assessment*. Louis, Mo:Auditec.

Smoski, W. J., Brunt, M. A., & Tannahill, J. C. (1992). Listening characteristics of children with central auditory processing disorders. *Language, Speech, and Hearing Services in Schools, 23*, 145.

Strouse, A., & Wilson, R. H. (1999). Recognition of one-, two-, and three-pair dichotic digits under free and directed recall. *Journal of the American Academy of Audiology, 10*, 557.

Sweetow, R. W., & Sabes, J. H. (2006). The need for and development of an adaptive Listening and Communication Enhancement (LACE) Program. *Journal of the American Academy of Audiology, 17*, 538-558.

Tallal, P., & Merzenich, M. (1997). *Fast Forword*. Scientific Learning Corporation. Retrieved from http://www.scilearn.com.

VanDyke, J. (1985). Evaluation of classroom listening behaviors. *Rocky Mountain Journal of Communication Disorders, 1*, 8, 13.

Wasowicz, J. (1996). Cognitive Concepts. *Earobics*. Retrieved from http://www.earobics.com.

Wilson, L., & Mueller, H. G. (1984). Performance on normal hearing individuals on Auditec filtered speech tests. *American Speech and Hearing Association*, *27*, 189.

Wilson, R. H., Preece, J. P., Salamon, D. L., Sperry, J. L., & Bornstein, S. P. (1994). Effects of time compression and time compression plus reverberation on the intelligibility of Northwestern University Auditory Test No. 6. *Journal of the American Academy of Audiology*, *5*, 269–277.

제11장

# 이명의 평가 및 재활

이호기(소리이비인후과)



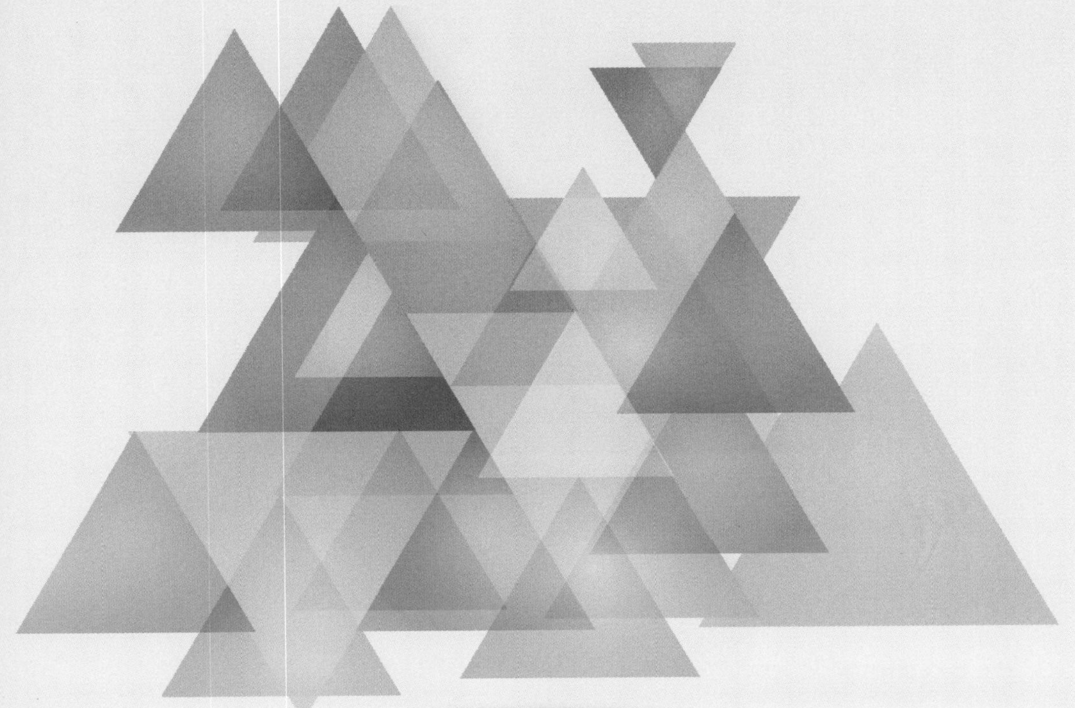

**이명이란** 외부로부터의 소리 자극이 없는데도 사람의 귀 혹은 머릿속에서 느끼는 소리를 의미한다. 현대사회에서 소음의 증가, 복잡해지는 정신생활, 노령 인구의 증가, 약물의 남용, 스트레스 등 외적 또는 내적인 원인에 의하여 신체에 미치는 영향이 많아짐에 따라 과거에 비해 이명을 호소하는 사람이 많아졌다. 전체 인구의 30% 정도가 약간의 이명을 경험하게 되고, 인구의 약 1~5% 정도는 이명으로 인하여 일상생활에서 불편함을 경험하거나 심각하게 영향을 받아 병원을 찾는다. 최근 인간의 평균 수명이 길어짐에 따라 이명으로 인하여 병원을 찾는 환자의 수도 더욱 늘어나고 있는 추세다.

이명은 크게 두 가지로 분류한다. 하나는 다른 사람이 들을 수 없고 본인만 듣거나 인식하는 자각 이명이며, 다른 하나는 우리 몸에서 발생하는 신체 소리로서 다른 사람도 들을 수 있는 타각 이명이다. 자각 이명이 이명의 대부분을 차지하고 있으며 특별한 원인을 알 수 없는 경우가 많다. 자각 이명이 발생할 수 있는 가능한 원인 질환으로는 돌발성 난청, 메니에르병, 소음성 난청, 머리 외상, 노인성 난청, 이독성 약물, 청신경 종양, 중이염 등이 있다. 그러나 특별한 질환이 없이도 과로나 스트레스 후에 발생하는 경우도 흔하다. 자신의 신체 소리를 듣게 되는 타각 이명은 자각 이명보다는 빈도가 훨씬 낮으나 귀 주변을 지나가는 혈관에서 나는 소리, 귀와 목 주변 근육의 수축 혹은 경련에 의한 소리, 턱 관절 기능장애, 이관기능장애 등에 의해서 발생할 수 있다. 이명의 원인이 다양한 만큼 이를 평가하는 것도 정밀하고 종합적인 검토가 필요하며, 이에 따라 적절한 치료 방안이 결정되어야 한다.

이 장에서는 이명에 대한 적절한 평가, 그리고 이명치료의 한 방법으로 최근 국내외에서 시행되고 있는 이명의 재활치료에 대하여 살펴보고자 한다.

## 1. 이명의 평가

이명을 호소하는 환자가 내원하면 동반 증상을 확인하여 이통, 이루, 어지럼증 등을 호소하는 경우에는 증상에 따른 진찰 및 검사를 시행한다. 그 결과 중이염이나 어

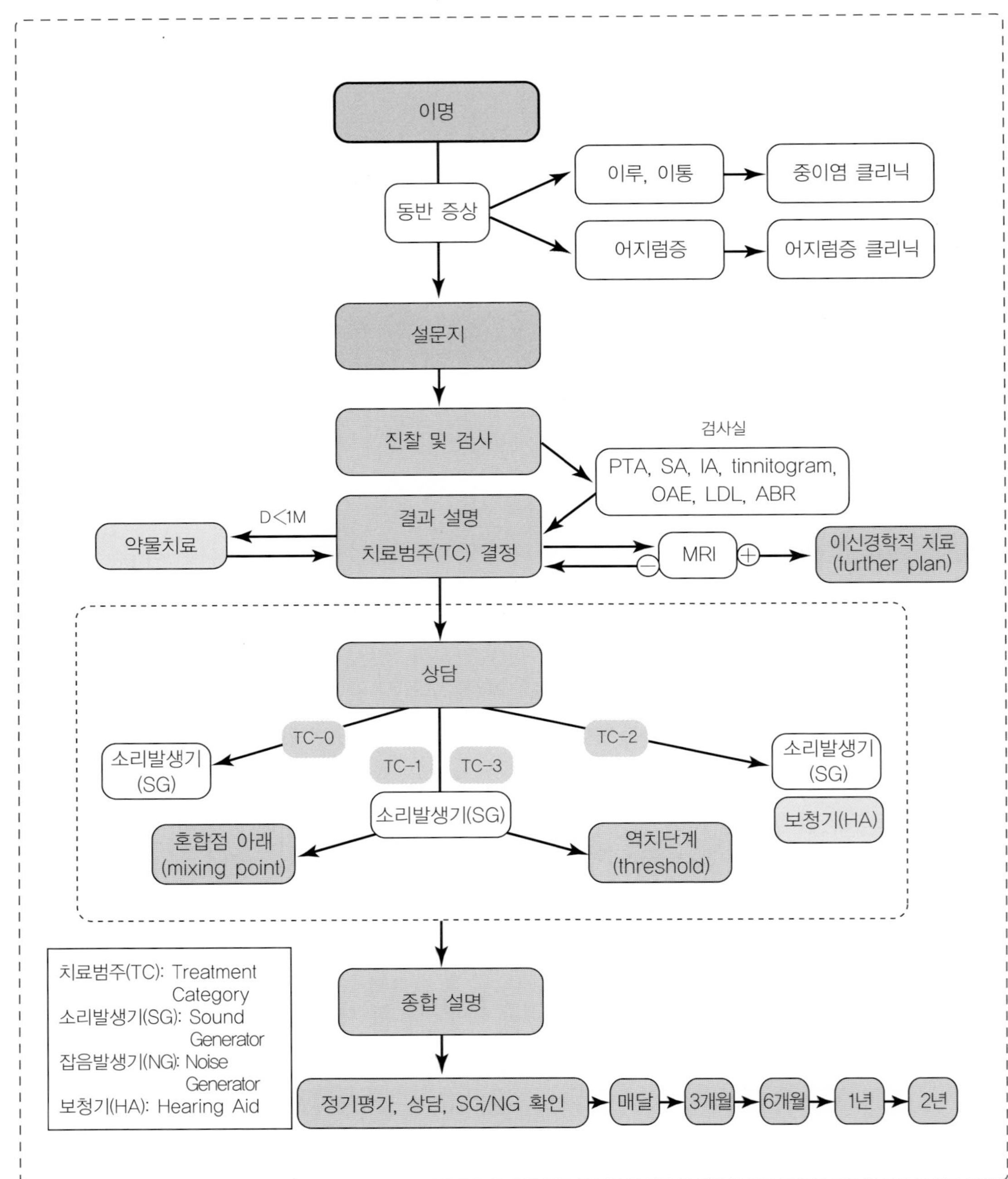


**[그림 11-1] 이명 환자의 평가와 재활치료 과정**

D: 기간(duration), M: 개월(month), PTA: 순음청력검사(pure-tone audiometry), SA: 어음청각검사(speech audiometry), IA: 임피던스청력검사(impedance audiometry), OAE: 이음향방사(otoacoustic emission), LDL: 불쾌음향역치(loudness discomfort level), ABR: 청성뇌간반응(auditory brainstem response)

지럼증 관련 질환이 의심되면 그 질환에 대한 세부 진단 및 치료를 우선적으로 시행한다([그림 11-1] 참조).

병력 및 설문지 평가를 통하여 환자 개개인이 느끼는 이명에 대한 전반적인 이해와 함께 이명으로 인하여 환자가 느끼는 불편함의 정도와 그 심각성을 확인한다. 기본적인 청각학적 검사(순음청력, 어음, 임피던스, 이음향방사, 청성뇌간반응 검사 등) 및 이명 검사를 시행하여 환자의 청각 상태 및 이명의 양상, 정도를 확인하여 이명의 원인을 찾고, 향후 이명재활치료를 시행할 경우 다양한 검사 결과를 상담 자료로 활용한다. 청력검사를 통하여 주관적으로 호소하는 이명을 객관적으로 설명해 주는 것은 이명재활치료에서 매우 중요하다. 의학적 평가를 통해 특별한 질환과 연관된 이명은 우선 그 질환을 먼저 치료한다(이호기, 최현승, 2003). 이와 같이 원인에 따른 적절한 의학적 조치를 시행한 후에도 이명이 호전되지 않고 지속적인 문제가 될 경우, 이명의 정도와 난청 및 청각과민증의 유무에 따라 이명재활치료의 범주를 결정한다.

## 1) 병력 및 설문지 평가

이명 환자의 체계적인 평가를 위해서는 환자에 대한 세심한 인터뷰(병력 청취)가 중요한데, 효율적인 인터뷰를 진행하기 위해서는 설문지를 활용하는 것이 좋다. **설문지**에 포함될 내용은 이명의 양상, 선행 요인, 삶에 끼치는 영향, 정서적·감정적 영향, 의사소통장애 여부, 청각과민증의 유무, 이명에 대한 부정적 생각 및 관점, 이명의 현재 습관화된 정도 등이다. 또한 이명에 의한 괴로움 정도를 정량적으로 접근하기 위해서 Newman 등(1996)이 제시하였던 이명장애목록(Tinnitus Handicap Inventory, THI) 점수를 정서적 스트레스와 기능적 장애, 절망적 생각의 각 항목으로 나누어서 평가에 활용한다.

### (1) 이명의 양상

이명이 어떤 소리로 들리는지, 이명이 들리는 위치(좌측 귀, 우측 귀, 혹은 양측 귀, 머릿속, 몸 밖 등)와 이명 발생 시기 및 시간적 변화, 소실 여부, 변동성 여부, 이명의 강도, 주변 환경음에 의한 억제 정도 등을 확인한다.

(2) 선행 요인

이명이 발생하기 직전에 어떤 정서적 유발 요인, 청력의 변화, 소음 노출 여부, 두부 외상, 외부 충격, 추돌사고 등이 있었는지를 확인한다.

(3) 삶에 끼치는 영향

이명으로 인하여 삶의 어떤 영역에서 영향을 받는지, 어떤 일에 집중할 때 이명이 좋아지는지 또는 악화되는지, 일상적인 일에서 문제를 일으키는지, 조용한 여가 활동에 영향을 받는지, 수면에 어떤 영향을 받는지를 확인한다.

(4) 정서적 · 감정적 영향(자율신경계, 변연계의 반응 평가)

이명에 의해서 어떤 감정(공포, 성가심, 자살 충동 등)을 느끼는지, 우울증 혹은 불안감과 연관성이 있는지를 확인한다.

(5) 의사소통장애

청각장애가 동반되는지, 청력은 나쁘지 않지만 이명 때문에 잘 듣지 못한다고 생각하고 있는지, 아니면 난청과 이명 모두에 의해 소통에 장애가 있는지는 향후 치료 방침을 정할 때 중요 고려 사항이다.

(6) 청각과민증의 경험

어떤 소리가 불쾌감을 주는지, 어떤 생활 영역에서 영향을 받는지, 소리공포증(phonophobia)이 존재하는지, 외부 소리에 의해서 이명이나 청각과민증이 악화되는지, 수면 시 없어지는지, 고통을 줄이기 위해서 귀마개를 사용하는지, 외부 소리의 왜곡이 있는지, 전신적인 다른 과민증이 있는지 등을 확인한다.

(7) 이명에 대한 부정적 생각 및 관점

환자가 이명에 대하여 일반적으로 갖고 있는 부정적인 생각들은 '이명이 나빠질 것이다.' '영원히 지속될 것이다.' '다른 신체적 질병(종양, 뇌졸중 등)이 있을 것이다.' '불치병이다.' '수면을 방해할 것이다.' '난청을 초래할 것이다.' '가정이나 직장, 사회생활에서 고통을 받을 것이다.' 등이다. 이러한 환자의 부정적인 관점을 확인하는 것은 추후 이명재활치료를 위한 상담에서 중요한 고려 사항이다.

(8) 습관화(habituation) 정도

시각사상척도(visual analog scale, VAS)를 이용하여 현재 환자가 이명을 인지하는 시

**이명(귀울림) 평가 설문지**

최근 1개월간 이명의 정도에 관한 질문입니다. 가장 적절한 곳에 동그라미(○) 표시를 하십시오.

■ (Aw) 이명소리의 지속시간은 하루를 지내는 중 어느 정도(몇 퍼센트) 들리나요?
〈전혀 들리지 않는다〉를 〈0%〉라고 하고 〈한순간도 빼놓지 않고 하루 종일 들린다〉를 〈100%〉라고 가정할 때, 당신의 경우는?

0(%) 10 20 30 40 50 60 70 80 90 100

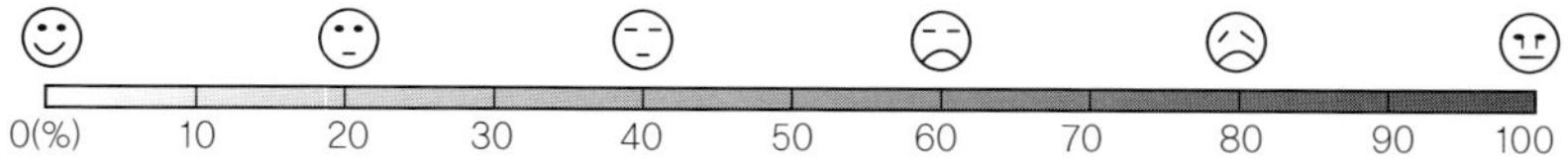

■ (Lo) 이명의 크기는 어느 정도의 크기로 들리나요?
〈전혀 들리지 않는다〉를 〈0〉이라고 하고 〈견딜 수 없을 만큼 매우 크다〉를 〈10〉이라고 가정할 때, 당신의 경우는?

0 1 2 3 4 5 6 7 8 9 10

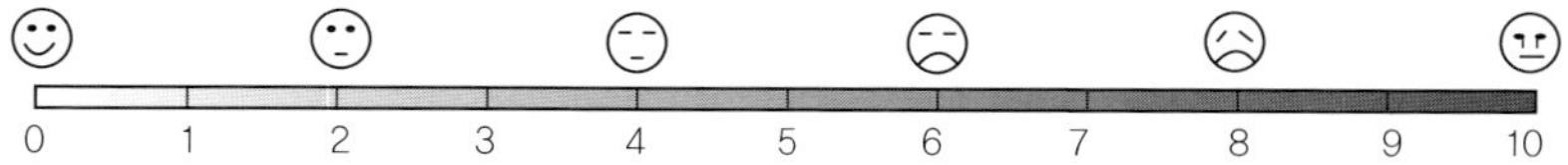

■ (An) 이명이 당신을 얼마나 괴롭힌다고 생각하십니까?
〈전혀 괴롭히지 않는다〉를 〈0〉이라고 하고 〈매우 심각하게 괴롭힌다〉를 〈10〉이라고 가정할 때, 당신의 경우는?

0 1 2 3 4 5 6 7 8 9 10

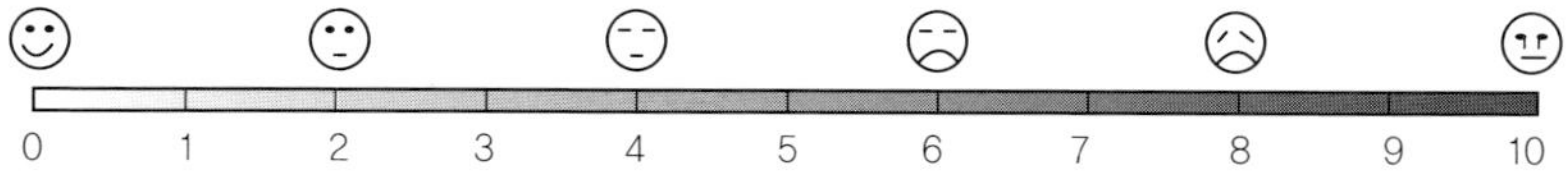

■ (EOL) 이명이 생활에 미치는 영향은 어느 정도입니까?
〈전혀 영향이 없다〉를 〈0〉이라고 하고 〈생활을 못할 정도다〉를 〈10〉이라고 가정할 때, 당신의 경우는?

0 1 2 3 4 5 6 7 8 9 10

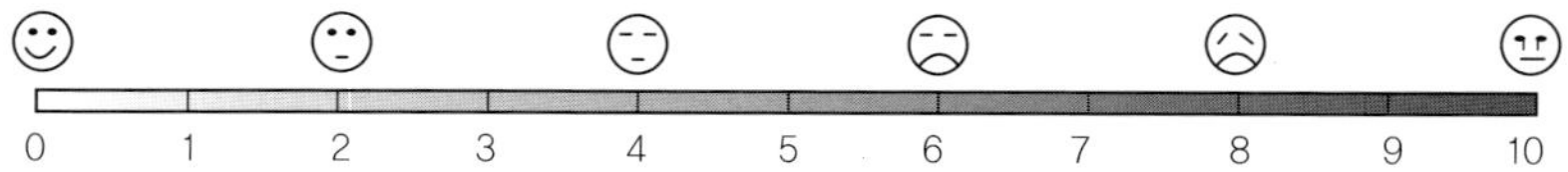

다음 활동 중 이명으로 영향을 받는 활동이 있으면 해당하는 것에 ✓표를 하십시오.

☐ 일에 대한 집중 ☐ 독서 ☐ 암기 ☐ 잠들 때 ☐ 조용한 여가활동
☐ 사회활동 ☐ 운동 ☐ 운전 ☐ 영화관람 ☐ 텔레비전 시청 ☐ 세미나, 회의
☐ 기타 ( )

**[그림 11-2] 시각사상척도(VAS)를 이용한 이명평가 설문지의 예**

간(%), 이명의 강도, 이명으로 인하여 괴롭힘을 받는 정도, 생활에 미치는 영향을 확인한다([그림 11-2] 참조).

(9) 이명장애목록

이명으로 인한 불편함의 정도를 정량적 평가를 하기 위해 널리 사용되는 이명장애목록(THI; 김지혜 외, 2002; Newman, Jacobson, & Spitzer, 1996)은 총 25개 항목으로 구성되어 감성적(emotional), 기능적(functional), 절망적(catastrophic) 영역을 평가한다(〈표 11-1〉 참조). 감성적 영역은 9개, 기능적 영역은 11개, 절망적 영역은 5개의 항목으로

**표 11-1 한국형 이명장애목록(THI)**

다음 질문 사항에 대하여 '그렇다'(4점), '가끔 그렇다'(2점), '아니다'(0점)에 표시하시오.

1) F 이명 때문에 집중하기가 어렵습니까?
2) F 이명의 크기로 인해 다른 사람이 말하는 것을 듣기가 어렵습니까?
3) E 이명으로 인해 화가 날 때가 있습니까?
4) F 이명으로 인해 난처한 경우가 있습니까?
5) C 이명이 절망적인 문제라고 생각하십니까?
6) E 이명에 대해 많이 불평하는 편이십니까?
7) F 이명 때문에 밤에 잠을 자기가 어려우십니까?
8) C 이명에서 벗어날 수 없다고 생각하십니까?
9) F 이명으로 인해 사회적 활동에 방해를 받습니까(예: 외식, 영화 감상)?
10) E 이명 때문에 좌절감을 느끼는 경우가 있습니까?
11) C 이명이 심각한 질병이라고 생각하십니까?
12) F 이명으로 인해 삶의 즐거움이 감소됩니까?
13) F 이명으로 인해 업무나 가사 일을 하는 데 방해를 받습니까?
14) E 이명 때문에 종종 짜증나는 경우가 있습니까?
15) F 이명 때문에 책을 읽는 것이 어렵습니까?
16) E 이명으로 인해 기분이 몹시 상하는 경우가 있습니까?
17) E 이명이 가족이나 친구 관계에 스트레스를 준다고 느끼십니까?
18) F 이명에서 벗어나 다른 일들에 주의를 집중하기가 어렵습니까?
19) C 자신이 이명을 통제할 수 없다고 생각하십니까?
20) F 이명 때문에 종종 피곤감을 느끼십니까?
21) E 이명 때문에 우울감을 느끼십니까?
22) E 이명으로 인해 불안감을 느끼십니까?
23) C 이명에 더 이상 대처할 수 없다고 생각하십니까?
24) F 스트레스를 받으면 이명이 더 심해집니까?
25) E 이명으로 인해 불안정한 기분을 느끼십니까?

F: 기능적 영역(functional subscale), E: 감정적 영역(emotional subscale), C: 절망적 영역(catastrophic subscale)

구성되어 있으며, 각 항목의 응답에서 '그렇다'는 4점, '가끔 그렇다'는 2점, '아니다'는 0점을 부여한다. 각 항목의 점수를 합산하여 점수가 높을수록 환자의 불편함의 정도가 높은 것으로 판정한다.

이 외에도 이명의 평가를 위한 관련 설문 자료로는 Tinnitus Handicap Questionnaire (THQ), Beck Depression Inventory(BDI), State Trait Anxiety Questionnaire(STAI), Pittsburgh Sleep Quality Index(PSQI), Tinnitus Primary Function Questionnaire(TPFQ) 등이 소개되고 있다.

이명의 진단적 접근을 위해 적절한 청각학적 · 이과적 · 전신의학적 질문과 함께 치료 가능한 원인 질환이 없는지, 이명, 청각과민, 난청 중 환자에게 가장 문제가 되는 영역이 무엇인지를 평가한다.

### 2) 청력검사

이명 환자에서 동반될 수 있는 난청의 정도, 종류, 부위를 평가하기 위해 시행할 수 있는 청각학적 검사는 순음청력검사, 어음청력검사, 임피던스청력검사, 이음향방사, 청성뇌간반응검사 등이 있으며 청각과민의 평가를 위해 불쾌음압레벨을 시행할 수 있다(고의경, 2011).

#### (1) 순음청력검사

이명은 난청과 밀접한 관계가 있는 것으로 알려져 있으며, 환자가 인지하지 못하는 경우에도 순음청력검사(pure tone audiometry)를 통해 난청이 확인되는 경우가 많다. 일반적으로 정상 청력을 가진 사람보다 감각신경성 난청, 전음성 난청, 혼합성 난청이 있는 사람에서 이명의 발생 빈도가 높으며(Murai, 1991), 특히 8 kHz 이상의 고주파 영역의 난청은 일상생활에서는 거의 불편함을 느끼지 못하기 때문에 환자 자신도 모르고 지내는 경우가 많다. 이명은 고주파수 영역의 난청과 밀접한 관계가 있는 경우가 많으므로 순음청력검사에서 가능하면 12,000 Hz까지 검사를 시행하는 것이 좋다. 또한 급성 저주파성 난청(acute low tone sensorineural hearing loss)이 발생한 경우 환자가 난청보다는 이충만감이나 이명을 주소로 병원을 찾는 경우가 많기 때문에 저주파 영역의 난청 유무도 주의 깊게 관찰하여야 한다. 검사 결과에 따라 난청의 유무, 정도, 유형을 확인하여 환자 치료의 방향을 설정한다.

### (2) 어음청력검사

어음청력검사(speech audiometry)는 실제 생활에서의 언어소통 상태를 확인할 수 있는 것으로서 난청부위의 진단, 사회적응 능력 평가, 향후 청각재활 방법의 선택을 위해 반드시 필요하다. 또한 어음청취역치(speech reception threshold, SRT)를 순음청력검사 결과와 함께 평가하여 검사 결과의 정확도를 확인할 수 있다. 그리고 어음명료도(speech discrimination, SD) 검사는 이명 환자의 치료를 위하여 보청기를 소리치료로서 활용할 때 중요한 기초 자료가 된다.

### (3) 임피던스청력검사(impedance audiometry)

중이의 임피던스는 고막운동성 계측(tympanometry)과 등골근 반사(stapedial reflex)의 두 가지 방법으로 검사한다. 고막운동성 계측을 통해서 중이 내 삼출액이 있는지, 이관의 환기 및 배설 기능의 정상 유무, 고실경화증, 이경화증, 이소골단절 유무, 중이근 경련(middle ear myoclonus), 개방성이관(patent eustachian tube) 등을 확인할 수 있다(이호기, 2008a). 특히 삼출성 중이염이 있는 경우 이충만감, 박동성 이명이 동반될 수 있고, 기존 이명이 더욱 악화될 수도 있다. 등골근 반사는 객관적인 청력 정도를 파악하고, 난청 부위 및 중이 상태를 확인할 수 있으며, 청각과민의 평가에도 활용될 수 있다.

### (4) 이음향방사

이음향방사(otoacoustic emissions, OAEs)는 외유모세포의 기능을 반영하는 것으로서 순음청력검사와 달리 청각상태를 객관적으로 파악할 수 있다. 특히 DPOAE(distortion product OAE)는 주파수별 객관적인 청력 상태를 확인할 수 있어 순음청력검사 결과와 함께 비교하여 이명재활치료 상담과정에서 내이 병태생리를 설명하는 객관적인 자료로 활용할 수 있다.

### (5) 청성뇌간반응검사

청성뇌간반응검사(auditory brainstem response, ABR)는 난청 정도나 난청 발생 부위를 객관적인 방법으로 알 수 있는 비침습적인 검사 방법이다. 청신경 종양과 같은 후미로성 질환이 있는 경우 각 파의 잠복기가 길어지며, 특히 I–V파 간 잠복기가 연장되는 것이 특징적이다. 일측성 난청과 이명이 동반된 환자에게서 V파의 잠복기가 길어진 경우에는 반드시 청신경 종양의 유무를 확인하기 위하여 측두골 MRI와 같은 영상의학적 검사를 병행하여야 한다. 최근에는 청성뇌간반응 후 나타나는 10~50 ms 내의 소리반응인 청성중기반응(middle latency response, MLR)의 이명 관련성에 대한 연구가 보고된 바 있으나 객관적인 측정이 가능한지는 불명확하다.

(6) 불쾌음압레벨

이명 환자에게 흔히 동반되는 청각과민의 평가를 위해서 순음과 어음을 이용하여 불쾌음압레벨(uncomfortable loudness level, UCL)을 측정할 수 있다. 순음을 이용할 경우 500 Hz 이상의 각 주파수대에서 순음청력역치상 30~50 dB부터 시작하여 5 dB씩 자극음을 상승시켜 환자가 자극음에 대하여 불쾌감이 느껴지는 강도를 측정한다. 일반적으로 90 dB 이하의 자극음에서 불쾌감을 느낄 경우 청각과민증이 있다고 할 수 있으나, 연구자에 따라 100 dB을 기준으로 제시하기도 한다. 그러나 불쾌음압레벨과 실제 외부 소음에 대한 청각과민의 정도가 항상 일치하지는 않아 이에 대한 연구가 더욱 필요하다.

### 3) 이명검사

이명 환자가 느끼는 소리의 종류는 매미 소리, 바람 소리, 귀뚜라미 소리, 스팀이 새는 소리, 물 흐르는 소리, 형광등에서 나는 소리, 라디오 주파수가 맞지 않아서 나는 소리, 기계 돌아가는 소리, 종소리, 망치 소리, 개구리가 우는 소리, 자동차 엔진 소리 등 매우 다양하다. 들리는 소리는 한 가지 소리만 들리는 경우가 가장 많지만 두 가지 이상의 소리로 느끼는 경우도 많다. 순음청력검사 기기를 사용하여 이명검사(tinnitogram)를 시행할 경우 환자가 느끼는 이명과 똑같은 소리를 제시할 수는 없지만, 환자의 이명과 가장 가까운 주파수 매칭과 이명 크기 매칭을 할 수 있다. 경우에 따라서는 환자의 이명과 매칭을 전혀 할 수 없는 경우도 있다.

이명을 느끼는 부위는 사람마다 다르지만 왼쪽이나 오른쪽 귀의 어느 한 방향으로 느끼는 경우가 50% 정도이며, 양측 귀에서 느끼는 경우도 35%나 된다. 그리고 이명이 머릿속에서 들리거나 정확하게 어디에서 소리가 나는지를 모르는 경우도 흔하다. 이명의 부위는 이명검사에서 어느 쪽을 먼저 검사할지 결정하기 위해 확인하여야 한다. 검사에 사용하는 소리 자극이 이명에 영향을 줄 수 있으므로 이명이 일측에 있는 경우 이명이 들리지 않는 반대쪽 귀에 자극을 주어 검사한다. 만일 이명이 양측에 있는 경우는 이명이 약한 쪽을 먼저 검사한다. 그리고 이명의 종류가 두 가지 이상일 경우 자각하는 정도가 큰 이명부터 검사를 시행한다.

### (1) 이명의 주파수

이명 주파수(pitch of tinnitus) 측정에는 125 Hz, 250 Hz, 500 Hz, 1 kHz, 2 kHz, 3 kHz, 6 kHz, 8 kHz, 10 kHz, 12 kHz의 순음, 협대역잡음(narrow band noise) 및 백색잡음을 사용할 수 있다(박시내, 2008). 검사하는 기관에 따라 다르지만 검사 시간의 단축을 위해서 일반적으로 2, 4, 8 kHz의 세 가지 주파수의 소리를 사용한다. 환자에게는 소리 크기에 상관하지 말고 어떤 주파수의 소리와 가장 비슷한지 확인하여 반응하도록 안내한다. 환자의 기도 청력역치보다 5~10 dB 큰 소리를 약 3초씩 제시한다. 순음으로 했을 때 매칭이 안 될 경우 협대역잡음으로 위와 동일한 주파수에서 약 3초씩 제시한다. 같거나 비슷한 주파수대의 소리 종류가 없을 수도 있다.

### (2) 이명의 크기

이명 주파수가 확인되면 이명의 크기(loudness matching of tinnitus)를 찾기 위해 순음 혹은 잡음을 이용하여 자극음의 크기를 변화시키면서 검사를 시행한다. 주파수를 매칭한 검사음보다 이명이 더 큰지 작은지 물어본 뒤 5 dB씩 상승 혹은 하강을 하면서 2~3초간 자극음을 주어 이명의 크기와 자극음의 크기가 일치되는 점을 구하여 dB SL (sensation level)로 이명의 크기를 찾는다.

### (3) 최소차폐역치(minimal masking level)

외부 자극음을 주었을 때 환자가 이명이 들리지 않게 되는 최소 자극음을 찾는 방법으로, 이명 주파수 및 크기 매칭 검사에서 얻은 값을 참고하여 이명 주파수의 협대역잡음을 이용한다. 이명이 있는 귀에 차폐음을 환자의 청력역치보다 5 dB씩 상승시켜 가며 2~3초간 들려주어 이명이 들리지 않는 차폐음의 최솟값을 구한다.

### (4) 이명의 잔존억제

이명을 차폐한 후에 차폐음 자극을 중지한 이후에도 일정 시간 이명이 들리지 않거나 이명의 크기가 작아지는 현상을 이명의 잔존억제(residual inhibition of tinnitus, RI)라고 한다. 과거 이명차폐기(tinnitus masker)를 이용해 이명 치료를 시도할 때 잔존억제가 나타나는지 여부를 확인하기 위한 검사다(Terry, Jones, Davis, & Slater, 1983). 이명 주파수의 협대역잡음을 이명 크기보다 10 dB 크게 1분간 자극한 후 중단하였을 때 이명의 변화를 확인한다. 차폐음을 중지한 후 이명이 완전히 들리지 않는 것을 완전잔존억제, 그 후 이명이 다시 나타날 때까지 이명의 크기가 감소되는 현상을 부분잔존억제라고 한다. 완전잔존억제가 있을 경우 그 지속시간을 기록하고, 완전잔존억제 후 부분잔존억제가 함께 오는 경우 지속시간의 합도 기록한다.

(5) 혼합점

이명 환자에게 이명재활치료를 시행할 경우 백색잡음을 이용하여 소리치료를 함께 할 수 있다. 이때 소리치료에 사용하는 소리발생기의 자극음 강도를 결정하기 위하여 혼합점을 찾는다. **혼합점**(mixing point)은 소리발생기에서 발생하는 백색잡음을 환자의 청력역치보다 조금씩 크기를 증가시키면서 이명의 양상이 변화되거나 이명이 차폐되기 시작하는 자극음의 크기를 말한다. 이명재활치료에서는 효과적인 습관화를 위하여 이명이 차폐되지 않도록 혼합점보다는 작은 소리로 소리치료를 시행한다(이호기, 2011).

### 4) 의학적 평가

이명 환자의 종합적인 평가를 위해서는 병력에 대한 문진 및 설문지 평가, 청력 및 이명검사를 통한 청각학적 평가를 진행하면서 동시에 이경, 현미경, 내시경을 이용하여 외이, 중이에 대한 진찰, 두경부 청진을 포함한 이비인후과 영역의 신체검사가 병행되어야 한다. 이러한 결과를 토대로 의심되는 원인 질환에 따라 다양한 영상의학적 검사(CT, MRI, MRA) 혹은 혈관조영술, 근전도검사, 경동맥 초음파검사 등이 필요할 수 있다. 특히 최근 혈관성 박동이명은 외이도를 통한 소리측정을 하여 주파수 및 시간분석(spectrotemporal anaylsis)을 통해 그 원인을 찾는 데 도움을 받고 있다(Song et al., 2016). 또한 기능성 뇌기능영상 기법을 이용한 주관적 이명에 대한 활발한 연구도 이루어지고 있다(이효정, 2011).

## 2. 이명의 재활치료

이명재활치료(이명재훈련치료, tinnitus retraining therapy, TRT)는 1990년대에 Jastreboff가 신경생리학적 모델([그림 11-3] 참조)을 기초하여 이명을 치료하는 방법으로 제시하였는데(Jastreboff, 1994, 2007; Jastreboff, Gray, & Gold, 1996; Jastreboff & Hazell, 1993; Jastreboff & Jastreboff, 2000), 국내에서는 1998년도부터 이명의 재활치료가 임상에 적용되어 좋은 효과를 보고 있다(박시내 외, 2002; 이호기, 2002; 이호기, 김창우, 정명현, 김희남, 2004; 정성원, 서명환, 2011). 이명재활치료는 체계적인 환자의 평가 및 원인 질환 확인, 상담, 소리치료, 지속적인 추적 관리가 필수적 요소다. 이는 기존의 이명 자체를 없애고자 하는 방법과는 달리, 이명에 관하여 환자가 명확하게 알고 이명을 고통스러운 현상으로 받아들이는 것으로부터 벗어나 중립적인 신호로 인식하게끔 도와준다. 이명의 적절한 평가 후 진행되는 상담은 이명에 대한 부정적 의미의 조건반사를 감소시켜 이명에 대한 반응의 습관화가 일어나도록 도와주며, 이와 병행하여 시행하는 소리치료는 대뇌에서 이명의 인식 자체를 줄여 줌으로써 이명 습관화를 촉진한다.

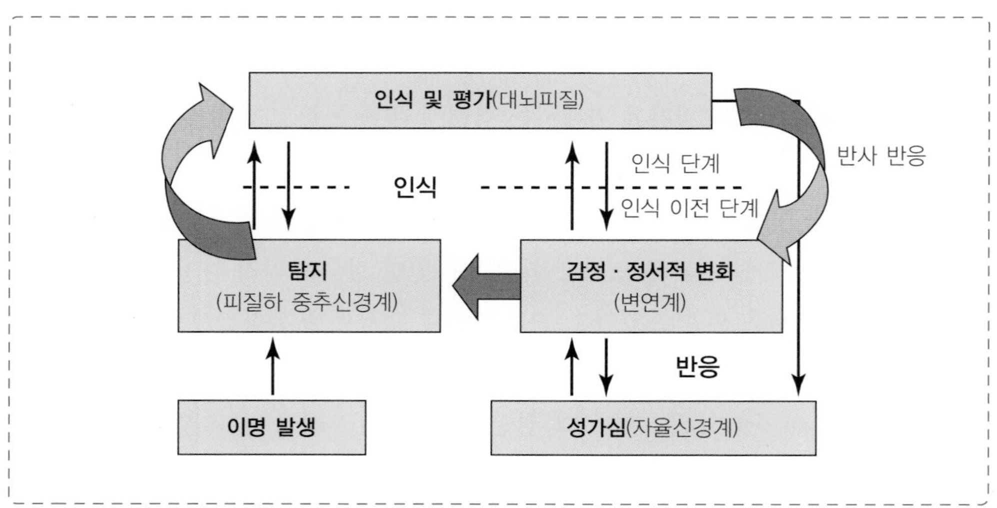


[그림 11-3] 이명의 신경생리학적 모델

출처: Jastreboff(1994).

### 1) 상담

상담은 이명재활치료에서 가장 기본이 되는 것으로 이명이 1개월 이상 지속되어 약물치료에 반응을 하지 않는 경우에 적용한다. 이명이 고착화되어 조건반사 형태로 작용하기 전에 조기에 시행하는 것이 좋다.

이명재활치료에서 상담은 실제로는 교육 및 질의응답의 과정이라고 할 수 있다. 상담에서는 기본적인 청각기관의 구조와 기능에 대하여 알기 쉽게 교육하고, 환자 각 개인의 청각적·의학적 검사 결과 및 이명의 상태에 대하여 자세히 설명한다. 이를 통해 환자가 자신의 이명에 대하여 구체적이고 객관적인 이해를 함으로써 자신이 갖고 있는 잘못된 선입견이나 불필요한 오해, 걱정을 해소할 수 있다. 또한 상담은 우리 몸에서 외부의 자극신호를 인식하는 과정과 신호의 대비 효과, 뇌의 기본적인 기능과 다른 신경계와의 상호 연관성을 알기 쉽게 설명한다. 더불어 환자가 느끼는 이명의 기전에 대하여 신경생리학적 원리에 근거한 설명과 이에 대한 대응 방법을 알려 준다([그림 11-3] 참조). 시간 경과에 따라 뇌에서 이명의 습관화가 일어나는 이유와 그 과정을 설명하고 함께 시행될 소리치료의 원리 및 방법도 구체적으로 알려 준다(이호기, 2002).

각 개인마다 이명의 초기 발생 원인이 다르고, 성격과 주변 여건, 교육 및 생활환경에 따라 이명에 반응하는 것이 다르기 때문에 개별적이고 전문적인 상담이 필요하다. 이명 환자들은 대개 이명과 함께 청력이 소실되거나 이명이 지속될 것이라는 부정적 생각, 심각한 질환에 대한 공포, 일상생활에 많은 영향을 받을 것이라는 불안감을 가

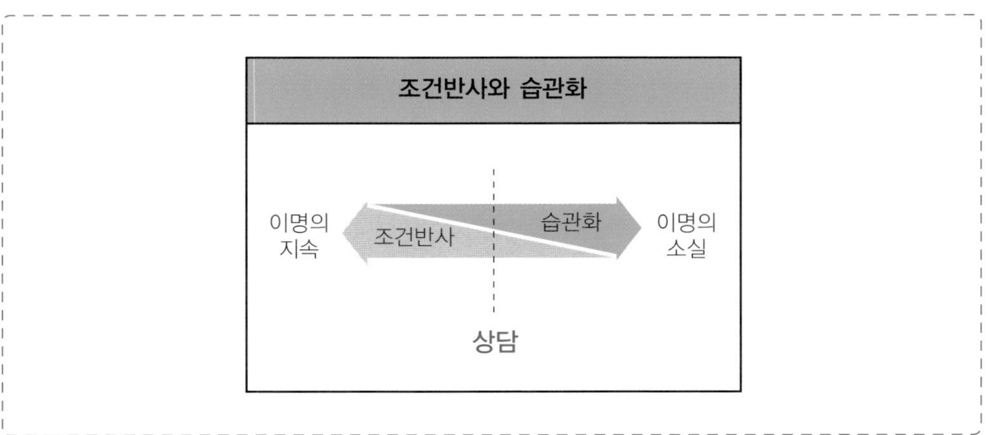


**[그림 11-4] 상담의 효과**
이명에 대한 부정적인 조건반사를 없애고 긍정적인 습관화를 돕는다.

지고 있는데, 환자 개개인의 이명에 대한 자세한 설명을 포함한 상담치료의 과정을 통해서 부정적 생각이나 불안감을 없애 주고 그릇된 믿음을 올바른 방향으로 변화시키는 것이 중요하다(이호기 외, 2004). 이명을 '내부의 적'으로 인식하는 것에서 벗어나 '머릿속의 자연스럽고 중립적인 소리'로 반응하도록 유도한다(이호기, 2008b).

이러한 과정은 이명이 뇌와 자율신경계의 자극을 최소화하여 이명으로 인한 신체적·정서적 반응을 감소시키고 이명의 습관화를 돕는다. **습관화란** 어떤 자극에 대한 반복적인 노출로 인하여 그 자극에 연관된 긍정적 또는 부정적 의미가 없어짐과 함께 감지되는 자극에 대한 반응이 사라지는 것을 말한다(**[그림 11-4]** 참조).

환자에게 습관화를 설명할 때에는 적절한 예화를 들어 주는 것이 좋은데, 저자가 흔히 사용하는 예화는 다음과 같다.

- 일반적으로 사람들은 부엌에 냉장고를 두고 생활하는데 주부가 부엌에서 일을 하다 보면 냉장고에서 발생하는 소음은 거의 의식하지 않고 지내게 된다. 이는 냉장고에서 소음이 계속해서 발생하더라도 주부에게 전혀 중요하지 않은 신호이므로 무의식적으로 그 신호는 차단되기 때문이다.
- 컴퓨터 앞에서 작업을 하다 보면 컴퓨터에서 팬이 돌아가면서 발생하는 소음이 들린다. 그러나 이 소음도 작업에 열중하다 보면 거의 의식하지 않게 된다.
- 차가 많이 다니는 도심에서 거주하거나 직장생활을 할 때 창밖에서 들어오는 많은 소음이 있지만, 대부분의 소리는 평상시에는 거의 의식하지 못하고 지낼 수 있다.

이와는 반대로 외부로부터 들어오는 신호가 중요하거나 위험한 것을 의미하는 경우, 또는 신호가 이전에 느끼지 못했던 새로운 신호로 전달되는 경우에는 습관화가 일어나지 않고 대뇌에서 적극적인 반응을 하게 된다. 이에 대한 예화는 다음과 같다.

- 밤에 현관에 침입한 도둑의 발자국 소리와 같은 잠재적인 위협을 나타내는 소리에 대하여 경계심을 갖는다.
- 젖먹이 아기를 키우는 엄마는 아기의 울음소리를 듣고 자다가도 얼른 일어나 아기의 필요를 보고 기저귀를 갈아 주거나 젖을 먹인다. 비록 아빠는 같은 소리를 듣지만 소리를 인식하지 못하고 코를 골면서 계속 잔다. 이와 같이 매우 중요한

소리에 대해서 엄마는 작은 소리에도 민감하게 반응하지만 아기의 필요를 채우는 데 일차적인 책임감이 없는 아빠는 전혀 듣지 못하고 코를 골며 자는 것이다.

이명재활치료를 시작하면서 시행하는 초기 상담에 소요되는 시간은 대상에 따라 차이가 있지만 약 1시간 정도다. 추적상담은 초기상담보다는 시간이 단축되지만, 이명의 평가 및 환자의 반응을 확인하고 적절한 소리치료에 대한 지도를 시행하면서 이명에 대한 대응 방법을 반복적으로 숙지시켜야 한다. 또한 이명재활치료를 통한 이명의 습관화는 장기간의 시간이 필요하므로 환자로 하여금 꾸준히 이명재활치료에 긍정적인 태도로 임하도록 격려한다.

### 2) 소리치료

이명은 주변 환경에서 발생하는 소리 환경에 따라 그 양상이 변하는 경우가 많다. 즉, 이명으로 불편을 느끼는 많은 사람은 조용한 환경 가운데서는 이명이 더 강하게 들리지만 주변이 시끄럽거나 다양한 소리가 발생하는 환경 가운데서는 이명이 들리지 않거나 그것을 의식하지 못한다고 보고한다. 이와 같은 현상의 발견으로 인해 이명을 치료하는 한 방법으로 소리를 활용하는 방법이 소개되고 발전되었다. 최근 이명재활치료가 국내외에서 활발히 도입되어 임상에 적용되면서 소리치료의 프로토콜도 정립되었다고 볼 수 있다(이호기, 2011).

#### (1) 소리 환경과 이명

방음실과 같은 매우 조용한 환경에서는 대부분의 사람이 일시적인 이명을 경험할 수 있다(Heller & Bergman, 1953). 인체에서 소리를 전달하는 신경전달망(neural networks)에는 특정한 이명신호가 존재하지만, 그 강도가 정상적으로는 매우 약해서 일상적인 생활에서의 소음 환경에서는 그 신호가 하나의 소리로서 인식되지 않는다. 그러나 주변 환경이 매우 조용할 때에는 이명이 인식될 수 있다. 이는 두 가지 기전으로 설명할 수 있다. 첫째, 귀에 도달하는 소리의 강도가 약할 때는 청각신경계 내에서의 이득이 증가하여 소리에 대한 신경의 감수성이 증가한다. 둘째, 청각을 포함한 모든 신체의 감각신경은 자극 강도의 절대치에 반응하는 것이 아니라 배경 신경 활동에 대한 자극의 강도 차이(대비 효과)에 따라 반응한다. 즉, 시계 초침 소리와 같은 아주 약한 소리도 우리가 아주 조용한 환경 가운데 있다면 일상적 소리가 있는 환경에서보다 더 크게 들리게 된다. 이명에 대해서도 똑같은 원리가 적용되어, 이명 환자는 조용한 환경에 있거나 양쪽 귀를 막았을 때 이명이 더 커지고 불편감이 심해진다고 호소하지만 주변의 환경이 시끄러울 때에는 이명이 잘 들리지 않거나 불편하지 않는 경우가 많다. 이는 소리가 풍부한 환경에 청각계가 노출될 때에는 청각계의 이득이 감소되며 배경 신경 활동이 증가함으로써 청각계 내의 이명 관련 신경 활동의 강도를 효과적으로 감소시킬 수 있다는 것을 의미한다.

우리의 일상적인 생활환경은 작거나 큰 소리, 기분 좋거나 불쾌한 소리, 예측했거나 예측하지 않았던 소리 등 다양한 소리를 포함한다. 특히 비나 바람과 같은 자연의 많은 소리는 주변 배경음에 포함되어 소리로서 잘 인식되지 않는다. 또한 우리는 환풍기나 에어컨 소리 등 매일의 중립적인 소리도 잘 적응하며 살아간다. 우리는 이러한 자연적이거나 일상적인 소리, 중립적인 소리의 존재에 대해서는 자신도 모르게 익숙해지고 습관화되어 부정적인 반응을 하지 않는다. 주변 배경 소리 환경으로서 음악은 스트레스를 감소시키거나 인지 능력의 변화를 줄 수 있고 건강 회복을 촉진하는 역할을 하는 것으로 알려져 있다(Argstatter, Plinkert, & Bolay, 2006; Lipe, 2002). 많은 이명 환자는 자신이 좋아하는 음악이나 긴장 완화용 소리를 들을 때 이명이 덜 고통스럽다고 느낀다. 이는 주변의 풍부한 소리 환경이 청각신경계 내의 신호에 대한 이득을 감소시키고 이명의 탐지나 전달 과정을 방해하여 인지되는 이명의 강도를 약하게 한다는 것을 의미한다. 따라서 이명 환자에게 조용한 환경을 피하고 주변 환경에서 소리가 풍부할 수 있도록 권장하는 것은 이명재활치료에서 강조되어야 할 부분이다. 이러한 주변 환경음의 긍정적인 효과는 이명 환자에게 소리를 이명 치료 도구로서 활용하는 다양한 치료법에서 중요한 의미를 갖는다(Ariizumi, Hatanaka, & Kitamura, 2010).

이명재활치료에서 소리치료는 이명신호와 외부에서 제공되는 배경음의 신경 활동 신호 사이의 대비(signal-to-noise ratio)를 줄여 주고 청각계 내의 비정상적인 이득을 감소시켜서 결과적으로 대뇌가 이명신호를 탐지하고 인식하는 것을 방해하는 역할을 한다([그림 11-5] 참조). 이는 동일한 강도의 이명이라 할지라도 환자가 느끼는 주관적인 이명의 강도는 더욱 약해져서 궁극적으로 청각중추신경계에 점차적인 인식의 습관화를 유도하는 것이다.

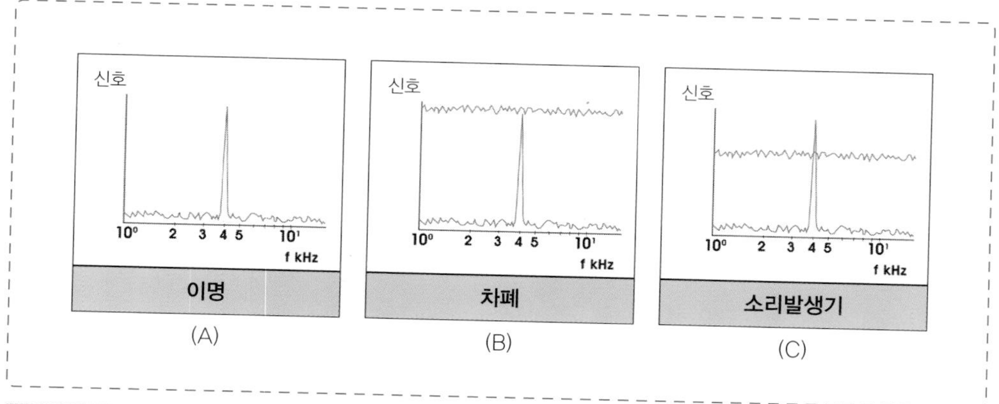


**[그림 11-5] 소리발생기의 작용 기전**

차폐는 이명이 들리지 않도록 이명 강도보다 강한 소리를 사용하지만, 이명재활치료에서의 소리발생기의 소리는 이명 강도보다는 약하게 사용하여 이명은 여전히 들리되 평소보다 약하게 들리도록 한다 [(A): 외부의 소리발생기나 차폐기를 착용하지 않았을 때의 이명, (B): 높은 강도의 소리를 통한 이명 차폐로서 이명의 완전차폐로 인하여 습관화가 일어나지 않음, (C): 소리발생기를 이용한 적절한 소리를 통해 이명의 인식 감소를 유도하게 됨].

### (2) 소리의 활용과 소리발생기

소리를 전달할 수 있는 방법으로 생활환경 가운데 존재하는 배경음, 탁상용 소리기구, 스마트폰, 소리발생기가 있다. 환자의 상태에 따라 적절한 소리치료 도구가 선택되어야 하지만 환자의 교육 수준, 경제적 여건, 소리 사용 방법에 대한 선호도도 사용할 도구를 선택하는 데 고려할 사항이 된다.

환경음이란, 우리의 주변 생활환경 가운데 존재하는 소리를 말한다. 예를 들면, 여름철에 선풍기 돌아가는 소리, 에어컨 소리, 컴퓨터 팬 소리, 창문 밖에서 들려오는 바람 소리, 차 지나가는 소리, 물 흐르는 소리, 비 오는 소리, 냉장고 소리, 환기구 소리, 자연으로부터의 소리 등 매우 다양한 소리를 소리치료의 한 방법으로서 활용할 수 있다.

탁상용 소리기구로는 집 안에서 사용하는 CD 혹은 MP3 플레이어, 오디오 세트, 라디오, TV 등을 활용할 수 있다. 소리를 들을 때에는 그 소리로 인하여 환자가 자극이 되지 않도록 최대한 편안한 소리가 좋다.

이명재활치료의 소리치료에 유용하게 사용되는 소리발생기는 현재 낮 시간에 주로 사용할 수 있는 귓속형과 취침 시간 전후를 활용하여 사용할 수 있는 베개형이 있다. **귓속형 소리발생기**([그림 11-6]의 (A) 참조)는 크기가 귓속에 들어갈 정도여서, 외부에서

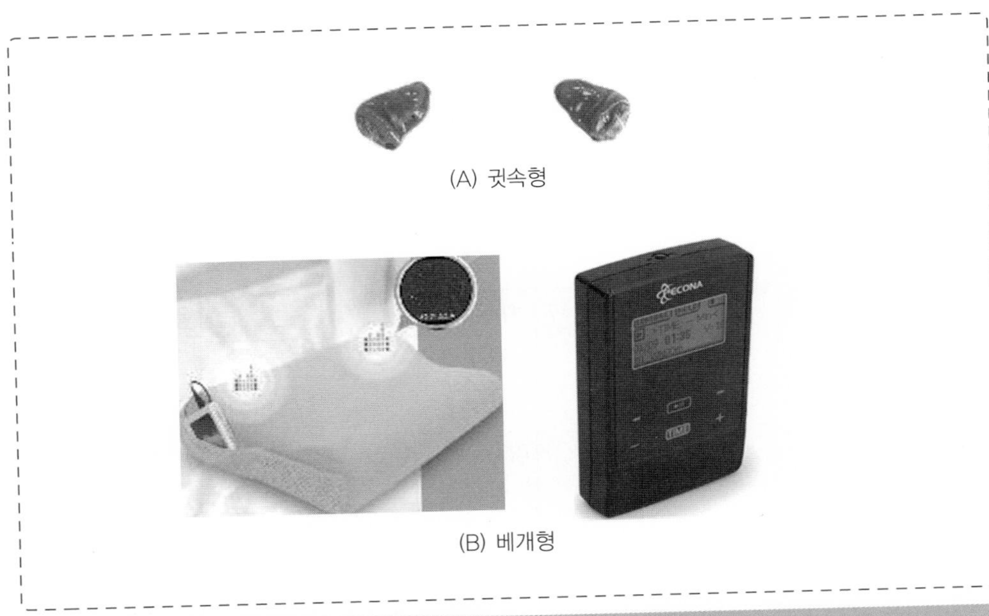


(A) 귓속형

(B) 베개형

[그림 11-6] 소리발생기(PR-1100, SR-3100)

는 잘 보이지 않는다. 일상 활동 중에 시간과 장소에 구애받지 않고 사용할 수 있는 장점이 있다. 또한 음량은 최대 볼륨을 사용하더라도 청력에는 손상을 주지 않도록 최대 출력이 제한되어 있어 안전하다. 귓속형 발생기의 몰드(mold)는 비폐쇄형으로 사용해야 하는데, 폐쇄형으로 사용하는 경우는 외부로부터 소리를 막아 이명을 더 강하게 느끼게 되며 자신의 목소리도 변조되어 들리거나 신체 내부의 소리에 민감해서 이명 치료를 방해한다. 이명이 한쪽 귀에서만 들리는 경우에도 양측 귀에 소리 자극을 함께 주는 것이 더욱 효과적이다. 이명이 한쪽 귀에만 있어 이명이 있는 귀에만 소리발생기를 사용했을 때에는 시간이 지남에 따라 이명이 없던 반대쪽 귀에서 이명이 새롭게 발생할 수도 있다. 귓속형 소리발생기의 단점은 외이도가 막히는 듯한 느낌의 불편감, 양측을 구입해서 사용해야 하는 경제적 부담, 고령 환자의 경우 매번 소리 강도 조절과 관리가 쉽지 않다는 점이 있다. 이명은 주변이 시끄러울 때에는 잘 느끼지 못하다가 조용한 환경이 되면 강하게 느껴지는 경향이 있다. 예를 들면, 잠들기 전 조용할 때는 이명을 더욱 크게 느끼게 되어 성가실 수도 있고, 심하면 수면이 방해될 수도 있다. 따라서 이와 같은 경우 **베개형 소리발생기**([그림 11-6]의 (B) 참조)를 활용하면 취침 전후에 자연스럽게 소리 자극을 줄 수 있다. 국내에서 개발된 베개형 소리발생기는 백색잡음 외에도 다양하게 변형된 핑크색잡음(pink noise)이 내장되어 있다. 따라서 큰 소리

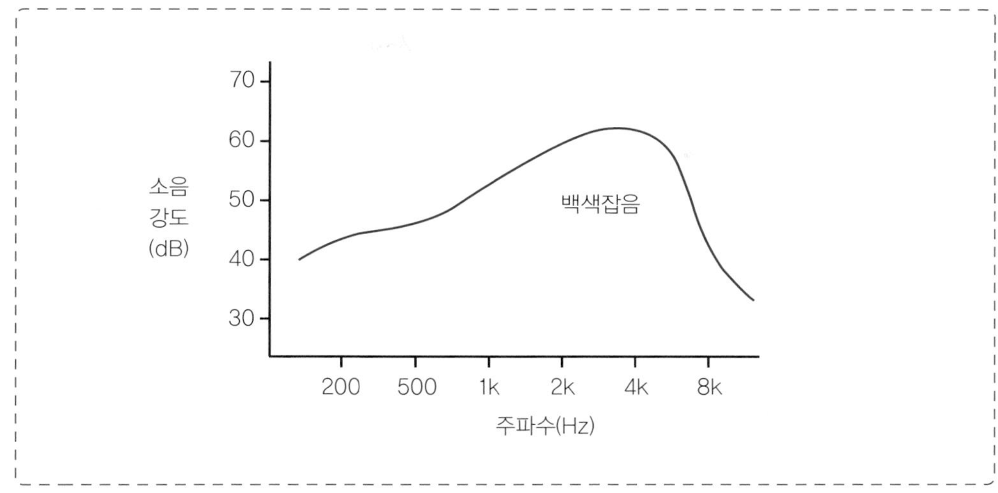


**[그림 11-7] 소리발생기에서 사용되는 백색잡음**
전 주파수 영역의 음이 포함되어 있다.

에 민감하게 반응하는 청각과민증이 있는 경우에는 변형된 핑크색잡음을 순차적으로 이용하여 작고 부드러운 소리부터 점차적으로 적응해 나갈 수 있도록 소리의 종류와 강도를 적절히 조절할 수 있다.

소리발생기에서 발생하는 소리는 지속적이고 정서적으로 중립적인 소리이며 일반적으로 사람이 들을 수 있는 전 주파수 영역의 소리(**백색잡음**)를 사용한다(**[그림 11-7]** 참조). 이명재활치료에서는 환자가 느끼는 이명의 특정 주파수 영역대에 따른 소리의 주파수를 사용하지 않는다. 소리발생기를 사용할 경우에는 하루 종일 사용하는 것이 가장 좋으나, 실생활에 적용이 어려울 때에는 하루에 적어도 6시간 이상씩 소리를 듣도록 권장하며, 특히 조용한 환경에서는 더욱 적극적으로 사용하도록 권장한다.

소리치료에 어떠한 도구가 사용되더라도 활용되는 소리는 다음의 기본 조건을 충족시키는 것이 좋다. 첫째, 환자에게 제공되는 소리로 인하여 환자의 이명신호의 강도가 최소화되어야 한다. 둘째, 주어진 소리가 이명 자체를 차폐하지 말아야 한다. 소리발생기의 소리 강도를 높일수록 이명 습관화에는 더욱 효과적이지만, 이명이 완전히 들리지 않을 정도의 강한 소리로 이명을 차폐하게 되면 습관화시켜야 할 이명신호가 대뇌로 전달되는 것을 방해하여 이명의 습관화가 일어나지 않는다. 따라서 '**혼합점** (mixing point: 소리의 강도를 높여 나가다가 이명의 양상이 바뀌게 되는 점)' 이상의 강한 소리는 주지 말아야 한다(**[그림 11-8]** 참조). 셋째, 제공되는 소리가 환자를 성가시게 하

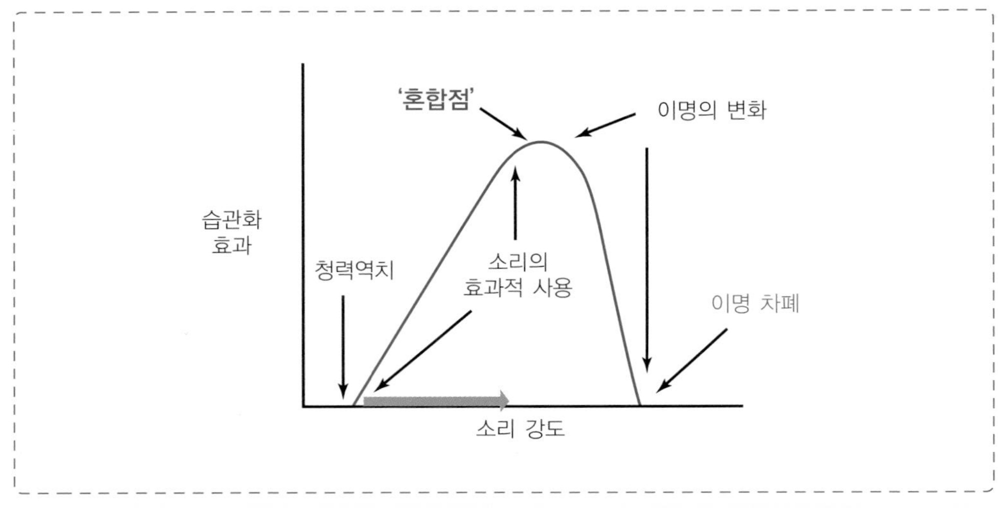


[그림 11-8] 소리발생기의 소리의 강도와 이명 습관화의 효과 관계

거나 환자에게 불편감을 새롭게 유발해서는 안 되며, 편안한 느낌으로 소리를 들을 수 있도록 소리의 강도를 조절한다. 제공되는 소리가 환자에게 불쾌감을 줄 경우, 소리가 변연계와 자율신경계를 자극하게 되고, 소실되어야 할 조건반사 고리가 오히려 활성화될 수 있다. 넷째, 소리의 강도는 환자의 청력역치와는 가깝지 않도록 해야 한다. 청력역치와 가까운 소리는 배경 신경 활동 신호가 약하여 이명 강도 감소 효과가 작게 나타난다. 이상과 같은 조건에서 소리 강도를 적절히 조절하고 환자로 하여금 실생활에서 적극적으로 사용하도록 권장한다.

이명과 함께 난청이 있는 경우에는 보청기가 필수적이다. 이명재활치료에서 **보청기**는 대뇌로의 청각신호 증폭을 위한 소리치료 도구로서 중요한 의미를 갖고 있는데, 음 자극이 있을 때에는 청각신호를 증폭시켜 의사소통에 도움을 주게 되고, 특별한 음 자극이 없을 때에도 주변 환경음을 증폭시켜 소리발생기의 소리치료 역할을 하게 되어 난청이 동반된 이명 환자의 이명 치료에 유용하게 사용된다(이호기, 2002; Parazzini, Del Bo, Jastreboff, Tognola, & Ravazzani, 2011). 최근에는 소리발생기 겸용 보청기가 개발되어 환자에게 선택적으로 사용되고 있다.

### (3) 치료범주별 소리치료 방법

이상과 같은 다양한 소리치료 도구를 적용하기 위해서는 설문지를 통한 개인별 이명의 특징 및 병력 조사, 체계적인 청각학적 평가 및 의학적 검사, 이명의 정도와 난청

표 11-2 치료범주에 따른 소리치료 방법의 선택

| 치료범주 | 증상 및 징후 | 범주별 적용되는 소리치료 |
|---|---|---|
| 0 | 경도의 이명 및 청각과민 | 환경음 |
| 1 | 이명 | 소리발생기(혼합점), 환경음 |
| 2 | 이명, 난청 | 보청기, 환경음 |
| 3 | 청각과민 +/− 이명 | 소리발생기(탈과민화) |
| 4 | 과도한 청각과민 | 소리발생기(점진적 탈과민화) |

및 청각과민증의 유무에 따라 소리치료의 방법을 결정하게 된다([그림 11-1] [그림 11-2] 〈표 11-2〉 참조).

① 치료범주 0

경도의 이명이 있는 경우로서, 환경음을 활용하거나 탁상용 소리기구(CD, MP3 플레이어, 라디오 등)를 사용한다. 환자를 자극하지 않으면서도 듣기에 편하고 긴장을 풀 수 있는 소리이면 좋다. 일반적으로 몸에 착용하는 소리발생기는 사용하지 않는다.

② 치료범주 1

중등도 이상의 이명이 있는 경우에 적용하는 것으로, 환경음, 탁상용 소리기구를 모두 활용하면서도 소리발생기의 사용이 필수적이다. 음의 강도는 가능한 한 혼합점 바로 아래에서 시작하지만 환자가 불편해하거나 자극이 될 경우 음의 강도를 더 낮추어서 사용한다.

③ 치료범주 2

이명과 함께 난청이 동반된 경우에 적용한다. 난청 환자에게는 소리발생기 단독으로는 효율적인 소리치료가 일어날 수 없으므로 반드시 보청기와 함께 환경음, 소리발생기를 활용한다. 보청기에 의한 배경음의 증폭이 이명 치료에 도움이 되므로 혼자 있는 상황에서도 늘 보청기를 착용하고 생활하도록 권장한다. 적절한 보청기의 사용은 그 자체가 소리발생기의 효과를 충분히 발휘하게 한다.

④ 치료범주 3

청각과민증이 있는 경우에는 이명보다는 청각과민증에 초점을 맞추어 치료한다. 소리발생기에서 나오는 소리 강도를 적절히 조절하여 사용해야 하며, 난청이 있는 경우에도 보청기 단독으로는 사용하지 않는다. 소리발생기는 최대한 편안하게 들을 수 있는 크기로 시작하여 처음에는 하루에 2시간 정도 짧은 시간을 사용하다가 적응이 잘되면 서서히 사용 시간을 늘려 간다. 소리 강도를 점차 높이면서 이명이 있는 경우 혼합점까지 서서히 증강시킨다. 청각과민 환자는 소리에 노출하는 것을 꺼리는 경향이 있는데 소리 노출을 피하는 것은 좋지 않다. 치료를 위해서는 비교적 장시간의 소리치료가 필요하므로 세심한 추적 관찰과 지속적인 상담이 동반되어야 한다. 청각과민증이 호전됨에 따라 이명도 자연적으로 좋아질 수 있다.

⑤ 치료범주 4

과도한 청각과민이 있는 환자에게 적용되는데, 소리 자극 강도는 환자의 청력역치 바로 아래에서 시작하여 점진적으로 올려 나간다. 처음 수일간은 소리 자극 없이 소리발생기를 착용만 한 상태로 유지하다가, 적응이 되면 서서히 소리 자극 강도를 높인다. 치료 기간이 길기 때문에 환자에 대한 꾸준한 상담과 격려가 필수적이다.

### 3) 정기적 평가 및 추적 관리

이명 습관화의 과정은 최소 6개월의 기간이 필요하며 대뇌에서 적응이 완전히 일어나기 위해서는 1년 6개월가량이 소요된다. 따라서 환자가 중간에 재활치료를 중단하지 않도록 정기적인 평가와 함께 철저한 추적 관리가 필수적이다.

치료 효과는 재활치료 중에 이명의 강도가 점차 줄어드는 형태로 나타나는 것이 아니라, 이명의 강도는 일정하지만 이명을 느끼는 시간이 점차 감소하면서 이명으로 인한 불편함이나 고통이 줄어들고 궁극적으로 이명을 느끼는 시간이 거의 없어지는 단계로 가게 된다. 재활치료 과정 가운데 이명 증상이 좋아질 때도 있는 반면, 일시적으로 나빠지는 경우도 있다. 그러나 인내를 갖고 꾸준히 재활치료를 하면 궁극적으로 좋은 결과를 기대할 수 있다. 지금 당장 좋아지지 않는다고 실망할 필요는 없으며 이명 재활치료에 대한 신뢰와 인내를 통하여 좋은 결과를 얻을 수 있다(Hatanaka, Ariizumi, & Kitamura, 2008).

재활치료 결과는 이명에 대한 반응의 정도, 이명 인지의 정도, 삶에 대한 영향의 변화에 대하여 최소한 6개월 이상 치료를 한 후 분석한다. 현재까지 약 80%의 치료 효과를 보고하고 있으며, 이명 치료의 효과적인 접근 방법으로 제시되고 있다(Jastreboff, 2007).

## 요약 및 정리

이명에 대한 다양한 치료법 중 이명재활치료는 이명의 신경생리적 모델에 기초를 둔 것으로서 이명에 대한 **습관화 과정**을 유도하고 촉진한다. 대뇌의 단계에서 습관화를 유도하므로 자각 이명의 말초적인 원인과 관계없이 치료가 적용될 수 있다.

이와 같이 이명 치료에 있어 일반적으로 1년 6개월 이상의 치료 기간이 필요하지만 특별한 부작용 없이 높은 치료 효과를 볼 수 있는 장점이 있다. 또한 이러한 치료가 효과적이기 위해서는 환자에 대한 정확한 평가, 적절한 상담, 효과적인 소리치료, 지속적인 추적 관리가 필수적이다.

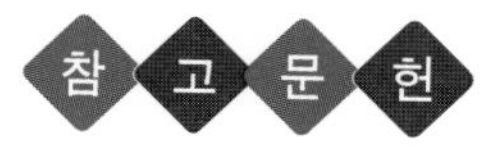


고의경(2011). Otologic and audiologic assessment of tinnitus. 대한이과학회 편, 이명(*Current opinion on tinnitus*)(pp. 81-89). 서울: 군자출판사.

김지혜, 이소영, 김창훈, 임승락, 신준호, 정원호 외(2002). 한국어 번역판 Tinnitus Handicap Inventory의 신뢰도 및 타당도 연구. 대한이비인후과학회지, 45, 328-334.

박시내(2008). 이명 검사. 대한청각학회 편, 청각검사지침(pp. 296-285). 서울: 학지사.

박시내, 여상원, 정상희, 이수진, 박용수, 서병도(2002). 이명재훈련치료의 적용 방법과 치료 효과. 대한이비인후과학회, 45, 231-237.

이호기(2002). 이명재훈련치료. 대한청각학회지, 6, 71-75.

이호기(2008a). 임피던스 청력검사와 이관기능검사. 대한청각학회 편. 청각검사지침(pp. 119-139). 서울: 학지사.

이호기(2008b). 이명재활치료 Q&A-이명! 당신은 극복할 수 있습니다. 서울: 군자출판사.

이호기(2011). Sound therapy in tinnitus. 대한이과학회 편, 이명(*Current opinion on tinnitus*) (pp. 171-182). 서울: 군자출판사.

이호기, 김창우, 정명현, 김희남(2004). 이명 재훈련 치료에서의 지도 상담의 효과. 대한이비인후과학회지, 47, 217-221.

이호기, 최현승(2003). 이명의 치료. 임상이비인후과, 14, 175-180.

이효정(2011). Imaging for tinnitus. 대한이과학회 편, 이명(*Current opinion on tinnitus*)(pp. 91-104). 서울: 군자출판사.

정성원, 서명환(2011). 혼합형 이명재훈련의 단기 치료 효과. 대한이비인후과학회지, 54, 693-698.

Argstatter, H., Plinkert, P., & Bolay, H. V. (2006). Music therapy for tinnitus patients: an interdisciplinary pilot study of the Heidelberg Model. *HNO, 55*, 375-383.

Ariizumi, Y., Hatanaka, A., & Kitamura (2010). Clinical prognostic factors for tinnitus retraining therapy with a sound generator in tinnitus patients. *Journal of Medical and Dental Sciences, 57*, 45-53.

Hatanaka, A., Ariizumi, Y., & Kitamura, K. (2008). Pros and cons of tinnitus retraining therapy. *Acta Oto-Laryngologica, 128*, 365-368.

Heller, M. F., & Bergman, M. (1953). Tinnitus in normally hearing persons. *Annals of Otology, Rhinology, and Laryngology, 62*, 73-93.

Jastreboff, P. J. (1994). Instrumentation and tinnitus: A neurophysiological approach. *Hearing Instruments, 45*, 7-11.

Jastreboff, P. J. (2007). Tinnitus retraining therapy. *Progress in Brain Research, 166*, 415-423.

Jastreboff, P. J., Gray, W. C., & Gold, S. L. (1996). Neurophysiological approach to tinnitus patients. *American Journal of Otolaryngology, 17*, 236-240.

Jastreboff, P. J., & Hazell, J. W. P. (1993). A neurophysiological approach to tinnitus: Clinical implications. *British Hournal of Audiology, 27*, 1-11.

Jastreboff, P. J., & Jastreboff, M. M. (2000). Tinnitus retraining therapy(TRT) as a method for treatment of tinnitus and hyperacusis patients. *Journal of the American Academy of Audiology, 11*, 162-177.

Lipe, A. W. (2002). Beyond therapy: music, spirituality, and health in human experience: a review of literature. *Journal of Music Therapy, 39*, 209-240.

Murai, K. (1991). An evaluation of ipsilateral and contralateral masking for tinnitus. In H, Feldmann (Ed.), *Proceedings of the III international tinnitus seminar*. Germany: Harsch Verlag.

Newman, C. W., Jacobson, G. P., & Spitzer, J. B. (1996). Development of the tinnitus handicap inventory. *Archives Otolaryngology-Head & Neck Surgery, 122*, 143-148.

Parazzini, M., Del Bo, L., Jastreboff, M., Tognola, G., & Ravazzani, P. (2011). Open ear hearing aids in tinnitus therapy: An efficacy comparison with sound generators. *International Journal of Audiology, 50*(8), 548–53.

Song, J. J., An, G. S., Choi, I., De Ridder, D., Kim, S. Y., Choi, H. S., et al. (2016). Objectification and differential diagnosis of vascular pulsatile tinnitus by transcanal sound recording and spectrotemporal analysis: a preliminary study. *Otology & Neurotology, 37*(6), 613–620.

Terry, A. M., Jones, D. M., Davis, B. R., & Slater, R. (1983). Parametric studies of tinnitus masking and residual inhibition. *British Journal of Audiology, 17*, 245–256.

제12장

# 청능재활

방정화(한림국제대학원대학교 청각학과)

1. 청력손실과 관련한 용어
2. 청능재활에 관련된 전문가
3. 청능훈련을 위한 평가
4. 청능훈련
5. 의사소통 전략 훈련법
6. 상담 및 설문지

청능재활(aural rehabilitation)은 의사소통을 습득한 이후에 난청으로 인하여 능력을 상실하여 예전에 가졌던 능력을 회복하고자 하는 과정을 뜻하며, 청능자활(aural habilitation)은 선천적 혹은 의사소통을 습득하기 이전의 난청인의 의사소통 증진을 위한 과정이다. 그러나 보통 자활과 재활을 나누어 사용하지 않고 재활의 용어에 자활의 의미를 포함하여 사용하고 있다.

청능재활은 난청인의 적절한 수용적 · 표현적 의사소통을 증진시키기 위한 서비스 및 과정을 일컫는다. 이러한 서비스 및 과정에는 대인관계, 심리사회적, 직업적인 기능 수행 등에서의 난청으로 인한 부정적 영향을 최소화하기 위하여 의사소통을 증진시키기 위한 모든 노력이 포함된다(ASHA, 1984, 2001). 또한 청력의 측정 및 평가, 청력검사 결과의 해석, 상담, 전문기관으로의 의뢰, 그리고 중재(intervention)와 중재 후 평가 및 중재 내용의 수정 등을 모두 포함한다(ASHA, 1984). 이 장에서는 청능재활의 전반적인 과정에 대하여 살펴보고자 한다.

## 1. 청력손실과 관련한 용어

청각기관의 손실로 인한 청력의 손실을 일컫는 용어에는 크게 **청각질환**(hearing disorder), **난청/청력손실**(hearing impairment), **청각장애**(hearing disability), **청각핸디캡**(hearing handicap)의 네 가지 용어가 있다. 우리말로는 모두 청각장애로 해석할 수 있지만, 세계보건기구(WHO, 2001)에서 제시한 질환(disorder), 손실(impairment), 장애(disability) 그리고 핸디캡(handicap)의 정의를 청각에 대입하면 다음과 같이 정의할 수 있다. 청각질환(hearing disorder)은 청각 시스템의 질병(disease) 혹은 기형(malformation)으로 인하여 발생하는 결과를 의미한다. 난청/청력손실(hearing impairment)은 심리적 · 생리적 그리고 해부적인 기능의 이상 혹은 손실로 인한 청력의 비정상을 뜻한다. 청각장애(hearing disability)는 정상적인 삶의 범위에의 활동을 행하는 데 있어서 청력손실로 인해 활동을 수행하지 못하거나 제약받는 것을 말한다. 마지막으로, 청각핸디캡(hearing handicap)은 난청인이 난청 혹은 청각장애로 인하여 사회적으로 정상적인 역할을 수행하지 못하거나 제한을 가지게 되는 불이익을 의미한다. 세계보건기구에서는 핸디캡이라는 용어를 가급적 쓰지 않도록 권고하고 있다(WHO, 2001).

## 2. 청능재활에 관련된 전문가

청각재활에는 여러 전문가 집단이 참여한다. 청각재활에 참여하는 전문가 집단은 서비스를 제공받는 난청인에 따라 구성원이 다양해질 수 있다. 청각재활에서의 총괄적인 역할 및 여러 전문가의 구심점 역할은 **청능사**(audiologist)가 담당한다. 청능사자격검정원의 직무 분석에 따르면, 청능사는 청능평가, 인공와우 및 보청기 등의 보장구 적합과 사후 관리, 청능훈련, 난청인 및 난청인 가족의 청각 관련 상담 및 지도, 난청 예방 등의 역할을 수행한다. 언어재활사(speech-language pathologist)는 난청인의 말과 언어의 평가와 치료를 담당하여 청능사와 협조적 관계를 유지하며, 난청인의 수용 및 표현적인 의사소통을 증진시키는 역할을 담당한다. 이비인후과 의사는 이과적 치료 및 수술 등을 담당하며, 인공중이(middle ear implant), 인공와우(cochlear implant), 인공뇌간(brainstem implant) 등의 삽입술을 실시한다. 난청인이 아동일 경우 특수학교 교사 등이 청각재활에 참여할 수 있다. 그 외 필요에 따라 심리상담사(psychological counselor), 음악치료사(music therapist) 등이 참여하기도 한다.

## 3. 청능훈련을 위한 평가

### 1) 청력평가

효과적인 청능재활을 위해서는 난청인의 정확한 청력 상태를 알아야 한다. 기본적으로 순음청력평가(제4장 '순음청력검사' 참조)를 통해서 난청의 정도(degree of hearing loss)와 형태(configuration) 그리고 난청의 종류(type of hearing loss)를 파악할 수 있다. 그러나 난청인의 청력 상태를 진단하기 위해서는 순음청력평가 이외에 여러 청력평가가 함께 이루어져야 할 것이다.

### 2) 의사소통 능력 측정

초기의 청각학적 검사와 함께 효과적인 청각재활을 위해서는 의사소통 능력의 평가가 필요하다. 의사소통 능력은 난청인의 연령을 고려한 검사도구를 사용하도록 하는 것이 중요하며, 다양한 어음 자극 및 어음 제시 환경에 대한 검사를 시행하여 난청인의 의사소통 능력을 정확하게 파악하는 것이 필요하다. 예를 들어, 음소(phoneme), 단어(words), 구(phase), 문장(sentence), 이야기(discourse) 등의 어음 자극을 사용할 수 있으며, 다양한 신호대잡음비(signal-to-noise ratio, SNR)와 종류(예: 백색잡음, 어음잡음, 다화자잡음 등)에서의 측정으로 청능재활에서 중요한 의사소통 능력에 대한 정보를 제공받을 수 있다. 또한 청각적 자극만 주는(auditory-only, AO) 상황, 청시각 자극(auditory-visual, AV)을 모두 제시하는 상황, 목적에 따라 시각적 자극(visual-only, VO)을 제시하는 상황에서 검사가 가능하다. 의사소통 능력은 보장구 착용 전에도 측정할 수 있지만, 재활의 계획, 효과, 보장구 선택 등을 위해서 보장구를 착용한 상태에서 측정한다. 의사소통 능력을 측정할 수 있는 검사도구는 제5장 '어음청각검사'를 참조하도록 한다.

## 4. 청능훈련

**청능훈련**(auditory training)은 집중적인 듣기훈련을 행하는 것으로 새로운 소리에 대한 적응과 의사소통 향상을 꾀하는 데 꼭 필요한 과정이다(Ross, 2011). 보청기 혹은 인공와우 등의 보장구는 난청인이 들을 수 있도록 소리를 증폭하는 역할을 한다. 그러나 듣기는 단순한 소리의 증폭만으로 해결되지 않는다. Carhart(1960)는 청능훈련이란 난청인이 이용 가능한 청각적 단서를 효과적으로 잘 이용할 수 있도록 하는 과정이라고 정의하였다. 즉, 청능훈련은 난청인이 보장구 착용 후 남아 있는 잔존청력을 최대한 사용할 수 있도록 하는 훈련과정이다. 이 훈련의 궁극적인 목적은 효과적인 의사소통 방법을 습득하여 사회문화적 · 직업적 · 교육적 측면에서 난청으로 인한 불이익을 최소화하고자 함에 있다. 그러므로 청능훈련을 받을 대상자의 난청 정도, 유형, 특징뿐만 아니라 대상자가 속해 있는 문화, 주변 환경 등을 종합적으로 고려하여 계획하고 수행해야 한다.

### 1) 청능훈련의 대상자

언어 습득 전 난청 아동의 경우는 언어에 대한 정보가 없기 때문에 언어적 정보를 습득하여 말을 산출하고 이해할 수 있도록 어휘력을 증진시키는 과정이 필수적이다. 청능훈련의 과정 중에는 소리를 듣고 반응할 수 있는 훈련을 통하여 주관적 검사를 시행하고 보장구의 적합을 정확하게 할 수 있도록 한다. 언어 습득 후 난청이 발생한 경우, 난청인은 습득한 언어기억을 잃지 않도록 하는 것이 중요하며, 계속적으로 언어 자극에 집중할 수 있도록 하는 훈련이 필요하다. 또한 보장구를 이용하여 잔존청력을 최대한 이용할 수 있도록 하는 청능훈련이 필요하다. 보통 언어 습득 후 청력손실이 발생한 성인 및 노인의 경우 청능훈련을 생략하는 경우가 많은데, 보장구를 통하여 들리는 소리는 건청일 때 혹은 더 나은 청력일 때 들었던 소리와 다른 종류의 소리이므로 뇌는 보장구를 통한 소리를 새로 익히는 훈련과정이 필요하다.

### 2) 청능훈련의 계획 수립 시 고려 사항

청능훈련을 실시할 때는 난청인 개개인의 난청 정도, 형태 및 언어 습득 유무, 나이, 생활환경 등을 모두 고려하여 계획을 수립해야 한다. 청능훈련의 단계에서는 소리 듣기 발달단계, 언어 자극 단위, 훈련의 난이도 등을 고려한다(Tye-Murray, 2009).

#### (1) 청각 기술 발달단계

**소리 듣기 발달단계**의 가장 기본적인 단계는 **탐지**(detection) 단계다. 소리의 탐지는 소리가 있고 없음을 구분하는 것이다. 이때는 단순한 어음, 악기, 환경음 등을 사용하여 소리가 있고 없음을 구분하도록 하는 훈련을 할 수 있다. 아동의 경우, 탐지 단계에서는 정확한 보장구의 처방과 적합을 위하여 순음청력검사(pure-tone audiometry)의 또 다른 방법인 놀이검사를 시행할 수 있도록 소리를 듣고 반응하는 방법을 훈련한다. 성인 및 노인의 경우, 보장구의 처방을 확인하기 위해서 어음을 이용하여 소리의 유무를 확인할 수 있다. 다음 단계는 **변별**(discrimination) 단계다. 변별은 두 개의 소리가 같고 다름을 구분하는 것이다. 쉬운 단계에서는 두 소리의 성질이 다름을 구분하는 훈련을 시행하며, 어려운 단계로 진행할수록 두 소리의 성질이 비슷한 짝을 구분하는 훈련을 시행할 수 있다. 예를 들어, 쉬운 단계에서는 일음절, 이음절 혹은 삼음절의 단어가 같고 다름을 구분하는 훈련을 시행할 수 있다(예: 사과 vs. 토마토, 콩 vs. 보리 등). 어려운 단계에서는 달과 발 등 음절 수가 같고 초성만 다른 단어들을 훈련 자극으로 이용한다. 패터닝(patterning) 단계는 소리의 리듬을 인지하는 단계다. 예를 들어, 소리의 빠르고 느림, 크고 작음, 높고 낮음을 변별하는 훈련을 한다. 패터닝 단계에서 어음 자극을 이용할 때는 짧은 구 혹은 문장을 사용할 수 있다. 변별 단계와 패터닝 단계를 구분하기도 하고(Garber & Nervin, 2012), 변별의 한 단계로 패터닝 단계를 포함시키기도 한다(Tye-Murray, 2009). 다음 단계는 확인(identification) 단계다. 주로 변별 단계와 혼동하기 쉬우나, 변별 단계에서 소리가 같고 다름을 구분하였다면, 확인 단계에서는 소리가 어떠한 소리인지 알 수 있어야 한다. 예를 들어, 단어를 듣고 그것을 그림카드와 짝지을 수 있어야 하고, 악기를 사용할 때는 들은 소리가 어떤 악기의 소리인지 알 수 있도록 훈련한다. 마지막 단계는 이해(comprehension) 단계다. 이해 단계는 가장 복잡한 단계로, 탐지, 변별(패터닝), 확인 단계가 모두 가능해야 수행할 수 있다. 이해 단계에서

**표 12-1** 소리 듣기 발달단계에 따른 청능훈련의 예

| 단계 | 훈련의 예 |
|---|---|
| 탐지<br>(detection) | • 소리 나는 장난감 가지고 소리에 대한 흥미 유발하기<br>• 다양한 악기 소리가 들릴 때마다 블록 넣기(블록을 넣을 수준이 되지 않을 경우 다양하게 반응할 수 있도록 유도한다).<br>• Ling 6(/음/, /아/, /우/, /이/, /쉬/, /스/) 소리 듣고, 블록 넣기 |
| 변별<br>(discrimination) | • 동물 소리 변별하기(음매 vs. 멍멍, 야옹 vs. 꿀꿀)<br>• 음절의 수가 다른 단어를 듣고, 같고 다름을 변별하기(사람 vs. 사과나무, 바나나 vs. 바지 등)<br>• 최소변별 자질을 가진 단어 짝을 듣고, 같고 다름을 변별하기(발 vs. 달, 손 vs. 솔 등) |
| 패터닝<br>(patterning) | • 빠른 음악과 느린 음악 변별하여 활동하기<br>• 높은 소리와 낮은 소리 변별하여 활동하기<br>• 긴 소리와 짧은 소리 변별하여 활동하기<br>• 작은 소리와 큰 소리 변별하여 활동하기 |
| 확인<br>(identification) | • 들은 단어를 그림카드에서 찾기<br>• 숫자를 듣고, 알맞은 숫자카드 찾기 |
| 이해<br>(comprehension) | • 이야기 듣고 질문에 답하기<br>• 명령에 따라 수행하기("빨간 크레용을 집어 꽃을 그리세요.")<br>• 스무고개<br>• 단어가 빠진 문장을 듣고, 문맥에 맞게 알맞은 단어 채우기 |

는 대화 혹은 이야기 등의 자극을 이용하고, 대화 혹은 이야기를 듣고 이해하여 답변이나 질문을 하도록 하는 훈련을 실시한다. 소리 듣기 발달단계에 따른 청능훈련의 예는 〈표 12-1〉에 제시되어 있다.

### (2) 청능훈련 접근 방법

청능훈련은 훈련 시 사용하는 언어 자극 단위의 크기에 따라 **분석적 훈련 접근법**(analytic training approach)과 **종합적 훈련 접근법**(synthetic training approach)으로 나눌 수 있다. 분석적 훈련 접근법은 상향식 접근법(bottom-up approach)으로, 언어를 이루는 작은 단위를 훈련하여 난청인이 언어의 다양한 소리를 인식할 수 있게 하는 훈련 방법이다. 난청인은 음소의 최소자질을 구분해 나갈 수 있는 능력을 향상하여 단어, 문장 단위의 이해 향상을 목표로 한다. 예를 들어, 청능훈련에서 모음의 구별과 자음의 구별 등을 목표로 하면, /사/와 /수/ 혹은 /불/과 /물/의 짝을 이용하여 변별과 확인 활동 등을 할 수 있다. 종합적 훈련 접근법은 하향식 접근법(top-down approach)으로, 의미 있는 문장 등을 훈련의 언어 자극으로 이용한다. 이때 실제 의사소통을 하는 상황에 맞추어 소음 속에서 훈련을 실시할 수 있으며, 난청인이 의사소통하기 어려워하는 상황을 재연하여 훈련할 수 있다. 종합적 훈련 접근법에서는 음소 하나하나를 듣고 변별하고 확인하는 훈련이 아닌 전체적인 문장 혹은 이야기의 흐름에서 난청인이 듣지 못하는 음소를 유추할 수 있는 능력을 키우는 것이 목표다. 예를 들어, 소음 속 상황에서 대화를 나눌 때 모든 음소 및 단어를 명확히 듣고 이해하지 못하더라도 난청인이 이해한 단어, 문장을 통하여 전체적인 대화의 흐름을 이해하는 능력의 향상을 목표로 한다. 실제 청능훈련에서는 한 가지의 접근법만을 고수하여 훈련하기보다는 분석적 훈련 접근법과 종합적 훈련 접근법을 모두 적용하는 것이 효과적이다(Ross, 2011).

### (3) 훈련의 난이도

청능훈련 계획 시 난청인의 의사소통 능력을 고려하여 훈련의 난이도를 조정해야 한다. 훈련은 난청인이 수행하기에 너무 쉬울 경우 자칫 그 필요성을 느끼지 못하게 될 수 있으며, 반대로 너무 어려울 경우 의사소통 향상에 대한 자신감을 떨어뜨릴 수 있다. 그러므로 청능사는 청능훈련의 적절한 수준을 찾는 것이 중요하다(Ross, 2011). 보기가 없는 상황(open-set)이 보기가 있는 상황(closed-set)보다 난이도가 높으며, 자극은 비슷한 음소의 성질을 가지고 있는 언어 자극의 짝이 비슷하지 않은 음소의 성질을 가지고 있는 언어 자극의 짝보다 난이도가 높다. 또한 문맥적 단서가 있는 경우보다 문맥적 단서가 없는 경우가 보다 어렵고, 문장 혹은 이야기 단위에서의 듣기 활동이 음소 듣기 활동보다 어렵다. 소음이 없는 경우보다 있는 경우가, 신호대잡음비가 작아질수록 난이도는 높아진다. Tye-Murray(2009)는 훈련 자극에 대해 80% 이상 정확성을 가지고 반응할 경우 어려움의 정도를 높이고, 50% 이하의 정확성을 보인다면 낮추는 것이 좋다고 제안하였다. 예를 들어, 6 dB SNR에서 문장 따라 하기 훈련 시 80% 이상 정확도를 보이면 SNR을 낮추어 3 dB SNR 혹은 소음이 없는 상황에서 훈련을 시행할 수 있다. 반대로 30% 정도의 정확도를 보이면 소음을 조금 더 줄여 9 dB SNR 혹은 소음이 없는 상황에서 시행하도록 한다. 또한 난청인이 보기가 있는 상황에서 일음절 확인훈련을 하였을 시 모든 문제에서 정확하게 반응하였다면 보기를 제시하지 않은 상황에서 같은 훈련을 실시할 수 있다.

#### (4) 훈련 활동의 형태

**① 비형식적 청능훈련(informal auditory training)**

일상생활 활동 중에 실시할 수 있는 청능훈련을 일컫는다. 청능사 혹은 컴퓨터, 스피커 등의 장비가 없어도 훈련할 수 있다. 게임 혹은 일상생활에서의 듣기 활동 등을 통해 듣기 능력의 향상을 꾀하며, 쉬운 게임으로는 '사이먼 가라사대'를 할 수 있다. "사이먼 가라사대, 앉았다 일어났다 3번 하기"라고 하면 들은 대로 수행하면 된다. 이때 입 모양을 가리거나 목소리 크기 혹은 톤을 바꾸는 등 다양하게 듣기 환경을 제시할 수 있다. 또한 '사이먼 가라사대'라고 하지 않고 상대방이 명령만 한다면 행동을 수행하지 않도록 한다. 이를 통해 소리에 대한 집중훈련을 할 수 있다. 이 밖에도 리듬에 맞추어 노래 부르기, 책 따라 읽기 등 여러 활동도 청능훈련으로 유용하다.

**② 형식적 청능훈련(formal auditory training)**

일정한 시간 동안 소리 자극을 집중적으로 듣는 훈련을 하는 경우 형식적 청능훈련이라고 한다. 보장구를 착용하고 일상생활을 하거나 TV, 라디오 등을 시청 · 청취하면서 듣기 활동을 할 수 있지만, 피드백 없이 듣기만 한다면 청능훈련이라고 할 수 없다. 정기적으로 청능사를 방문하여 청능훈련을 하는 경우가 이상적이지만, 사정이 여의치 않을 경우 CD, DVD 혹은 인터넷을 이용하여 청능훈련을 할 수 있다. 대표적인 청능훈련 프로그램은 LACE®(Listening and Communication Enhancement)로, 청능사를 방

표 12-2 청능훈련 프로그램명과 개발한 회사명

| 청능훈련 프로그램 | 회사명(웹사이트 주소) |
|---|---|
| Speech Perception Assessment and Training System(SPATS) | Communication Disorders Technology, Inc. (www.comdistec.com) |
| Computer Assissted Speech Training (CAST) | Tiger Speech Technology(www.tigerspeech.com) |
| Internet Based Open-Set Speech Recognition I-Star | Tiger Speech Technology(www.tigerspeech.com) |
| Listening And Communication Enhancement (LACE®) | Neurotone(www.neurotone.com) |
| Listening Room | Advanced Bionics(www.bionicear.com) |
| Seeing and Hearing Speech | Sensimetrics(www.sens.com) |
| Sound and Beyond | Cochlear(www.cochlearamericas.com) |

문할 수 없는 난청인들이 CD, DVD, 인터넷 등을 통하여 청능훈련을 스스로 할 수 있도록 개발한 프로그램이다(Olsen, Preminger, & Shinn, 2013; Sweetow & Sabes, 2006). LACE®는 개개인의 수준에 맞게 훈련의 난이도를 조절할 수 있는 것이 특징이며, 한 세션당 약 30분 정도 진행할 수 있다. 이 밖에도 SPATS(Speech Perception Assessment and Training System), CAST(Computer Assisted Speech Training), Internet Based Open-Set Speech Recognition I-Star 등 가정에서 쉽게 접근하여 청능훈련을 할 수 있는 프로그램 등이 있으며, 제조사에서도 청능훈련 프로그램 CD를 제공하기도 한다(〈표 12-2〉 참조). 그러나 이 프로그램들은 우리말을 기반으로 하지 않아 우리말을 사용하는 사람들이 직접적으로 이용할 수 없다.

(5) 음악을 이용한 청능훈련

언어 자극뿐만 아니라 음악을 이용하여 청능훈련을 실시하기도 한다. 언어 자극을 이해하기 위해서는 언어의 고저, 장단, 강도, 음색 등을 변별해야 하는데, 음악을 통하여 이러한 변별 능력을 향상할 수 있다(Darrow, 1989). Chermak(2010)는 음악을 이용한 청능훈련을 통해 주파수 변별 능력, 작업기억(working memory) 그리고 소음 속 듣기 능력이 향상되었고, 이는 중추청각처리장애(central auditory processing disorders, CAPD)에 효과가 있다고 보고하였다. 최근 보장구의 성능 향상으로 가청주파수 범위가 확장되어 언어 인지력이 향상될 뿐만 아니라 음악을 즐길 수 있게 되었다. 음악을 이용한 청능훈련을 통하여 즐겁게 훈련에 참여하고 듣기 능력의 향상을 꾀할 수 있다면 난청인의 삶의 질이 향상될 수 있을 것이다.

## 5. 의사소통 전략 훈련법

대화(conversation)가 이루어지기 위해서는 상대방이 이야기하고 있는 주제에 관하여 관심을 표현하여 주제에 관한 상호 말하기가 이루어져야 한다. 그러나 난청인의 말하기 특징은 서로 대화 주고받기가 단절되며, 적당하지 않게 주제를 바꾼다든가 피상적 내용을 이야기한다는 것이다. 혹은 이야기에 대하여 잘 파악하지 못하였음에도 불구하고 허세를 부린다거나 대화를 아예 무시하는 행동을 하기도 한다. 대화를 잘 주고받기 위해서는 난청인 스스로가 적절한 의사소통 전략을 사용하도록 훈련해야 할 것이다. 의사소통 전략의 훈련 시 청능사는 난청인 스스로 문제에 직면했을 때 회피하지 않고 적극적으로 대화에 참여하고 상대방을 배려하며 솔직하게 감정을 표현하고 필요한 것을 요구할 수 있도록 훈련해야 한다.

### 1) 촉진적 전략

**촉진적 전략**(facilitative strategy)은 대화를 하는 네 가지 요소, 즉 화자, 메시지, 대화 환경 그리고 난청인 자신을 구조적으로 수정하여 의사소통을 효과적으로 증진하는 전략이다. 첫째, 지시 전략(instructional strategy)은 난청인이 화자의 메시지 전달 방식을 바꾸도록 요구하는 전략이다. 예를 들어, “천천히 말씀해 주시겠어요?” “저를 보고 말씀해 주시겠어요?” 하는 등의 요청을 할 수 있다. 둘째, 구조 전략(constructive strategy)은 대화를 하고 있는 환경이 난청인에게 불리할 경우 상대방에게 요구를 하여 환경을 바꾸는 전략이다. 예를 들어, “좀 더 조용한 곳에 가서 이야기를 나누면 어떨까요?” “좀 더 밝은 곳에 나가서 이야기를 나눕시다.” 등의 요구를 통해서 난청인이 유리한 환경에서 대화를 이끌어 나가는 전략이다. 셋째, 메시지 구성 전략(message-tailoring strategy)은 메시지에 영향을 주는 전략이다. 상대방에게 질문을 할 경우 답을 통제할 수 있는 질문을 한다. 예를 들어, “지난 주말에 낚시 갔나요, 아님 등산을 갔나요?” 등 상대방이 둘 중 하나로 대답하게끔 하는 질문을 할 경우 난청인은 다음 답에 대하여 예상을 하고 대화를 준비할 수 있다. 혹은 고개를 끄덕이거나 흔드는 몸짓을 사용하여 상대방으로 하여금 이야기를 잘 알아들었다거나, 잘 알아듣지 못했다는 신호를 주어 다시 말하게 한다든가 다음으로 넘어갈 수 있도록 단서를 줄 수 있다. 마지막으로, 적응 전략(adaptive strategy)은 난청인 자신의 행동을 수정하는 전략이다. 난청인은 청력손실로 인하여 대화를 못 알아들을 경우 부적절한 행동을 할 수 있다. 이때 깊게 숨을 들이마신다든가, 잠시 이야기를 끊고 다시금 긴장하지 않고 화자에게 집중할 수 있도록 스스로 통제하는 전략을 사용할 수 있다.

### 2) 수정 전략

**수정 전략**(repair strategy)은 의사소통 단절이 일어났을 때 사용하는 전략으로, 수용적(receptive) 수정 전략과 표현적(expressive) 수정 전략이 있다. 수용적 수정 전략은 난청인이 상대방의 말을 알아듣지 못할 경우 사용하는 전략이고, 표현적 수정 전략은 난청인이 말한 것을 상대방이 알아듣지 못하는 경우 난청인에 의해 사용되는 전략이다. 수용적 수정 전략에서는 상대방이 이야기한 부분을 반복하여 자신이 알아들은 내용과 일치하는지 확인하고, 혹은 이야기한 내용의 요지를 적어 상대방에게 확인시킨다. "뭐라고 말씀하셨죠? 제가 잘 못 알아들었습니다." "죄송한데요, 다시 말씀해 주시겠어요?"라고 상대방에게 요구하여 메시지를 다시 한 번 전달하게끔 할 수 있다. 표현적 수정 전략은 반복적으로 메시지를 전달하는 전략으로, 정확하게 이야기하려고 노력하되 길고 복잡한 구조의 문장 대신 중요 단어 위주로 이야기하여 상대방의 이해를 돕도록 한다. 또한 계속 상대방이 못 알아들을 경우 손짓, 수화, 필담 등의 다른 의사소통 수단을 이용할 수 있다.

## 6. 상담 및 설문지

### 1) 상담

청각재활에서의 **상담**(counseling)은 난청인뿐만 아니라 그 가족에게 모두 이루어져야 한다. 상담을 통해서 난청인과 그 가족은 청력손실의 이해와 함께 청력손실이 의사소통에 끼치는 영향에 대한 정보를 제공받아야 한다. 또한 청력손실을 받아들이고, 의사소통의 어려움에 대해서 알고 대처할 수 있는 방안을 도모하도록 해야 한다. 아울러 청능훈련 참여에 대한 동기를 부여하고 난청으로 인한 스트레스 감소와 훈련을 통하여 보다 나은 의사소통을 할 수 있다는 자신감을 가질 수 있도록 한다(Erdman, 2000). 청능사가 난청인 혹은 난청인 가족과 상담 시 잊지 말아야 할 요소 중 하나는 청능훈련, 보장구, 의사소통과 관련한 주제에 대한 상담만을 진행하여야 하며 가족 문제, 부부 문제, 학업 문제, 질병 문제 등 청력손실로 인하여 야기된 다른 문제에 관하여는 각각의 전문가에게 의뢰해야 한다는 것이다.

### 2) 정보전달 상담

#### (1) 청각적인 정보 제공

대부분의 난청인 혹은 그 가족은 난청에 대한 정보를 가지고 있지 못하다. 따라서 초기의 상담은 청력도(audiogram)의 해석에서부터 시작해야 한다. 청력도 해석을 통하여 난청의 정도를 이해하고 선택할 수 있는 보장구의 옵션을 제시한다. 청능사는 보장구 선택 이후, 상담 시 청능훈련, 언어훈련, 의사소통 접근법과 그 외 난청과 관련한 여러 가지 사회적 제도 등에 관해서도 정보를 제공한다. 이때 청능사는 가족이 적절한 선택을 할 수 있도록 충분한 정보를 정확히 전달하며, 빠른 시기에 가족들이 필요한 중재를 받을 수 있도록 하는 것이 중요하다.

#### (2) 보장구 착용/관리 및 청능훈련의 중요성에 대한 이해

청능사는 난청인과 난청인의 가족에게 보장구 착용에 대한 중요성을 인식시켜야 한다. 또한 관리의 중요성을 설명하고 정기적으로 청능사를 방문하여 보장구의 상태를 점검받고 재적합받을 필요성을 강조해야 한다. 그리고 의사소통 능력 검사 결과에 따라 청능훈련의 필요성을 강조하고 훈련을 꾸준히 받을 수 있도록 동기를 부여해야 한다. 다만, 더 나은 의사소통을 할 수 있다는 자신감을 주는 것은 좋지만 도달할 수 없는 목표에 대한 희망을 주는 발언은 삼가야 한다.

#### (3) 사회적 서비스에 대한 정보 제공

난청으로 인하여 사회적으로 제공받는 여러 서비스에 대하여 난청인과 그의 가족에게 정보를 제공해야 한다. 예를 들어, 청능훈련을 무료 혹은 낮은 가격으로 받을 수 있는 바우처(voucher) 제도, 보장구 처방전, 청각장애 등급을 받을 수 있는 기관 등의 정보를 제공하는 것이다.

### 3) 사회심리적 상담

자신의 아이 혹은 자신에게 청력손실이 있다는 것이 밝혀지면 아동의 부모/가족 혹은 당사자는 청력손실의 존재를 부정하게 된다(부정의 단계). 부정의 단계에서는 영구적인 청력손실임에도 불구하고 좋아질 것이라는 기대감을 갖거나 검사를 신뢰하지 않게 되어 다른 기관에서 다시 검사를 받아 보는 등의 행동이 나타난다. 그럼에도 더 이상 청력이 회복되지 않을 것을 알게 되면 다음은 청력손실이라는 큰 짐이 자신 혹은 자신의 아이에게 있다는 사실에 대하여 화가 나기 시작한다(분노의 단계). 분노의 단계를 넘어서면 청력손실이 있는 것에 대하여 자책하게 되고, 과거 자신이 행했던 여러 잘못된 행동을 청력손실과 연관시키는 단계에 이른다(홍정의 단계). 그러다가 더 이상 자신이 어떻게 할 수 없다는 것을 깨닫고 난 후 우울감에 빠진다(우울의 단계). 우울의 단계가 지나면 난청을 받아들이는 단계에 이른다(수용의 단계). 그러나 모든 난청인 혹은 난청인 가족이 이 단계를 순서대로 겪는 것은 아니다. 청능사는 난청인과 그 가족들의 상태를 이해하고, 청력손실을 잘 수용하고 긍정적인 행동을 보일 수 있도록 도와주는 역할을 담당해야 한다.

### 4) 설문지

청능사는 난청인과의 상담 및 인터뷰를 통하여 난청인에 대한 정보를 얻을 수 있다. 그러나 설문지(questionnaires)를 사용한다면 좀 더 체계적이고 객관적으로 난청인의 상태를 파악할 수 있다. 설문지로는 장애지수 측정, 보장구 만족도 혹은 난청 아동의 부모가 아동의 듣기 능력 상태에 관하여 응답하는 설문지 등이 있다. 이러한 설문지는 청능훈련의 전과 후의 주관적 만족도를 객관적으로 비교할 수 있는 장점이 있다. 〈표 12-3〉에는 대표적인 설문지가 간략하게 정리되어 있다.

**표 12-3 난청과 관련한 대표적 설문지 목록**

| 설문지 | 설명 및 목적 | 비고 |
|---|---|---|
| ALHQ(Attitudes toward Loss of Hearing Questionnaire) | • 24문항, 6개 척도 평가<br>• 청력손실에 대한 태도에 관한 질문으로 성격, 태도, 동기 부여, 주변인들과의 관계, 보청기에 대한 부정적 견해 등에 관한 질문으로 이루어짐 | 한국어 번역: 조병해 외(2011)<br>원문: Brooks(1989) |
| APHAB(Abbreviated Profile of Hearing Aid Benefits) | • 보청기 착용 전후의 의사소통 능력, 심리음향적 이득 등의 변화를 평가할 수 있음<br>• 보청기 착용 후의 점수가 보청기 착용 전의 점수보다 낮을수록 보청기를 통한 이득이 크다고 해석할 수 있음 | Cox & Alexander(1995) |
| COSI(Client Oriented Scale of Improvement) | • 제시되어 있는 16가지 의사소통 상황 중 개인이 느끼는 어려운 상황 5가지를 선정하여 어려움의 정도를 답함<br>• 스스로 상황을 설정하고 답하는 것이 특징임 | Dillon et al.(1999) |
| PEACH(Parents' Evaluation of Aural/Oral Performance of Children) | • 13문항<br>• 아동의 보청기 그리고/또는 인공와우 착용 후 일상생활에서의 듣기 능력의 변화에 관하여 아동 부모가 작성함 | Ching & Hill(2007) |
| TEACH(Teachers' Evaluation of Aural/Oral Performance of Children) | • 11문항<br>• 아동의 보청기 그리고/또는 인공와우 착용 후 일상생활에서의 듣기 능력의 변화에 관하여 교사가 작성함 | Ching & Hill(2007) |
| LIFE(Listening Inventories for Education) | • 18문항(질문과 상황에 맞는 그림과 함께 제시되어 있음)<br>• 학생 혹은 교사가 작성하게 되어 있으며, 교실 내 듣기 환경에서의 학생의 행동에 대한 평가임 | Anderson & Smaldino(1998) |
| SADL(Satisfaction with Amplification in Daily Life) | • 15문항<br>• 과거 사용했던 보청기와 현재 사용 중인 혹은 시범 착용하고 있는 보청기를 비교하여 만족도를 측정함<br>• 새로운 보청기의 긍정적 측면과 부정적 측면, 서비스 및 비용과 자아상에 관한 질문으로 이루어짐 | 한국어 번역: 김훈(2004)<br>원문: Cox & Alexander(1999) |

| | | |
|---|---|---|
| SSQ(Speech, Spatial, Quality) | • 50문항, 3개 척도 평가<br>• 보장구의 양이 청취 혜택을 언어적(speech), 공간적(spatial) 그리고 소리의 질적(quality) 영역에서 평가함 | 한국어 번역: 허지혜, 이재희(2009)<br>원문: Gatehouse & Noble(2004) |
| 청각장애평가지수<br>(Korean Evaluation Scale for Hearing Handicap, KESHH) | • 24문항, 4개 척도 평가<br>• 청각장애로 인한 사회적 영향, 심리·정서적 영향, 대인관계의 영향, 보청기에 관한 견해를 평가함 | 구호림, 김진숙(2010) |
| 한국어 고령자 청력 장애 검사<br>(Korean Hearing Handicap Inventory for the Elderly, KHHIE) | • 25문항<br>• HHIE를 번역함<br>• 난청 노인을 대상으로 하며 일상생활에서의 장애 정도를 사회적·상황적 영역, 감정적 영역으로 구분하여 측정 | 한국어판: 구호림, 김진숙(2000);<br>박시내 외(2011)<br>원문: Ventry & Weinstein(1982) |
| IOI-HA(International Outcome Inventory for Hearing Aids) | • 7문항<br>• IOI-HA를 번역함<br>• 보청기 착용 후 보청기에 대한 만족도와 일상생활에서의 변화 등에 대한 질문으로 이루어짐<br>• 전 24개의 언어로 번역되어 사용되고 있으며, 국가별 보청기 효과 지수를 국제적으로 분석하고 비교할 수 있음 | 한국어판: 이민아 외(2005)<br>(김진숙 번역: http://www.icra.nu/papers/Korean.pdf)<br>원문: Cox & Alexander(2002) |
| 한국어판 보청기이득평가<br>(Korean Profile of Hearing Aid Benefit, K-PHAB) | • 20문항<br>• APHAB(Cox & Alexander, 1995)를 재구성하였으며, LC(Localization) 항목을 추가함<br>• 보청기 착용 전후의 심리음향학적 이득과 의사소통 능력의 변화를 평가 | 김태화, 심송용, 이경원(2016) |

## 요약 및 정리

청능재활은 청각평가, 보장구 선택 및 적합, 청능 및 의사소통 전략 훈련, 난청과 관련된 심리, 사회적 상담 등을 아우르는 개념이다. 이 장에서는 청능훈련 및 상담과 관련한 개념들을 중심으로 다루었다. 이 장에서 다룬 개념을 기반으로 좀 더 깊고 넓은 지식을 습득하고 실제 임상에서 지식을 응용하여 난청인 개개인에 맞는 재활 계획을 세워야 할 것이다.

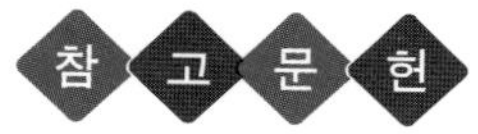


구호림, 김진숙(2000). 한국 노인성 난청의 청각장애지수(KHHIE)에 관한 검사-재검사 신뢰도. 언어청각장애연구, 5, 133-154.

구호림, 김진숙(2010). 노인성 난청을 위한 청각장애평가지수(KESHH)의 개발. 한국노년학회지, 30, 973-992.

김태화, 심송용, 이경원(2016). 한국어판 보청기이득평가 설문지 개발. *Audiology and Speech Research*, *12*(4), 209-220.

김훈(2004). 한국인 보청기 착용환자에서 satisfaction with amplification in daily life 설문지를 이용하여 평가한 만족도 조사. 경희대학교 대학원 석사학위논문.

박시내, 한규철, 조양선, 변재용, 신정은, 추호석 외(2011). 한국어판 고령자 청력 장애 검사(K-HHIE) 설문지의 표준화: 타당도 및 신뢰도 검증. 한국이비인후과학회지, 54, 828-834.

이민아, 김진숙, 안중호(2005). 한국의 국제 표준 보청기 효과 지수 연구. *Korean Jouranl of Audiology*, *9*(1), 65-76.

조병해, 신은영, 김진숙(2011). Attitudes toward loss of hearing questionnaire(ALHQ)를 이용한 난청인의 심리적 평가의 타당성 연구. 청능재활, 7, 19-27.

허지혜, 이재희(2009). 인공와우와 보청기 양이착용이 K-HINT 수행도에 미치는 혜택. 청능재활, 5, 60-70.

American Speech-Language-Hearing Association (ASHA). (1984). Definition of and competencies for aural rehabilitation. *ASHA*, *26*, 37-41.

American Speech-Language-Hearing Association (ASHA). (2001). Knowledge and skills required for the practice of audiologic/aural rehabilitation. *ASHA Desk references*, *4*, 393-404.

Anderson, K. L., & Smaldino, J. (1998). *Listening Inventory for Education (L.I.F.E.)*. Tampa, FL: Educational Audiology Association.

Beck, P. H. (2006). Cued speech across cultures. *Volta voices, 13*(5), 26–28.

Brooks, D. N. (1989). The effect of attitude on benefit obtained from hearing aids. *British Journal of Audiology, 23*, 3–11.

Carhart, R. (1960). Auditory Training. In R. L. Schow, & M. A Nerbonne (Eds.), *Introduction to Audiologic rehabilitation* (5th ed., p. 127). Boston: Pearson.

Chermak, G. D. (2010). Music and auditory training. *Hearing Journal, 63*, 57–58.

Ching, T. Y. C., & Hill, M. (2007). The parents' evaluation of aural/oral performance of children (PEACH) scale: Normative data. *Journal of the American Academy of Audiology, 18*, 220–235.

Conner, C. M., Hieber, S., Arts, H. A., & Zwolan, T. A. (2000). Speech, vocabulary, and the education of children using cochlear implants oral or total communication? *Journal of Speech, Language, and Hearing research, 43*, 1185–1204.

Cornett, R. O. (1967). Cued speech. *American annals of the deaf, 112*, 113.

Cox, R. M., & Alexander, G. C. (1995). The abbreviated profile of hearing aid benefit. *Ear and Hearing, 16*, 176–183.

Cox, R. M., & Alexander, G. C. (1999). Measuring satisfaction with amplification in daily life: The SALD scale. *Ear and Hearing, 20*, 306–320.

Cox, R. M., & Alexander, G. C. (2002). The International Outcome Inventory for Hearing Aids (IOI-HA): Psychometric properties of the English version. *International Journal of Audiology, 41*, 30–35.

Darrow, A. (1989). Music therapy in the treatment of the hearing-impaired. *Music Therapy Perspective, 6*, 61–70.

Dillon, H., Birtles, G., & Lovegrove, R. (1999). Measuring the outcomes of a national rehabilitation program: normative data for the Client Oriented Scale of Improvement (COSI) and the Hearing Aid Users' Questionnaire (HAUQ). *Journal of the American Academy of Audiology, 10*, 67–79.

Erdman, S. A. (2000). Counseling hearing impaired adults. In J. Alpiner & R. McCarthy (Eds.), *Rehabilitative Audiology: Children and Adults* (3rd ed., pp. 435–437). Baltimore: Williams & Wilkins.

Garber, A., & Nervin, M. E. (2012). Getting started with auditory skills. Retrieved from http://www.audiologyonline.com/articles/getting-started-with-auditory-skills-7034

Gatehouse, S., & Noble, W. (2004). The speech, spatial and qualities of hearing scale (SSQ). *International Journal of Audiology, 43*, 85–99.

Hayes, H., Geers, A. E., Treiman, R., & Moog, J. S. (2009). Receptive vocabulary development in deaf children with cochlear implants: Achievement in an intensive auditory-oral educational setting. *Ear and Hearing, 30*, 128–135.

Kochkin, S. (2000). Marke Trak V: Consumer satisfaction revisited. *Hearing Journal, 53*, 38–55.

Lim, SYC., & Simser, J. (2005). Auditory–verbal therapy for children with hearing impairment. *Annals Academy of Medicine, 34*, 307–312.

Olsen, A. D., Preminger, J. E., & Shinn, J. B. (2013). The effect of LACE DVD training in new and experienced hearing aid users. *Journal of American Academy of Audiology, 24*, 214–230.

Ross, M. (2011). Is auditory training effective in improving listening skills? Retrieved from http://www.hearingresearch.org/ross/aural_rehabilitation/is_auditory_training_effective_in_improving_listening_skills.php

Sweetow, R. W., & Sabes, J. H. (2006). The need for and development of an adaptive listening and communication enhancement (LACE) program. *Journal of American Academy of Audiology, 17*, 538–558.

Tye–Murray, N. (2009). *Foundation of aural rehabilitation: children, adults, and their family members*. NY: Delmar.

Ventry, I. M., & Weinstein, B. E. (1982). The hearing handicap inventory for the elderly: A new tool. *Ear and Hearing, 3*, 128–134.

World Health Organization (WHO). (2001). *International classification of functioning, disability and health*. Geneva: World Health Organization.

## 제13장

# 아동청각학

**김진숙**(한림대학교 언어청각학부)

1. 청각기관의 발생과 발달
2. 영유아 및 아동의 주관적 청력검사
3. 유전성 난청
4. 청각선별검사와 조기 발견
5. 의사소통 능력의 발달과 청능재활

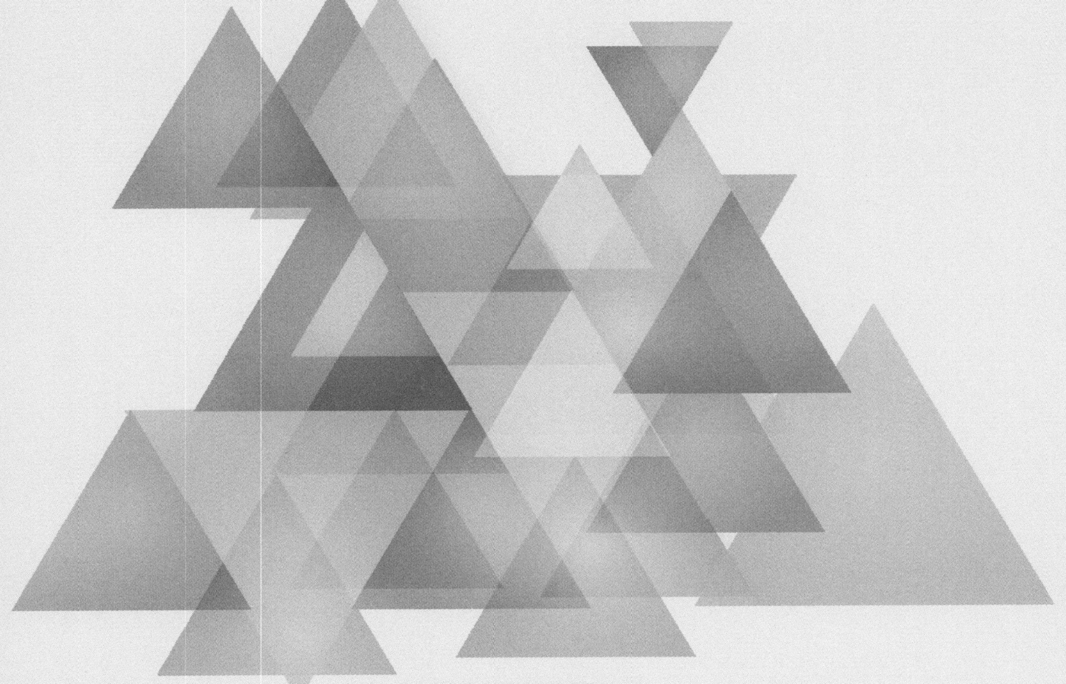

아동청각학(pediatric audiology)은 다소 생소한 분야의 학문으로 느껴질 수 있다. 그러나 청각장애의 조기 발견과 조기 재활이 중요시되고 있는 현 시점에서 청각기관의 발생과 발달, 영유아 및 아동의 주관적 청각검사, 유전성 난청, 청각선별검사와 조기 발견, 의사소통 능력의 발달과 청능재활 등의 영역을 중심으로 영유아 및 아동의 청각장애를 이해하고 재활 방법을 모색하는 아동청각학의 이해는 매우 중요하다. 이러한 지식은 청각장애 아동의 의사소통 능력뿐 아니라 아동의 학습 능력, 정서 및 사회성을 정상화하는 데 큰 기여를 하므로 전문가(audiologist)로서 반드시 숙지해야 하는 분야다.

## 1. 청각기관의 발생과 발달

청각기관은 임신 후 첫 8주까지의 시기를 뜻하는 배아(胚芽)기의 초기 발생 단계에서 형성을 시작하여, 8주 이후 인간의 형상을 나타내기 시작하는 태아(胎兒)기를 거쳐 형성된다. 내이의 감각기관인 코르티 기관을 포함한 와우관은 태아기 20주에 가장 먼저 성인의 형태를 갖춘다. 또한 이 시기에는 형태뿐 아니라 초기 기능도 완성되는데, 이는 와우관을 포함하여 청신경 기능까지도 발달이 완성되기 때문이다(Sánchez Del Rey, Sánchez Fernández, Matinez Ibarquen, & Santaolalla Montoya, 1995). 양수에 둘러싸인 태아는 액체의 진동을 골도로 듣는 것이므로 저주파수 소리를 더 잘 듣는다. 또한 액체를 통해 소리가 전달되므로 외부의 자극 소리는 태아에게 20~50 dB 정도 감쇄되어 전달된다(Sohmer, Perez, Sichel, Priner, & Freeman, 2001).

태아기 20주에 형성된 청각기관으로 소리를 들은 태생 전 청각 경험은 태생 후 행동이나 발달에 영향을 미친다. 태생 후 약 한 달 사이에 신생아는 모국어의 운율, 특정 자음이나 모음, 그리고 언어와 관련된 특정 주파수에 선택적인 반응을 한다. 예를 들어, 신생아는 태생 전 자주 들었던 부모의 목소리를 들으면 심장 박동 수가 달라지며 입을 오물거리는 동작이 강해지고 빨라지는 반응을 보인다(Decasper & Fifer, 1980).

### 1) 배엽

수정란은 약 3주쯤 후 배아 발생 단계에서 원시조직인 배엽을 형성한다. 배엽은 분화를 거쳐 기관을 형성하는 세 개 층으로 구성되어 있는데, 바깥세포층이 외배엽(ectoderm), 안쪽세포층이 내배엽(endoderm), 가운데층이 중배엽(mesoderm)이다. 분화를 통해 외배엽은 표피조직, 감각기, 신경계를 형성하고, 중배엽은 골격계, 순환계, 생식기, 연결조직 등을 형성하며, 내배엽은 소화기와 호흡기를 형성한다. 이 세 개의 배엽에서 청각기관의 외이, 중이, 내이는 서로 다른 시기에 형성된다. 또한 서로 다른 독특한 구조로 발달되는데, 같은 기관이라도 형성기관의 특징에 따라 다른 배엽에서 분화된다. 예를 들어, 외이의 피부조직과 내이의 감각기관과 신경계는 모두 외배엽에서, 같은 중이라도 중이의 이소골은 중배엽에서, 중이강과 유스타키오관은 호흡기의 특성이므로 내배엽에서 분화하여 형성된다.

### 2) 내이의 형성

여러 기관 중 가장 먼저 진행되는 청각기관의 분화는 외배엽에서 중추신경계를 형성하는 신경판(neural plate)에서 신경주름(neural fold)이 두꺼워지면서 시작된다. 이렇게 두꺼워진 신경고랑(neural groove)의 측면에 청판(auditory placode) 굴곡이 배아기 약 22일째에 형성된다. 약 23일째에는 이 청판이 청와(auditory pits)가 되고, 약 30일째에는 청와가 이소포(auditory vesicle)로 발달된다(**[그림 13-1]** 참조). 약 35일인 5주에서 8주까지 이소포가 막미로로 발달되면서 와우의 막미로 부위와 평형기관에 해당하는 세반고리관의 막미로 부위인 난원낭과 구형낭 등이 완성된다. 세반고리관은 약 17~19주쯤에 성인의 크기로 형성이 완성된다. 와우는 8주에서 20주까지 형성 기간을 거쳐 골미로인 중간계(scala media)도 완성되어 성인의 크기에 도달한다. 8~11주쯤에는 $2\frac{1}{2}$의 와우관이 형성되고, 7~12주쯤에는 감각세포가 형성되며, 약 20주까지는 감각세포는 물론 지주세포 등도 형성되어 청각적 기능을 수행할 수 있게 된다(**[그림 13-2]** 참조).

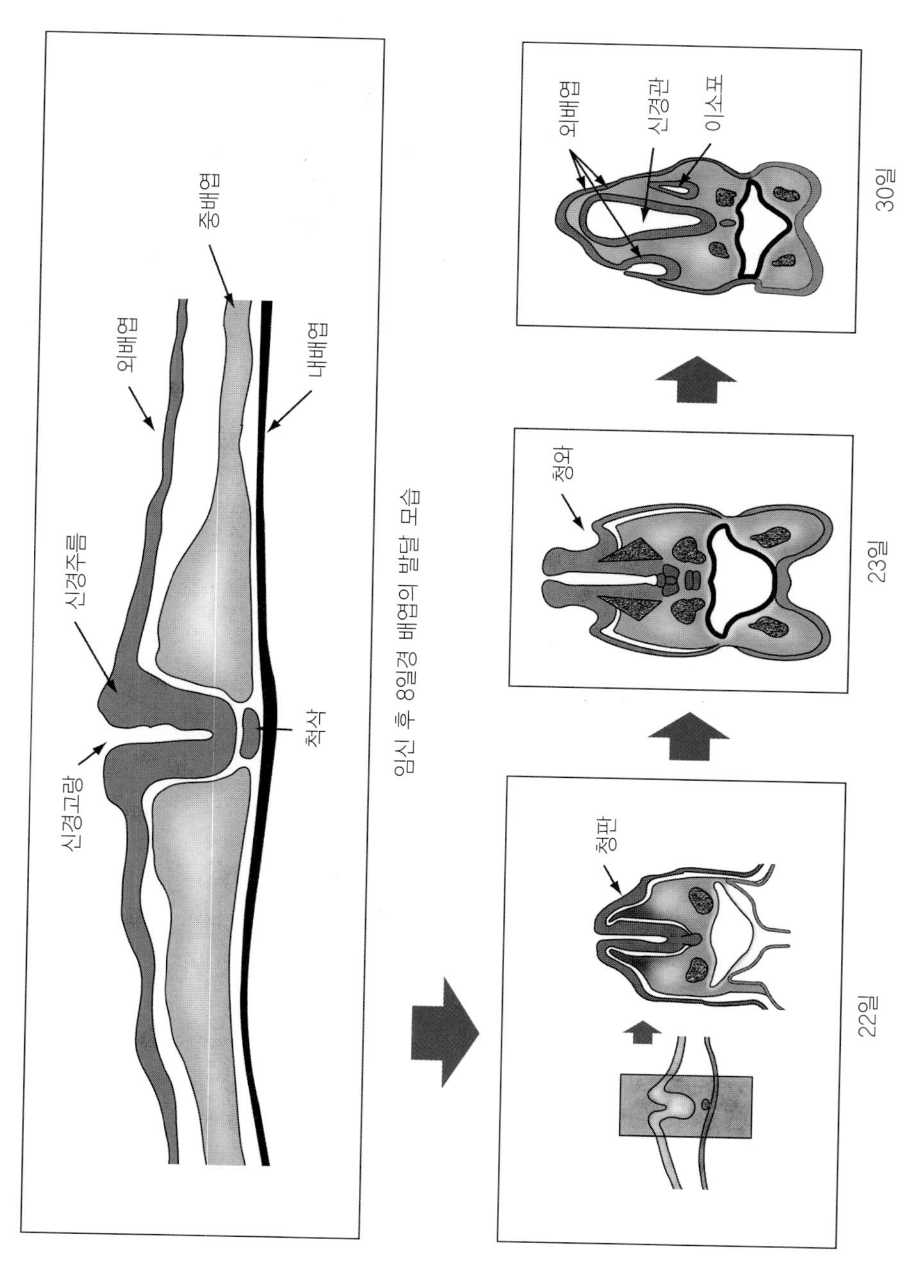


[그림 13-1] 배아기의 청각기관 형성과정

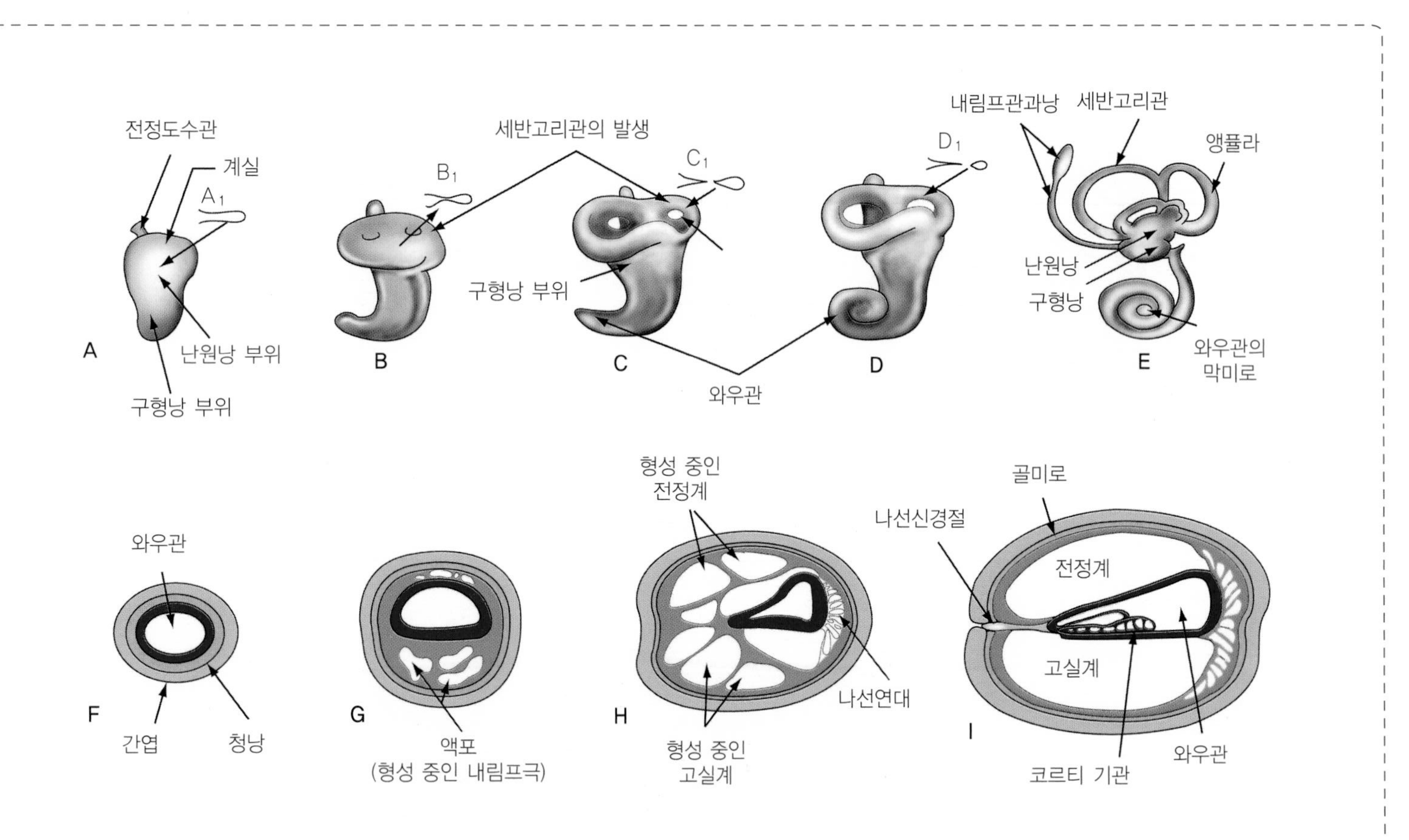


**[그림 13-2] 이소포가 형성된 이후 태아기 5주에서 20주까지 내이의 형성과정**

A~E는 5주에서 8주까지 이소포에서 막미로로 발달되는 과정, F~I는 8주에서 20주까지 와우와 코르티 기관의 형성과정, A1~D1은 세반고리관의 형성과정을 설명하는 도형.

### 3) 외이와 중이의 형성

이개(auricle)와 외이도(external auditory meatus, EAM)로 구성된 외이는 배아기에 형성을 시작하지만, 태아기를 거쳐 성장기까지도 계속 발달이 진행되어 만 9세쯤 성인의 크기에 도달한다(Wright, 1997). EAM은 태생기에는 전체가 연골조직이다가 7세쯤 되어 골부의 형성이 완성되며, 성장은 9세까지 계속된다. 이개는 성장기에도 조금씩 성장을 지속하여 성인이 되어 최종 크기에 도달한다. 중이(middle ear, ME)의 일부는 약 3주쯤 형성이 시작된다. 이때 이소골은 약 $4\frac{1}{2}$쯤 모습을 나타내고, 약 11주쯤이면 형태를 갖추게 되며, 유스타키오관은 태아기 16주에서 28주까지 형성이 지속된다([그림 13-3] 참조). 이소골의 골화는 태아에서 성장기까지 진행된다. 고막은 생후 9주쯤 세 개 층—① 표피층(outer cutaneous layer, continuous of EAM), ② 섬유층(middle fibrous layer), ③ 점막층(inner mucous layer, continuous of ME cavity)—이 형성된다. 고막은 특히 세 개의 배엽이 모두 형성에 참여하는데, 표피층은 외배엽에서, 섬유층은 연결조직으로 중배엽에서, 점막층은 내배엽에서 분화된다(Hill, 2011).

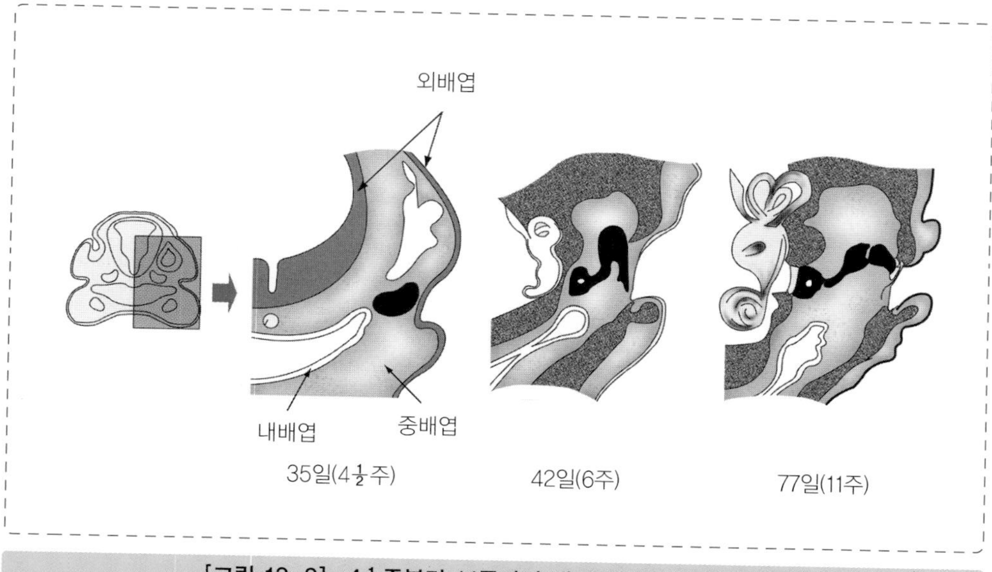


**[그림 13-3] $4\frac{1}{2}$주부터 11주까지 내이와 중이의 형성과정**

## 2. 영유아 및 아동의 주관적 청력검사

영유아와 아동의 행동 반응에 따라 평가하는 주관적 검사는 객관적 검사보다 청각계에 대하여 더 완성된 정보를 제공한다. 그러므로 어린 시기에 객관적 검사를 시행했더라도 발육 정도에 따라 적절한 시기가 되면 신속히 주관적 청력검사를 실시해야 한다. 태생 이후에서 5개월 미만까지는 행동관찰청력검사(behavioral observation audiometry, BOA), 5개월부터 만 2세까지는 시각강화청력검사(visual reinforcement audiometry, VRA), 만 2세 이후부터 만 5세까지는 놀이청력검사(play audiometry, PA)를 사용한다. 그러나 생물학적 연령보다는 발달적 연령에 근거하여 검사를 선택해야 한다. 즉, 5세 아동이 발달 및 언어 지체를 보여 2세 이하의 인지도를 보인다면 2세 이하에 맞는 검사법을 적용해야 한다. 모든 검사의 마지막 순서로는 놀라거나 울어도 검사에 지장이 없는 놀람반사(startle reflex) 반응을 관찰한다. 정상 귀는 보통 65 dB HL 이상에서 놀람 반응을 보이므로 추정되는 역치의 65 dB SL 이상에서 소리 자극을 주어 역치를 추정한다. 또한 다른 주관적 청력검사 등을 보완하여 아동의 검사를 효율적으로 진행하는 데 사용할 수 있다(Northern & Downs, 2002).

### 1) 행동관찰청력검사(behavioral observation audiometry, BOA)

BOA는 신생아부터 4개월까지 적절한 강화를 사용하지 않고 체계적 소리 자극 조건에 따른 행동 반응을 관찰하는 방법이다. 이 방법은 청성뇌간반응(auditory brainstem response, ABR)검사나 이음향방사(otoacoustic emission, OAE)검사 등의 객관적 검사법이 발전하면서 예전처럼 많이 사용되지는 않는다. 그러나 가정에서 간단히 검사가 가능하고 전문가가 아니더라도 부모들도 가정에서 검사를 할 수 있어 보완적으로 사용할 수 있을 뿐만 아니라 최근에는 정량화된 방법, 예를 들면 DIAL(Developmental Index of Audition and Listening)이나 IT-MAIS(Infant-Toddler Meaningful Integration Scale) 등으로 효율적으로 검사할 수도 있다(Widen, 2011).

#### (1) 소리에 대한 신생아와 영아의 반사적 행동

신생아는 순음보다는 협대역잡음(narrow band noise), 주파수 변조(frequency

modulated, FM) 소리, 저주파수 소리 그리고 배경소음보다는 사람의 말소리를 더 잘 듣는다. 신생아나 영아가 소리를 듣고 반응하는 대표적 반응은 다음 세 가지다.

① 눈 주변 근육의 반사적 움직임(auro-palpebral reflex, APR)

소리를 듣고 반사적으로 나타나는 눈과 눈 주변 근육 등의 움직임을 포함한다. 예를 들어, 눈 깜빡임, 눈을 더 크게 뜨는 것, 눈 위의 들썩거리는 근육의 움직임, 눈썹의 움직임, 안면 근육의 찡그림이나 변화, 보호자나 관찰자를 빤히 쳐다보는 것 등이다. 이러한 반사적 반응은 신생아 이후 아동기까지도 나타날 수 있어, 아동기 검사에서도 이러한 반응은 소리를 들은 반응으로 인정하는 근거가 된다.

② 젖을 빨아 먹기 위해 입을 오물거리는 반사적 행동(sucking reflex)

이 반응은 배고픔과 연결될 수 있는 반사적 행동이므로 소리에 대한 반사적 반응만으로 해석하기에 어려운 점이 있다. 또한 미숙아에게는 이 반응이 약하므로 해석에 어려움이 있을 수 있다. 그러나 APR이나 몸의 다른 동작 등과 연계되었을 때 소리에 대한 반응으로 인정할 수 있다.

③ 동작적 반사 행동(motor reflex)

큰 소리를 듣고 놀라서 반사적으로 울거나 손을 꽉 쥐는 행동, 팔다리를 흔들거나 몸을 움직이는 행동, 소리 자극에 갑자기 모든 동작을 멈추고 조용해지는 행동 등을 소리에 대한 반응으로 인정한다.

소리 자극에 대한 청각계의 인지 후 반사적 행동이나 반응은 약 2초 이내에 나타날 수 있다. 그러므로 소리 자극에 대한 반응으로 인정하는 기준은 자극 후 2초 이내에 보이는 반응 행동이다. 또한 청각계에 다른 반향을 일으키지 않고 인지를 일으키기 충분한 자극 지속시간도 2초 정도다. 그러나 영아기에는 자극 지속시간이나 반응시간이 조금 늦어질 수 있다.

(2) 검사 방법

BOA는 가정이나 방음실을 갖춘 검사실에서도 검사할 수 있으며, 신생아나 영유아에게 여러 가지 복합음을 생성하는 장난감을 이용하여 소리를 제시하고 반응을 관찰할 수 있다. 검사에 사용하는 장난감 소리의 주파수와 강도를 미리 평가해 두면 검사 결과의 신뢰도를 높일 수 있다. 장난감 소리 외에 검사자나 보호자가 아기의 이름이나 '까꿍' 등 아기가 선호하는 용어를 사용하여 직접 검사할 수 있다. 혹은 방음실 내에 장치되어 있는 스피커로 제시 강도를 조정하며 검사할 수 있다. 가정에서는 아기가 자고 있거나 깨어 있을 때 검사 귀의 약 8~10 cm 거리에서 장난감이나 말소리를 들려주고, 앞의 세 가지 반사 행동 중 한 개 혹은 두 개 이상의 반응이 나타나면 소리에 대한 정반응으로 판단한다. 검사의 신뢰도를 높이려면 두 명의 관찰자가 정반응으로 평가하였을 때 아기가 반복적으로 반응한 것과 동일하게 인정하는 방법을 사용할 수 있다.

### 2) 시각강화청력검사(visual reinforcement audiometry, VRA)

#### (1) 조건반사 학습과 검사 방법

반복적인 학습이나 훈련에 의해 학습된 반응을 유도하는 조건반사(conditioned reflex, CR)로서, 자극에 대한 반응을 자연적으로 발생시키는 방법이다. 먼저, 듣기에 적절한 강도의 소리인 60~100 dB HL 정도의 소리 자극과 시각 강화를 위한 움직이는 인형이나 컴퓨터 화면의 만화를 동시에 여러 번 제시하여, 소리 자극이 나는 쪽으로 고개를 돌리면 흥미로운 인형이나 만화를 볼 수 있다는 CR 학습을 시킨다. 이후 CR이 형성되면 소리 자극 후 아기가 고개를 돌렸을 때 시각 강화를 제시하여 소리 자극에 대한 반응을 유도한다. 따라서 이 검사법은 스스로 고개를 돌릴 수 있을 정도로 발육이 된 약 5개월 정도부터 가능하다. 자극음의 크기를 조절하여 주파수별로 청력역치를 평가할 수 있고 보청기 착용 후 기능이득(functional gain) 검사로도 적용이 가능하지만, 오른쪽과 왼쪽 귀를 완전히 구분하여 측정할 수 없다는 단점이 있다. 따라서 검사 결과는 양쪽 혹은 적어도 좋은 한쪽 귀의 역치로 인정한다(Northern & Downs, 2002).

#### (2) 검사 준비

자극음을 제시하는 스피커는 아기의 귀와 수평적 위치에 있어야 하며, 스피커 주변에 움직이는 인형이나 컴퓨터 화면을 준비한다. 또한 아기의 머리와 눈의 위치를 가운데로 고정시키기 위하여 아기의 흥미를 겨우 유발시킬 수 있는 장난감, 즉 강화제보다는 덜 흥미로운 퍼핏 같은 장난감을 준비한다. 제1 검사자는 아기가 강화제와 검사 소리에 집중하도록 유리창 너머 본 검사자의 모습이 보이지 않게 검사자가 있는 검사실

(control booth)의 불을 끄고 청력검사기를 조작한다. 제2 검사자는 피검사자가 있는 검사실(testing booth)에서 아기와 보호자가 검사를 잘 수행하도록 관리하고 보호자에게 검사에 협조할 수 있도록 안내한다. 두 명의 검사자가 각각의 검사실에서 의견을 교류하며 검사를 진행시키고 아기의 반응에 대한 동의를 하면 아기가 반복적으로 반응한 것과 동일하게 인정하여 검사 결과의 신뢰도를 높일 수 있다. 보호자에게 다음과 같은 내용을 설명하면 검사를 더 잘 진행할 수 있다([그림 13-4] 참조).

> "아기를 안고 양 스피커의 가운데에 앉으세요. 그리고 아기를 무릎 위에 앉히고 느슨히 잡아 주어 아기가 보호자에게 의존하는 정도를 약화시키세요. 다른 행동, 즉 말, 손짓, 눈짓, 몸의 움직임 등으로 자극음에 대한 단서를 주지 말고 중립을 지켜 주세요."

제2 검사자는 퍼핏 같은 장난감으로 아기의 머리와 눈의 위치를 가운데로 고정시키면서 소리 자극에 효율적으로 반응할 수 있도록 준비한다. 검사실에는 검사에 사용하는 장난감 이외의 장난감은 보이지 않도록 치워 두어 아동이 검사에 집중할 수 있도록 한다.

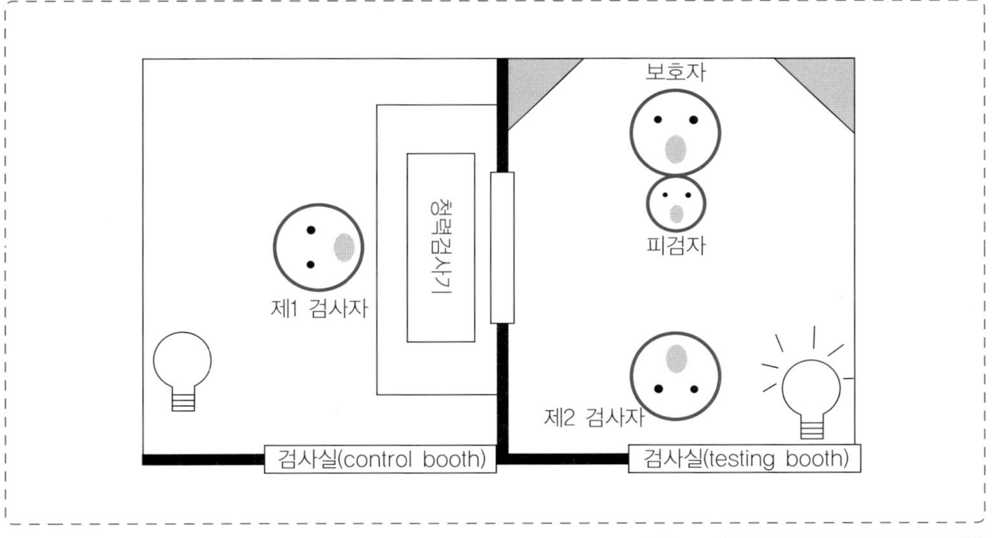


**[그림 13-4] 시각강화청력검사를 위한 검사실의 준비 모형**

(3) 반응 유도음과 어구

반응을 유도하기 위하여 FM이나 NBN 소리를 사용한다. '까꿍, 까까, 빠이빠이, 엄마, 아빠'와 같은 익숙한 말소리로 자극음을 대신할 수도 있다. 또한 강도를 변화시키며 '빠이빠이, 짝짜꿍, 도리도리, 곤지곤지' 등의 행동을 따라 하게 하거나 눈, 코, 입 등 신체 부위를 짚도록 하여 역치평가를 할 수도 있다. 검사에 사용한 어음이나 행동을 유도한 단어와 어구는 기록하여 두었다가 다음 검사 시 참조하도록 한다.

### 3) 놀이청력검사(play audiometry, PA)

(1) 검사 방법

만 2세부터 5세까지 일반적인 순음검사를 시행하기 전 단계에서 재미난 놀이로 호기심을 끌고 유지하면서 아동의 짧은 집중 기간을 늘려 가며 검사를 하는 방법이다. 검사용 헤드폰을 착용시키고 일반 순음검사와 동일한 방법으로 검사하여 오른쪽과 왼쪽 귀를 구분하여 검사할 수 있고, 기도와 골도 청력검사를 시행할 수 있어 청력손실의 정도와 유형을 평가할 수 있다. 기도검사부터 시작하여 어음 인지에 가장 중요한 주파수인 500, 1,000, 2,000 Hz를 중심으로 양쪽 귀를 신속히 검사하여 청력의 정도를 먼저 평가한 후 골도검사도 실시하여 청력손실의 유형을 평가한다. 세 개의 주파수 검사 후 아동의 집중력이 아직 남아 있다면 250, 4,000, 8,000 Hz도 실시하여 순음청력검사를 완성한다. 아동이 헤드폰 착용을 거부하면 스피커로 검사를 실시하고, 결과는 양쪽 혹은 적어도 좋은 한쪽 귀의 반응으로 간주한다. 검사를 수행하지 못하면 집이나 재활실에서 간단한 훈련을 받은 후 검사할 수 있도록 유도한다. 검사할 때 주의할 점은 자극 지속시간이 2초를 넘기지 말아야 하고, 자극 후 2초 이내의 반응을 정반응으로 인정해야 한다는 것이다. 영유아에게 실시하는 BOA나 VRA는 청각계의 발달이 미숙하여 자극 지속시간이나 자극 인정 기준시간보다 조금 길어질 수는 있으나, PA는 청성뇌간유발반응 기준으로 청각계의 발달이 완성된 상태이므로 청각계에 반향을 일으키지 않도록 한 번의 자극 지속시간을 2초보다 길게 제시하지 말아야 한다.

(2) 놀이 및 강화 방법

검사자와의 라포(rapport) 형성이 중요하므로 아동이 검사를 거부하거나 두려워하면 훈련이나 놀이로 먼저 좋은 라포를 형성하여 검사를 할 수 있도록 유도한다. 소리를 들은 후 작은 플라스틱 볼이나 모형들을 소리가 들릴 때마다 바구니에 집어넣도록 하는 놀이로 소리에 대한 반응을 하도록 한다. 장난감은 여러 번 같은 반응으로 사용할 수 있도록 같은 모양이 많고 부딪혀도 소리가 나지 않는 것으로 준비한다. 방음실과 헤드폰 착용을 두려워할 수 있으므로 전화놀이나 비행기 조종사놀이 등으로 설명하고, 순음은 종소리나 새소리 등 동물의 소리로 표현하여 아동이 검사에 흥미를 잃지 않도록 한다. 예를 들어, 작은 소리는 작은 종이나 새소리로 표현하고, 저주파수 소리는 할아버지나 아빠 새소리 등으로 표현한다. 그 외 "잘하네, 멋지다, 하이파이브! 최고!"라는 말로 아동이 검사를 잘 따라 할 수 있도록 격려한다. 아동이 놀이로 소리에 반응하기를 거부하면, 우선 검사자와 보호자가 헤드폰을 착용하고 소리가 들릴 때마다 바구니에 플라스틱 볼을 넣으며 즐거워하는 모습을 보여 주어서 아동에게 재미있는 놀이로 인식시키고 흥미를 유발한다. 성숙 정도에 따라서 장난감의 종류를 구슬 꿰기나 더 복잡한 종류로 선정하여 아동이 흥미를 잃지 않도록 한다.

### (3) BOA, VRA, PA의 활용

복합장애나 발달장애의 경우 청각장애가 있으면 증폭기 착용과 청능재활에 따라 의사소통이 활성화되어 아동 발달에 긍정적 효과를 나타낼 수 있다. 이 경우 검사하기가 쉽지 않지만 포기하지 말고 객관적 · 주관적 청각평가를 다각적으로 시도하여 아동의 청력 상태를 측정한다. Stein 등(1987)에 의하면, 한 장애인 시설기관에 4년 반 이상 거주했던 7세부터 18세까지의 심도발달장애아 122명을 대상으로 청력검사를 실시했을 때 약 32%(12%는 전음성 난청, 20%는 감각신경성 난청)가 청력손실을 보였으며, 이 중 8%는 양측성 고심도 난청으로 밝혀졌다. 발달장애에 난청이 있을 경우 보청기와 청능재활 효과도 우수한 것으로 나타났다. 아동이 반복적인 검사로 인해 지루해하는 경우와 청력이 고심도 이상이거나, 자폐아, 지적장애아, 중복장애아 등과 같이 특수한 경우는 PA 검사 시 VRA의 움직이는 인형이나 컴퓨터의 만화 화면 등의 강화제를 복합적으로 사용할 수도 있다. 스피커를 통해 이름을 부르거나, '앉아, 일어서' 등의 간단한 지시를 따라 하는 것으로써 소리를 듣는 능력을 점검할 수도 있다. 장애가 심하면 BOA 방법도 함께 사용한다. 그 외 아동에게 실시할 수 있는 기타 검사들도 활용하여 다각적으로 평가한다.

### 4) 기타 아동의 주관적 청력검사

#### (1) 그림을 이용한 어음검사

만 3세에서 5세 어음인지역치검사를 위한 한국표준 학령전기용 이음절어표(Korean Standard Bisyllabic Word Lists for Preschoolers, KS-BWL-P), 단음절 인지검사를 위한 한국표준 학령전기용 단음절어표(Korean Standard Monosyllabic Word Lists for Preschoolers, KS-MWL-P), 문장인지검사를 위한 한국표준 학령전기용 문장표(Korean Standard Sentence Lists for Preschoolers, KS-SL-P) 등은 모두 그림을 이용한 어음검사이므로 순음검사를 어려워하거나 거부하는 아동의 청력검사나 재활에 사용될 수 있다(김진숙 외, 2008; 신현욱, 홍하나, 이기도, 김진숙, 2009; 이정학 외, 2010; 장현숙, 이정학, 임덕환, 전아름, 현재환, 2008; 조수진, 이정학, 임덕환, 이경원, 한희경, 2008).

#### (2) 시각강화조작조건청력검사

시각강화조작조건청력검사(visual reinforcement operant conditioning audiometry, VROCA)는 자극음에 대한 반응으로 아동이 직접 단추나 마우스를 누르면 장난감이나 모형이 움직이거나 컴퓨터 화면을 통해 직접 조작할 수 있는 시각강화를 제시하는 방법을 사용한다. 검사기나 강화기구를 조작할 수 있는 나이인 만 3세에서 7세까지 사용 가능하다([그림 13-5] 참조). 그러나 기구 조작이 미숙하거나 기구 조작에 너무 집중하여 거짓 반응이 있을 수 있으므로 주의해야 한다. 기도, 골도, 음장 검사가 가능하여 PA나 VRA의 보조검사 방법으로 가능하다. 특히 VROCA 기기는 방음실이 갖

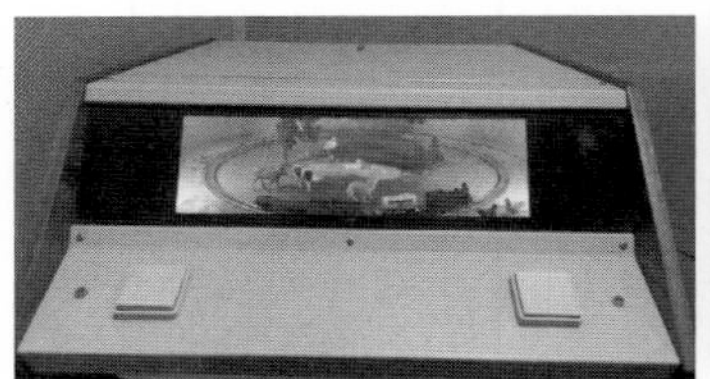

반응단추 두 개와
강화 장난감기차의 불이 켜진 모습

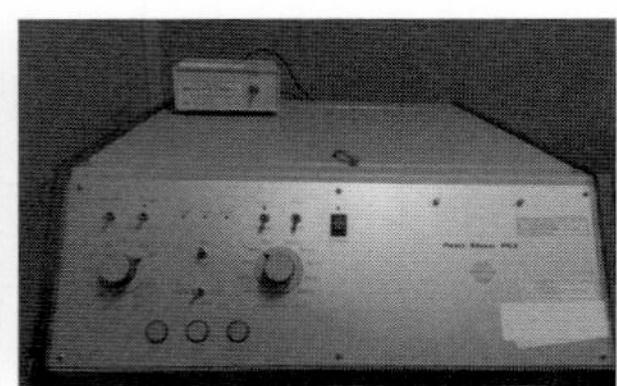

주파수와 강도를 조절하는 다이얼과
자극음 제시단추 모습

강화 장난감기차의 내부 모습

**[그림 13-5] 시각강화조작조건청력검사 기구의 모습**

추어지지 않은 곳에서도 청력검사와 보청기 이득검사 등을 간단히 수행할 수 있다는 장점이 있다.

#### (3) 물질강화조작조건청력검사

물질강화조작조건청력검사(tangible reinforcement operant conditioning audiometry, TROCA)는 자극음에 대한 반응으로 특별히 제작된 기구의 단추를 누르면 음식이나 물질 등의 강화제가 제공되는 방법을 응용한 검사다. 주로 정신 혹은 발달 지체를 가진 아동에게 사용할 수 있다. 음식으로는 입에서 재빨리 녹는 아주 작은 시리얼이나 사탕 등을 사용한다([그림 13-6] 참조).

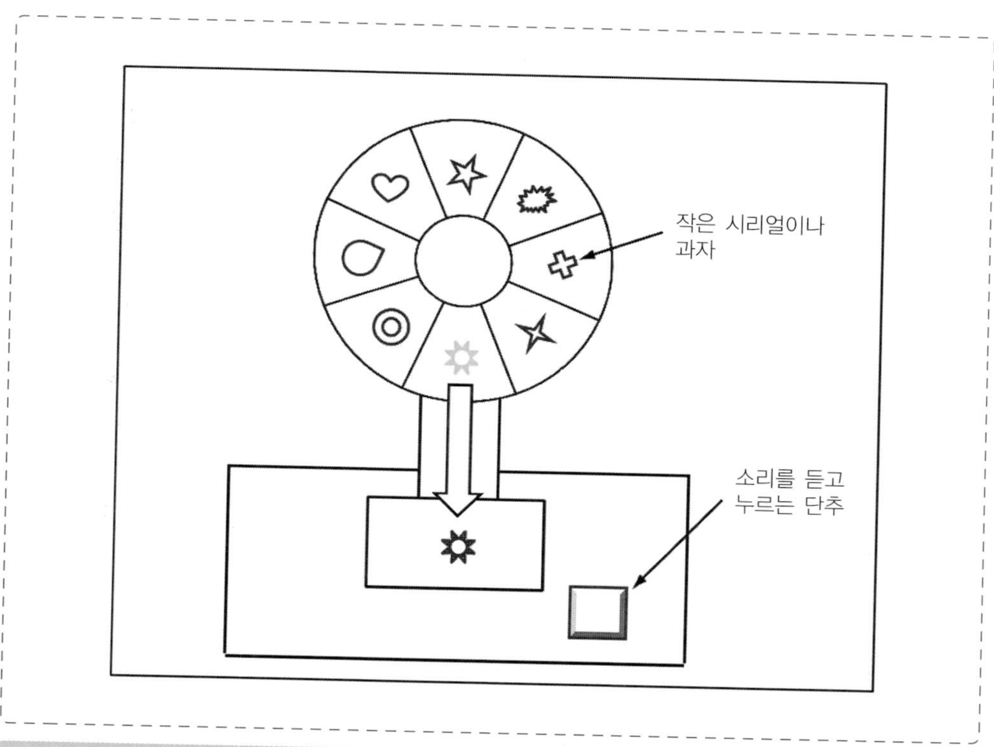


[그림 13-6] 물질강화조작조건청력검사 기구의 모형도

## 3. 유전성 난청

### 1) 우성과 열성 유전

청각장애 부모의 자녀들이 모두 난청으로 태어나지는 않는다. 유전성 난청이라도 양 부모의 난청 원인이나 원인 유전자가 서로 다르면 정상 청력을 가진 아이가 태어날 수도 있다. 그러나 양 부모가 건청인데도 특별한 원인을 알 수 없는 청각장애인 자녀가 있으면 유전성 난청을 생각할 수 있다. 인간유전자 해독(human genome project, HGP)의 성과로 유전성 질환에 대한 이해와 예방은 빠른 속도로 이루어지고 있고, 특히 유전성 난청의 경우 단 하나의 유전자가 변형을 일으켜서 난청이 되는 경우가 많아 원인 규명이 필요한 부분이다.

모든 염색체는 쌍을 이루며 양측 부모로부터 한 개씩 받아서 구성된다. 우성(dominant)유전은 이 중 한 개의 유전자만이라도 병이 있으면 난청이 나타나게 되고, 열성(recessive)유전은 양쪽 모두 병이 있어야 나타난다. 그러므로 우성유전성 난청은 부모 중 한쪽에게만 난청이 있어도 자식에게 난청이 나타날 수 있으며, 난청이 자식에게 발현될 확률은 50%다. 또한 수직적 전파로 모든 세대에 걸쳐 가족 중에 몇 명씩은 나타난다. 청력손실은 후천성으로 나타나며, 시간이 지날수록 점점 더 청력이 악화되는 경우가 많다. 열성유전성 난청은 부모가 모두 정상 청력을 갖고 있어도 자식에게 난청이 나타날 수 있기 때문에 예측하기 어렵다. 자식에게 난청이 발현될 확률은 25%이고, 수평적 전파로 형제자매 사이에 난청이 발현되고 대를 걸러서 나타날 수도 있다. 청력손실은 선천성으로 출생 시부터 난청이 나타나며, 그 정도가 심하여 조기 진단 및 재활이 필요하다(**[그림 13-7] [그림 13-8]** 참조; Rehm & Madore, 2007).

고심도 이상의 심한 난청이 나타나는 원인을 살펴보면 50%는 환경적 요인이고, 50%는 유전적 요인이다. 환경적 요인으로는 약물중독, 큰 소리의 충격, 감염 등이 있다. 유전성 난청은 동반 증상에 따라 난청 외에 다른 신체적 이상이 있는 증후군(syndromic)으로 나타나는 경우는 약 30%, 난청 외에 다른 신체적 이상이 없는 비증후군(non-syndromic)으로 나타나는 경우가 약 70%다. 일반적으로 난청을 포함하는 증후군으로는 안과 질환이 동반되는 Usher 증후군, 내분비계 질환이 동반되는 Pendred 증후군, 심장질환이 동반되는 Jervell과 Lange-Nielsen 증후군, 색소 관련 질환이 동반되

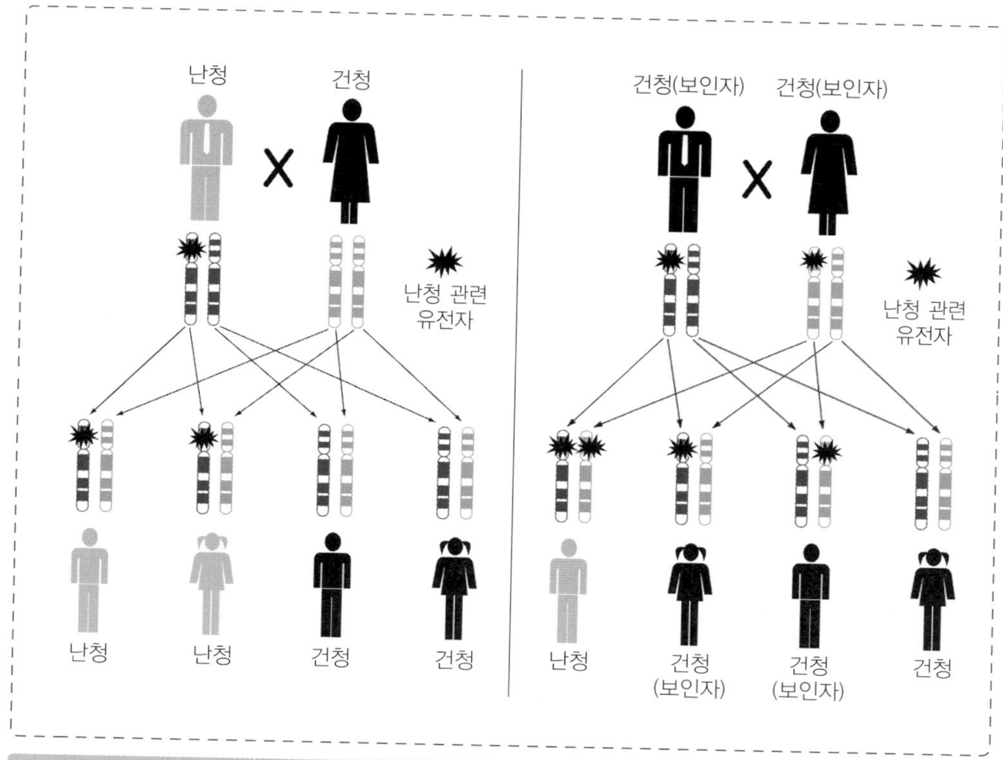


[그림 13-7] 자식의 50%가 난청을 보인 우성유전(왼쪽)과 25%가 난청을 보인 열성유전(오른쪽)

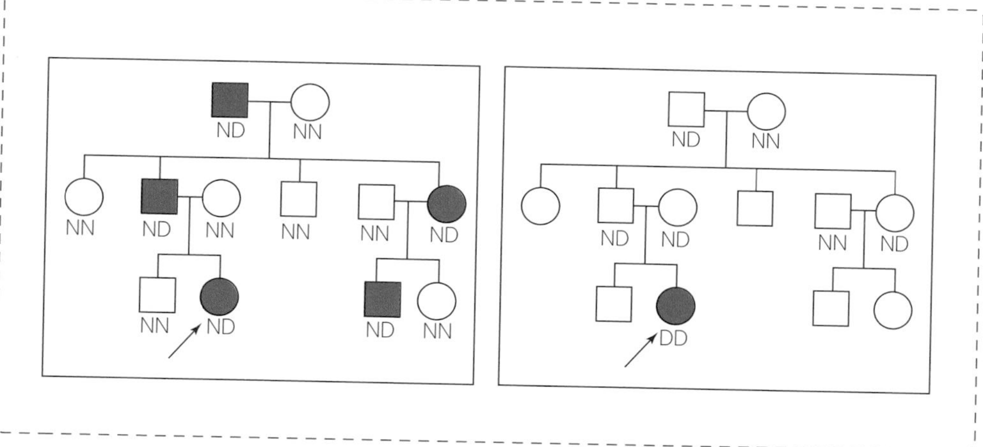


[그림 13-8] 3대에 걸쳐 난청이 나타난 우성유전의 예(왼쪽), 보인자인 조부와 부모의 결합으로 난청이 나타난 열성유전의 예(오른쪽)

□는 남성, ○는 여성, ■과 ●는 질병(난청)이 나타난 경우를 뜻한다. N은 정상, D는 난청유전자를 뜻한다.

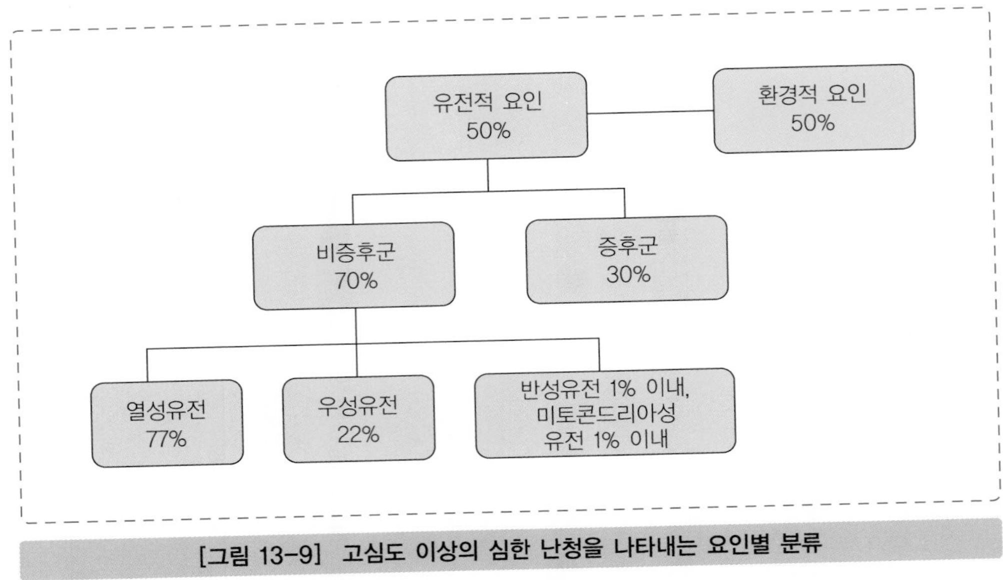


[그림 13-9] 고심도 이상의 심한 난청을 나타내는 요인별 분류

는 Waardenburg 증후군, 신장질환이 동반되는 Alport 증후군과 Branchio-Oto-Renal(BOR) 증후군, 근골계 질환이 동반되는 Stickler 증후군 등이 있다. 비증후군적 요인 중 우성유전자로 인한 난청이 약 22%, 열성유전자로 인한 난청은 약 77%, 반성유전(X-linked)을 일으키는 유전자와 모계유전을 일으키는 미토콘드리아성 유전자에 의한 난청은 각각 약 1% 이내인 것으로 알려져 있다([그림 13-9] 참조).

유전성 난청 중 가장 많은 비율을 차지하는 비증후군적 열성난청(non-syndromic recessive deafness, NSRD) 유전자는 특히 농(deafness)을 발생시킨다는 의미의 'DFN'에 열성이라는 뜻의 'B'를 결합하여 'DFNB'의 위치에 있는 유전자라고 부른다. 또한 'DFN'에 우성이라는 뜻의 'A'를 결합하여 'DFNA'라 표기하면 우성유전자를 의미한다. 그러므로 난청을 일으키는 열성유전자들은 발견되는 순서대로 번호를 붙여 'DFNB1～105'로, 우성유전자들은 'DFNA1～67'로 나타낸다(http://hereditaryhearingloss.org).

### 2) 우리나라의 유전성 난청

유전성 질환은 인종 간의 차이가 매우 크므로 외국에서 발견된 난청유전자라 할지라도 우리나라에서는 해당되지 않는 경우가 많다. 그러므로 우리나라에서 발견된 유전인자를 중심으로 살펴보면 다음과 같다(박홍준, 2004).

(1) GJB2 돌연변이의 열성유전자

처음 지중해 연안에서 발견되어, 현재 백인의 유전성 난청 중 거의 50% 원인이 되는 유전자다. 무척 작은 크기의 유전자인 GJB2는 와우관 속의 세포와 세포 사이의 막에서 통로를 구성하여 신경전기를 전달하도록 하는 단백질인 'connexin26, Cx26'을 생성하도록 하는 유전자다. 그러므로 이 유전자의 이상은 내림프액의 칼륨 이온을 부족하게 하여 와우관 내의 전기 흐름을 방해한다. 우리나라에서 원인을 알 수 없는 청각장애인의 약 5%는 이 유전자의 결함으로 추정된다. 열성유전으로 전파되며, 우리나라에서도 총인구 대비 약 1%, 즉 100명 중 1명에게 GJB2 유전자 결함의 보인자가 있는 것으로 확인되었다. 그리하여 양 부모가 보인자일 경우 자식의 25% 비율로 난청이 나타날 가능성이 있다. NSRD 중 DFNB1 위치에 해당한다.

(2) PDS(SLC26A4) 돌연변이의 열성유전자

인간 유전자 중 7번 염색체에 위치한 PDS는 펜드린이라는 단백질을 생성하는데, 이 단백질은 음이온의 이동을 관리하며 귀, 갑상선, 콩팥 등에서 중요한 역할을 한다. 1869년 갑상선이 커지고 난청이 있는 두 형제를 발견한 발견자의 이름을 붙여 'Pendred'라고 명명하였으며, 난청 외에 다른 질환도 동반되는 증후군을 발현시키는 유전자다. 비증후군으로 난청이 나타날 수도 있으며, 그럴 경우 NSRD의 DFNB4 위치에 해당한다. 청각기관의 음이온 이동의 이상은 와우관 내의 전위의 안정과 신경전기 흐름을 방해하여 난청을 발생하게 한다. 또한 태생기의 PDS 유전자의 이상은 전정도수관 확장증(enlarged vestibular aqueduct, EVA 혹은 large vestibular aqueduct syndrome, LVAS)을 발생하게 하고, 그에 따른 난청은 선천성 혹은 후천성으로도 나타나며, 때로는 돌발성 난청의 형태로도 나타날 수 있다. 그러나 대부분 궁극적으로 고도 이상의 난청으로 진행된다. PDS 유전자의 돌연변이는 난청 외에 갑상선 비대증이 나타나는 증후군으로 발생한다. 갑상선은 요오드의 흡수와 분비에 관여하는데, 요오드를 흡수하지 못하고 갑상선 호르몬의 형성장애를 유발하여 이차적으로 갑상선 비대가 나타난다. 그러나 우리나라에서 발견되는 PDS 유전자 돌연변이의 형태는 서양과 매우 다르다. 왜냐하면 식생활 습관에서 김이나 미역 등 해조류의 풍부한 섭취로 요오드를 보충하는 우리나라에서는 갑상선 비대의 발현율이 서양보다 저조하기 때문이다. 우리나라에서는 2003년에 처음으로 Pendred 증후군 난청 가족과 PDS 유전자 돌연변이에 대한 보고가 있었다. PDS 유전자의 돌연변이는 영국이나 유럽에서는 0.01%, 만 명당

1명의 발현율로 나타나지만 우리나라에서는 총인구 대비 1.67%, 즉 60명 중 1명에서 보인자를 확인할 수 있으며, 이 유전자는 현재까지 알려진 한국인의 유전성 난청 중 가장 많이 나타나는 유전자로 알려져 있다. 또 원인이 확실치 않은 난청인 10명 중 1명은 이 유전자의 돌연변이로 인한 청각장애인으로 생각된다.

(3) 우성유전과 기타

현재까지 알려진 우성유전자는 전 세계적으로 DFNA67까지 밝혀져 있으나 우리나라에서는 아직 뚜렷하게 밝혀진 우성난청 유전자가 없다. 단지 DFNA5 유전자와 상관이 있는 청각장애의 가계도가 일부 밝혀져 있을 뿐이다. 열성과 우성 난청 외에 성염색체의 이상에 의한 반성유전은 아직 우리나라에서 보고된 바가 없으나 미토콘드리아 돌연변이에 의한 모계유전은 간혹 나타난다.

## 4. 청각선별검사와 조기 발견

### 1) 미국 영아청각통합위원회(JCIH)의 제안

미국 영아청각통합위원회[Joint Committee on Infant Hearing(JCIH, 2007)]에서는 신생아의 청각선별검사와 청각장애의 진단 및 재활에 대하여 다학문적 접근의 효율적인 방법을 제안하고 있다. 그 내용을 요약하면, 생후 1개월 이내에 청력에 대한 청각선별검사를 받고, 선별검사를 통과하지 못하였을 경우 3개월 이내에 청각장애에 대한 정밀한 진단검사로 난청을 확인하고, 청각장애가 확인될 경우 늦어도 6개월 이내에 재활을 시작하도록 권장하고 있다. JCIH는 25년간 시행해 온 프로그램을 종합하여 2007년에 요약문을 발표하며 그간의 프로그램 운영을 통하여 나타난 성과와 문제점을 분석하여 미래 방향을 논하고 있다. 그 내용은 JCIH의 승인으로 운영한 청력손실의 조기 발견과 재활을 담당하는 조기 청력손실 탐지 및 중재(early hearing detection and intervention, EHDI) 프로그램에서 모든 신생아에 대한 청력선별검사를 실시하는 목표로 운영된 전체 신생아 청각선별검사(universal newborn hearing screening, UNHS)의 성과로 미국에서 청각선별검사를 받는 아동이 38%에서 92%까지 증가한 점을 보고하고 있다. 그러나 EHDI 중 조기 재활의 성과는 부족한 것으로 평가하였다. 특히 청각장애의 조기 발견 후 영유아와 아동의 재활을 담당할 교육받은 아동청각 전문가가 없는 점을 강조하고, 이러한 전문가들을 양성할 필요성이 있다고 강조하였다. 더욱이 JCIH 프로그램의 실행으로 6개월 이전에 조기 재활을 받은 아동들은 그 이후 재활을 받은 아동들보다 어휘 발달, 어음 산출, 사회 · 정서적 발달 등에서 20~40퍼센타일 정도의 증가를 보인다는 좋은 결과를 보고하고 있다(Northern & Downs, 2002; Yoshinaga-Itano, Coulter, & Thomson, 2000). 이러한 내용을 근거로 JCIH의 제안은 청각장애 영유아를 조기 발견하고 재활하는 모범적인 시스템으로 전 세계적인 기준이 되고 있다.

### 2) 우리나라의 신생아 청각선별검사

우리나라도 저출산 시대를 맞아 영유아 건강에 대한 관심이 증가하고 있고 그에 따른 보건복지부의 건강증진사업 중 하나로 2007년부터 신생아 청각선별검사 시범사업이 시행되고 있다. 보건복지가족부는 2007년 전국의 16개 지역을 대상으로 실시한 1차 사업에서 청각선별검사가 선천성 난청 여부를 결정하는 데 매우 중요한 역할을 하는 것을 확인하였다. 그에 따라 2008년에는 시범사업이 32개 지역으로 확대 시행되었고, 최근에는 전국적으로 모든 신생아를 대상으로 청각선별검사를 시행하는 것을 목표로 하고 있다. 이러한 청각선별검사를 통해 우리나라도 미국 국립보건원[National Institute of Health(NIH), 1993]의 보도와 마찬가지로 중고도 선천성 난청은 신생아 1,000명당 1~3명에게서 발생하고 있는 것으로 확인되었다. 선천성 난청을 보인 신생아는 청각장애인으로 성장하고 언어장애도 동반하게 된다. 그러나 출생 직후 청각장애를 발견하고 보청기나 인공와우 등 청각보조기기를 사용하면서 청각재활치료를 시작하면 언어 및 학습 장애가 최소화되어 정상에 가깝게 성장할 수 있으므로 조기 발견과 재활이 중요하다(보건복지부, 2008).

### 3) 검사 방법

신생아 청각선별검사의 결과는 난청이 없다고 판정하는 통과(pass)와 난청이 있는 것 같으니 확인을 위하여 다시 검사하라는 재검(refer)으로 분류된다. 이런 검사 결과의 효율성은 2×2(two-by-two) 행렬 매트릭스를 이용한 사분면 차트로 민감도(sensitivity)와 특이도(specificity)를 분석하여 검증한다(**[그림 13-10]** 참조). 민감도는 검사

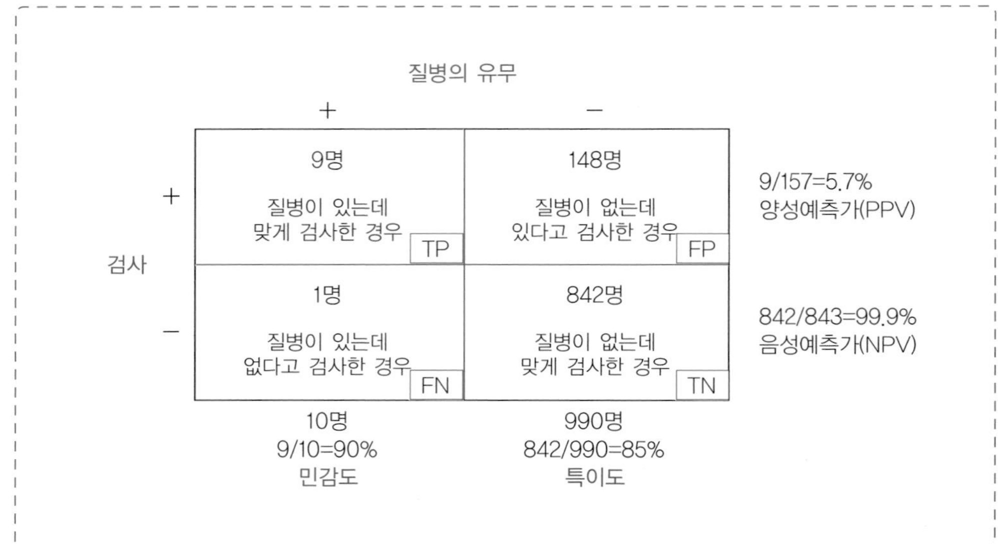


**[그림 13-10] 2×2 행렬 매트릭스를 이용한 민감도가 90%이고 특이도가 85%인 분석의 예**
TP: 참양성(true positive), FP: 위양성(false positive), FN: 위음성(false negative), TN: 참음성(true negative)

방법이 질병이 있을 때 질병이 있다고 맞게 검사하는 확률이고, 특이도는 질병이 없을 때 질병이 없다고 맞게 검사하는 확률이다. 민감도와 특이도가 모두 높을수록 우수한 검사 방법이다. 이러한 분석으로 현재 신생아와 영유아에게 사용되는 선별검사로는 다음 두 가지가 있다.

(1) 자동청성뇌간반응(automated auditory brainstem response, AABR)검사

소리 자극을 주고 와우 및 청신경과 그 이후 중추청각계의 반응을 측정하는 검사로, 저장된 정상 신생아의 뇌파와 자동으로 비교하여 대개 35~40 dB 이상의 난청 유무를 선별한다. 검사를 위해 아기 머리에 전극을 붙이고 아기가 수면 상태를 유지해야 하는 등 약간의 준비과정이 필요하다. 검사 시간은 대개 20~40분이 소요되는데, 아기가 수면 중인 경우는 10분 정도면 충분하다. 이 검사의 장점은 민감도도 높지만 특이도가 특히 높으므로 통과된 신생아는 청력에 큰 이상이 없다고 생각할 수 있는 것이다. 그러나 저주파수 대역과 아주 높은 주파수의 난청을 평가하기 어렵고, 청력의 이상이 와우 내의 신경세포 이상인지 혹은 중추신경계 이상인지를 확인하기 위해서는 이음향방사검사와 함께 분석해야 하는 단점이 있다.

(2) 자동이음향방사(automated otoacoustic emission, AOAE)검사

소리 자극을 주고 와우의 외유모세포에서 발생하는 아주 작은 음향 진동파를 측정하여 와우의 이상 유무를 확인하는 검사로, 대개 30~35 dB 이상의 난청 유무를 선별한다. 이 검사는 검사 시간이 매우 짧고 전극을 붙일 필요 없이 중이검사를 하는 것처럼 귀에 프로브 팁만 착용시키면 간단히 검사할 수 있다. 검사 시간은 대략 10~20분 정도 소요되며, 아기가 수면 중인 경우는 3~5분이면 충분하다. 그러나 와우 이후의 중추신경계를 검사할 수 없는 단점이 있다.

앞서 제시된 두 검사 모두 외이나 중이 상태가 비정상일 경우 검사 결과가 재검으로 나올 수 있고, 40 dB 미만의 경도난청이나 특정 주파수 영역의 청력손실을 놓칠 수 있으므로 주의해야 한다. 또한 더 정확한 선별검사를 위하여 1회 재검 결과가 나오면 2회 반복검사를 하여 판정하는데, AABR이 검사하는 범위가 더 크므로 결과를 종합적으로 판정하는 데 주의해야 한다([그림 13-11] 참조). 청성뇌간반응검사 결과가 비정상이고 이음향방사검사가 정상이면 와우 이후의 중추신경계 이상을 생각해 볼 수 있기 때문이다. 여러 번 반복적으로 검사를 하면 통과의 비율이 높아져서 검사의 민감도를 떨어뜨릴 수 있으므로 선별검사는 두 번 반복검사로 검사를 종료하여야 한다. 또한 재검으로 판정되어 난청의 정도를 진단하기 위해서는 발달연령에 근거한 주관적 청력검사와 객관적인 검사인 청성뇌간반응검사로 청력손실의 유형과 정도를 추정한다. 이러한 과정을 거쳐 청력손실을 확인하는 작업이 적어도 생후 3개월 이내에 완료되어야 한다. 청력손실이 확인되면 가능한 한 빨리 조기 재활을 실시해야 한다.

AOAE: 재검 → AABR: 통과 ⇒ 종합적 판단: 통과
AABR: 재검 → AOAE: 통과 ⇒ 종합적 판단: 재검

[그림 13-11] 청각선별검사의 반복검사 시 검사 방법의 결과에 따른 판정 방법

## 5. 의사소통 능력의 발달과 청능재활

### 1) 청각 및 언어 능력의 발달

우리나라에서 청각장애의 조기 발견은 평균 5.2개월이나, 재활은 일반적으로 24개월로 지연되고 있다(최윤희, 윤미선, 2007). 이러한 지연은 언어를 발달시킬 수 있는 중요한 시기를 모두 놓칠 뿐 아니라 JCIH가 제시한 조기 재활 시작 시기인 6개월보다도 1년 이상 늦어져 아동 발달에 지장을 초래할 수 있다. 더욱이 정상 신생아가 태아기 20주에 완성된 청각 시스템으로 태생 전에 20주 동안 청각 경험을 한 후 태어난 점을 생각하면 신생아가 태어나자마자 청각장애를 발견하고 바로 재활을 시작해도 정상 신생아보다 청각 경험이 20주가 늦어진 셈이다. 그러므로 재활을 시작하는 공식적인 시기로 제시한 '6개월'까지 기다리지 말고 바로 신생아나 영아의 청각적 행동과 발성 패턴에 따른 적절한 재활 프로그램을 가정이나 재활실에서 시작할 수 있어야 한다. 그래서 JCIH는 청력손실 확인 후 '2일 이내에 청능재활 프로그램을 시작'하고 '1개월 이내에 증폭기를 선택하고 적합'하도록 권장하고 있다(JCIH, 2007). 개인용 보청기나 인공와우가 여의치 않으면 우선 대여용이나 상자형 보청기로 아기가 노는 시간에 주변 소리와 말소리를 듣도록 해 주어야 한다. 이렇게 어린 시기의 재활 목표는 청각 경험을 통하여 정상 발달에 가까운 청각적 행동 발달과 그에 따른 발성 및 언어적 발달을 이끌어 내는 것이다. 최근에는 국내 영유아의 청각 및 의사소통 행동을 간편히 점검할 수 있는 영유아 청각 및 의사소통 행동 체크리스트(Infant-Toddler Auditory & Communicative Behavioral Checklist, IT-ACBC; 박경연, 김진숙, 2016)가 개발되어 조기 청능재활이 필요한 영유아를 쉽게 선별할 수 있고, 해당 영유아의 청각 및 의사소통 행동의 발달 상태를 확인할 수 있게 되었다(〈표 13-1〉 참조).

**표 13-1** 영유아 청각 및 의사소통 행동 체크리스트(IT-ACBC)

| 월령 구간 | 문항 |
|---|---|
| 1~3개월 | 갑작스러운 큰 소리에 놀라거나 깬다. |
| | 큰 소리에 젖이나 우유병을 빠는 동작을 멈춘다. |
| | 엄마 목소리(친숙한 목소리)를 듣고 울다가 조용해지는 등의 반응을 한다. |

| | |
|---|---|
| 4~5개월 | 소리가 나는 곳을 찾으려는 행동(고개를 돌리는 등)을 한다. |
| | 이상한 소리(자음이나 모음으로 표현할 수 없는)를 내며 놀기 시작한다. |
| | 반복적인 모음 소리(/아~/, /오~/)를 내기 시작한다. |
| 6~7개월 | 자기 이름에 반응하기 시작한다. |
| | 다양한 소리('껄껄' '끼끼' '걸걸' 비명소리, '흐-읍' 하며 들이마시는 소리 등)를 낼 수 있다. |
| | 음악소리를 좋아하고, 반응하기 시작한다. |
| 8~9개월 | 자기 이름에 작은 소리로 불러도 확실히 반응한다. |
| | '까꿍' 이나 '짝짜꿍' 놀이 등을 따라 하고 즐긴다. |
| | 익숙한 물건의 이름(혹은 단어; 컵, 신발, 우유, 까까 등)을 안다. |
| 10~11개월 | 말소리와 같은 옹알이로 의사 표현을 하고 대화하듯 응답할 수 있다. |
| | 간단한 말소리를 따라 내거나 흉내 낼 수 있다. |
| | 지시어("가져와." "이리 와." "더 줄까?" 등)의 의미를 알고 행동한다. |
| 12~13개월 | 어른들이 사용하는 어구("이거 지지." "아빠, 빠이빠이." 등)의 억양을 흉내 낼 수 있다. |
| | 지시어("가져와." "이리 와." "더 줄까?" 등)뿐만 아니라, "너 신발 어디 있어?"와 같은 간단한 질문도 이해한다. |
| | '엄마' '아빠' 이외에 적어도 한 단어 이상을 알고 사용한다. |
| 14~15개월 | 책 속의 그림을 가리키는 말('멍멍'-강아지, '빵빵'-차, '음메'-소 등)을 하면서 해당 그림을 가리킬 수 있다. |
| | '엄마' '아빠' 이외에 두세 개 정도의 단어를 알고 사용한다. |
| | 간단한 질문을 이해하고 한 단어("응." "아니." 등)나 몸동작으로 답한다. |
| 16~17개월 | 간단한 심부름(귀저기, 신발, 컵 등을 가져오기)을 한다. |
| | 10~20개의 단어를 알고 말한다. |
| | 매일 새로운 단어를 배우고 사용한다. |
| 18~19개월 | 20개 이상의 단어를 알고 사용한다. |
| | '나' '이거' '저거'와 같은 대명사를 사용할 줄 안다. |
| | "배고파?" "쉬 마려워?"와 같은 단순한 예-아니요 식의 질문을 이해한다. |
| 20~21개월 | "이게 뭐야?"와 같은 간단한 질문에 답한다. |
| | 말로 하는 간단한 지시사항에 따라 행동한다. |
| | 집에서 사용하는 다양한 일상적 어휘를 사용한다. |
| 22~23개월 | 단어의 끝 억양을 높여 질문의 형태로 묻는다. |
| | 세 단어 이상을 사용하여 문장을 말한다("아가 코 자." "나 우유 시러." 등). |
| | '컵 안에' '책상 밑에' '의자 위에' 등의 부사구를 이해한다. |
| 24~26개월 | 사물의 크기를 구분한다(큰/작은 공). |
| | 배설 욕구를 말이나 행동으로 표현한다. |
| | "어디?"나 "언제?"와 같은 질문에 답한다. |

영유아기의 의사소통 능력은 6개월쯤에 나타나는 모음이나 자음의 반복, 자음과 모음을 혼합한 /dadada/, /bababa/ 등의 음절 반복인 옹알이(babbling)를 거쳐 8~10개월쯤에는 처음 단어를 인식하고 단어의 의미를 이해하기 시작한다. 옹알이는 모국어의 음운적 특성을 따르며 영아의 환경에 따라 양의 차이가 날 수 있으므로 난청일 경우 이 시기에 청각적 경험 환경을 확대해 주어야 한다. 영아는 의사소통을 위해 자신의 신호를 전하기 위한 특징적 발성 패턴을 사용한다. 이러한 패턴이 자음과 모음을 병합하는 구성으로 진행되면 이를 말하려는 노력으로 생각할 수 있으므로 영아기의 발성 패턴을 모방할 수 있도록 난청아에게 자주 들려주어야 한다.

최초의 말 산출과 관련이 깊은 소리를 의도적 발성이라 한다. 의도적 발성은 옹알이나 발성놀이(vocal play)와는 뚜렷한 차이가 있고, '짜내는 목소리'를 하거나 '부르는 소리'와 '짧게 끊어지는 발성'을 한다. 또한 목 깊은 데서 나오는 발성인 그런트(grunt)는 침팬지나 원숭이에게서 기본적인 요구와 의사소통의 기능으로 사용되는데, 인간의 경우에도 그런트는 첫 단어와 상관이 있고 말을 빨리하는 영아에게서 특히 관찰되는 소리로 보고되고 있다(McCune, Vihman, Roug-Hellichius, Delery, & Gogate, 1996). 인공와우 아동들을 대상으로 한 발성의 발달과정과 재활과 관련된 연구에서도 언어 이전기 발성의 패턴 중 짧게 끊어지는 발성이 실질적 언어와 연결되는 점을 강조하고 있다(Ertmer & Mellon, 2001).

### 2) 영유아의 청능재활

성공적인 영아의 청능재활을 위하여 가족 중심으로 가정이나 재활실에서 재활이 이루어져야 한다. 발성 조사 연구를 통하여 영유아 발성의 유형과 패턴을 분석하는 구조적인 평가 방법을 바탕으로 영유아의 단계별 말 산출에 대한 기준에 따른 초기 청능재활 모델(http://www.vocaldevelopment.com)이 제시된 것과 같이, 우리나라에서도 영아의 특성을 이해하고 발달단계를 고려한 개별화된 모델링을 제시할 수 있는 연구 자료가 제시되어야 한다. 우리말은 영어나 다른 외국어와 초기 발성 및 조음 발달과정에 차이가 있다. 더욱이 육아법과 놀이는 고유한 민족의 문화와 정서에 맞는 방법으로 오랫동안 내려온 독특한 방법이 있을 수 있다. 이 점을 고려하여 우리나라의 전통적인 육아법과 놀이를 바탕으로 국내 영아를 위한 영아의 청능재활(Korean Aural Rehabilitation for Infants, KARI) 프로그램이 최근에 개발되었다(김진숙, 윤지은, 2016). '국내 영아의 발성 및 조음발달(Korean Infant Vocal and Articulation Development, KIVAD) 목록' '단동십훈(檀童十訓)' '애착육아법' '짧고 재미있게 받아들이는 모델링(Short Fun Infant for Modeling, SFIM)' '청각구어법(Auditoty Verbal Therapy, AVT)' '부모 · 상담 및 교육 자료' 등을 중심으로 개발되어 현재 난청 영유아에게 적용되고 있다. 특히 이 시기에 강조되는 부모 교육 자료가 체계적으로 제시되고 있는데 '우리아이와 매일매일 어떻게 말할까요?'는 일상생활에서 영아에게 청각언어 자극을 제시하는 16가지 방법을 상황별—아침에 일어날 때, 기저귀 갈 때, 목욕 전후, 마사지할 때, 젖 먹일 때, 옷 입고 벗을 때, 아이에게 밥 먹일 때, 책 읽기, 공 가지고 놀기, 아기인형이나 곰 인형 가지고 놀기, 퍼즐 가지고 놀기, 소꿉놀이, 놀이터(미끄럼틀, 그네)에서 놀기, 색깔찰흙 놀이, 빨래하기, 산책하기—로 제시하고 있다. 그 외 아기의 듣기 발달을 촉진하기 위한 '우리아이의 청각/언어 발달 촉진방법'도 다음과 같이 세 가지 상황별로 제시하고 있다.

■ 아기에게 말할 때

- 아기와 눈 맞춤을 하고 모든 행동과 발성에 미소를 띠고 긍정적으로 코멘트하세요.
- 단순하고 짧은 행동과 말로 아기에게 이야기해 주세요.
- 아기가 집중하는 동안 목표 행동과 말을 반복적으로 하세요. 반복적인 행동과 말에 먼저 지루해지는 사람은 어른입니다. 재미있는 행동과 말을 계속 반복해도 아기들은 집중할 수 있습니다.
- 장난감으로 놀 때, 장난감의 위치는 얼굴 주변으로 하여 부모가 말하는 동안 아기가 집중할 수 있도록 하세요.
- 사물을 제시하기 전에 그 이름을 먼저 말하여 듣기 연습을 할 기회를 제공하세요. 예를 들어, "우유 먹을까?"라고 먼저 말한 후 우유를 주면 아기가 우유를 보기 전에 '우유'라는 단어를 듣고 생각할 기회를 갖습니다.

■ 아기가 말하도록 할 때

- 아기의 발성과 행동을 관찰하고 발성하면 즉각적으로 따라 하세요.
- 차례차례하기(turn-taking) 놀이를 해 보세요. 예를 들어, 아기가 /아~아/ 하면 동일한 억양으로 부모가 /아~아/ 하고 대답합니다. 그리고 다음은 아기가 말할 차례임을 아기의 눈을 보고 기다리는 행동으로 알려 줍니다.

- 새로운 자발적 발성이나 조음이 나타나면 따라 하고, 그 발성이나 조음에 관련된 놀이를 이용하여 더 말해 주세요.
- 발성이나 조음이 맞건 틀리건 발성을 이용하여 의사를 표현하면 칭찬해 주세요. 이러한 과정이 말이나 발성 이용의 중요성을 알게 합니다.

■ 소리 및 언어가 풍부한 환경을 조성할 때
- 아기가 집중하는 소리(예: 차 지나가는 소리, 문 여닫는 소리, 노크 소리, 초인종 소리, 전화기 소리)를 관련된 놀이와 말로 연결해 보세요.
- 청각/언어재활 시간이 재미없으면 더 이상 아기는 집중하지 않습니다. 특정 행동이나 발성을 너무 강요하지 말고 재미있는 시간을 만들어 보세요. 부모와 아기 모두 청각/언어재활 시간이 즐거워야 합니다.
- 책은 매일매일 읽어 주세요.

### 3) 영유아와 함께하는 놀이

영유아의 청능재활에 사용할 수 있는 놀이는 특정 상황이나 아기의 흥미에 따라 달라질 수 있다. 다음은 아동의 연령에 맞춘 구조적 놀이의 예다.

● 0~2개월까지: 아기와 조용한 곳에 누워 눈을 마주 보며 아기의 이름을 불러 준다. 소리가 나는 장난감을 들려준다. 소리에 반응을 보이면 기다렸다가 아기와 똑같은 소리를 낸다. 몸을 이용한 놀이로 제스처와 함께 소리를 제시하여 아기를 자극한다.
● 3개월: 깨지지 않는 거울을 준비하여 함께 거울을 보며 아기의 이름을 불러 준다. 빠이빠이, 까꿍놀이를 거울을 보며 시행하고, 아기의 응답에 즉각적 칭찬으로 긍정적 발성 모델을 유도한다.
● 4개월: 아기의 발성을 모방하고 다른 환경 소리를 들려주며 발성을 유도한다.
● 5개월: '주세요' 동작으로 아기가 좋아하는 장난감을 주고받으며 차례차례 하기의 의사소통 규칙을 익힌다.
● 6개월: 악기나 종 같은 소리 나는 장난감을 이용하여 귀와 수평 레벨에서 소리 찾기 놀이를 한다. 그룹을 이용하여 다른 아기와의 교류 속에서 발성을 유도한다.

- 7개월: 두드려서 소리가 나는 장난감이나 도구로 아기의 듣기 능력과 발성 능력을 향상시킨다. 아기가 하는 소리를 모방하고 아기의 발성을 기다린다.
- 8개월: 소리가 나는 공을 굴려 가며 의사소통을 유도한다.
- 9개월: 아기를 식탁 의자에 앉히고 던지기 놀이로 흥미와 언어 자극을 유발한다.
- 10개월: 까꿍놀이, 찾기놀이, 노래와 율동 등으로 언어 자극을 확대한다.
- 11개월: 동물 장난감을 이용하여 동물의 의성어나 의태어를 모방하도록 한다.
- 12개월: 동작과 간단한 문장을 연결시키고 짧은 문장을 완성하여 반복적으로 동작과 함께 들려준다.

### 4) 효과적인 부모상담

효과적인 부모상담을 위해서는 우선 부모와 함께 느끼는 것이 중요하다. 청각장애 때문에 생기는 슬픔과 고통의 시간을 함께 느낄 수 있는 시간을 할애하고 청각장애의 극복을 위해 함께하는 전문적 지식을 갖춘 동반자로서 어떠한 질문도 성실하게 답해 주어야 한다. 청각장애는 단지 일부의 장애일 뿐이라는 개념을 설명하고, 그 외 아동의 건강한 다른 부분(중복)에 대한 감사와 함께 건강한 부분(중복)을 즐기고 아동과 함께 긍정적으로 노는 시간을 늘리도록 상담한다. 상담할 때 아동에 대한 태도, 표정, 사소한 말 등에 선입견이 배지 않도록 유의한다. 어떠한 경우에도 항상 중심은 아동이고, 최대의 관심사는 아동의 청각장애의 이해와 재활을 통한 의사소통 능력의 극대화라는 것을 명심하며 상담에 임하도록 한다. 또한 다음 내용을 포함한 전문적 내용을 부모에게 알기 쉽게 설명한다.

- 청력도에 대한 설명과 아동이 들을 수 있는 소리와 없는 소리에 대해 설명한다.
- 전음성 난청과 감각신경성 난청의 형태와 그에 따른 의과적 치료의 가능성에 대하여 설명한다.
- 보청기, 인공와우, 보조장치 등 사용 가능한 증폭기와 재활을 제공하는 기관 등 모든 방법을 설명한다.
- 조기 재활과 가족의 역할에 대한 중요성을 설명한다.
- 재활의 진행에 따라 시기에 맞는 정보와 자료를 제공한다.

## 요약 및 정리

이 장에서는 생소한 아동청각학 분야에 대하여 청각장애의 조기 발견과 조기 재활 중심으로 기초적 부분을 소개하였다. 각 분야별로 더 자세한 내용과 다양한 분야, 예를 들면 영유아와 아동의 청각보조기기 평가, 적합, 재활 등도 아동청각학의 한 분야로 연구되고 있다. 특히 아동의 청각장애 연구와 적용은 언어청각장애인으로 성장할 수 있는 청각장애 아동을 효율적으로 도울 수 있으므로 청각장애인의 복지 구현과 연결될 수 있다. 이에 따라 아동청각학 분야가 더욱 발전할 수 있기를 기대한다.

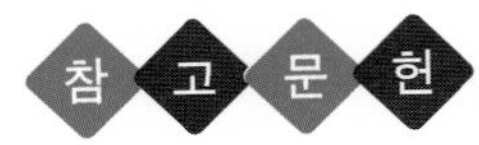


김진숙, 윤지은(2016). 영아의 조기 청능재활 프로그램 개발. *Audiology and Speech Research, 12* (Suppl 1), S41-S46.

김진숙, 임덕환, 홍하나, 신현욱, 이기도, 홍빛나 외(2008). 한국표준 학령기용 및 학령전기용 단음절어표 개발. 청능재활, 4, 141-160.

김진숙, 지연숙, 신현욱(2012). 조기청능재활프로그램 개발을 위한 영아의 발성 패턴 연구. 청능재활, 8, 61-77.

박경연, 김진숙(2016). 영유아 청각 및 의사소통 행동 체크리스트 개발 연구. *Audiology and Speech Research, 12*(2), 65-73.

박홍준(2004). 청음정보-유전성난청. 청음. 서울: 청음회관.

보건복지부(2008. 3. 5.). 신생아 1,000명당 1.7명이 선청성 난청으로 확진.

신현욱, 홍하나, 이기도, 김진숙(2009). 한국표준 학령전기용 단음절표의 재정렬. 청능재활, 5, 1-12.

이정학, 조수진, 김진숙, 임덕환, 이경원, 김형종(2010). 어음청각검사(KSA)-전문가지침서. 서울: 학지사심리검사연구소.

장현숙, 이정학, 임덕환, 전아름, 현재환(2008). 문장인지검사를 위한 한국표준 학령전기용 문장표 개발. 청능재활, 4, 178-187.

조수진, 이정학, 임덕환, 이경원, 한희경(2008). 어음인지역치검사를 위한 학령기용 및 학령전기용 이음절표 개발. 청능재활, 4, 37-47.

최윤희, 윤미선(2007). 청각장애 영유아의 조기중재에 관한 실태 조사. 언어치료연구, 16, 103-124.

DeCasper, A. J., & Fifer, W. P. (1980). Of human bonding: newborns prefer their mothers' voices.

*Science, 208*, 1174-1176.

Ertmer, D. J., & Mellon, J. A. (2001). Beginning to talk at 20 months: Early vocal development in a young cochlear implant recipient. *Journal of Speech, Language, and Hearing Research, 44*, 192-206.

Hill, M. (2011). Hearing Development: Embryology of the Ear. In R. Seewald & A. M. Tharpe (Eds.), *Comprehensive Handbook of Pediatric Audiology* (pp. 3-21). San Diego: Plural publishing.

Joint Committee on Infant Hearing (JCIH). (2007). Year 2007 position statement: Principles and guidelines for early hearing detection and intervention programs. *A supplement to Audiology today November/December.*

McCune, L., Vihman, M. M., Roug-Hellichius, L., Delery, D. B., & Gogate, L. (1996). Grunt communication in human infants. *Journal of Child Language, 8*, 15-36.

National Institutes of Health. (1993). Early identification of hearing impairment in infants and young children. NIH Consensus Development Conference. *International Journal of Pediatric Otorhinolaryngology, 27*, 201-202.

Northern, J. L., & Downs, M. P. (2002). *Hearing in Children* (5th ed.). Baltimore: Williams & Wilkins.

Rehm, H. L., & Madore, R. (2007). Genetics of Hearing Loss. In J. R. Madell & C. Flexer (Eds.), *Pediatric Audiology Diagosis, Technology, and Management* (pp. 13-24). New York, Stuttgart: Thieme.

Sánchez Del Rey, A., Sánchez Fernández, J. M., Martinez Ibarquen, A., & Santaolalla Montoya, F. (1995). Morphologic and morphometric study of human spiral ganglion development. *Acta Otolaryngologica, 115*, 211-217.

Sohmer, H., Perez, R., Sichel, J. Y., Priner, R., & Freeman, S. (2001). The pathway enabling external sounds to reach and excite the fetal inner ear. *Audiology and Neuro-Otology, 6*, 109-116.

Stein, L. K., Kraus, N., Ozdamar, O., Cartee, C., Jabaley, T., Jeantet, C., & Reed, N. (1987). Hearing loss in an institutionalized mentally retarded populaition. *Otolaryngology—Head and neck Surgery, 113*, 32-35.

Widen, J. E. (2011). Behavioral Audiometry With Infants. In R. Seewald & A. N. Tharpe (Eds.), *Comprehensive Handbook of Pediatric Audiology* (pp. 483-496). San Diego: Plural publishing.

Wright, C. G. (1997). Development of the human external ear. *Journal of the American Academy of Audiology, 8*, 379-382.

Yoshinaga-Itano, C., Coulter, D., & Thomson, V. (2000). The Colorado Newborn Hearing Screening Project: Effect on speech and language development for children with hearing loss. *Journal of Perinatology, 20*, 132-137.

## 제14장

# 청각 · 전정기관의 질환

이효정(한림대학교 의과대학 이비인후-두경부외과학교실)
김형종(한림대학교 의과대학 이비인후-두경부외과학교실)



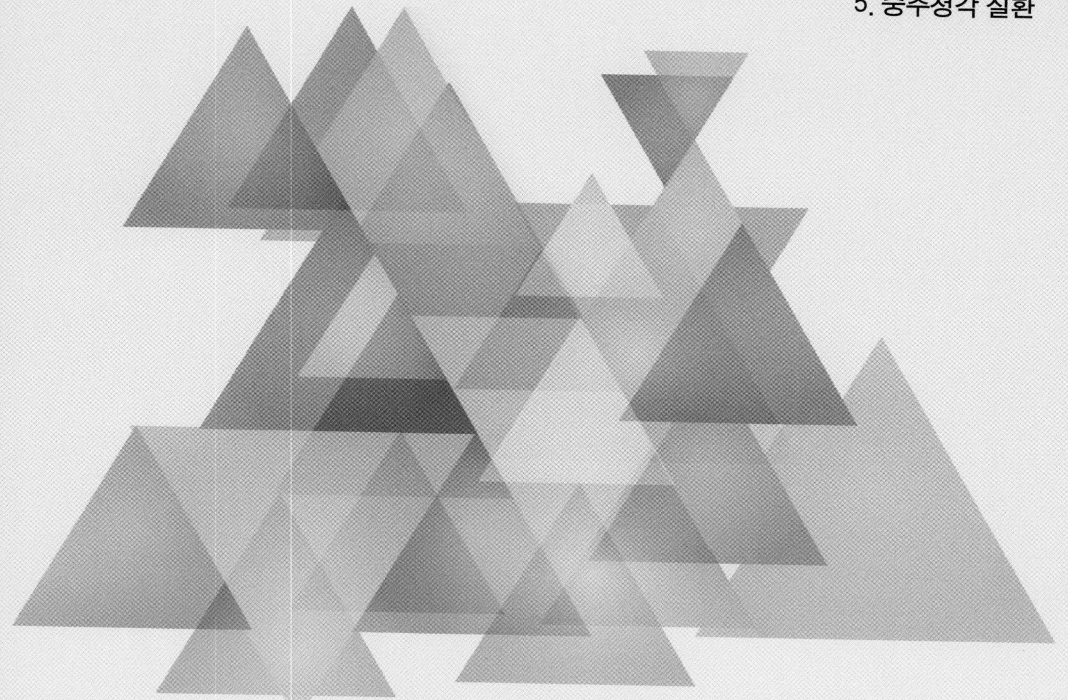

귀의 감각 기능을 담당하는 내이는 청각 기능을 담당하는 와우(달팽이관)와 평형 기능을 담당하는 전정기관으로 이루어져 있다. 두 기관은 해부학적으로 또 기능적으로 밀접하게 연관되어 있는데, 감각세포가 있는 내림프 공간과 외림프 공간으로 서로 연결되어 있고 감지한 감각 정보를 중추로 보내는 8번 뇌신경이 내이도를 통해 함께 지나간다. 따라서 귀에 질환이 생기면 청각 기능이나 전정 기능에 이상이 생기며, 두 가지 이상 증상이 함께 발생하기도 한다.

청각기관의 질환으로 나타나는 증상은 난청(hearing loss), 이충만감(ear fullness), 이명(tinnitus) 등이며, 그 원인 질환은 외이와 중이, 내이에 걸쳐 다양하게 나타날 수 있다. 청각질환의 대표적 증상인 난청은 내이에서 와우의 유모세포에서 시작되는 청신경계의 질환에 의한 **감각신경성 난청**(sensorineural hearing loss), 외이에서 고막과 중이의 이소골 연쇄를 거쳐 난원창(oval window)까지 소리를 전달하는 경로의 이상에 의한 **전음성 난청**(conductive hearing loss), 그리고 두 가지가 복합된 **혼합성 난청**(mixed hearing loss)으로 구분한다. 이충만감은 귀가 꽉 막힌 느낌으로 실제 외이도가 귀지 등 이물에 의해 막혀 발생하기도 하고, 이관 기능의 장애로 외부와 중이강의 압력이 맞지 않아 발생하기도 한다. 내이 질환 중에서는 메니에르병이나 급성 저주파 감각신경성 난청에서 호소할 수 있다. 이명은 모든 종류의 난청에 동반될 수 있는데, 특히 감각신경성 난청에 병발하는 경우가 대부분이며, 드물게는 혈관이나 근육에서 발생하는 체성 소리를 감지하여 발생한다. 이러한 여러 가지 청각 질환은 선천성 혹은 후천성으로 발생할 수 있고, 급성 혹은 만성 진행성으로 발생할 수 있다.

전정기관의 이상으로 나타나는 증상은 어지럼이 대표적이며, 특히 환자 자신이 움직이거나 주변이 움직이는 느낌의 현훈으로 빙빙 도는 어지럼이 특징적이다. 어지럼에 따른 자율신경반사로 인해 구역, 구토가 흔히 동반되고 창백해지거나 식은땀을 흘리기도 하며, 신체의 균형을 유지할 수 없기 때문에 심한 불안감과 공포 반응을 보이기도 한다.

청각-전정기관과 관련된 증상을 호소하는 경우 증상의 발현 시기와 발현 양상, 동반 증상과 동반 질환, 가족력 등을 자세히 파악하여야 한다. 외이와 중이에 대한 이학적 검진을 시행하고 신경학적 검진과 안진을 관찰한 후 의심되는 질환에 적합한 청각검사, 전정기능검사와 영상학적 검사를 시행하면 진단에 많은 도움을 받을 수 있다.

# 1. 외이 질환

외이도는 자정 능력이 있는데, 고막의 제(umbo)를 중심으로 상피세포가 외이도 입구부 쪽으로 이동하면서 떨어지는 각질을 밖으로 배출하는 기능이 그것이다. 귀지(cerumen, 이구)는 산성이면서 면역물질을 포함하고 있어 세균 번식을 억제하며, 외이도 상피는 방수 기능을 하며 풍부한 혈관 및 림프관은 외이도를 세균으로부터 보호해 준다. 그러나 이런 외이의 방어기전이 손상되면 외이 질환이 발생하기 쉬운데, 외이도의 산도가 중성 혹은 알칼리성으로 전환되면 세균 증식이 용이해지고, 피부의 연속성이 손상되면 외이도에 존재하는 세균이 피하조직이나 골조직으로 침투하여 염증이 발생하게 된다.

외이 질환의 치료 원칙은 우선 통증을 조절하고, 선행 원인을 치료하며, 외이도를 청결히 하는 것이다. 또 외이도의 산성을 유지하면서 적절한 외용제를 사용한다.

## 1) 이구전색

이구전색(ceruminal impaction)은 귀지가 외이도 전체를 채우고 있는 상태로 전음성 난청과 이충만감을 호소할 수 있다([그림 14-1] 참조). 노인의 경우 외이도 연골부의 굴

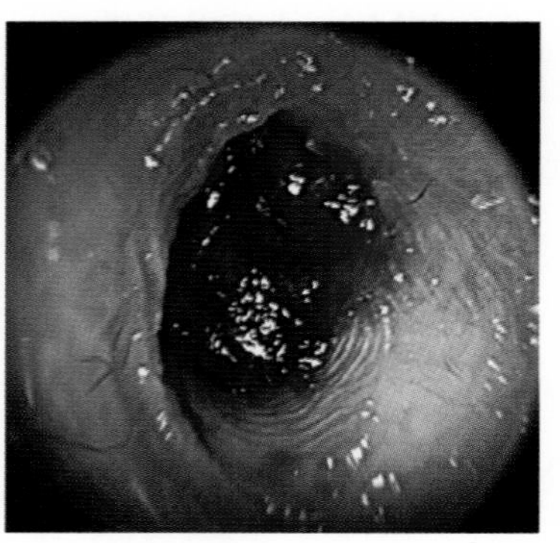

**[그림 14-1] 이구전색의 이내시경 소견**
갈색의 귀지가 외이도를 모두 막고 있다.

곡이 심해지면서 이구의 자연 배출이 저하되어 이구전색이 흔히 발생되고, 지적장애자나 중환자의 경우에도 귀 위생에 대한 무관심으로 흔히 관찰된다. 점이액으로 제조된 귀지용해제를 투여한 뒤 수일 후에 미세흡인기와 겸자를 이용하여 제거한다.

### 2) 외이진균증(otomycosis)

외이도의 진균감염은 대부분 Aspergillus종이나 Candida종이 차지하며, 소양감과 난청, 이루, 이충만감, 이물감 등을 호소한다. 외이도 피부에 홍반성 변화가 일어나면서 검은색, 갈색 혹은 흰색의 곰팡이가 자라거나 진균덩어리로 외이도 내경이 완전히 막히는 경우도 있다([그림 14-2] 참조). 치료는 외이도를 반복적으로 자주 세척하고 건조시키며 항진균제를 국소 도포한다. 국소 처치로 잘 호전되지 않는 경우 경구용 항진균제를 병용한다.

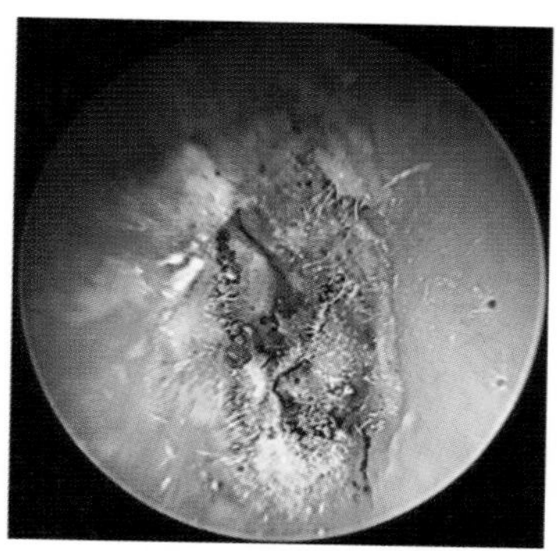

**[그림 14-2] 외이진균증의 고막 소견**
갈색의 포자를 보이는 진균증이 관찰되며, 진홍색은 이전에 국소 치료를 위해 도포해 둔 항진균 이용액이다.

### 3) 외이도염

외이도의 세균감염으로 인한 급성 외이도염(otitis externa)은 외이도 연골부의 모낭염으로 시작하여 작은 고름집이 생기고, 여러 개의 고름집이 모여 큰 종기가 발생하기도 한다. 초기에는 소양감과 압박감이 있고, 염증이 발전하면 국소 종창과 발적이 발생하며, 보통 이개를 움직이면 악화되는 심한 이통을 호소한다. 외이도의 부종으로 인한 전음성 난청이 발생할 수 있고, 고름집이 터지면 이루가 발생하기도 한다. 치료는 고름집을 배농시키고 외이도를 청결히 하며, 적절한 항생제를 투여하여야 한다.

만성 외이도염은 수개월 또는 수년간 외이도에 경도의 감염과 염증이 반복되는 것으로 가려움증을 주로 호소하며 외이도 피부가 두꺼워진 것이 특징이다. 박테리아성 혹은 진균성 외이도염이 만성화되어 발생하며, 피부 병변인 지루성 피부염이나 건선 때문에 발생하기도 한다. 치료로는 환자가 외이도를 면봉이나 귀이개로 건드리지 않도록 주의시키고, 분비물을 제거한 후 피부 상태에 따라 적절한 외용제를 도포한다.

### 4) 악성 외이도염

악성 외이도염(malignant otitis externa)은 주로 고령의 당뇨 환자 등 면역력이 저하된 환자에게서 발생한다. 외이도가 녹농균(pseudomonas aeruginosa)에 의해 감염되어 발생하며, 사망할 수도 있는 진행성 괴사성 외이도염이다. 감염은 외이도에서 시작하여 주변의 연조직, 측두골의 뼈, 악관절까지 침범하고 두개저까지 점진적으로 진행되며, 결국 두개저골수염에 이르게 된다. 보통 심한 이통을 호소하고 외이도의 육아조직을 관찰할 수 있으며, 염증의 침범 부위에 따라 전음성 난청, 감각신경성 난청, 안면마비 및 다발성 뇌신경마비가 발생할 수 있고, 뇌막염이나 정맥동염 등이 병발하여 사망에 이를 수도 있다. 치료로는 우선 당뇨 등 기저질환을 엄격히 조절해야 하고, 원인균에 대한 항생제 치료와 함께 외과적 치료로 괴사조직을 제거하며 경우에 따라서는 광범위한 절제술이 필요하다.

## 2. 중이 질환

청각에 영향을 미치는 중이 질환으로는 염증에 의한 중이염과 고막염이 있고, 외상에 의한 외상성 고막 천공이나 측두골 골절은 중이의 소리 전달과정에 영향을 미쳐 난청을 유발한다. 대부분의 중이 질환은 전음성 난청을 유발하나, 염증성 물질이 내이로 전달되거나, 외상에 의한 충격이 내이까지 전달되면 감각신경성 난청이 동반되어 혼합성 난청을 보일 수 있다. 전음성 난청의 경우 원인 질환에 대한 적절한 약물 투여와 수술로서 난청의 악화를 막고 청력 호전을 시도할 수 있다.

### 1) 급성중이염

급성중이염(acute otitis media)은 중이강 내에 발생하는 급성 염증 상태를 말하며, 고막의 발적과 팽륜이 관찰된다([그림 14-3] 참조). 급성 염증의 증상으로는 이통과 난청, 발열, 이충만감 등이 있다. 고막이 천공되면 이루가 발생하면서 이통이 감소한다(Lee et al., 2012).

급성중이염은 이관기능부전과 세균감염 그리고 환경적 요인이 복합적으로 작용하여 발생하는 것으로 알려져 있다. 성인보다 유・소아에게서 흔히 발생하는데, 유・소아의 경우 6개월이 지나면서 급격히 많아져 2세경에 가장 많이 발생하고, 그다음으로 4~7세경에 많이 발생한다. 전체 소아의 96%는 3세 이전에 한 번 이상 중이염을 앓는다고 알려져 있다. 유・소아에게 흔히 발생하는 이유는 성인보다 면역 기능이 약하고, 잦은 상기도감염이 상대적으로 넓고 짧은 미숙한 이관을 통해 역류 감염되기 쉽기 때문으로 알려져 있다. 급성중이염은 겨울에서 초봄 사이에 가장 많이 발생하고, 모유수유를 하지 않은 경우, 간접 흡연에 노출되는 경우, 어린이집이나 유치원에 다니는 경우, 공해가 심한 환경에 노출된 경우 발병률이 높다고 알려져 있다. 치료로는 우선 이통에 대한 적절한 치료를 시행하고, 이환 측과 연령에 따라 적절한 항생제를 처방하

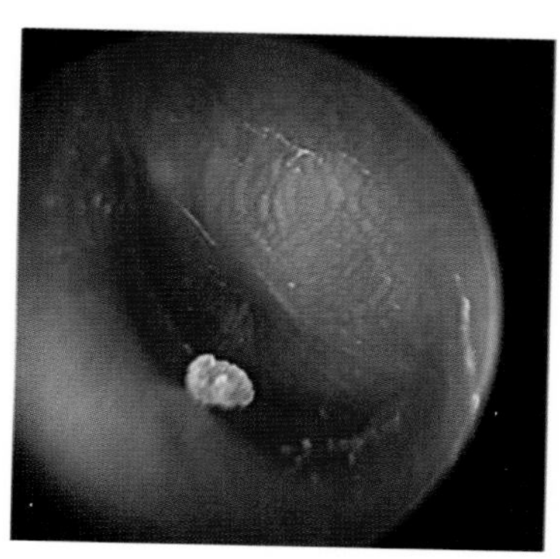

**[그림 14-3] 급성중이염의 고막 소견**
고막의 발적과 팽륜이 관찰된다.

거나 대증치료를 하며 경과를 관찰할 수도 있다. 적절히 치료되지 않는 경우 급성 유양돌기염이나 안면신경마비, 내이염, 수막염, 뇌농양 등 합병증이 발생할 수 있으므로 항생제 투여 여부와 상관없이 초기에는 2~3일 간격으로 외래를 방문하도록 하여 치료 효과를 확인해야 한다.

### 2) 삼출성중이염

삼출성중이염(otitis media with effusion)은 이통, 발열, 고막팽륜 등 급성염증의 증상이나 징후가 없이 중이강 내에 삼출액이 고이는 중이염의 일종으로, 급성중이염에서 속발하거나 단독으로도 발생할 수 있다. 급성중이염 환아의 2/3에서 삼출성중이염이 발생하나, 90%는 3개월 이내에 자연 관해된다. 삼출성중이염의 증상으로는 난청, 이충만감, 이명 등이 있으나, 아동의 경우는 이러한 증상을 잘 표현하지 못하기 때문에 뒤에서 작은 소리로 부를 때 반응이 떨어지거나 텔레비전 음량을 크게 하거나 자주 되묻는 등 간접적인 증상으로 난청을 추정해 볼 수 있다. 이경을 사용하여 특유의 고막 소견([그림 14-4] 참조)과 고막의 가동성 감소를 관찰하여 진단하며, 순음청력검사에서 10~40 dB 정도의 전음성 난청을 보일 수 있고, 임피던스청력검사에서 B형 혹은 C형의 고실도를 보인다. 인지 기능 저하 등 동반된 난청으로 인해 언어 및 인지 기능 발달에 영향을 받을 수 있는 고위험군을 제외하면 초기 3개월간은 경과 관찰을 한 후 청력 상태에 따라 고막환기관삽입술을 시행하고, 재발성의 경우 아데노이드절제술을 함께

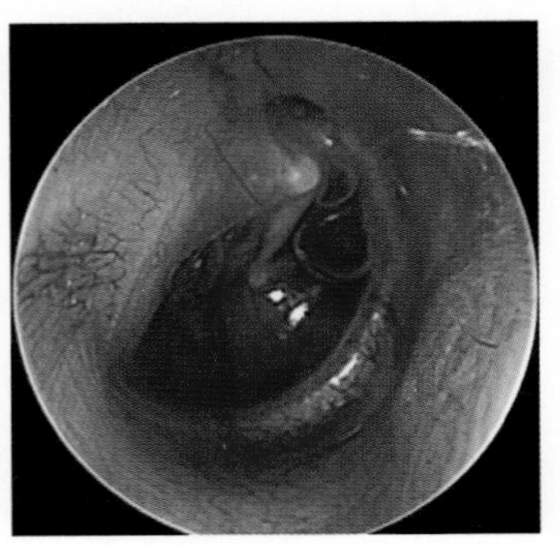

**[그림 14-4] 삼출성중이염의 고막 소견**
고막 안쪽에 삼출액이 차 있고 공기방울이 일부 관찰되며 고막이 함몰되어 있다.

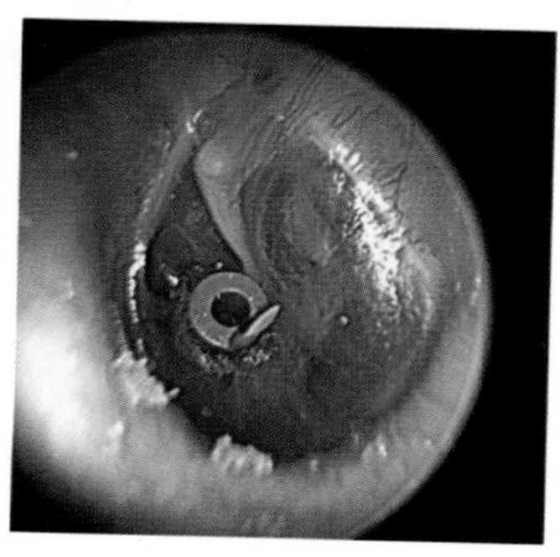

**[그림 14-5] 고막환기관삽입술을 시행한 상태의 고막 소견**
고막환기관이 고막에 삽입되어 중이강의 환기가 적절히 유지되는 상태다.

시행한다. 삼출성중이염에서 약물치료의 역할은 제한적이며, 경과 관찰 기간 동안에도 고막이 함몰되는 등 비가역적 고막병변이 발생할 가능성이 있으면 조기에 수술적 치료로 고막환기관삽입술을 시행할 수 있다([그림 14-5] 참조).

### 3) 만성 화농성중이염(chronic suppurative otitis media)

만성중이염의 원인은 여러 가지 요소가 복합적으로 작용한다고 알려져 있으나, 가장 중요한 것은 이관기능장애와 미생물에 의한 감염이다. 이로 인해 중이강 내에 염증성 병변이 발생한 뒤 중이강의 환기 통로인 이관, 유돌동구가 염증성 육아종 등으로 폐쇄되면, 유돌동과 중이강의 환기장애가 발생하여 염증의 지속과 악화가 유발되고, 만성중이염과 유양돌기염을 초래한다. 대부분의 만성중이염은 고막 천공과 함께 간헐적 혹은 지속적인 이루를 동반한다([그림 14-6] 참조). 청력장애는 대부분 전음성 난청이고, 고막 천공의 크기와 위치, 이소골 연쇄의 손상 정도에 따라 난청의 정도가 정해진다. 단순히 고막 천공만 존재하면 30 dB 이내의 전음성 난청이 천공의 크기에 따라 다르게 나타나며, 고막과 이소골 연쇄 전체의 결손이 있으면 50 dB, 고막 천공 없이 이소골 연쇄가 단절된 경우 55~60 dB의 전음성 난청이 발생한다. 중이염의 합병증으로 내이염이 동반되면 혼합성 난청이나 감각신경성 난청이 나타날 수도 있다. 진단을 위해서는 외이도와 고막, 중이의 상태를 관찰하고 이루에 대해 배양검사를 시행하며 순음청력검사와 어음청력검사로 동반된 난청의 정도를 확인하고, 이관기능검

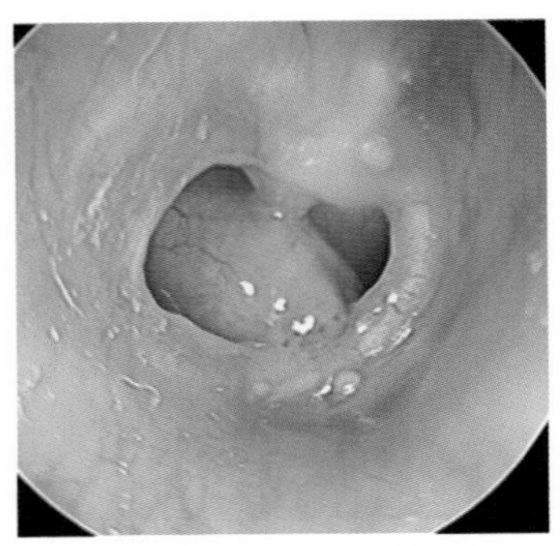

**[그림 14-6] 만성중이염의 고막 소견**
고막의 천공과 비후가 관찰되며, 중이강 내의 염증성 육아종과 이루가 동반되어 있다.

사로 이관통기도를 확인한다. 치료로서 내과적 치료는 수술 전에 보존적 요법으로 시행하고, 근본적으로는 유양동삭개술과 고막재건술, 이소골재건술 등 수술적 치료가 필요하다. 수술적 치료의 목적은 염증의 제거와 재발 방지, 청력 회복과 합병증 예방이다.

### 4) 진주종성 만성중이염(chronic otitis media with cholesteatoma)

진주종은 중이강이나 유돌봉소, 추체첨으로 각질편평상피(keratinizing squamous epithelium)가 자라 들어가는 상태로, 케라틴 기질이 축적되어 주위 조직을 누르는 압력 효과와 염증 반응에 의해 골파괴를 일으킨다. 고막이 천공되거나 이소골 연쇄가 파괴되면 전음성 난청이 발생하고, 염증에 의해 이루 및 이통이 동반될 수 있다. 골파괴가 내이 구조까지 침범하면 미로누공에 의해 어지럼과 감각신경성 난청이 생기고, 안면신경을 침범하는 경우 안면신경마비가 발생한다. 이루가 있는 경우 분비물을 흡인 제거하고 외이도와 고막을 깨끗하고 건조한 상태로 유지해야 한다. 이루에 대해서는 세균배양검사를 시행하여 항생제 선택에 도움을 받도록 한다. 항생제와 스테로이드제가 포함된 여러 가지 이용액을 함께 사용하기도 한다. 진주종성 중이염은 다양한 속도로 진행하면서 골파괴를 일으켜 내이나 뇌를 침범하는 합병증을 발생시키는 빈도가 높아 수술적 치료가 원칙이다. 진주종을 완전히 제거하고, 질환의 침범 부위에 따라 유양동삭개술을 시행한다. 고실성형술로서 고막과 이소골 연쇄를 재건하여 청력의 호전과 완전한 고막의 재건을 꾀한다.

### 5) 측두골 골절(temporal bone fractre)

두부 외상에 의한 측두골 골절은 외이, 중이, 내이의 모든 부분에 영향을 미칠 수 있다. 골절선의 방향에 따라 횡골절과 종골절로 나누기도 하고, 내이 구조를 침범하는가에 따라 나누기도 한다. 내이 구조를 침범하는 경우에는 측두골 전산화단층촬영에서 내이 공간 안에 공기음영(pneumolabyrinth)이 관찰되기도 하고, 침범된 귀의 고심도 난청과 전정 기능 소실을 초래하는 경우가 많다. 중이에서는 중이 이소골 연쇄의 탈구 혹은 이소골 골절이 동반되거나 중이강 내 혈종으로 인한 전음성 난청이 발생할 수 있고, 고막 천공이 동반되기도 한다. 외이도에 골절선이 지나가면서 골절편의 전위가 일어난 경우 외이도 협착이 발생할 수 있다. 또 골절선이 침범한 부위에 따라 뇌 척수액이 유출되거나 안면마비가 동반될 수도 있으므로 청각에 국한되지 않고 전체 귀 증상에 대해 종합적인 평가와 처치가 필요하다.

## 3. 내이 질환

내이 청각계에 발생하는 질환은 감각신경성 난청을 유발하며 선천성으로 혹은 후천성으로 발생할 수 있다. 선천성으로 발생한 경우 조기에 발견하고 적절한 청각재활을 시행하여 아동의 언어 기능 등 인지 기능 발달이 지연되지 않도록 해야 한다. 후천성으로 갑자기 발생한 경우 내이염이나 돌발성 난청 등 즉각적인 치료가 반드시 필요한 경우가 있으므로 주의하여야 한다. 내이 질환에 의한 감각신경성 난청에는 이명이 흔히 동반되고, 질환에 따라서는 인접한 전정기관이 함께 침범되어 어지럼이 함께 나타나는 경우도 있다.

### 1) 유·소아 감각신경성 난청

감각신경성 난청은 일반적으로 발생 시기에 따라 출생 때부터 이미 나타나는 선천성과 출생 후에 나타나는 후천성으로 구분하고, 이를 각각 유전성과 비유전성으로 구분하는 것이다. 선천성이라고 하여 모두 유전성 난청은 아닌데, 예를 들어 산모의 풍진 감염으로 발생하는 감각신경성 난청은 선천성이지만 비유전성 감각신경성 난청이다. 또 일부 유전성 질환의 경우 감각신경성 난청이 10대 혹은 그 이후에 발생하므로 유전성이면서 후천성으로 분류된다. 또 언어 습득기를 기준으로 하여 **언어습득 전**(prelingual) **난청**과 **언어습득 후**(postlingual) **난청**으로 구별하는데, 이 분류는 청각재활과 언어 발달 측면에서 매우 중요하다.

### (1) 유전성 난청(genetic hearing loss)

유 · 소아 난청의 약 절반은 유전성인 것으로 알려져 있으며, 그중 약 1/3은 다른 증후를 동반한 증후군성 난청이며, 나머지 2/3는 다른 증후가 없이 난청만 발생하는 비증후군성 난청이다. 난청을 유발하는 원인 유전자는 매우 다양하며, 소리 에너지가 외이와 중이 구조를 거쳐 내이에서 전기적 신호로 바뀌어 대뇌피질에 이르는 어느 단계에서든지 이상을 초래하는 유전자 변형이 나타나면 난청을 일으킬 수 있다(Mahboubi, Dewabe, Fradkin, Kimonis, & Djalilian, 2012). 유전자 이상은 내이의 막성 구조나 골성 구조 형성에 영향을 미치거나, 이소골 기형이나 이소골의 선천성 고정을 유발할 수 있다. 증후군성 난청은 다른 특징적인 징후들로 비교적 쉽게 분류되며, 원인 유전자를 찾는 작업이 일찍부터 이루어져 왔다. Waardenburg 증후군, Branchiootorenal 증후군, Treacher-Collins 증후군, 신경섬유종증, Usher 증후군, Pendred 증후군, Alport 증후군 등이 난청을 흔히 동반하는 것으로 알려져 있다. 비증후군성 유전성 난청은 보통 단일 유전자 이상이 원인이며, 유전형태가 다양하다. 지금까지 약 140여 개의 유전자좌가 밝혀졌는데, 내이 유모세포나 막미로의 단백질에 이상을 일으키는 경우 등이 있다.

유전성 난청이 의심되는 경우 유전자 검사를 하면 이미 난청이 발현된 환자 자신에게는 대개 큰 도움이 되지 못하나 나머지 가족에게서 난청이 발현되기 전에 유전성 난청의 가능성을 진단하고 예방이 가능할 수도 있다. 하지만 유전자 검사는 환자나 그 가족에게 어떠한 피해도 주어서는 안 된다는 점에서 상당한 책임과 조심성이 필요하다. 따라서 개인 유전 정보에 대한 보안을 엄격하게 하고 반드시 당사자와 가족의 동의를 얻은 후에 시행하여야 한다.

### (2) 비유전성 난청(non-genetic hearing loss)

유·소아 감각신경성 난청의 나머지 절반은 바이러스나 세균에 의한 감염성 질환이나 고빌리루빈혈증 등 비유전성인 요인에 의해 발생하는 것으로 알려져 있다. 출생 전후의 감염은 출생아의 10% 정도에서 일어나는데, 그중 일부에서는 선천성 혹은 후천성 난청을 유발한다. 대표적인 병인으로는 톡소플라스마증(toxoplasmosis), 풍진(rubella), 거대세포바이러스(cytomegalovirus), 단순포진바이러스(herpes simplex virus), 매독(syphilis) 등이 있으며, 이들의 앞 글자를 따서 TORCHES 감염이라고도 한다.

선천성 풍진은 임신 중 모체가 풍진바이러스에 감염되는 경우 발생하며 감염 시기에 따라 다양한 종류와 정도의 장애를 발현시키는데, 청각장애는 임신 첫 3개월 내에 감염되었을 때 가장 치명적이지만 임신 중기나 말기에 감염되어도 발생한다. 관련된 장애로는 청각장애 이외에도 심장 질환, 지적장애, 백내장 및 녹내장 등이 있고, 난청의 정도는 보통 고도 내지 심도 감각신경성 난청이다. 거대세포바이러스 감염은 유·소아 감각신경성 난청의 가장 흔한 원인으로 의심되고 있는데, 임산부에게 감염되었을 때 임산부에게는 증후가 나타나지 않으면서 태아에게 영향을 줄 수 있는 질환이다. 미국에서는 신생아의 0.5~1.5% 정도가 선천성 거대세포바이러스에 감염되어 태어나는데, 그중 10%가 지적장애, 간/비장 비대, 황달, 자궁 내 성장 지연 등 증상을 나타내고 90%는 증상이 없다. 이들 증상군의 30~50%, 비증상군의 7~15%가 감각신경을 동반하는데, 청력장애도 경도에서 심도, 양측성부터 편측성까지 다양하게 발생한다. 또 감염된 태아의 경우 태생 직후에는 증상이 발현되지 않았다가, 유·소아기를 지나 증세가 발현되어 원인 모를 난청을 나타내기도 한다.

선천성 매독은 매독에 감염된 임산부를 통해 태아에게 감염되어 선천성으로 나타나기도 하고, 성인의 경우 매독 2, 3기에 신경매독으로 나타나기도 한다. 증상은 출생하면서 나타나기도 하고 지연성으로 2세 이후에 감각신경성 난청, 간질성 각막염, 치아 이상, 비중격 천공, 안장코 등 특징적 증상의 조합으로 나타나기도 한다. 난청은 돌발성 혹은 급속진행형으로 나타날 수 있고 양측의 수평성 난청으로 발생한다.

### (3) 청각신경병증(auditory neuropathy, auditory dyssynchrony)

청성뇌간반응은 나타나지 않으면서 이음향방사는 나타나는 일부 감각신경성 난청의 형태로, 외유모세포의 기능은 정상이지만 내유모세포에서 제1형 청신경세포를 통한 청각 전달경로상의 이상에 기인하는 질환으로 추측된다. **청각신경병증**의 유병률은 비교적 높은 편으로 유 · 소아 감각신경성 난청의 약 10%에 이른다고 한다(Bill Daniels Center for Children's Hearing, 2008). 환자의 순음청력역치는 정상에서 고도난청까지 다양하게 나타날 수 있으며, 난청의 정도가 악화 혹은 호전되는 경우가 흔하다. 청각신경병증을 일으키는 고위험 인자로는 고빌리루빈혈증, 저산소증, 저체중, 신생아 중환자실 치료 등이 있으며, 이러한 인자를 가진 고위험 신생아에게는 청성뇌간반응을 기본으로 삼아 신생아청각선별검사를 하고, 청성뇌간반응이 나타나지 않을 경우 이음향방사를 동시에 시행해 볼 필요가 있다. 순음 및 어음 청력검사가 가능한 경우 순음청력역치로 기대되는 정도보다 낮은 어음명료도를 보이며, 등골근 반사가 나타나지 않는다. 순음청력검사 등 행동관찰 방법으로 청력역치를 확인할 수 없는 유 · 소아에서 발생하면, 청성뇌간반응이 실제 청력역치를 반영하지 않으므로 보청기 등 청각재활을 적용하는 데 주의하여야 한다(김리석, 2008).

(4) 신생아청각선별검사(universal newborn hearing screening, UNHS)

신생아 및 영유아 시기의 난청은 전국적으로 선별검사가 시행되고 있는 유전성 대사 이상 질환보다 흔하다. 빈도는 1,000명당 양측 고도 난청은 1명, 양측 중등고도 난청은 3~4명 정도이고, 조기에 청각재활이 이루어지지 않으면 청각언어 습득에 어려움을 겪게 되며 이차적으로 사회성과 인지 기능의 발달에까지 영향을 받게 된다. 세계 각국에서는 신생아에 대한 청력선별검사 프로그램을 적용하여 조기 진단을 위해 노력하고 있는데, 미국의 경우 2000년도부터 모든 신생아가 생후 1개월 이내에 청각선별검사를 시행하고, 이상이 있는 경우 3개월 내에 확진검사를 받은 후 6개월 이내에 보청기 등을 통한 청각재활치료를 받도록 권장하고 있다.

우리나라에서도 **신생아청각선별검사**의 중요성이 대두되어 2006년도부터 국가사업으로 도입되어 점차 확대 추세에 있다(박수경, 이준호, 오승하, 2007). 2010년 대한청각학회와 대한이과학회 주관으로 신생아청각선별검사 지침을 개발하여 배포하였고, 대한청각학회 주관으로 매년 워크숍을 열며 이에 대한 교육과 홍보 활동을 벌이고 있다(대한이과학회, 대한청각학회, 2010).

2010년 한국형 신생아청각선별검사 지침의 권고 사항에 따르면, 모든 신생아는 생후 1개월 이내(중환자실 신생아의 경우 교정연령 1개월 이내)에 청각선별검사를 받을 것을 권고하고 있으며, **자동청성뇌간반응**(automated auditory brainstem response, AABR) 또는 **자동이음향방사**(automated otoacoustic emission, AOAE)를 사용할 수 있다. 각각의 귀에서 최고 2회까지 시행하는데, 이는 3회 이상 반복하여 시행하는 경우 우연히 통과가 나와 위음성을 초래하는 경우를 막기 위한 것이다. 5일 이상 신생아 중환자실에 입원한 경우 청각선별검사는 AABR을 중심으로 시행하는데, 이는 외유모세포는 정상이라도 청신경에 이상이 있는 청각신경병증의 위험성이 높기 때문이다. 청각선별검사에서 일측 혹은 양측에서 '재검(refer)'으로 판정받은 모든 신생아는 생후 3개월 이전에 청성뇌간반응역치검사를 포함한 정밀청력검사를 위해 이비인후과로 의뢰되어야 한다. '재검'으로 판정되는 가장 흔한 원인으로 귀지 등으로 외이도가 막혀 있거나 삼출성중이염이 있는 경우도 많으므로, 결과를 설명할 때 보호자에게 확진검사의 중요성을 적절히 설명하면서도 불필요한 불안감을 갖지 않도록 하여야 한다. 난청 고위험군(〈표 14-1〉 참조)의 경우 선별검사에서 '통과(pass)'로 나왔더라도 지연성 난청의 발생확률이 10배 이상 높기 때문에 학령전기까지 6개월에서 1년마다 정기적인 이비인후과 검진을 받도록 권고하고 있다. 확진검사에서 난청이 진단된 경우 청력 상태에 따라 보청기 착용 혹은 인공와우이식을 시행하고 언어 발달 상태를 함께 평가하여 적절

**표 14-1 난청 고위험군**

① 보호자가 아동의 청각, 언어 및 전반적 발달지연을 의심하는 경우*
② 영구적 소아난청의 가족력이 있는 경우*
③ 5일 이상 신생아집중치료실에 입원한 경우, 또는 신생아집중치료실에 5일 이내 입원하였더라도 다음의 치료가 시행된 경우: 체외막형산소섭취(ECMO) 사용, 인공호흡기 사용, 이독성약제(gentamycin, tobramycin), 고리이뇨제(furosemide), 교환수혈이 필요한 정도의 과빌리루빈혈증
④ TORCHES 태아 감염[톡소플라즈마증(toxoplasmosis), 풍진(rubella), 거대세포바이러스(cytomegalovirus)*, 단순포진(herpes simplex), 매독(syphilis)]
⑤ 이개, 외이도, 측두골을 침범하는 두개안면부 기형
⑥ 감각신경성 난청이나 전음성 난청을 포함하는 증후군의 이학적 소견
⑦ 난청, 진행성 난청, 후천성 난청과 연관된 증후군[신경섬유종증, 골화석증(osteopetrosis), Usher 증후군, Waardenburg 증후군, Alport 증후군, Pendred 증후군, Jervell-Lange-Nielson 증후군]
⑧ 신경변성 질환(Hunter 증후군 등)* 혹은 감각-운동신경병증(Friedreich 실조, Charcot-Marie-Tooth 증후군 등)
⑨ 미생물 배양검사 양성인 감각신경성 난청과 관련된 감염(세균성 또는 바이러스성 뇌막염 포함)*
⑩ 입원치료가 필요한 정도의 두부 손상, 특히 두개저/측두골 골절
⑪ 항암제 치료의 기왕력*

* 지연성 난청의 발생이 높은 위험 인자
출처: Joint Committee on Infant Hearing (2007).

한 치료가 이루어지게 해야 한다.

2013년 보건복지부에서는 대한청각학회와 함께 신생아청각선별검사 온라인 교육 사이트(http://www.hearingscreening.or.kr)를 개설하여 인터넷을 통해 신생아청각선별검사 종사자가 검사에 대한 교육을 받고 인증서를 받을 수 있도록 하였다.

### 2) 후천성 감각신경성 난청

후천성 혹은 지연성 난청도 유전성과 비유전성으로 나눌 수 있다. 이 절에서는 후천적 원인에 의한 비유전성 난청을 간략히 살펴볼 것이다(유전성은 '1) 유 · 소아 감각신경성 난청' 참조).

#### (1) 내이염(labyrinthitis)

내이 미로의 염증인 내이염은 중이강, 와우도수관, 내이도 또는 혈관을 통해 바이러스나 세균이 침범하여 발생한다. 일반적으로 바이러스에 의한 내이염은 치명적이지 않으나 화농성 내이염은 즉각적인 치료가 반드시 필요하다. 내이에 염증을 일으키는 원인에 따라 장액성 내이염, 바이러스성 내이염, 화농성 내이염으로 나뉜다.

장액성 내이염은 내이에 세균의 침범 없이 염증의 부산물인 독성물질이 정원창, 난원창륜 또는 미로 누공을 통하여 내이로 침입하여 발생한다. 대부분 가역성 손상을 보이고 영구적인 내이 기능 상실은 유발하지 않으나, 청력이 부분적으로 손실될 수 있다. 급성기의 심한 장액성 내이염에서 일시적으로 모든 내이 기능이 상실될 수도 있어 화농성 내이염과 감별이 불가능한 경우도 있으나, 일반적으로 장액성 내이염은 화농성 내이염과 같이 급격하고 극단적인 증상과 소견을 보이지는 않으며 치료하면 치유가 가능하다.

바이러스성 내이염은 다양한 바이러스에 의해 일생의 다양한 시기에 발생한다. 선천성으로는 선천성 거대세포바이러스 내이염, 선천성 풍진바이러스 내이염이 대표적이며, 양측성 난청 이외에 타 장기의 감염 증상이 나타나므로 청력에 대한 조기 평가 및 청각재활을 시행함과 동시에 타 장기에 대한 치료를 병행한다. 유 · 소아에게 나타나는 흔한 바이러스 내이염의 원인으로는 유행성이하선염 바이러스와 홍역 바이러스가 있다. 유행성이하선염(볼거리) 바이러스 내이염의 경우 0.05%에서 다양한 정도의 난청이 발생하며, 80%는 일측성이다. 홍역 바이러스에 의한 내이염은 홍역에 걸린 환아 1,000명당 1명에서 발생하는데, 비대칭적인 심한 고음성 난청이 발생한다.

화농성 내이염은 세균이 직접 내이를 침범한 것을 의미하며, 중이의 염증이 난원창이나 정원창을 통해 침입하는 고실성 내이염, 뇌막염이 내이도나 와우도수관을 통해 침입하는 수막성 내이염, 패혈증이 혈액을 통해 전파되는 혈행성 내이염의 세 가지가 있다. 급성중이염에 의한 경우 고막절개술로 고실 내부의 화농성 삼출물을 배농시키고 항생제와 스테로이드제를 투여한다. 만성중이염에 의한 경우 유양동삭개술로 원인 병변을 제거하고 심한 경우 미로절제술을 함께 시행하여 뇌막염으로 발전하지 않도록 한다. 세균성 수막염 환자의 10%에서 수막성 화농성 내이염에 의한 난청이 발생하는데, 뇌막염을 조기에 진단하고 치료하는 것이 중요하고, 항생제와 함께 스테로이드제를 병용한다. 일단 화농성 내이염이 발생하면 영구적인 고도난청과 전정 기능 소실을 가져오고, 내이의 섬유화와 골화로 이어지는 경우가 많다. 따라서 영유아에서 세균성 뇌막염으로 인한 양측 난청이 발생한 경우 증례에 따라서는 조기 청각재활을 위해 1세 미만에서도 인공와우이식수술을 시행하고, 성인의 경우에도 골화가 진행되기 전 조기에 시행하는 것이 원칙이다.

### (2) 이독성 난청(ototoxic hearing loss)

내이에 독성이 있는 대표적인 약물은 아미노글리코사이드계 항생제와 고리 이뇨제, 아스피린, 키니네 등의 항말라리아 약물, 시스플라틴 등의 항암제 등이다. 아미노글리코사이드계 약물 중에서도 카나마이신, 네오마이신, 아미카신, 토브라마이신 등은 와우 독성이 심하고 겐타마이신과 스트렙토마이신은 와우보다는 전정 독성이 심하다. 겐타마이신은 와우에 대한 영향은 적고 전정을 주로 파괴하는 특성으로 인하여 메니에르병의 치료에 응용되기도 한다. 아스피린, 이뇨제, 니코틴, 알코올 등도 다량을 지속적으로 사용할 경우 난청을 일으킨다. 청력이 약물에 영향을 받는 정도는 개인에 따라 차이가 난다. 난청은 보통 양측성이나 일측성으로 나타날 수도 있고 약물을 중단한 뒤에도 진행할 수 있다. 청력장애는 경도에서 심도까지 다양한 정도로 출현하며, 언어 이해도에 부정적 영향을 미치는 고주파수성 난청이 특징적이다(Tabuchi et al., 2011).

이러한 약물을 장기간 복용하여야 할 경우는 청력검사를 주기적으로 실시하여 청력의 이상 여부를 관찰하여야 한다. 무엇보다도 약제 투여 전에 환자의 기본 청력을 검사하는 것이 필수적이다. 순음청력검사는 약물 투여 전후에 주기적으로 실시하여야 하고, 난청이 의심되면 어음인지도검사를 반드시 시행하여야 한다. 이독성 난청은 고음역을 담당하는 와우의 기저회전부부터 손상이 시작되므로 고주파 청력검사가 이독성의 조기 감시에 유용하다. 또 대부분의 이독성 약제가 와우의 외유모세포에 가장 먼저 손상을 가져오는 것으로 알려져 있으므로, 외유모세포에서 기원하는 것으로 알려진 이음향방사도 조기 발견에 유용하다(Jacob, Aguiar, Tomiasi, Tschoeke, & Bitencourt, 2006).

이독성의 위험 인자로는 신장 질환이 있는 경우, 이독성 약물의 사용 기간이 긴 경우, 혈중 이독성 약물의 농도가 높은 경우, 65세 이상의 고령, 여러 가지 이독성 약제를 병용하는 경우, 과거에 이독성 약물이나 소음에 노출된 경우, 신기능과 간기능 부전 등이다.

### (3) 소음성 난청(noise-induced hearing loss)

산업 발달로 인해 소음은 도처에 산재하고 있으며, 소음이 원인이 되어 발생되는 청력장애는 해마다 증가 추세를 보이고 있다. 소음에 의한 청력장애는 크게 두 가지로 구분할 수 있는데, **한시적 역치상승**(temporary threshold shift, TTS)과 비가역적 손실을 발생시키는 **영구적 역치상승**(permanent threshold shift, PTS)이 그것이다(Sliwinska-Kowalska & Davis, 2012). TTS가 반복되어 PTS로 진행되기도 하고, 총격 소음과 같은 큰 소음에 노출되는 음향외상(acoustic trauma)의 경우 TTS 없이 바로 PTS가 유발되기도 한다. 사체 해부에 의한 연구에서는 주로 기저회전 부분의 유모세포와 그 지주 구조들이 손상되고 나선신경절의 신경이 퇴행하는 것으로 밝혀졌다. 청력손실은 3,000~6,000 Hz 사이(특히 4,000 Hz, C5dip)에서 가장 크고 8,000 Hz 부근에서는 다시 회복되는 V자형 특징을 보인다. 총기류에 의한 원인을 제외한 대부분의 소음성 난청은 양쪽 귀가 비슷한 청력도를 보인다. 총기류에 의한 소음성 난청은 전형적으로 **두부음영 효과**(head shadow effect)에 의해 오른손잡이의 경우 왼쪽 귀의 청력소실이 큰 비대칭적 청력손실을 보인다(조성일, 2013).

개인휴대용 녹음기를 크게 틀고 오래 들은 후 TTS와 함께 이명과 이충만감이 발생하면 청력손실의 초기 증상일 수 있으므로 주의하여야 하고, 이미 공장에서 최대한도로 폭로되어 있는 사람의 경우 자동차 소음, 선전방송 등 생활 소음에서도 상승 효과를 보이므로 주의하여야 한다.

소음성 난청의 정도를 표시할 때 노인의 경우 노인성 난청 성분이 포함된 것을 염두에 두어야 하는데, 소음성 난청은 소음 폭로 후 급격히 일어나고 더 이상 크게 증가하지 않는 감속과정(decelerating process)을 취하는 반면, 노인성 난청은 서서히 증가하지만 나이가 많아질수록 급격히 악화되는 가속과정(accelerating process)을 밟는다.

소음이 심한 산업현장에서는 주기적인 주변 소음검사와 근로자의 청력검사가 병행되어야 할 것이며, 소음이 문제가 되는 작업 환경에서는 소음을 차단할 수 있는 귀마개 및 귀덮개의 사용이 활성화되어야 할 것이다. 우리나라는 「산업안전보건법」에 따라 소음 작업을 1일 8시간 작업을 기준으로 85 dB 이상의 소음이 발생하는 작업을 지칭하며, '강렬한 소음작업' (〈표 14-2〉 참조)과 '충격소음작업' (〈표 14-3〉 참조)을 정의하여 청력보호구 지급과 청력보존 프로그램 시행 등을 규정하고 있다.

**표 14-2 강렬한 소음작업**

| 음압 수준[dB(A)] | 1일 노출 시간 |
|---|---|
| 90 | 8시간 |
| 95 | 4시간 |
| 100 | 2시간 |
| 105 | 1시간 |
| 110 | 30분 |
| 115 | 15분 |

**표 14-3 충격소음작업**

| 충격소음 강도 | 1일 노출 횟수 |
|---|---|
| 120 dB 초과 | 1만 회 이상 |
| 130 dB 초과 | 1,000회 이상 |
| 140 dB 초과 | 100회 이상 |

※ 충격소음이라 함은 소음이 1초 이상의 간격으로 발생하는 것을 말한다.

### (4) 노인성 난청(presbycusis)

노인성 난청은 65세 이상에서 나타나는 대칭적 감각신경성 난청을 말하며, 외상, 이독성 약물 사용, 귀의 질환, 소음 노출, 귀 수술, 난청의 가족력 등 난청을 일으킬 수 있는 다른 요인이 없으면서 검사 결과에 신뢰성이 있어야 한다(임현우, 채성원, 2011).

연령에 따른 청력 감소는 30대 정도에 시작하여 계속 진행되며, 약물치료 등으로 호전시킬 수 없고 영구적으로 남게 된다. 난청의 성격은 주로 양측성 고주파수 손실이 두드러진 진행성 감각신경성 난청을 보인다. 질환의 정의상 이독성이나 소음 노출 등 다른 난청의 원인이 되는 질환이 없어야 하나, 실제 원인은 이독성과 소음을 포함한 다인자성으로 생각된다. 노화로 인하여 치매 등 인지 능력의 저하가 동반될 수 있으므로 검사의 신뢰도가 있어야 진단이 가능하다. 노인 환자들이 듣지 못한다고 호소하는 경우 중에 실제로는 남이 말하는 것을 이해하지 못하기 때문인 경우도 많다. 또 초기에는 자신이 잘 듣지 못함을 받아들이지 못하고 다른 사람의 발음이 정확하지 못하다고 탓하는 경우도 흔히 있다(Lin, Thorpe, Gorden-Salant, & Ferrucci, 2011). 65세 이상 노인의 약 30% 정도에서 노인성 난청이 보고되는데, 남성에게서 빈도가 더 높고 특히 남성에게서 난청의 정도가 더 심하다(Kim et al., 2000).

Schucknecht는 노인성 난청을 병리학적 기전에 따라 크게 네 가지로 구분하였는데, 감각성(sensory), 신경성(neural), 대사성(metabolic), 와우전도성(cochlear conductive)이 그것이다. 감각성 노인성 난청은 달팽이관 내의 유모세포 손실과 기저회전 쪽의 청신경의 기능 감퇴가 원인이 되어, 고주파수의 청력손실과 언어이해도의 저하가 특징적이다. 신경성 노인성 난청은 특히 언어이해도가 떨어지는 현상으로, 청력손실에 비해 불균형적으로 저하된 언어명료도를 나타낸다. 대사성 노인성 난청은 혈관조의 노화가 두드러져, 저주파와 고주파 간의 청력손실에 차이가 없는 수평적 청력도가 나타나고, 언어이해도는 거의 정상에 가깝다. 와우전도성 노인성 난청은 기저판이 경직되어 나타나는 현상으로, 고주파에서 시작하여 청력손실이 진행적으로 악화된다. 이러한 여러 가지 종류의 노인성 난청은 서로 연합되어 나타기도 한다(혼합성, mixed presbycusis). 그러나 Schuknecht 이후 최근까지의 해부병리학 연구에 의하면 대부분의 노인성 난청은 감각성 난청의 분류에 속하며, 순수한 신경성 난청은 거의 없고, 대사성 난청은 유전성 난청의 범주에 속하며, 와우전음성 난청은 근거가 부족하다. 그럼에도 불구하고 노인성 난청에서 나타나는 임상적 형태의 기전을 이해하기 쉽게 설명할 수 있으므로 Schuknecht의 병리학적 기전에 따른 분류가 오랫동안 받아들여져 왔다.

치료는 다른 감각신경성 난청의 치료와 다르지 않게 보청기와 인공와우이식을 사용한 청력재활을 시행함과 더불어, 노인의 특성을 고려하여 정서적 안정과 신체적 건강 유지를 도모하여야 한다. 난청이 있는 환자와 함께 생활하는 사람들이 보다 원활한 의사소통을 하기 위한 요령을 배우는 것도 중요하다. 이야기할 때 서로 얼굴을 마주 본 상태에서 하고, 가능하면 주위 소음을 줄이며, 이해를 하지 못하는 경우에는 단순히 다시 이야기하는 것이 아니라 다른 단어로 돌려서 이야기하고, 구(phrase)의 끝에서 잠시 말을 멈추어 주면 환자의 이해를 도울 수 있다. 또 환자에게서 70 cm~1 m 정도 떨어져서 정상 혹은 조금 큰 목소리로 말하는 것도 도움이 된다.

현대 의학의 발달로 평균 수명이 증가함에 따라 노인 인구가 급증하고 있고, 노인 인구의 경제활동 참여도도 점차 증가함에 따라 노인성 난청에 대한 청각재활의 필요성도 높아지고 있다. 그러나 노인의 경우 작은 전자 장비를 다루는 기술이 문제가 되는 경우가 많고, 보청기의 효과에 만족하지 못하면 보청기를 장애의 표식으로 느끼고 스스로 실망하거나 사회생활에 불이익이 올까 봐 두려워하는 경우가 많다. 또 노화에 따라 대뇌의 퇴화도 동반되므로 보청기를 통해 들어오는 소리에 익숙해지는 데 어려움을 겪을 수 있어 꾸준한 착용훈련과 조절이 필요하다.

(5) 돌발성 난청(sudden sensorineural hearing loss)

이과 질환 중 응급처치를 요하는 질환으로, 순음청력검사에서 3개 이상의 연속된 주파수에서 30 dB 이상의 감각신경성 난청이 3일 이내에 발생한 경우를 말한다. 이명 및 어지럼을 동반하기도 하고 일반적으로 일측성이나 드물게 양측성인 경우도 있다. 이명 및 이충만감을 주 증상으로 호소하고 청력 감퇴를 환자 스스로는 크게 못 느끼는 경우도 있다. 돌발성 난청의 연간 유병률은 미국에서는 10만 명당 5~20명이고, 우리나라에서는 적어도 100만 명당 15명 이상 발병하는 것으로 알려져 있다. 성별과 좌우의 차이는 없으며, 지역적 · 계절적 차이도 없다. 어느 나이에서도 발생할 수 있으나 30~50대에 가장 많다(신시옥, 2011).

대부분의 경우 원인을 찾지 못하나 혈관계의 장애, 바이러스 감염, 와우막 파열, 자가면역성 질환, 청신경 종양, 외림프 누공 등이 원인으로 생각되고 있다. 진단을 위해서는 내이염이나 중이염 등 다른 원인이 제외되어야만 한다.

난청의 호전은 대부분 2주 이내에 일어나므로 반드시 조기에 치료하여야 한다. 발병 수일 이내에 치료를 시작하면 비교적 양호하나, 2~3주 경과 후에 치료를 시작하면 치유가 어렵다. 일반적으로 환자의 1/3은 정상 청력을 되찾지만, 1/3은 40~60 dB의 청력손실이 남게 되고, 1/3은 청력을 완전히 잃게 된다. 일단 청력이 회복되기 시작하면 수일 내에 급속히 호전되는 것이 보통이다. 난청이 심할수록 예후가 나쁘고 소아나 노인의 경우 회복이 잘 되지 않는 경향이 있다. 어음인지도가 떨어지거나 초기에 현훈이 있는 경우에도 치료에 반응이 적다. 반면, 상승형의 청력도나 중음역의 난청이 있는 경우 예후가 좋은 편이다. 입원치료를 원칙으로 하며 안정가료와 함께 부신피질 호르몬의 투여, 혈액순환 개선제, 혈관확장제, 항바이러스제, 성상신경 차단술 등을 치료에 사용하고, 자주 순음청력검사를 시행하여 경과를 관찰한다(강우석 외, 2011; Chau et al., 2012).

(6) 이경화증(otosclerosis)

이경화증은 후천성으로 발현하여 골성미로에 비정상적인 골형성이 발생하는 질환으로 서서히 진행하는 전음성 난청이 특징적이다. 인종에 따라 발생 빈도에 차이가 있다. 백인에게는 사후 측두골 병리조직의 약 10%에서 이경화증 소견이 관찰되었고 약 1%에서 임상 증상이 나타나나, 흑인과 황인종에게는 드물게 보고되고 있다. 병변은 등골의 윤상인대 앞쪽에 위치한 전창소열(fissula ante fenestram)에서 시작되어 등골이 고정되면서 전음성 난청을 일으키며, 이상 골병변이 와우를 침범하면 감각신경성 난청이 발생하여 혼합성 난청을 보이거나 드물게 순수한 감각신경성 난청이 발생할 수 있다. 환자의 대부분은 특별한 염증이나 외상의 과거력 없이 서서히 진행하는 난청을 호소하며, 환자의 약 70~80%는 양측성 청력손실을 가지고 있다. 증상의 주 발현 시기는 10대 이후이며, 여성이 남성보다 약 2배 흔하고 임신이나 출산과 관련하여 악화

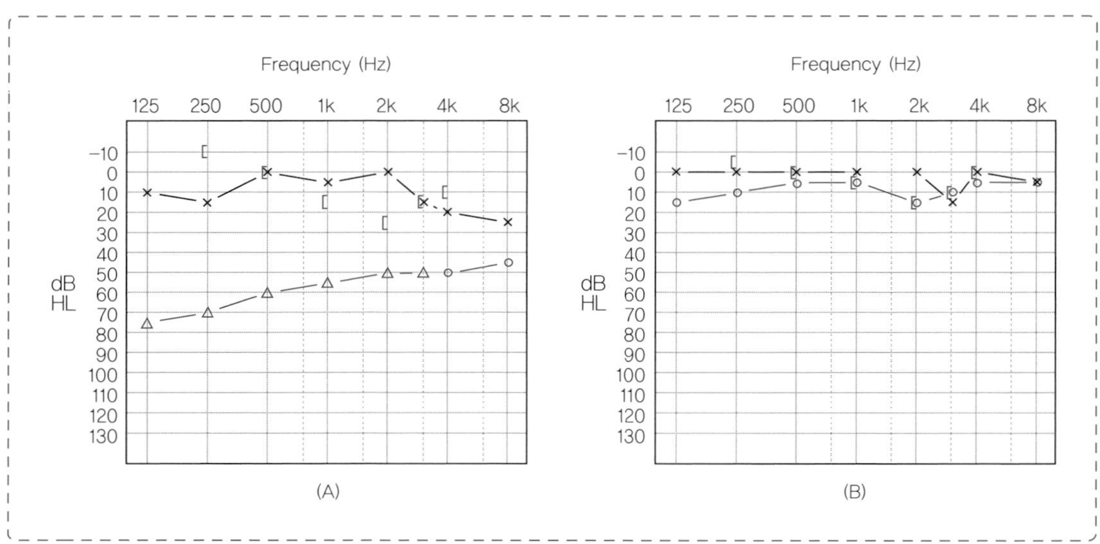


**[그림 14-7] 우측 이경화증 환자의 청력도**

(A): 수술 전 순음청력검사에서 2 kHz의 골도가 저하되는 Cahart 절이 관찰된다. (B): 등골절개술 후 순음청력검사에서 기도골도차가 감소하면서 Cahart 절이 사라져 골도의 호전이 함께 관찰된다.

되기도 한다(Thomas, Minovi, & Dazert, 2011).

순음청력검사에서 전음성 혹은 혼합성 난청이 관찰되면서 이소골 고정에 의해 골도청력에 기여하는 이소골 연쇄의 부분이 사라져 2 kHz에서 골도청력이 가장 악화되는 Cahart 절(notch)이 특징적이다. 임피던스청력검사에서는 고실도에서 정상 또는 As형으로 나타난다. 수술적 치료 후 Cahart 절은 사라지고 골도청력이 향상된다. 측두골 고해상도 전산화단층촬영(CT)을 시행하면 와우 골밀도의 이상 소견을 관찰할 수 있어 병변의 침범 부위를 판단하는 데 도움이 된다.

전음성 난청이 있는 경우 고정된 등골을 대신하여 이소골의 움직임이 내이의 외림프 공간으로 전달되도록 하는 등골절개술 혹은 등골절제술을 시행하며, 기도골도차가 적거나 수술을 원하지 않을 때는 보청기를 사용할 수 있다.

#### (7) 청신경종(acoustic neuroma)

청신경종은 두개 내 종양의 8~10%를 차지하며, 95%는 일측성이다. 병리학적으로는 전정신경의 슈반세포에서 기원하므로 전정신경초종(vestibular schwannoma)이라고도 한다. 증상은 감각신경성 난청, 이명, 전정 기능 저하 등이 있으며 난청의 정도에 비하여 어음인지도가 심하게 저하되는 것이 특징이다. 청성뇌간반응에서는 III, V파의 잠복기 지연이나 파형의 손실이 나타난다. 최종 확진은 영상진단법으로 종물을 확인하는 것으로 이루어진다. 치료는 종양의 성장 속도와 기능의 소실 정도를 고려하여 시기와 방법을 결정하며, 주기적으로 자기공명영상을 촬영하여 관찰하다가 적절한 시기에 수술적 절제 혹은 방사선치료를 시행한다.

### 3) 이명

이명(tinnitus)은 외부의 소리 자극 없이 청감각을 느끼는 것으로 의미 있는 소리를 듣는 환청과는 다르게 의미 없는 잡음으로 들린다. 이명은 외이도 이물이나 중이염 등 외이나 중이 질환에 의해서도 발생할 수 있으나, 대부분은 내이의 문제에 의한 감각신경성 난청과 동반되어 발생하므로 내이 질환에서 기술한다. 우리나라 이명의 유병률은 성인의 20.7%에서 나타난다고 보고되었고, 그중 약 30%는 중등도 이상의 불편감을 호소한다(Kim et al., 2015). 이명의 전통적인 분류는 관찰자에게는 들리지 않고 환자 자신만 느낄 수 있는 주관적 이명(subjective tinnitus)과 관찰자도 들을 수 있는 객관적 이명

(objective tinnitus)으로 나누는 것이다. 이를 감각신경성 이명과 체성 소리로 나누기도 하는데, 주관적 이명은 대부분 감각신경성 이명이며, 객관적 이명은 대부분 혈관잡음이나 근육성 소리인 체성 소리다. 체성 소리는 심장 박동이나 근육의 경련에 의해 일정한 박동을 가지게 되는데, 이를 기반으로 비박동성 이명과 박동성 이명으로 나누기도 한다.

(1) 감각신경성 이명

감각신경성 이명(sensorineural tinnitus)은 전체 이명의 대부분을 차지하며, 감각신경성 난청과 동반되는 경우가 많다. 일반적인 순음청력검사에서 정상 청력을 보이더라도 고주파 영역에서 난청을 보이거나, 외유모세포에서 기능 이상을 보이는 경우가 많다. 이명의 기전으로는 말초의 청감각기의 손상으로 발생하여 청각경로의 무의식적 부분에서 증폭되어 대뇌피질에서 인지되며, 변연계, 자율신경계와 기능적으로 연결되면서 감정적 반응으로 확대 재생산된다는 신경생리학적 모델이 널리 받아들여지고 있다(Jastreboff, Gray, & Gold, 1996). 이명은 의미가 없는 잡음으로 강도는 주변 소음의 정도와 환자 자신의 신체적 · 감정적 상태에 따라 변화할 수 있다. 돌발성 난청이나 음향 외상 등 난청이 갑자기 발생하거나 악화될 때 이명이 동반될 수 있는데, 이때 난청 증상을 간과하여 난청의 치료 시기를 놓치게 되는 경우도 발생한다. 이명 환자를 평가하기 위해서는 이명의 성상과 이명이 생활에 미치는 영향을 자세히 평가해야 하는데, 이를 위해 시각화된 척도나 표준화된 설문지를 사용하기도 한다. 또한 청각학적 평가가 필수적인데, 난청의 유무와 정도를 파악하기 위해 순음청력검사와 어음청력검사를 시행하며, 이명도검사로 이명의 성상을 파악한다. 외유모세포의 기능을 평가하기 위해서는 이음향방사를, 청신경의 이상을 알아보기 위해서는 청성뇌간반응을 시행한다. 청성뇌간반응에서 이상을 보이는 경우 영상검사를 시행하기도 한다.

주관적 이명의 치료는 어느 정도의 시간이 필요한데, 이명의 기전을 환자에게 이해시켜 부정적인 감정 반응을 일으키지 않도록 하여야 하고, 난청이 동반된 경우 적절한 청각재활법을 사용하며 필요한 경우 소리치료를 시행하며, 약물치료를 보조적으로 사용해야 한다(제11장 '이명의 평가 및 재활' 참조).

(2) 체성 소리

체성 소리(somatosound)는 주로 박동성 이명의 형태로 나타나며 전체 이명의 약 4%

정도로 낮은 빈도를 차지하나, 좀 더 중한 내과적 질환과 관련된 경우가 있어 원인을 파악하기 위해 노력해야 하고, 원인을 파악하면 내과적 혹은 외과적 치료로서 완치가 가능하다. 박동성 이명으로 들릴 수 있는 체성 소리는 혈관잡음, 근육성 소리, 호흡음 등이 있다. 혈관성 이명은 심장 박동과 일치하는 리듬의 잡음을 느끼게 되며 고위경정맥구(high jugular bulb), 에스상정맥동게실(sigmoid sinus diverticulum), 뇌경막 동정맥루(dural arteriovenous fistula) 등 해부학적 이상이 있거나 혈관성 종양이 측두골 인근에 발생하여 혈관 내 와류를 듣게 되는 현상이다. 전신적인 혈류의 변화를 일으키는 상태인 임신, 고혈압, 빈혈, 갑상선기능이상도 혈관성 이명을 일으킬 수 있어 혈액검사와 혈관에 대한 영상검사를 함께 시행하고 원인 질환에 대해 치료해야 한다. 근육성 이명은 혈관성 이명보다 빠른 속도의 박동성 성상을 보이며, 등골근과 고막장근의 근경련에 의해 발생한다. 치료로는 보툴리눔 독소를 이용해 근육을 마비시키거나 수술적으로 근육을 절개할 수 있다. 호흡음이 들리는 경우는 이관개방증에서 관찰되는데, 항암치료나 과도한 다이어트 등으로 체중이 급속히 감소할 때 잘 발생한다. 체중을 회복시

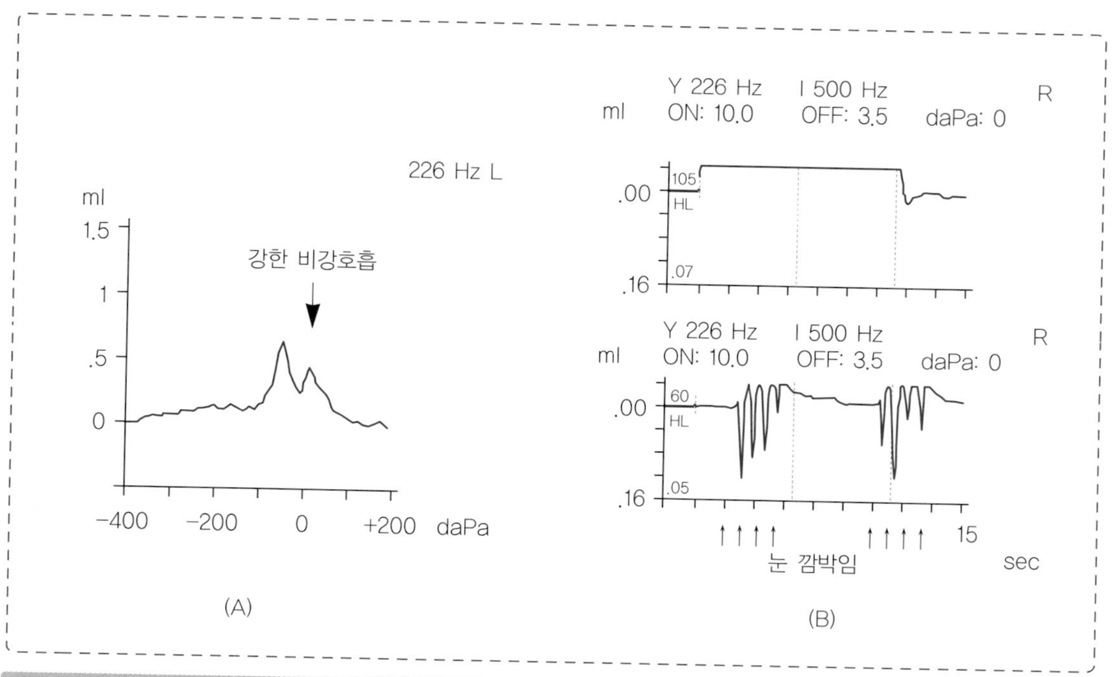


**[그림 14-8] 임피던스청력검사를 이용한 체성 소리의 기록**

(A): 개방성 이관 환자가 강한 비강호흡을 하면서 측정한 고실도로, 호흡에 따른 파형의 흔들림(화살표)이 관찰된다.
(B): 등골반사피로검사 중 등골반사가 나타나지 않는 역치하 자극을 제시한 상태에서 눈-등골근 연합운동(oculostapedial synkinesis) 환자에게서 눈 깜박임(화살표)에 의한 등골근의 경련을 기록하였다.

키고, 중이환기관을 삽입하여 증상을 완화시킬 수 있고, 자가지방 등을 사용한 주입술로 이관성형술을 시도할 수도 있다. 근육성 이명이나 호흡음의 경우 임피던스청력검사를 이용하면 근경련이나 호흡에 의해 고막의 임피던스가 변화하는 것을 객관적으로 기록할 수 있다.

## 4. 전정 질환

전정감각은 세반고리관과 전정의 감각수용기가 담당하며, 소뇌와 뇌간에서 일차적인 중추성 조절을 담당한다. 전정감각은 머리의 움직임과 위치를 파악하여 신체의 균형을 맞추고 전정안반사로서 머리가 빨리 움직일 때 시야를 안정시키는 기능을 한다. 말초전정기관의 질환에 의한 어지럼은 성인의 어지럼 질환에서 절반 이상을 차지하는 가장 흔한 원인으로, 보통 급성의 회전성 어지럼을 보이며 자율신경반응으로 구역, 구토 등을 동반한다.

### 1) **양성 돌발성 체위변환성 현훈**(benign paroxysmal positional vertigo, BPPV)

이 질환은 흔히 이석증이라고도 하며 전체 어지럼 질환 중 가장 흔하다. 여성에게서 더 많이 나타나며, 우측 귀를 침범하는 경우가 좌측 귀보다 좀 더 많다. 소아에게도 발생하나 나이가 들수록 발생 빈도가 증가하며, 노인 어지럼증의 약 50%가 BPPV라는 보고가 있을 정도로 흔한 질환이다. 골다공증이 있거나 이전에 두부 외상의 병력이나 메니에르병이나 전정신경염 등 내이 질환이 있는 경우 발생 빈도가 높다.

특징적인 증상은 자다가 깨자마자 혹은 자려고 누웠을 때 처음 발견되는 경우가 대부분인데, 자세를 취할 때마다 수 초-수 분 정도 지속되는 빙빙 도는 어지럼이 반복적으로 발생하며, 구역과 구토가 흔히 동반된다. 이석증이 침범된 세반고리관의 위치에 따라 어지럼이 유발되는 자세가 각각 다르며, 체위성 안진검사를 시행하여 진단되면 그에 맞는 이석치환술을 시행하여 치료하게 된다(〈표 14-4〉 참조).

후반고리관(posterior semicircular canal)을 침범하는 경우가 60%가량으로 가장 많고, 측반고리관(lateral semicircular canal)이 약 30% 정도다. 그리고 여러 반고리관을 중복

**표 14-4 침범된 세반고리관의 위치에 따라 적용하는 이석정복술**

| 침범된 반고리관 | | 이석정복술 |
|---|---|---|
| 후반고리관 | | Epley 술식, Sement 술식 |
| 측반고리관 | 반고리관결석<br>(향지성 안진) | Barbecue 술식, Forced prolonged position, Gufoni 술식 |
| | 팽대부결석<br>(원지성 안진) | 진동기 사용 후 Barbecue 술식, Forced prolonged position, Gufoni 술식 |
| 전반고리관 | | reversed Epley 술식, Rhako 술식 |

하여 침범하거나 상반고리관(superior semicircular canal)을 침범하는 경우가 나머지인데, 상반고리관은 해부학적 특성상 잘 발생하지 않고 발생하더라도 자연 치유되는 경우가 많다. 대부분 수일 내에 자연치유가 되나 수개월 이상 지속되기도 하고, 재발이 흔하며 증상이 환자에게 큰 공포를 일으키는 경우가 많으므로 정확한 진단과 함께 질환에 대한 교육으로 환자의 불안감을 덜어 주어야 한다.

### 2) 메니에르병(Ménière's disease)

병리학적으로 내림프수종인 막성미로의 병변으로, 내이기능장애에 의한 난청, 현훈 및 이명을 3대 주 증상으로 하는 질환이다. 빈도는 인구 10만 명당 보고자에 따라 75명(프랑스), 46명(스웨덴), 157명(영국)으로 보고하고 있으며, 일본에서는 16~17명으로 보고되어 우리나라도 이와 비슷하다고 생각된다(권세영, 홍성광, 2012).

증상은 난청이 가장 객관적인 증상으로, 초기에는 저음역에 국한된 변동성(fluctuating) 감각신경성 난청을 보이고, 어지럼 발작이 반복됨에 따라 악화와 호전을 반복하면서 서서히 진행되어 수평형의 청력도를 보이는 중등고도의 감각신경성 난청이 되며 대개는 일측성이다. 이충만감이나 이명, 난청 등 청각 증상과 함께 동반되는 빙빙 도는 어지럼이 수십 분에서 수 시간 동안 지속되는 것이 메니에르병의 전형적인 증상이며, 적절한 치료가 없으면 같은 현훈발작이 반복되면서 난청과 함께 전정 기능 저하를 유발한다. 진단을 위해서는 순음 및 어음청력검사가 필수적이며, 탈수검사를 함께 시행하면 진단에 도움이 된다. 전기와우도에서 SP/AP ratio가 증가된 소견이 관찰되나 민감도가 낮다. 최근에는 CHAMP 검사를 메니에르병의 진단에 이용하는 보고들이 발표된 바 있다(이주상 외, 2011).

치료는 저염식과 휴식 등 생활 습관을 교정하고, 항히스타민제나 이뇨제를 이용한 내과적 치료를 시행하며, 내림프낭감압술이나 전정신경절제술 등의 수술적 치료도 가능하다. 아미노글라이코사이드계 항생제인 겐타마이신의 전정 독성을 이용하여 겐타마이신 고실내주입술이 치료로 사용되기도 한다. 개별 환자의 치료법은 환자의 청각 및 전정 기능 상태와 반대편 귀의 청각 상태, 의료기관에의 접근도와 환자의 선호도 등을 종합적으로 고려하여 결정한다.

### 3) 전정신경염

전정신경염은 고막이나 청력은 정상이면서 다른 중추신경계의 이상 증후가 없는 급성 말초전정신경의 마비가 특징이다. 기전으로는 바이러스 감염에 의한 일차적 구심성 신경 혹은 전정신경절의 변성이나 혈관성 허혈 등의 가설이 제시되고 있다. 30~50대에서 가장 많이 나타나고 남녀의 차이는 없다. 대부분 갑자기 발생한 심한 회전성 어지럼증을 호소하며 구역과 구토, 창백, 식은땀 등이 흔히 동반된다. 서 있기가 어렵기는 하지만 대부분 불가능할 정도는 아니다. 급성기의 심한 증상은 2~3일 후 호전되나 그 경과는 환자에 따라 큰 차이를 보인다. 급성기에 병변 반대측을 향하는 자발안진을 보이며, 양온교대 안진검사(caloric test)에서 병변 측의 반고리관 마비를, 회전의자검사(rotation chair test)에서는 이득의 감소와 위상차 선행, 좌우 비대칭성을 보인다. 동적자세검사(dynamic posturography)에서는 주로 조건 4, 5, 6에서 평형 점수가 저하되고 주관적 시수직(subjective visual vertical)에서 병변 측으로의 편위가 관찰된다. 급성 증상이 심할 때는 전정억제제 등을 이용한 대증치료를 시행하며, 증상이 호전되면 전정억제제 사용을 줄이면서 가능한 한 빨리 전정재활 운동치료를 시행하여 환자의 평형 기능을 회복시키도록 한다.

## 5. 중추청각 질환

중추청각신경계는 전통적으로 이과학 및 청각학 분야에서 조명을 받지 못하여 왔던 분야이나, 최근 중추신경 기능에 대한 연구 기법이 발달하고, 중추청각처리 기능 및 청각처리장애(auditory processing disorder, APD)에 대한 관심의 증가로 관련된 연구

또한 활발히 이루어지고 있다. 청각처리장애가 청각 질환인지에 대해서는 논란이 있을 수 있겠으나, 청각수행도에 영향을 미치므로 간략히 소개한다.

청각처리장애는 **중추청각처리장애**(central auditory processing disorder, CAPD)라고도 불리며, 청각신경계의 청각 정보처리 장애를 가리키고, 임상적으로는 복합적인 증상군을 통칭하는 용어다(AAA, 2010). 구심성 및 원심성 청각신경계의 장애에 의해 발현될 수 있고, 인지기능 장애로 청각수행도가 적절히 평가되기 어려운 경우는 제외하여야 하지만, 인지기능 장애를 동반하는 경우가 많으므로 진단 시 주의하여야 한다. 청각처리장애는 소아의 발달과정에서 발현되기도 하며(developmental APD), 후천적으로 신경계 질환 이후에 발생하거나(acquired APD), 말초청각 질환에 동반하여(secondary APD) 발생하기도 한다(BSA, 2011).

2005년 미국언어청각학회(ASHA, 2005)에서는 다음의 여섯 가지 기능을 중추청각 기능으로 분류하고, 이 기능에 이상이 있는 경우를 중추청각처리장애로 정의하였으며, 따라서 이 질환의 진단과 평가를 위해서 이 여섯 가지 기능에 대한 검사가 필요하다. 여섯 가지 기능은 소리의 방향 및 측분별(sound localization and lateralization), 청각변별(auditory discrimination), 청각적 패턴 인식(auditory pattern recognition), 청각 정보의 시간적 양상(temporal aspects of audition, 시간 통합, 시간적 분석력, 시간 순서, 시간적 차폐를 포함), 경쟁 음향신호 내의 청각적 수행력(auditory performance in competing acoustic signals), 그리고 불명료한 음향신호에 대한 청각적 수행력(auditory performance with degraded acoustic signals)이다.

청각처리장애는 위에 나열한 다양한 청각 능력의 이상 증상이 단독 혹은 복합적으로 나타나며, 신경학적 증상이나 질환에 동반되는 경우가 흔하고, 아동에서는 언어발달장애나 학습장애와 동반되기도 한다. 청각처리장애가 진단되면 가능한 한 조기에 치료를 시작하여야 하며, 청취 능력과 의사소통 능력, 학업적 성취 등 여러 가지 기능에 영향을 주므로 다학제적 팀 접근법으로 치료하여야 한다(장현숙, 2010).

## 요약 및 정리

청각은 의사소통에 매우 중요한 도구로 청각기관의 질환은 삶의 질에 큰 영향을 미친다. 현대사회에서 산업화에 따른 소음 노출의 증가와 노년 인구의 증가, 만성질환의 증가는 모두 청각 질환을 증가시키는 요인이 된다. 청각에 영향을 미치는 질환은 청각 경로의 모든 단계에서 발생할 수 있으며 이학적 검진과 함께 청각학적 소견이 진단에 필수적이다. 말초전정 질환은 어지럼 질환 중 빈도가 높으나 증상이 일시적으로 발생하였다가 호전되는 경우가 많아 한 번의 진료나 검사로 확진을 내리기 어렵고 반복적인 관찰을 하여야 하는 경우가 흔하다. 이러한 경우 자세한 병력 청취와 함께 검사 결과가 정상이더라도 증상이 변화하면 다시 시행하여 비교해 볼 필요가 있다. 증상 등 임상 소견에 따라서 수행할 검사를 결정하고 검사 결과를 해석하여야 하며, 임상 소견과 검사 결과가 일치하지 않거나 적절한 치료에 반응하지 않을 때에는 검사 수행 시의 문제점을 점검함과 동시에 다른 질환의 가능성을 고려해야 한다.

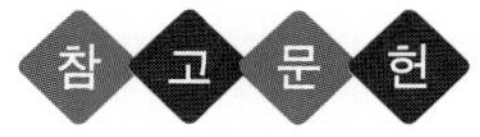



강우석, 김영호, 박경호, 서명환, 손은진, 유신영 외(2011). 돌발성 난청의 치료 원칙. 대한이비인후과학회지, 54, 675-682.

권세영, 홍성광(2012). 메니에르병의 진단과 치료. 대한평형의학회지, 11, 4-8.

김리석(2008). 청각신경병증. *Korean Journal of Audiology, 12*, 1-9.

대한이과학회, 대한청각학회(2010). 신생아청각선별검사 지침. 서울: 중앙문화사.

박수경, 이준호, 오승하(2007). 전국 분만 산부인과의 신생아 청각선별검사 현황. *Korean Journal of Audiology, 11*, 81-87.

신시옥(2011). 돌발성 난청의 임상적 특징과 치료. *Korean Journal of Audiology, 15*, 1-7.

이주상, 박은선, 홍성광, 이정학, 이효정, 김형종(2011). 메니에르병에서 Cochlear Hydrops Analysis Masking Procedure 검사의 진단적 유용성. 대한평형의학회지, 10, 19-25.

임현우, 채성원(2011). 한국 노화성 난청의 현주소. *Journal of Korean Medical Association, 54*, 910-917.

장현숙(2010). 중추청각처리장애의 진단을 위한 청각학적 평가. 청능재활, 6, 10-18.

조성일(2013). 폭발성 난청. 대한이비인후과학회지, 56, 251-255.

American Academy of Audiology (AAA). (2010). Clinical practice guidelines–diagnosis, treatment and management of children and adults with central auditory processing.

American Speech–Language–Hearing Association (ASHA), Working Group on Auditory Processing Disorders. (2005). (Central) Auditory Processing Disorders, Rockville, MD.

American Academy of Pediatrics, Joint Committee on Infant Hearing. (2007). Year 2007 position statement: Principles and guidelines for early hearing detection and intervention programs. *Pediatrics, 120*, 898–921.

Bill Daniels Center for Children's Hearing. (2008). Guidelines for identification and management of infants and young children with auditory neuropathy spectrum disorder. Children's Hospital Colorado.

British Society of Audiology (BSA), APD Special Interest Group (2011). Auditory processing disorder (APD) Position statement.

Chau, J. K., Cho, J. J., & Fritz, D. K. (2012). Evidence–based practice: management of adult sensorineural hearing loss. *Otolaryngologic Clinics of North America, 45*, 941–958.

Jacob, L. C., Aguiar, F. P., Tomiasi, A. A., Tschoeke, S. N., & Bitencourt, R. F. (2006). Auditory monitoring in ototoxicity. *Brazilian Journal of Otorhinolaryngology, 72*, 836–844.

Jastreboff, P. J., Gray, W. C., & Gold, S .L. (1996). Neurophysiological approach to tinnitus patients. *The Am J Otol, 17*, 236–240.

Joint Committee on Infant Hearing (JCIH). (2007). Year 2007 position statement: Principles and guidelines for early hearing detection and intervention programs. *Pediatrics, 120*, 898–921.

Kim, H. N., Kim, S. G., Lee, H. K., Ohrr, H., Moon, S. K., Chi, J., et al. (2000). Incidence of presbycusis of Korean populations in Seoul, Kyunggi and Kangwon provinces. *Journal of Korean Medical Science, 15*, 580–584.

Kim, H. J., Lee, H. J., An, S. Y., Sim, S., Park, B., Kim, S. W., et al. (2015). Analysis of the prevalence and associated risk factors of tinnitus in adults. *PloS ONE, 10*(5), e0127578.

Lee, H. J., Park, S. K., Choi, K. Y., Park, S. E., Chun, Y. M., Kim, K. S., et al. (2012). Korean clinical practice guidelines: Otitis media in children. *Journal of Korean Medical Science, 27*, 835–848.

Lin, F. R., Thorpe, R., Gordon–Salant, S., & Ferrucci, L. (2011). Hearing loss prevalence and risk factors among older adults in the United States. *The Journal of Gerontology Series A: Biological Sciences and Medical Sciences, 66A*, 582–590.

Mahboubi, H., Dwabe, S., Fradkin, M., Kimonis, V., & Djalilian, H. R. (2012). Genetics of hearing loss: where are we standing now? *European Archives of Oto–Rhino–Laryngology, 269*, 1733–1745.

Sliwinska–Kowalska, M., & Davis, A. (2012). Noise–induced hearing loss. *Noise and Health, 14*, 274–280.

Tabuchi, K., Nishimura, B., Nakamagoe, M., Hayashi, K., Nakayama, M., & Hara, A. (2011).

Ototoxicity: mechanisms of cochlear impairment and its prevention. *Current Medicinal Chemistry, 18*, 4866–4871.

Thomas, J. P., Minovi, A., & Dazert, S. (2011). Current aspects of etiology, diagnosis and therapy of otosclerosis. *The Polish Otolaryngology, 65*, 162–170.

제15장

# 전정 기능의 평가 및 재활

진인기(한림대학교 언어청각학부)

1. 전정계의 이해
2. 전정 기능의 평가
3. 전정재활

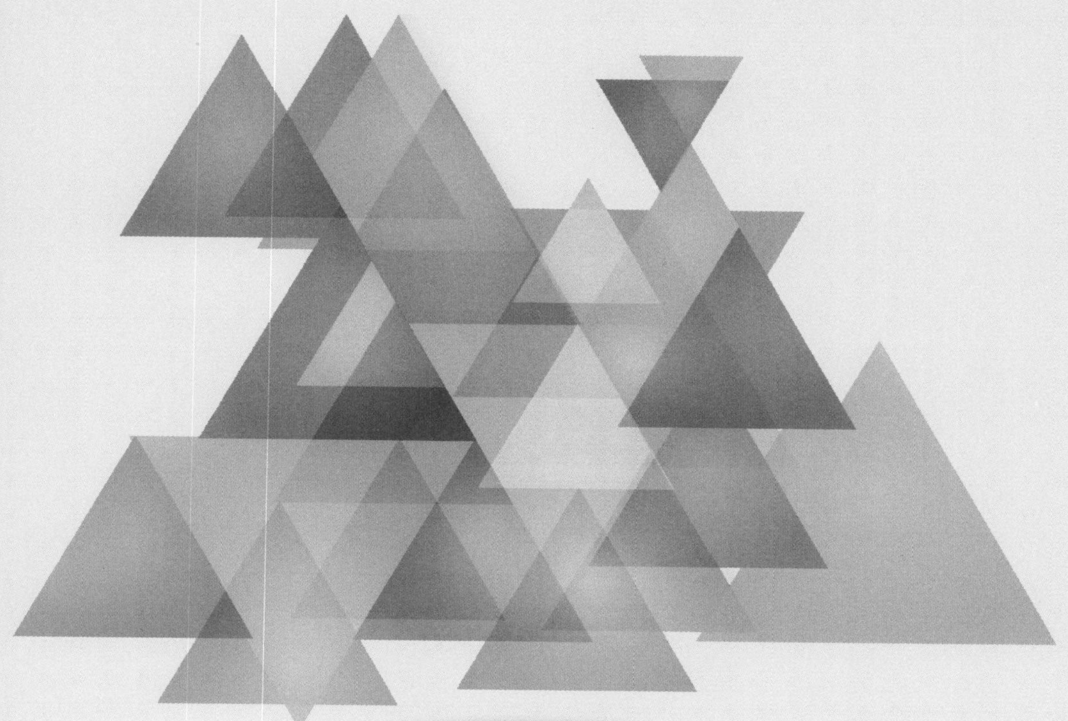

전정계(vestibular system)는 중력에 대한 상대적인 머리 위치를 파악하여 신체의 균형을 조절하는 기관을 말하며, 평형기관 또는 안뜰기관이라고도 부른다. 신체의 평형을 조절하는 감각기로는 전정계 외에도 시각계(visual system)와 고유수용계(proprioceptive system)가 관여하고 있으며, 이러한 감각기들의 독립적 또는 협응적 활동에 의해 평형 기능의 조절이 이루어진다. 전정계의 이상은 머리가 움직일 때 눈 움직임을 조절하여 시야의 흔들림을 방지하는 응시 안정화 기능의 약화를 가져와 어지럼증 등의 평형장애를 유발할 수 있다. 전정 기능 검사들의 주요 목적은 장애 부위의 파악 및 장애 정도를 측정하여 효과적인 재활을 위한 척도를 제시하는 것이다. 또한 전정재활은 대상자의 평형 기능 회복 및 적응에 초점을 두어 평형 조절 기능의 정상화와 일상적인 사회생활이 가능하도록 돕는 데 그 목적이 있다. 이 장에서는 전정계의 구조와 특성, 전정 기능의 평가와 재활에 대하여 기초적인 정보를 제공하고자 한다.

## 1. 전정계의 이해

### 1) 전정계의 구조

전정계를 이루는 대표적인 구조는 세 개의 반고리관, 난형낭, 구형낭, 내림프낭, 내림프관으로 나눌 수 있다. 반고리관은 속 림프의 움직임을 감지함으로써 머리의 움직임을 파악하는 기능을 한다. 세 개의 반고리관은 고리 모양의 관이 서로 직각을 이루도록 위치하고 있어 세반고리관이라고도 한다. 각 반고리관의 수용기들은 회전적인 가속 및 감속에 민감하게 반응하는 특성을 가지고 있어 우리 몸의 회전 운동과 연관이 깊다. 각 반고리관이 끝나는 지점은 감각털세포와 지지세포로 구성되어 있는데, 이를 팽대부라 한다. 팽대부는 모양이 타원형인 난형낭과 원형인 구형낭에 연결되는데, 이 두 기관은 회전 운동에 민감하지 않고 중력에 대한 상대적인 머리의 위치와 직선적인 가속 및 감속에 민감하게 반응하는 특성을 가지고 있어 우리 몸의 직선 운동과 연관이 깊다. 반고리관, 난형낭 및 구형낭 내부는 내림프액에 의해 채워져 있으며, 우리 몸이

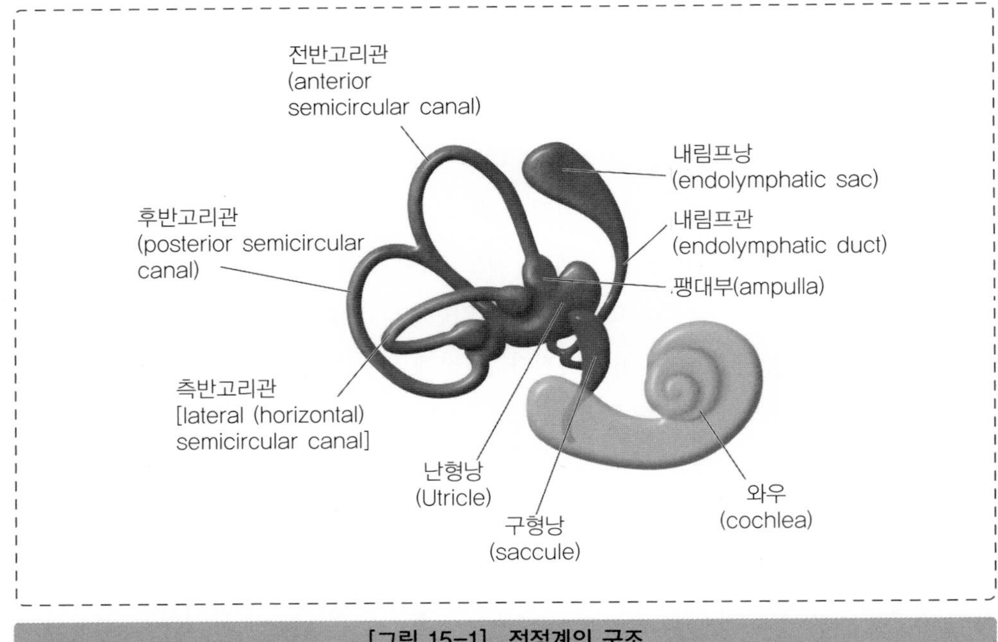


[그림 15-1] 전정계의 구조

움직일 때 내림프액의 흐름은 몸의 평형 유지 및 어지럼 유발 등에 영향을 미친다.

### 2) 내림프액과 어지럼

평형장애가 없더라도 일시적인 **어지럼**은 일반적인 현상이며, 우리의 일상에서 흔히 발생할 수 있다. 예를 들어, 우리 몸을 천천히 360°로 회전할 때는 어지럼이 느껴지지 않으나, 빠르게 몸을 회전시키면 관성에 의하여 **내림프액**이 회전하는 반대 방향으로 쏠리게 되었다가 회전을 갑자기 멈추게 되면 림프액이 순간적으로 급격하게 반대로 흐르게 되고, 우리 몸은 순간적인 미적응 상태가 되어 '어지럼'을 느끼게 된다. 이런 미적응 현상은 회전 중보다 회전 후에 발생하기 때문에 회전 중에는 어지럼을 느끼지 못하다가 회전을 멈췄을 때 어지럼이 발생하게 된다.

### 3) 전정계의 자극과 반응

우리 몸이 움직일 때, 회전 가속 및 감속 자극은 세 개의 반고리관에서 정보를 처리

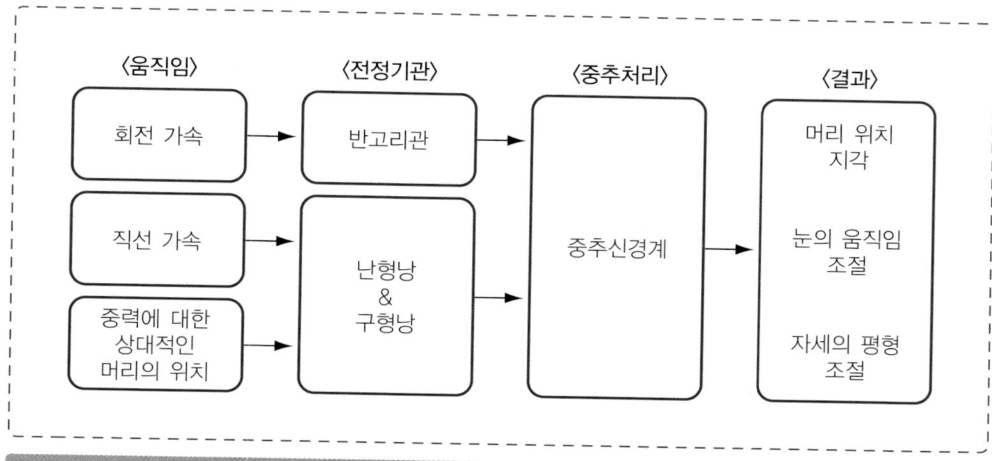


[그림 15-2] 움직임에 대한 전정계의 처리과정 흐름도

하며, 직선 가속 및 감속, 중력에 대한 상대적인 머리의 위치 정보는 난형낭과 구형낭에서 담당한다. 이렇게 전정기관에서 얻어진 각 정보는 중추신경의 처리과정을 거쳐 움직임 동안 안정적인 머리의 위치를 지각하고, 눈의 움직임을 조절하여 응시 안정화를 유지하며, 자세의 균형을 조절하여 안정적인 움직임에 기여하게 된다.

### 4) 전정 기능 장애의 개요

우리나라는 전정 기능 장애를 '평형 기능 장애'로 규정하고 있는데, 평형 기능 장애의 판정 개요(보건복지부, 2013)는 다음과 같다.

- 평형 기능이라 함은 공간 내에서 자세 및 방향감을 유지하는 능력을 말하며 시각, 고유 수용감각 및 전정기관에 의해 유지된다.
- 평형 기능의 평가에 있어 검사자는 피검사자의 일상생활 동작 수행에 잔존되어 있는 기능을 고려하여 등급을 결정하여야 하며, 1년 이상의 진료 기록 등을 확인하여야 한다.
- 평형 기능 장애는 최초 판정일로부터 2년 이후의 일정한 시기를 정하여 재판정을 하여야 하며, 재판정 시에 장애 상태의 현저한 변화가 예상되는 경우는 다시 재판정일로부터 2년 이후의 일정한 시기를 정하여 재판정을 하여야 한다. 다만, 재판정 당시 장애의 중증도나 연령 등을 고려할 때에 장애 상태가 거의 변화하지 않을

것으로 예측되는 경우에는 재판정을 제외할 수 있다.

- 양측 평형 기능 소실의 경우, 전문적 진단으로 영구적 장애로 판단하는 때에는 재판정을 제외할 수 있다.
- 모든 평형 기능 이상의 등급 결정에 있어 전정기관 이상의 객관적 징후가 반드시 확인되어야 한다.
- 양측 전정 기능의 이상은 온도안진검사 또는 회전의자검사로 확인하며, 그 외 진동시(oscillopsia), 자발 및 주시 안진, 체위(postulography) 검사 등으로 객관성을 높일 수 있다.

구체적인 장애 판정 기준은 〈표 15-1〉에 제시되어 있다.

**표 15-1** 평형 기능 장애의 장애 판정 기준

| 장애 등급 | 장애 정도 |
|---|---|
| 3급 | 양측 평형 기능의 소실이 있으며 두 눈을 감고 일어서기가 곤란하거나 두 눈을 뜨고 10 m 거리를 직선으로 걷다가 쓰러지고(임상적으로 불가피한 경우 6 m를 걷게 하여 진단할 수 있다.) 일상에서 자신을 돌보는 일 외에는 타인의 도움이 필요한 사람 |
| 4급 | 양측 평형 기능의 소실이나 감소가 있으며 두 눈을 뜨고 10 m 거리를 직선으로 걷다가 중간에 균형을 잡으려 멈추어야 하고(임상적으로 불가피한 경우 6 m를 걷게 하여 진단할 수 있다.) 일상에서 자신을 돌보는 일과 간단한 보행이나 활동만 가능한 사람 |
| 5급 | 양측 또는 일측의 평형 기능의 감소가 있으며 두 눈을 뜨고 10 m 거리를 직선으로 걸을 때 중앙에서 60 cm 이상 벗어나고(임상적으로 불가피한 경우 6 m를 걷게 하여 진단할 수 있다.) 일상에서 복합적인 신체 운동이 필요한 활동이 불가능한 사람 |

출처: 보건복지부(2013).

## 2. 전정 기능의 평가

### 1) 온도안진검사(caloric test)

#### (1) 원리

우리 몸은 어지럼 등 신체의 평형을 유지하기 어려운 상황이 되면 신체의 평형과 균형을 유지하기 위한 다양한 반사 활동을 하게 되는데, 여러 신체 활동 중에서 시야의 안정화를 위한 **전정안반사**(vestibular ocular reflect, VOR)는 대표적인 평형 유지 활동이다. 온도안진검사는 온도가 다른 물 혹은 공기를 이용하여 귀에 온도 자극을 가하고, 이에 따른 피검자 안구의 움직임을 확인함으로써 전정안반사의 활동을 통해 어지럼증을 진단하는 검사다.

(2) 검사 방법

온도안진검사는 수평반고리관이 수직으로 위치해야 하기 때문에 누운 상태에서 머리를 약 30° 정도 앞쪽으로 숙이거나 뒤쪽으로 60° 정도 젖힌 상태에서 검사를 시행한다. 냉수 혹은 차가운 공기(약 30° 정도)를 편측 외이도를 통해 내이로 주입하면 귀의 온도가 변하게 되는데, 이때 빠르고 한쪽 방향으로 튀는 안구의 움직임이 발생하게 되며, 이를 안진(nystagmus)이라 한다. 안진은 냉수가 들어온 쪽에서 반대 방향으로 빠르게 반응하고 천천히 돌아오게 된다. 다음으로, 온수 혹은 더운 공기(약 44℃)를 내이 쪽으로 주입하게 되면 안진은 온수 쪽으로 빠르게 반응하게 되고 다시 천천히 돌아오게 된다. 눈 주변에 전극(electrode)을 부착하는데, 이 전극은 눈의 반응을 기록하는 역할을 한다(Baloh, 2008).

검사 전, 일반적으로 피검자는 과한 식사를 하지 않도록 하고 검사 전 24시간 전에 알코올, 알러지약, 카페인, 진정제의 사용을 자제하는 것이 정확한 검사 결과에 도움이 된다(Baloh, 2008). 지속적으로 처방을 받아서 복용을 하고 있는 약이라면 반드시 검사 전에 주치의 또는 담당 의사에게 의견을 구해야 한다. 냉수 혹은 차가운 공기가 들어올 때 많은 피검자가 불편함을 느낄 수 있으며, 일반적으로 어지럼이 발생한다. 또한 피검자에 따라 구토 증상을 보일 수 있다.

(3) 결과의 해석

일반적으로 빠른 안진반응이 냉수와 온수가 외이도를 통해 주입되었을 때 나타나야 하며, 눈의 움직임의 속도와 형태가 양쪽 눈에서 동일하게 나타나면 정상적인 반응으로 간주한다. 비정상적인 온도안진검사 결과의 주요 원인은 〈표 15-2〉에서 제시하였듯이 동맥경화증, 출혈 관련 혈관질환, 뇌손상, 진주종, 약물에 의한 내이 손상, 종양 등이라고 보고되고 있다(Kerber & Baloh, 2008).

**표 15-2 비정상적인 온도안진검사 결과의 주요 원인**

- 아테롬성 동맥경화증(atherosclerosis)
- 혈관질환
- 혈전(blood clots)
- 뇌손상(brain damage)
- 진주종(cholesteatoma)
- 선천성장애[congenital (present at birth) disorders]
- 항생제, 이뇨제, 항말라리아 약물로 인한 내이 손상
- 내이 및 청신경 종양
- 중독(poisoning)
- 풍진(rubella)
- 정신적 외상(trauma)

출처: Kerber & Baloh(2008).

온도안진검사의 주요 분석 변수는 안진의 지속시간, 빈도 및 느린성분속도(slow phase eye velocity, SPEV)가 있다. 온도안진검사의 주요한 검사 요소는 반고리관마비(canal paresis, CP), 방향우위성(directional preponderance, DP), 시고정지수(fixation index, FI)로 나눌 수 있다. 중추성 및 말초성 어지러움의 판정에는 시고정지수를 사용한다.

FI(%)＝(시고정 후 느린 성분 속도/시고정 제외 최대 느린 성분 속도)×100

시고정지수는 위의 공식과 같이 계산한다. 시고정 직후의 SPEV 값을 시고정하지 않을 시의 최대 SPEV 값으로 나눈 다음 100을 곱하면 퍼센트(%)의 시고정지수 값을 얻을 수 있다. 시고정지수 값은 50% 이하를 정상 범위로 간주하고, 50% 이상일 경우 중추성 병변을 의심할 수 있으며, 70% 이상이면 신체의 시고정 체계가 올바로 작동하지 않음을 나타낸다(Baloh, 2008).

### 2) 자발안진검사(spontaneous nystagmus test, SN)

#### (1) 원리

안진은 온도안진검사 세팅처럼 냉수 또는 온수가 내이로 들어와서 내이의 환경에 급격한 변화가 주어질 때 발생할 수도 있지만, **자발안진**은 외부의 자극이 없고, 머리를 곧게 세우고 정면을 응시하면서 자연스럽게 서 있거나 앉아 있을 때 동안신경에 이르는 긴장성의 불균형에 의해 자발적으로 나타나는 안진을 의미한다.

#### (2) 검사 방법

검사 방법은 피검자가 편안히 앉은 상태에서 암전 상황(암시야)을 만들고, 프렌젤 안경(Frenzel's spectacles)을 착용하고 ① 눈을 뜬 상태, ② 눈을 감은 상태, ③ 프렌젤 안경을 제거하고 눈을 뜬 상태에서 안진의 정도를 기록한다. 프렌젤 안경은 15~20 디옥타의 볼록렌즈 형태로 제작된 안경으로, 비주시하안진검사에서 주로 활용되고 있다.

#### (3) 결과의 해석

자발안진이 나타나는 것만으로도 중추성 또는 말초성 어지럼증의 증거가 될 수 있다. 말초성 자발안진은 주로 일정한 방향성을 가진 안진과 안진이 일어나는 방향으로 주시를 시도할 때 안진이 더 커지며, 특정 표적에 시야를 고정할 시에 안진이 감소하는 경향을 보인다. 중추성 자발안진의 특징은 시고정의 여부와 상관없이 안진이 지속적으로 나타날 수 있다(Coats, 1969).

### 3) 주시안진검사(gaze nystagmus test, GN)

#### (1) 원리

중추성 병변으로 인한 안진을 확인하는 또 다른 방법은 주시안진검사다. 이는 안진의 방향이 불규칙하거나 시선에 따라 방향이 바뀌는 **주시안진**의 특성을 이용한 검사 방법으로, 한쪽 방향에 정해진 표적을 응시할 때 나타나는 안진을 측정하게 된다.

(2) 검사 방법

피검자의 머리를 정면에 위치하게 한 후, 좌, 우, 상, 하, 정면에 표적을 설치하고 모든 방향에 대하여 표적을 주시시키면서 안진의 유무, 속도 등을 측정한다. 각 방향에 따른 안진검사의 시간은 약 30~60초 사이로 하는 것이 일반적이다. [그림 15-3]은 주시안진의 예를 보여 주고 있다. 1번은 피검자가 오른쪽 표적을 응시하는 모습이다. 2번은 1번을 유지하려고 하나 안진에 의하여 시선이 중앙으로 천천히 이동되고 있는 모습을 묘사하고 있다. 3번은 2번 과정 후에 재빨리 다시 표적을 응시하는 모습을 묘사하고 있다. 이렇게 주시안진이 나타나는 경우에는 1, 2, 3번의 과정이 반복적으로 나타나게 된다.

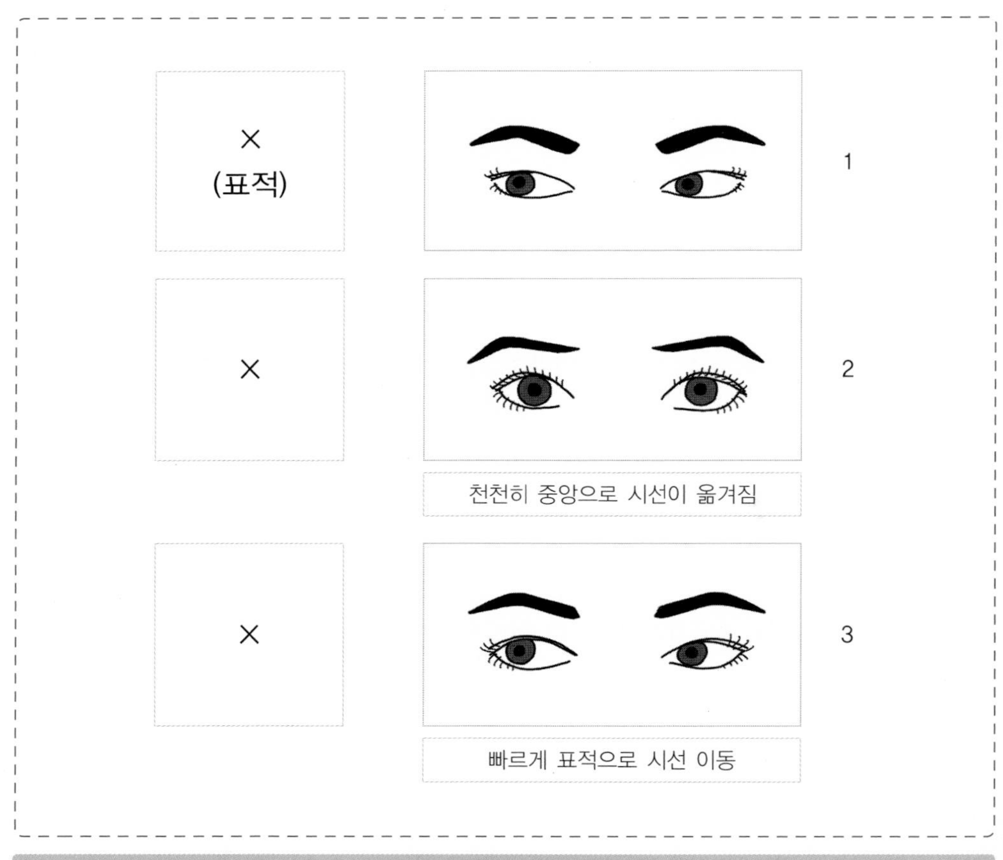


[그림 15-3] 주시안진의 예시

(3) 결과의 해석

주시안진이 발생하면 전정소뇌의 병변을 예상할 수 있다. 자발안진검사와 같은 비주시안진검사 결과와의 비교를 통해서도 병변을 추정할 수 있는데, 내이의 병변인 경우에는 비주시안진검사에서 안진이 발생하기 쉽고, 주시안진검사에서는 안진이 발생할 가능성이 적은 것으로 보고되고 있다(Goebel, 2001). 소뇌의 병변인 경우에는 비주시안진과 주시안진검사 모두에서 안진이 측정될 수 있다.

### 4) 두위변환안진검사(Dix Hallpike test)

(1) 원리

두위변환안진검사는 양성발작성체위현훈(benign paroxysmal positional vertigo, BPPV)을 확인하기 위한 검사 방법이다. BPPV는 평형반으로부터 벗어난 이석들이 후반고리관으로 이동하고 머리회전 등으로 인하여 이석들이 새로운 중력에 의해 비정상적인 위치에 도달하게 되면, 반고리관 내의 불균형적인 림프액의 흐름이 발생하고, 이에 따라 평형신경의 비정상적인 신호를 유발하여 어지럼증을 유발하는 병리학적 특성을 보인다. 어지럼증은 항상 발생하는 것이 아니라 특정 위치로의 머리 움직임에 의하여 유발되는데, 1~2분 정도의 짧은 시간 동안만 유발되고 사라진다. 즉, BPPV는 급성어지럼증으로 분류할 수 있으며, 빠른 머리의 특정 움직임이 어지럼과 눈 떨림을 유발하지만 자극이 지속되더라도 1~2분 안에 사라지며, 주요 유발 활동은 침상에서 일어나기, 눕기, 고개 숙이기, 침대에서 돌아눕기다(Lundy-Ekman, 2013). 따라서 두위변환안진검사는 이석이 어지러움을 유발하는 반고리관을 찾기 위해 어지러움을 임의로 유발시키는 방법을 사용한다.

(2) 검사 방법

두위변환안진검사는 어느 반고리관에 어지럼증을 유발하는 이석이 존재하느냐에 따라 자세 변환 및 머리 회전 방향이 다르나, 이해를 돕기 위해 우측 후반고리관 이석이 문제일 경우를 가정하여 [그림 15-4]에 제시하였다.

환자가 침대에 다리를 올려놓고 허리를 세운 다음 정면을 보는 자세를 하면서부터 두위변환안진검사가 진행된다. 검사자는 환자가 머리를 45° 정도 검사자 쪽으로 회전하도록 유도하고 머리 회전 상태를 유지한 채로 그대로 침대에 눕힌다. 이때 침대 아

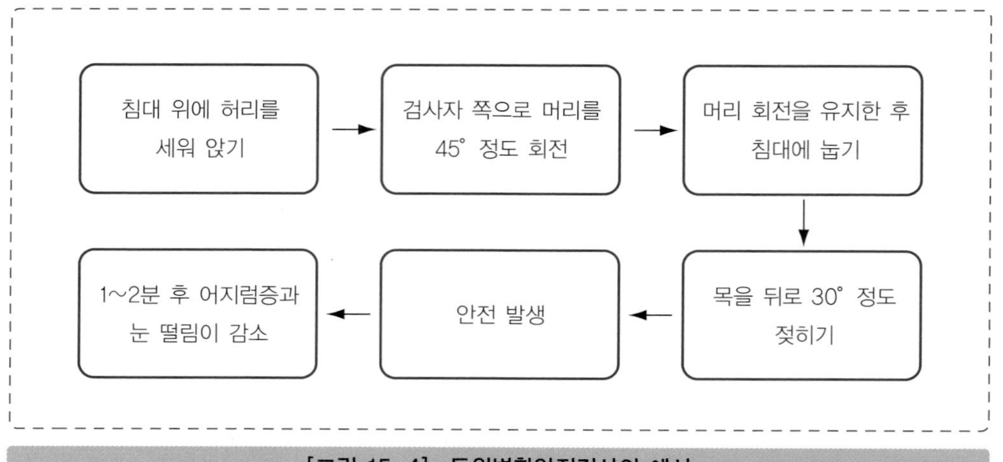


[그림 15-4] 두위변환안진검사의 예시

출처: Lundy-Ekman (2013).

래쪽으로 목을 30° 정도 젖히게 하면 후반고리관에 있던 이석들이 중력에 의해 팽대부의 팽대정(cupula) 부분으로부터 멀어지고, 자세가 고정되어도 이석들에 의해 림프액의 흐름이 유발된다(Lundy-Ekman, 2013). 그렇게 되면 안진이 발생하고 안구는 지속적으로 한쪽 방향으로 튀게 된다. 이때 어지럼증이 발생한다. 림프액의 흐름이 멈추게 되면 어지럼증과 안진은 서서히 사라지게 된다.

(3) 결과의 해석

두위변환안진검사에서 후반고리관의 불균형적인 림프액 흐름을 통해 어지럼증을 확인했다면, 이석의 위치를 후반고리관으로 예상할 수 있다. 만약 [그림 15-4]에서 제시한 방법으로 자세를 변환하였을 때 어지럼증이 발생하지 않았다면, 전반고리관 또는 측반고리관의 림프액의 흐름을 유도하는 자세 변환을 통하여 림프액 불균형의 원인이 되는 이석의 위치를 예측할 수 있다.

## 5) 동적 자세검사(dynamic posturography)

(1) 원리

우리 몸의 평형 및 균형에 관여하는 시각, 고유감각, 평형감각을 나누어 평가하는 검사로 발판이 움직이거나 각도를 변화시키면서 균형 유지 능력을 평가하기도 하고,

환자의 몸 전체를 움직이게 하거나 기울이게 하였을 때 균형감각을 측정하기도 한다. 즉, 다양한 불균형 상태를 유발하였을 때 균형 및 평형을 유지하는 능력을 측정함으로써 몸의 균형 및 평형 기능의 수행력을 측정하는 검사다.

(2) 검사 방법

예상되는 병변의 위치에 따라 검사 방법 및 순서에는 차이가 있을 수 있으나, 기본적인 체위는 다음 여섯 가지다. 첫 번째 체위는 발판과 원통(몸을 움직이게 하는)을 고정하고 눈을 뜬 채로 균형을 잡도록 한 후 환자로 하여금 균형을 유지하도록 한다. 두 번째 체위는 발판과 원통을 고정하고 눈을 감은 채로 균형을 유지하도록 한다. 세 번째 체위는 발판을 고정하고 시야를 확보한 상태에서 원통이 앞쪽으로 기울어질 때 균형을 유지하도록 한다. 네 번째 체위는 시야를 확보하고 원통을 고정시킨 뒤 발판을 앞쪽으로 기울이면서 균형을 유지하도록 한다. 다섯 번째 체위는 시야를 가리게 하고 발판을 앞쪽으로 기울이면서 균형을 유지하도록 한다. 여섯 번째 체위는 시야를 확보한 후 원통과 발판이 모두 앞쪽으로 기울어지게 한 후 환자로 하여금 균형을 잡도록 한다.

(3) 결과의 해석

앞서 소개한 여섯 가지 체위는 시각, 고유감각, 평형감각의 활용 여부에 따른 균형감각을 검사하는 방법들로 어떤 체위에서 균형감각을 상실했느냐에 따라 그 원인을 예측할 수 있다. 예를 들어, 세 번째 체위는 시각적인 흔들림 속에서 균형을 유지하는 능력을 검사하는 것이고, 여섯 번째 체위는 시각과 고유감각의 흔들림 속에서 균형을 유지하는 능력을 검사하는 방법이다. 일반적으로 균형감각에 문제가 있는 환자들은 세 번째와 여섯 번째 체위검사에서 균형 유지에 큰 어려움을 느낀다고 보고하고 있다(Lundy-Ekman, 2013).

## 3. 전정재활

전정재활은 어지럼증의 완화, 적응 및 평형 기능의 향상을 위해 고려할 수 있다. 병변의 위치(말초성 또는 중추성)와 관계없이 재활을 시도할 수 있지만, 전정기관 외의

**표 15-3 전정재활의 주요 목표**

- 평형 기능의 향상
- 안정화된 보행 능력
- 어지럼증의 완화 및 둔감화
- 사회생활의 정상화
- 어지럼증으로 인한 두려움 및 고통 완화

출처: Rhee(2010).

원인에 따른 평형장애 또는 어지럼증일 경우에는 전정재활의 효과를 기대하기 어렵다(Rhee, 2010). 전정재활의 주요 목표는 <표 15-3>에서 제시한 바와 같이 평형 기능의 정상화, 보행 시 안정화, 어지럼증의 완화 및 둔감화 등에 초점을 둔다. 전정재활 시작 전에 환자에게 전정장애와 전정재활에 대한 사전 교육을 실시하여야 하며, 환자에게 어지럼증의 완전한 제거 및 평형 기능의 완전한 회복이 아닌 어지럼증의 완화 및 평형 기능의 향상이 주요 목표임을 반드시 알려 주어야 한다(Rhee, 2010). 전정재활은 청각 전문가와 함께 시행하는 재활과 외부 및 집에서 스스로 시행하는 재활 방법이 있으며, 일반적으로 청각 전문가에게 교육을 받고 집(또는 외부)에서 일정 기간 스스로 재활을 실시한 후 주기적으로 전문기관을 방문하여 점검을 하는 방식으로 이루어진다.

### 1) Cawthorne-Cooksey 운동요법

#### (1) 목적

Cawthorne-Cooksey 운동요법은 목과 어깨의 이완요법을 포함하여 머리와 눈의 독립적인 움직임 훈련, 몸의 균형 유지하기 훈련, 어지럼증을 야기하는 머리 움직임 훈련(전정 기능의 회복 및 적응을 위해 시행) 등을 통하여 평소 움직임에 대한 평형 기능을 적응시키는 데 그 목적이 있다(Cawthorne, 1944; Cooksey, 1946). 개개인의 신체 능력과 병변의 위치를 고려하여 프로그램을 설정해야 하며, 한번 배우기만 하면 가족 및 친구들이 주변에서 손쉽게 도울 수 있는 운동요법으로 알려져 있다. 난이도를 고려한 단계적 프로그램으로 구성되어 있으며, 재활 초기에는 어지럼증이 더 심해질 수 있지만 시간이 흐르면서 점차 완화되는 경향이 있다.

(2) 재활 방법

Cawthorne-Cooksey 운동요법은 다음과 같이 구성할 수 있다(Cawthorne, 1944; Cooksey, 1946). 침대에서 눕거나 앉아서 시행하는 재활 방법은 안구를 위아래로 움직이거나 [그림 15-5] 처럼 좌에서 우로 또는 우에서 좌로 움직이는 운동으로 구성된다. 또한 손가락을 최대한 멀리 뻗고 손가락을 응시하도록 하고 잠시 뒤 정면에서 30 cm 정도까지 가깝게 손가락을 움직이는데, 움직이는 손가락을 계속 응시하도록 노력하

**표 15-4 Cawthorne-Cooksey 운동요법의 예시**

1. 침대에 눕거나 앉아서 시행
   - 안구운동
     - 안구를 위아래로 움직이기
     - 안구를 좌에서 우로 또는 우에서 좌로 움직이기
     - 손가락을 최대한 멀리 뻗었다가 30 cm 정도까지 가까이 움직이고, 이렇게 움직이는 손가락을 주시하기
   - 머리운동
     - 앞으로 숙였다가 반대로 뒤로 숙이기
     - 좌우로 돌리기
2. 의자에 앉아서 시행
   - 안구운동과 머리운동은 1과 동일한 방법으로 시행
   - 어깨를 들어 올리면서 회전시키기
   - 앞으로 숙이면서 물건 줍기
3. 일어서서 시행
   - 1, 2에서 시행할 수 있는 안구, 머리 및 목 운동 시행
   - 앉았다가 일어서기
   - 한쪽 손에서 다른 쪽 손으로 공을 던지기(머리 위로)
   - 한쪽 손에서 다른 쪽 손으로 공을 던지기(무릎 아래로)
   - 앉은 상태에서 제자리 돌기를 하면서 일어나기
4. 움직이면서 시행
   - 방과 방 사이를 눈을 뜨고 걷기, 다음에는 눈을 감고 시행
   - 경사진 곳을 눈을 뜨고 오르내리기, 다음에는 눈을 감고 시행
   - 계단을 눈을 뜨고 오르내리기, 다음에는 눈을 감고 시행
   - 공 던지고 받기
   - 몸을 구부리고 펴는 동작 등 스트레칭 운동

출처: Rhee(2010).

는 방법 등이 사용된다. 주의점은 처음에는 천천히 시행하다가 익숙해지면 점차 속도를 높여서 응시훈련을 하도록 하는 것이다. 머리 운동은 앞으로 숙이고 잠시 뒤 뒤로 숙이기, 좌우로 돌리기를 시행한다. 여기서도 주의점이 있는데, 처음에는 천천히 시행하고 점차 속도를 올리며, 익숙해지면 눈을 감고 시행하도록 하는 것이다. 의자에 앉아서 시행할 때는 침대에서 눕거나 앉아서 시행할 수 있는 운동요법을 적용하여 시행할 수 있으며, 어깨를 들어 올리면서 크게 회전시키기를 시도하거나 고개를 앞으로 숙이면서 특정 물건을 줍는 훈련을 시행할 수 있다. 일어서서 시행할 때는 침대에서 또는 의자에서 시행할 수 있는 안구, 머리 및 목 운동을 시행할 수 있으며, 앉았다가 일어나기를 반복적으로 시행할 수 있는데, 이때 눈을 뜨고 한 번 시도한 후 눈을 감고 시도하는 패턴으로 재활을 한다. 한쪽 손에서 다른 쪽 손으로 공 던지기를 할 수도 있는데, 머리 위로 시도하는 방법과 무릎 아래로 시도하는 방법 등이 있다. 또한 앉은 상태에서 제자리 돌기를 하면서 일어나기를 시행할 수도 있다. 서서 시행하는 운동요법은 방과 방 사이를 걷기, 경사진 곳 또는 계단을 오르내리기가 있는데, 처음에는 눈을 뜨고 시행하고 그다음에는 눈을 감고 시행한다. 또한 공을 던지고 받는 운동이나 스트레칭을 시행할 수 있다.

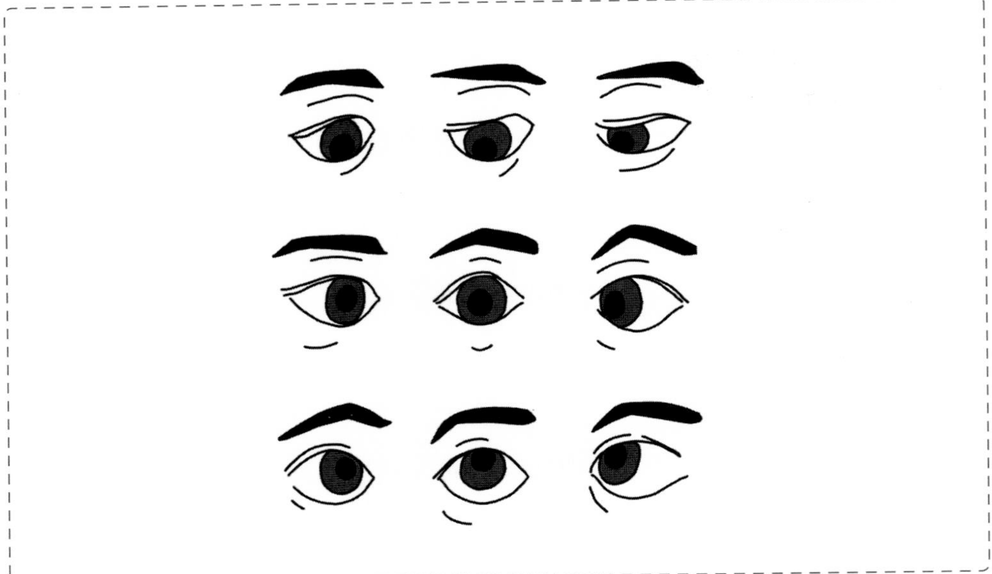

[그림 15-5] Cawthorne-Cooksey 운동요법 예시(좌우 안구 운동)

## 2) 주시 안정화 운동요법

### (1) 원리

주시 안정화 운동요법은 안구와 머리의 움직임이 지속되는 동안 고정된 물체에 초점을 맞추는 능력을 향상시키는 데 목적이 있다(Hall et al., 2010). 주시 안정화 운동요법은 스스로 시행하기보다는 전문치료사와 같이 진행할 수 있는 운동요법이다.

### (2) 재활 방법

주시 안정화 운동요법은 다음과 같이 구성할 수 있다(Hall, Heusel-Gillig, Tusa, & Herdman, 2010). 정면을 응시하면서 정면에 제시되는 글자에 초점을 맞추도록 한다. 그리고 머리를 좌우로 천천히 회전하면서 안구를 정면에 제시되고 있는 글자에 지속적으로 초점을 맞추도록 노력하는 방식으로 이루어진다. 처음에는 천천히 시도하고 점차 속도를 높이도록 하며, 3~5회 정도 반복하도록 한다. 또한 처음에는 1회기 운동시간을 1분 정도로 유지하며, 점차 시간을 늘려서 시행한다.

**표 15-5 주시 안정화 운동요법 예시**

- 정면을 응시하도록 노력하면서 안구의 정면에 제시되는 글자에 초점을 맞추기
- 머리를 좌우로 회전시키면서 정면에 제시되고 있는 글자에 초점을 맞추기
- 처음에는 1분 정도 시도하며 점차 시간 및 횟수를 늘리기

## 3) Brandt-Daroff 운동요법

### (1) 원리

Brandt-Daroff 운동요법은 주로 후반고리관에 이석이 들어가서 발생하는 BPPV로 인한 어지럼증을 완화하기 위해 개발되었으며, 집에서 스스로 할 수 있는 재활요법이다(Amor-Dorado et al., 2012).

### (2) 재활 방법

Brandt-Daroff 운동요법은 다음과 같이 시행할 수 있다. 침대의 가장자리에 앉아서 고개를 45° 정도 돌린다. 그다음에는 빠르게 고개를 돌리고 있는 반대 방향으로 눕고,

목을 침대 아래쪽으로 최대한 젖힌다. 이 상태로 30초 정도 자세를 유지한 후 처음에 앉은 자세로 돌아오는 운동을 반복적으로 시행한다.

**표 15-6 Brandt-Daroff 운동요법 예시**

- 침대의 가장자리에 앉고 고개를 45° 정도 돌리기
- 빠르게 고개 반대 방향으로 눕고 목을 뒤로 젖히기
- 30초 정도 그대로 유지하기
- 처음에 앉은 자세로 돌아오기

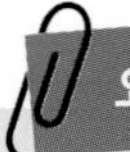

## 요약 및 정리

전정 기능의 이상은 평형 기능의 약화 또는 어지럼증을 유발할 수 있다. 전정 기능은 전정기관 외에도 시각계 및 고유수용계의 독립적 또는 협응적인 운동에 의해 조절되기 때문에 세 기관 중 하나 또는 그 이상의 기관에 문제가 발생하면 전정 기능에 이상이 올 수 있다.

전정재활의 주요한 목적은 전정 기능의 완전한 회복에 있는 것이 아니며, 평형 기능의 향상 또는 적응을 통한 증상(어지럼증)의 완화에 초점을 두고 시행한다. 재활 방법은 전문가와 같이 수행하는 운동요법과 집에서 혼자 또는 가족들과 같이 수행할 수 있는 운동요법이 있으며, 효과를 높이기 위해서는 두 방법을 동시에 사용하는 것이 좋다. 추후에는 더욱 다양하고 효과적인 재활 방법이 개발되어 할 것이다.

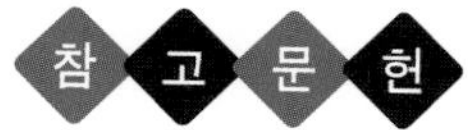

보건복지부 장애인정책과(2013). 장애등급판정기준, 제2013-174호.

Amor-Dorado, J. C., Barreira-Fernandez, M. P., Aran-Gonzalez, I., Casariego-Vales, E., Llorca, J., & Gonzalez-Gay, M. A. (2012). Particle repositioning maneuver versus Brandt-Daroff exercise for treatment of unilateral idiopathic BPPV of the posterior semicircular canal: a randomized prospective clinical trial with short-and long-term outcome. *Otology & Neurotology, 33*(8), 1401-1407.

Baloh, R. W. (2008). Hearing and equilibrium. In L. Goldman & D. A. Ausiello (Eds.), *Cecil Medicine* (pp. 454-465). Philadelphia: Elsevier.

Cawthorne, T. (1944). The physiological basis for head exercises. *Journal of Chartered Society Physiotherapy, 30*, 106-107.

Coats, A. C. (1969). The diagnostic significance of spontaneous nystagmus as observed in the electronystagmographic examination. *Acta oto-laryngologica, 67*(1), 33-42.

Cooksey, F. S. (1946). Rehabilitation in vestibular injuries. *Proceedings of the Royal Society of Medicine, 39*(5), 273-278.

Goebel, J. A. (2001). *The ten-minute examination of the dizzy patient.* In Seminars in neurology. New York: Thieme Medical Publishers.

Hall, C. D., Heusel-Gillig, L., Tusa, R. J., & Herdman, S. J. (2010). Efficacy of gaze stability exercises in older adults with dizziness. *Journal of Neurologic Physical Therapy, 34*(2), 64-69.

Kerber K. A,, & Baloh R. W. (2008). Dizziness, vertigo, and hearing loss. In W. G. Bradley, E. B. Daroff, G. M. Fenichel, J. Jankovic (Eds.), *Neurology in Clinical Practice* (pp. 237-254). Philadelphia: Butterworth-Heinemann Elsevier.

Lundy-Ekman, L. (2013). *Neuroscience: fundamental for rehabilitation.* Philadelphia: Elsevier Health Sciences.

Rhee, C. K. (2010). Vestibular Rehabilitation. *Audiology and Speech Research, 6*, 1-9.

## 제16장

# 청력보존 프로그램

김규상(서울의료원 직업환경의학과)

1. 소음 노출 수준과 소음성 난청 실태
2. 우리나라의 청력보존 프로그램
3. 청력보존 프로그램의 구성 내용과 지침

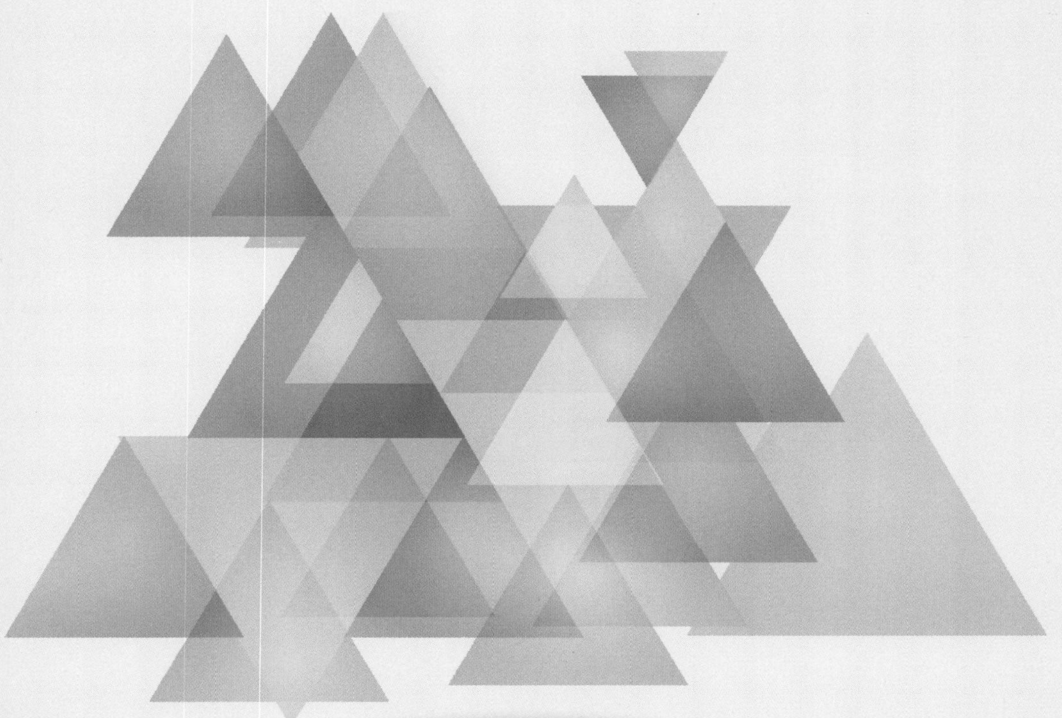

인간은 산업화된 현대사회에서 소음으로부터 벗어나기는 힘들다. 소음이 현대사회에서 중요한 문제로 대두됨에 따라 소음 노출로 인한 건강의 보호와 소음 저감을 위한 대책이 중요하다. 우리나라 산업장의 업종별 소음 공정의 음압 수준은 과거에 비해 개선되고 있으나, 대부분의 제조업종에서는 청력에 영향을 미치는 80 dB(A)을 초과하고 있고 노출 기준에 근접하고 있음을 보여 준다(김준연 외, 1986; 노영만, 피영규, 2003; 오도석, 이용학, 2004; 정지연 외, 2001; 피영규, 김현욱, 2003). 소음에 대한 효과적이고도 지속적인 대책이 마련되지 않는 한 소음성 난청은 계속해서 우리나라에서 심각한 직업병 문제로 남을 것이다.

산업장의 소음은 **소음성 난청**의 원인일 뿐만 아니라 재해의 발생이나 작업 능률의 저하 등 직접적인 각종 피해를 야기한다. 그리고 이러한 청각장애 이외에도 심혈관계 질환과 고혈압의 발생에 영향을 미치고, 높은 소음 수준은 급격한 스트레스를 유발시키는 요인으로 작용하며, 대화 방해, 수면장애, 수행행동능력장애 등 일상생활에 영향을 미친다. 또 이와 같은 소음으로 인한 청각장애로 2차적인 신체적 · 정서적 · 행동학적 · 사회적 기능에 영향을 미친다.

또한 제조업종의 근로자만 소음에 노출되는 것이 아니다. 광업, 건설업 등의 고소음 업종 근로자와 헤드셋을 사용하는 통신 근로자와 텔레마케터, 트럭 운전자, 기관사, 소방공무원, 도로교통 순경, 연주자 등 비제조 업종의 특정 소음원에 노출되는 작업자와 사격, 포 등의 충격소음에 노출되는 군인과 조종사, 사격장 또는 공항 주변, 건설 공사장의 지역 주민 등 소음은 다양한 사람에게 문제를 야기하고 있다.

이러한 소음에 의한 청각장애를 예방하기 위한 체계적인 활동이 **청력보존 프로그램**(hearing conservation program, HCP)이다. 현재 사업장의 소음 노출 근로자에 대한 소음 측정 및 평가 및 건강 관리를 위한 작업 환경의 측정과 특수건강진단을 실시하고 있으나 외부 전문기관에 의해 개별적으로 수행될 뿐 체계적인 청력보존 프로그램은 미흡하다. 따라서 소음 노출로부터 건강을 보호하기 위한 사전 예방과 사후 관리를 위한 지속적인 소음성 난청의 진단, 치료 및 재활 등의 근로자 건강 관리와 소음의 측정, 평가 및 저감을 위한 사업장 보건 관리 측면에서의 여러 전문가, 즉 음향학, 산업공학, 건축공학, 산업위생학, 안전공학, 직업환경의학, 이과학 및 청각학 분야의 세심한 협

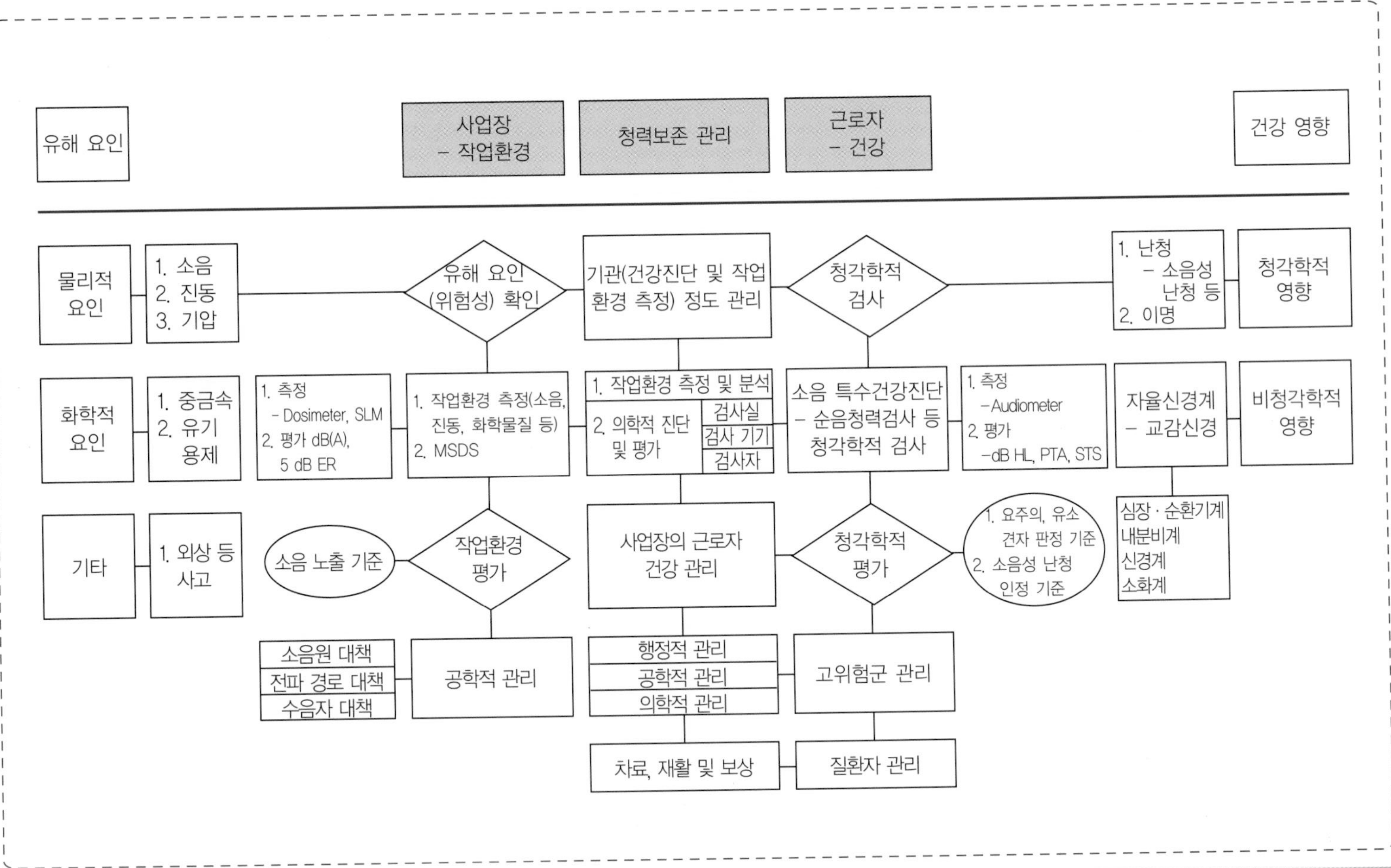


[그림 16-1] 산업청각학의 개요

조가 필요하다. 산업청각학은 산업현장에서 소음에 노출되는 근로자를 위한 청력보존 프로그램의 토대로서, 소음으로 인한 난청, 소음성 난청의 진단을 위한 청각학적 검사, 평가 및 관리, 작업 환경상 소음 노출의 측정 및 평가, 노출 소음의 저감을 위한 개인적 보호구와 공학적 대책, 소음성 난청의 치료 · 재활 및 보상, 그리고 소음성 난청의 예방을 위한 제반 법적 · 행정적 관리 대책 및 제도를 중심으로 발전해 왔다([그림 16-1] 참조). 그러나 소음만이 아니라 근로자가 작업 환경상 노출되는 제반 위해 · 위험 환경으로부터 기인하는 청각학적 장해도 산업청각학에서 다룰 수 있을 것이다. 이러한 직업적 난청으로 소음 이외에도 진동, 기압 등의 물리적 요인, 중금속 · 유기용제 등 중추신경 독성물질 등의 화학적 요인과 외상 등 사고에 의한 난청이 있다(김규상, 2003).

## 1. 소음 노출 수준과 소음성 난청 실태

### 1) 소음 노출 수준

우리나라의 소음 노출 기준은 소음강도 90 dB(A)의 일 8시간 노출로 규정하고 있으며, 8시간 기준으로 하여 5 dB 증가할 때에 노출 시간은 1/2로 감소되는, 소위 5 dB 교환율(exchange rate)이 적용되고 있다. 또한 소음 노출 수준이 115 dB(A)을 초과해서는 안 된다고 규정하고 있다.

'산업안전보건기준에 관한 규칙'에서 '소음작업'은 1일 8시간 작업을 기준으로 85 dB 이상의 소음이 발생하는 작업을 말한다. '강렬한 소음작업'은 90 dB 이상의 소음이 1일 8시간, 95 dB 이상의 소음이 1일 4시간, 100 dB 이상의 소음이 1일 2시간, 105 dB 이상의 소음이 1일 1시간, 110 dB 이상의 소음이 1일 30분 이상, 115 dB 이상의 소음이 1일 15분 이상 발생하는 작업으로 규정하고 있다. 그리고 '충격소음작업'은 소음이 1초 이상의 간격으로 발생하는 작업으로서 120 dB을 초과하는 소음이 1일 1만 회, 130 dB을 초과하는 소음이 1일 1,000회, 140 dB을 초과하는 소음이 1일 100회 이상 발생하는 작업으로 정하고 있다.

청력에 영향을 미치고 일반적인 청력 건강 감시를 수행하는 85 dB(A) 이상의 소음에 노출되는 주요 업종은 제조업 이외에도 광업, 건설업 및 운수업 등 다양하다(Miyakita & Ueda, 1997). 우리나라는 작업 환경 측정 대상 유해 인자 중 전체 노출 기준 초과사업장에 대해 소음이 90% 이상을 차지하고 있고, 작업 환경 중 소음의 노출 기준 초과율은 1995년의 39.7%에서 2008년의 12.2%로 감소 추세에 있으나, 유해 인자 중 가장 높은 초과율을 보이고 있다. 2002~2005년의 작업 환경 측정 결과를 분석한 장재길과 정광재(2007)의 연구에서 100 dB(A)을 초과하는 건수는 1.3% 존재하며, 80 dB(A) 미만의 소음은 11.1%를 차지하였다.

최근 연구(김규상, 김은아, 김건형, 김대성, 2010)에서 2008년도 우리나라 대상 사업장 전체의 소음 노출 기준 초과율(소음 작업 환경 측정 건수 대비 소음 노출 기준인 8시간 90 dB(A) 초과 건수 비율)은 12.19%였으며, 소음 노출 수준은 8시간 가중 노출 평균값으로 84.68 dB(A), 중앙값으로는 83.91 dB(A)이었다. 초과 사업장[사업장별 소음 작업 환경 측정 결과 8시간 노출량(TWA)이 측정 건수 중 하나 이상이라도 초과한 사업장 수]은 4,723개 사업장(26.3%)이었으며, 측정 건수 중 초과한 건수가 50% 이상의 초과율을 보인 사업장은 2,045개(11.4%)였고, 1/4~3/4분위 값인 25~75% 범위의 소음 수준은 81.51~87.90 dB(A)이었다.

### 2) 소음성 난청 실태

소음성 난청의 진단과 관리는 근로자 건강진단을 통해 이루어지고 있다. 「산업안전보건법」에 의한 소음 특수건강진단은 ① 직업력 및 노출력 조사, ② 과거 병력 조사, ③ 자각 증상 조사, ④ 임상 진찰과 기도 순음청력검사(양쪽 귀에서 2,000, 3,000, 4,000 Hz)가 1차 검사 항목으로 포함되어 있다. 1차 검사의 기도 순음청력검사 중 2,000 Hz에서 30 dB HL, 3,000 Hz에서 40 dB HL, 4,000 Hz에서 40 dB HL 이상의 청력손실을 어느 하나라도 보이는 경우에 2차 검사로 순음청력검사(양측 귀의 기도 및 골도; 500, 1,000, 2,000, 3,000, 4,000, 6,000 Hz 순음검사)와 중이검사(고막운동성 검사)를 한다. 건강진단 결과, ① 기도 순음청력검사상 4,000 Hz의 고음 영역에서 50 dB 이상의 청력손실이 인정되고, 삼분법[500(a), 1,000(b), 2,000(c)]에 의한 청력손실 정도로서 (a+b+c)/3 평균 30 dB 이상의 청력손실이 있고, ② 직업상 소음 노출에 의한 것으로 추정되는 경우 소음성 난청 유소견자($D_1$)로 판정하도록 하고 있다. 건강진단 결과 업무 수행 적합 여부를 평가하고, 건강상담, 보호구 착용, 추적검사, 근무 중 치료, 근로시간 단축, 작업 전환, 근로 금지 및 제한, 직업병 확진 의뢰 안내 등의 사후 조치를 시행한다(한국산업안전보건공단 산업안전보건연구원, 2016).

「산업재해보상보험법」에 의한 업무상 질병으로서 소음성 난청은 연속음으로 85 dB(A) 이상의 소음에 노출되는 작업장에서 3년 이상 종사하거나 종사한 경력이 있는 근로자로서, 한 귀의 청력손실이 6분법으로 40 dB 이상이 되는 감각신경성 난청의 증상 또는 소견이 있으며, 고막 또는 중이에 뚜렷한 병변이 없고, 순음청력검사 결과 기도청력역치와 골도청력역치 사이에 뚜렷한 차이가 없어야 하며, 청력장해가 저음역보다 고음역에서 크고, 내이염, 약물중독, 열성질환, 메니에르병, 매독, 두부 외상, 돌발성 난청, 유전성 난청, 가족성 난청, 노인성 난청 또는 재해성 폭발음 등에 의한 난청이 아닌 것으로 규정하고 있다.

소음성 난청은 「산업안전보건법」에 의해 시행되는 특수건강진단에서 1991년 이후 발견되는 직업병 유소견자 중 가장 많은 비율을 차지하고 있고, 피검자의 20% 이상이 요관찰자(C)로 추정되고 있다(김규상, 2006). 근로자 건강진단(일반, 특수, 진폐 및 임시 건강진단)에서 소음성 난청은 1991년 3,990명을 최고로 1998년에는 849명으로 감소하였으나, 2002년 이후 2,000~10,000여 명으로 증가 추세를 보이며, 전체 직업병 중 차

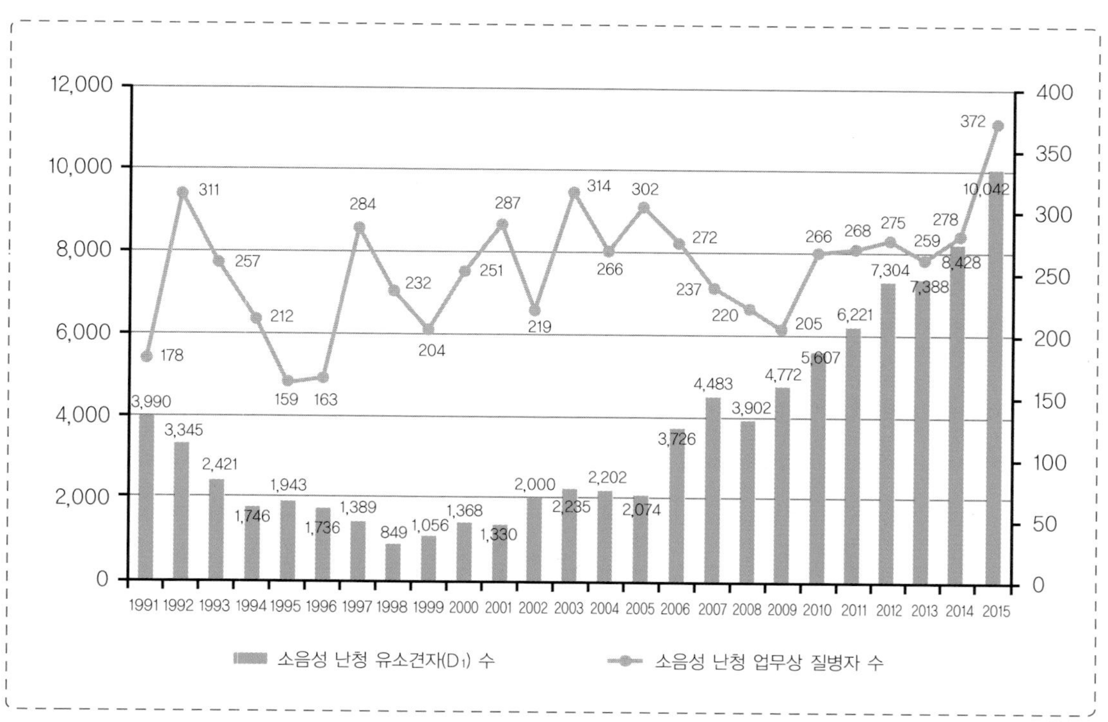


**[그림 16-2] 연도별 소음성 난청 유소견자(D1) 수와 소음성 난청 업무상 질병자 수의 추이**

지하고 있는 유소견자 비율이 80~95%로 소음성 난청이 대부분을 차지하고 있다.

또한 소음성 난청은 「산업재해보상보험법」에 의한 업무상 질병 중 근골격계 질환과 뇌심혈관계 질환 등의 작업 관련성 질환을 제외하고 가장 많이 발생하는 직업병이다. 「산업재해보상보험법」에 의해 직업성 사고에 의한 상해나 업무상 질병에 대해 요양과 보상을 하고 있는데, 소음성 난청에 의한 직업병자는 매년 200~300명으로 10~20%에 이른다. 산업재해 통계 개선 일환으로 2000년부터 작업 관련성 질병으로 개인 질병 등 업무 외적 요인과 복합적으로 작용하여 발생하는 질병(신체 부담 작업, 뇌 · 심질환, 요통 등)을 업무상 질병으로 포함하고 있어, 소음성 난청의 업무상 질병으로서 요양 비율은 5% 내외로 감소하였다(Kim, 2010). 2015년 소음성 난청 유소견자($D_1$)는 10,042명으로 전체 유소견자의 96.8%이며, 업무상 질병으로서 소음성 난청자는 278명으로 전체 직업병 요양 승인자 중 3.6%를 차지하고 있다(고용노동부, 2016a, 2016b; **[그림 16-2]** 참조).

## 2. 우리나라의 청력보존 프로그램

청력보존 프로그램은 소음측정, 공학적 소음 제어와 행정적 관리, **청력 보호구** 착용, 청력검사 및 의학적 판정, 보건 교육 및 훈련, 기록 보관 및 프로그램 효과 평가의 7개 구성 요소로 되어 있다. 소음측정은 과노출되는 근로자와 과노출에 기여하는 기계, 즉 소음 발생원을 파악하기 위해 필요하며, 공학적 대책은 장기간 소음 노출과 관련한 가장 근본적인 대책이라고 볼 수 있다. 소음 문제는 발생원, 경로, 수용자(근로자)와 같은 세 가지 요소에 따라 구분되며, 발생원을 조절하는 것이 가장 만족스러운 방법이다. 청력 보호구 착용은 소음성 난청을 예방하는 또 다른 중요한 방법이다. 청력검사 자체는 실제적으로 근로자를 보호하지는 못하지만 청력보존 프로그램이 효과적으로 진행 중인지를 알려 주는 유일한 방법이다. 근로자가 청력보존 프로그램을 제대로 교육받고 잘 이해한다면 이 프로그램의 성공률은 매우 클 것이다. 그리고 이 프로그램의 마지막 요소로서 기록 보존을 들 수 있는데, 이는 프로그램이 성공적인 기능을 하는 데 결정적이다.

이 프로그램이 성공적으로 수행되기 위하여 필요한 첫 번째 조건은 사업주의 협력을 얻는 데 있으며, 두 번째는 소음 노출 근로자의 지지를 얻는 데 있다. 또한 산업보건의, 산업보건 간호사와 산업위생사를 포함하는 보건관리자 및 청능사, 이비인후과 전문의 등이 참여하는 팀의 유기적인 협조가 필수적이다. 다만, 사업주가 지켜야 할 최소한의 기준으로서의 청력보존 프로그램만으로는 직업성 난청을 효과적으로 예방할 수 없다. 청력보존 프로그램의 실패는 부적절한 의사소통과 비협조(청력보존 프로그램에 관여하는 사람들과 현장 근로자들 간), 청력보존 프로그램상의 결정들에 대해 부적절한 또는 잘못된 정보의 적용, 보호구의 부적절한 선택과 보호구 사용자들의 훈련 실패, 청력보존 프로그램을 제공하는 제도에 대한 과신, 근로자들을 교육시키고 고무시킬 수 있는 청력검사 도구의 사용 실패, 청력보존 프로그램의 효율성을 조사하기 위한 청력검사 자료 사용의 실패 등 여러 오류에 기인한다.

우리나라는 「산업안전보건법」 제24조 제1항2호의 규정에 따라 소음에 의한 건강장해를 예방하기 위한 필요한 조치 의무를 사업주에게 부과하고 있는데, 제42조에 따른 소음의 작업 환경 측정 결과, 소음 수준이 90 dB(A)을 초과하는 사업장과 소음으로 인하여 근로자에게 건강장해가 발생한 사업장의 청력보존 프로그램 시행을 「산업안전보건기준에 관한 규칙」 제517조에서 정하고 있다.

「산업안전보건기준에 관한 규칙」 제3편 보건기준의 제4장 '소음 및 진동에 의한 건강장해의 예방'에서는 소음 노출 평가, 노출 기준 초과에 따른 공학적 대책, 청력 보호구의 지급 및 착용, 소음의 유해성과 예방에 관한 교육, 정기적 청력검사, 기록 · 관리 등이 포함된 소음성 난청을 예방 · 관리하기 위한 종합적인 계획으로서 청력보존 프로그램 시행을 규정하고 있다.

사업주는 강렬한 소음작업 또는 충격소음작업 장소에 대하여 기계 · 기구 등의 대체, 시설의 밀폐 · 흡음 또는 격리 등 소음 감소를 위한 조치를 하여야 하며(제513조), 소음작업, 강렬한 소음작업 또는 충격소음 작업자에게 ① 해당 작업 장소의 소음 수준, ② 인체에 미치는 영향과 증상, ③ 보호구의 선정과 착용 방법, ④ 그 밖에 소음으로 인한 건강장해 방지에 필요한 사항을 알려야 하고(제514조), 소음으로 인하여 건강장해가 발생하였거나 발생할 우려가 있는 경우에는 소음성 난청 발생 원인 조사, 청력손실 감소 및 재발 방지 대책 마련, 작업 전환 조치 등을 하여야 한다(제515조). 건강장해자는 「산업재해보상보험법」에 의한 업무상 질병 인정자로, 우려가 있는 경우는 근로자 건강진단 결과 질병 유소견자($D_1$)가 발생한 경우로 해석한다. 사업주는 근로자에게 개인 전용의 청력 보호구를 지급 · 착용하도록 하고, 근로자는 지급된 보호구를 사업주의 지시에 따라 착용하여야 한다(제516조).

현재 청력보존 프로그램과 관련한 산업안전보건공단의 지침으로 청력보존 프로그램의 수립 · 시행 지침(KOSHA GUIDE, H-61-2012), 청력보존 프로그램의 시행을 위한 청력평가지침(KOSHA GUIDE, H-55-2012), 청력보존 프로그램의 효과 평가지침(KOSHA GUIDE, H-7-2012), 청력평가와 관련한 청력검사로서 순음청력검사에 관한 지침(KOSHA GUIDE, H-56-2014)이 있다.

## 3. 청력보존 프로그램의 구성 내용과 지침

이 절은 Berger(2003)의 『The Noise Manual』, Suter(2007)의 『Hearing Conservation Manual』, Royster와 Royster(1990)의 『Hearing Conservation Programs: Practical Guidelines for Success』, 이원철 등(1996)의 「산업보건관리자를 위한 소음성 난청 예방지침서의 개발」과 산업안전보건공단의 청력보존 프로그램 관련 지침 등을 참고하여 기술하였다.

### 1) 청력보존 프로그램의 구축

청력보존 프로그램의 기본 내용은 ① 소음성 난청의 예방과 청력 보호를 위한 교육의 제공, ② 작업장 소음 수준의 정기적인 측정과 평가, ③ 소음을 제어하기 위한 공학적인 관리와 소음 노출을 줄이기 위한 작업 관리, ④ 청력 보호구의 제공과 착용 지도, ⑤ 소음작업 근로자에 대한 배치 시 및 정기적 청력검사 · 평가와 사후 관리, ⑥ 청력보존 프로그램의 수립 · 시행의 문서 및 기록 · 관리, ⑦ 청력보존 프로그램의 수립 · 시행 결과에 대한 정기적인 평가와 보완으로 구성된다([그림 16-3] 참조).

청력보존 프로그램의 각 단계는 서로 밀접하게 연관되어 있다. 그러나 프로그램 구성 요소 중 하나에 대해서는 노력해 왔지만 대부분 분절화되고 불완전하여 효율적이지 못한 결과를 가져왔다. 따라서 청력보존 프로그램의 개발을 위해 ① 청력보존 프로그램의 각 단계의 원칙이 다 수행되었는가, ② 청력보존 프로그램 조직을 관장하는 핵심 인물이 있는가, ③ 청력 보호구를 실제 사용해서 효과가 있는가, ④ 청력보존 프로그램 조직 구성원들과 다른 모든 수준의 사람들 사이에 활발하게 의사교환이 되고 있는가를 점검 · 확인한다.

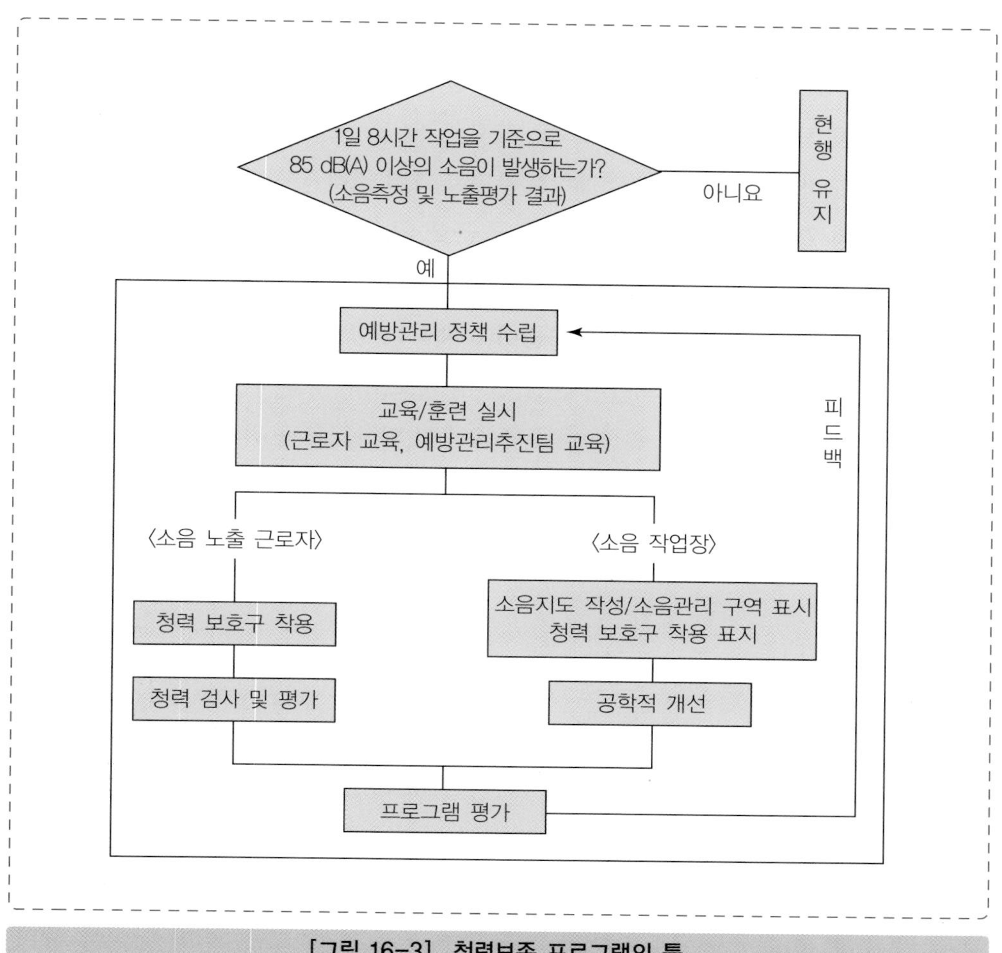


**[그림 16-3] 청력보존 프로그램의 틀**

(1) 교육

소음의 유해성 등에 관한 근로자 교육에는, ① 소음의 유해성과 인체에 미치는 영향, ② 소음측정과 평가, 소음의 노출 초과 정도 및 소음 노출 저감 방법, ③ 청력 보호구의 착용 목적, 장단점, 형태별 차음 효과, 보호구 선정 · 착용 방법 및 주의 사항, ④ 청력검사의 목적, 방법, 결과의 이해와 사후 관리, ⑤ 현재 시행되고 있는 당해 사업장의 청력보존 프로그램의 내용 및 향후 대책, ⑥ 소음성 난청의 예방과 청력 보호를 위하여 근로자가 취하여야 할 조치 등의 내용을 포함한다(부록 1. 소음 근로자에 대한 보건교육 참조).

### (2) 소음측정

소음측정을 위한 점검에는, ① 모든 소음 노출 작업 분류에 대해 노출 또는 관리 기준이 있어야 하고, ② 청력보존 프로그램 수행 구역 또는 보호구 사용이 필요한 지역 등의 소음 지도가 있어야 하며, ③ 청력보존 프로그램 조직 구성원들과 부서 관리감독자가 소음측정 결과 요약을 갖고 있는지, ④ 근로자의 소음 노출 정도가 개인적 청력 측정표에 기재되어 있는지, ⑤ 소음측정 결과를 열람할 수 있는지를 확인한다.

소음측정 결과는, ① 유해한 소음 수준이 존재하는 공장의 지역 설계, ② 청력보존 프로그램에 포함되어야 할 근로자의 판별, ③ 청력 보호구 정책 수립과 소음의 공학적/관리적 조절 지역의 우선순위 결정, ④ 소음 수준이 의사교환과 위험 신호 감지와 관련한 관점에서 적절한 수준에 있는지 파악, ⑤ 소음 관리를 위한 소음원 조사, ⑥ 소음 수준과 근로자의 노출을 근로자의 산재 보상과 같은 법적 목적을 위해 이용한다(**부록 2. 소음측정** 참조).

### (3) 공학적/관리적 소음 조절

소음의 공학적/관리적 조절을 위한 점검으로, ① 공학적 소음 조절 조사 · 연구는 완벽하게 그리고 보고서로 준비되어야 하고, ② 특히 소음을 발생시키는 장소, 기구를 알고 있어야 하며, ③ 소음 기계 · 기구 구입 명세서가 있어야 하고, ④ 소음 조절 · 유지 프로그램이 있어야 하며, ⑤ 소음조절 프로그램 교육과정에는 공학적 조절이 포함되어 있어야 하고, ⑥ 새로운 공장 계획에는 소음 조절이 포함되어 있어야 하며, ⑦ 간단한 소음 문제에 대한 해결책이 제시되어 있어야 한다.

소음 노출 기준을 초과할 가능성이 있는 경우에는 시설 · 설비, 작업 방법 등을 점검한 후 개선하고, 소음 노출 기준을 초과한 경우에는 시설 · 설비, 작업 방법 등에 대한 개선 대책을 수립하여 시행하며, 기계 · 기구 등의 대체, 시설의 밀폐, 흡음 또는 격리 등 공학적 대책을 적용한다. 공장의 설계, 시공 단계 및 도입 시설 장비의 설치 시 저소음 공정, 저소음 장비, 저소음의 자재를 사용한다. 기존의 작업 소음에 대해서는 소음원의 수정, 소음 전파경로의 수정 및 소음 노출 근로자에 대한 공학적 대책을 시행한다. 소음원의 수정 방법으로는 저소음 기계로의 교체를 통한 저소음화 및 마모된 부품의 교체 등 발생 원인의 제거, 방음 장치로서 방음실 · 방음 스크린 · 소음기 · 흡음 덕트의 활용, 방진고무 · 스프링 · 제진재 활용을 통한 방진 · 제진, 공장 자동화 및 배치 변경 등의 운전 방법의 개선을 적용한다. 소음 전파경로의 수정 방법으로는 배치 변경을 통한 거리 감쇄 효과, 차폐물·방음벽의 차폐 효과, 실내 흡음처리를 통한 흡음 대책, 음원의 방향 조정의 지향성 대책을 적용한다. 그리고 소음 노출 근로자에 대한 공학적 대책으로는 방음감시실(control room)을 통한 차음 방법을 적용한다. 공학적 대책을 적용하기 곤란한 경우 근로자 노출 시간의 저감, 순환근무의 실시 또는 개인 청력 보호구의 착용 등 작업 관리적 대책을 시행한다(**부록 3. 소음의 공학적 대책** 참조).

#### (4) 청력 보호구

사업주는 소음작업 근로자에게 다양한 청력 보호구를 제공하여 선택하도록 하고, 당해 근로자는 반드시 청력 보호구를 착용한다. 소음측정 평가 결과 노출 기준을 초과하는 작업장에는 청력 보호구 착용에 관한 안전·보건 표지를 설치하거나 부착한다.

청력 보호구 착용을 위한 점검으로, ① 필요한 지역에서 청력 보호구 사용은 엄격하고 지속적으로 강화하여야 하고, ② 실용성과 소음 감음 효과가 보호구 선택의 첫 번째 요건이며, ③ 각 근로자들은 개개인에게 맞는 보호구를 사용하고 올바른 사용과 관리에 대해 훈련받아야 하며, ④ 귀마개와 귀덮개를 포함한 모든 유형의 보호구들이 맞는지 검토하여야 하며, ⑤ 최소한 두 개의 귀마개(하나는 다양한 크기로)와 귀덮개 하나를 선택하여 사용하고, ⑥ 보호구는 정기적으로 교체하여야 하고, ⑦ 보호구는 각 근로자에게 유일한 유형이 있어 모양과 크기를 변형시키려면 전문가의 검토를 거치며, ⑧ 각 근로자의 보호구는 청력측정 시에 재검사하여야 하고, ⑨ 근로자들은 보호구를 집에서 소음 노출이 가능한 작업을 할 때 쓸 수 있도록 가지고 갈 수 있어야 한다.

청력 보호구의 선택과 착용 및 효과에 대한 유의 사항은 다음과 같다(**부록 4. 청력 보호구의 착용** 참조).

- 여러 가지 청력 보호구를 제공한 후 편안하고 착용하기 쉬운 청력 보호구를 선택하여 착용하도록 지도하는 것이 청력 보호구의 착용 순응도와 효과를 높일 수 있는 방법이다.
- 청력 보호구의 실제 차음 효과는 제조회사에서 제시하는 수치보다는 작을 수 있다.
- 소음 작업장에서 작업하는 동안 청력 보호구를 지속적으로 착용하지 않으면 소

음 감소 효과가 떨어지므로 작업 시 계속 착용하여야 한다.

### 2) 청력 검사 및 평가

청력보존 프로그램을 시행하여야 하는 사업장, 즉 소음의 작업 환경 측정 결과 소음 수준이 90 dB(A)을 초과하는 사업장이나 소음으로 인하여 근로자에게 건강장해(소음성 난청 유소견자)가 발생한 사업장에서 소음작업을 하는 근로자는 매년 청력검사를 한다.

청력검사 평가를 위한 점검을 위해, ① 청력검사기는 좋은 작동 상태에 있어야 하고, ② 생물학적 보정과 기능 점검은 적어도 주당 1회의 규칙적인 주기로 실행하며, ③ 청능사는 전문가의 지도 아래 일관된 검사법을 이용하고, ④ 근로자의 귀에 관한 문진 정보는 해마다 보완되어 청력도(오디오그램, audiogram)를 평가하는 사람에게 제공하여야 하며, ⑤ 근로자는 보호구와 관련한 청력도 결과를 청능사로부터 즉시 듣고, ⑥ 청력도 평가자로부터 정보, 즉 나이에 따른 정상 청력 상태와의 비교, 시간 경과에 따른 청력의 변화 및 작업 유무에 따른 보다 나은 보호, 그리고 필요하다면 의학적 검사와 치료에 대한 조언을 제공받아야 하고, ⑦ 청력도 평가자는 절대적인 청력역치(청력손실)만이 아닌 상대적인 역치변동, 즉 어떤 주파수의 의미 있는 변동으로서 **표준역치 변동**(standard threshold shift, STS)을 찾으며, ⑧ 청력도 평가자는 지속적인 악화뿐만 아니라 역치의 개선을 평가하기 위한 근로자의 참고 기초 역치를 교정하며, ⑨ 청력보존 프로그램의 인력은 청력 변화를 보이는 근로자의 보호구 재교육이나 상담을 통해서 추적한다.

청력평가는 절대적인 청력역치 기준의 평가와 더불어 이미 청력이 손실된 근로자보다는 직업적으로 손실이 진행되고 있는 근로자를 우선적으로 보호하고, 직업병의 예방을 효과적으로 수행하기 위하여 동일 사업장에서 근무하고 있는 근로자의 연령을 고려한 상대적인 역치변동, 즉 **연령보정** 표준역치 변동을 적용 · 평가하여 관리한다. 기초 청력보다 이후 정기적인 청력검사 결과가 좋을 때는 그 청력역치를 기준 청력으로 취하고 현재의 청력역치와 비교하여 표준역치 변동량을 구한 다음, 연령 변화에 의한 청력손실량을 뺀 값이 연령 보정을 고려한 표준역치 변동값이다. 연령을 보정한 상태에서 2,000, 3,000 및 4,000 Hz의 기도청력의 평균 표준역치 변동이 10 dB 이상인 소음 작업자에 대해서는 소음성 난청을 예방하기 위한 적절한 건강 관리를 한다

(한국산업안전보건공단 산업안전보건연구원, 2001).

소음성 난청 유소견자나 유의한 표준역치 변동이 있는 근로자에 대해서는 적극적인 관리 조치를 취한다. 또한 청력 보호구를 사용하고 있지 않은 근로자에게는 적정한 청력 보호구를 지급하고, 그 사용과 관리에 대해 교육·훈련시키며 사용하게 한다. 이미 청력 보호구를 사용하고 있는 근로자에게는 청력 보호구 사용에 관한 재훈련 및 필요할 경우 더 큰 차음력을 가지는 청력 보호구를 제공한다. 표준역치 변동이 있는 근로자에 대해서는 청력 보호구를 착용한 상태의 소음 노출량을 85 dB 이하의 8시간 시간가중평균치까지 감음시킨다. 추가 검사가 필요한 경우, 산업의학적인 청력평가나 이비인후과 검사를 실시한다. 작업과 무관한 청각장애라면 사업주는 해당 근로자에게 이비인후과 검사, 치료 및 재활의 필요가 있음을 통보한다(부록 5. 청력측정 참조).

### 3) 청력보존 프로그램의 평가

'청력보존 프로그램의 평가'란 소음 노출의 측정과 평가, 소음 노출 저감을 위한 공학적/관리적 개선 대책, 청력 보호구의 착용, 소음 노출 근로자에 대한 보건교육 등 청력보존 프로그램의 시행으로 정기적인 청력검사를 통해 청력보존의 효과를 평가하는 것을 말한다.

청력보존 프로그램 평가는 청력보존 프로그램을 시행하여야 하는 사업장에서 청력보존 프로그램의 구성 내용과 수행의 적정성을 평가하는 질적 평가와 청력검사를 통해 청력보존의 효과를 평가하는 양적 평가로 구분한다. 청력보존의 효과평가는 근로자 개인의 현재 청력과 기준청력의 비교나 주기적으로 측정된 청력의 비교를 통한 개인평가, 그리고 사업장 전체 근로자의 청력을 일반 인구 집단 또는 사업장 내 대조군이나 소음으로 인한 청력역치 변동 국제표준과 비교하는 집단평가로 구분한다.

청력보존 프로그램의 질적 평가는, ① 소음 노출 평가 방법 및 결과의 적정성, ② 공학적·작업 관리적 대책 수립의 적합성, ③ 작업 특성에 따른 청력 보호구의 선정, 사용 및 유지 관리의 적정성, ④ 청력평가 시스템의 적정성, ⑤ 근로자에 대한 교육·훈련의 적정성 등 프로그램 수행 결과에 대하여 적정성을 주기적으로 평가하고, 필요시 적절한 조치를 취하는 것을 말한다. 각 항목 점검에서 부적정으로 평가된 부분은 교정 조치되어야 한다(〈표 16-1〉 참조).

**표 16-1 청력보존 프로그램 평가 점검표**

| 단계 | 점검 내용 | 적정 | 부적정 |
|---|---|---|---|
| 교육/<br>훈련 | ① 적어도 1년에 1회 교육/훈련을 실시합니까?<br>② 적격(자격을 갖춘)의 강사로부터 교육/훈련이 제공됩니까?<br>③ 각각의 교육/훈련 프로그램이 성공적으로 평가받고 있습니까?<br>④ 주기적으로 교육 내용을 수정합니까?<br>⑤ 관리자와 감독자가 직접적으로 참여하고 있습니까?<br>⑥ 포스터, 규정, 보도 자료, 사보 형태로 첨부 자료를 활용합니까?<br>⑦ 보호구 착용 또는 청력역치 변화의 문제를 가진 근로자에 대해 개인적인 상담/조언을 실시합니까? | | |
| 근로자<br>참여 | ① 하급직에게 청력 보호구의 사용과 관리상 필요한 지식이 제공됩니까?<br>② 감독자는 적합한 장소에서 청력 보호구를 착용하고 있습니까?<br>③ 근로자가 청력 보호구 착용 또는 청력검사의 어려움이 있을 시에 감독자가 상담/조언을 하고 있습니까?<br>④ 근로자가 청력 보호구의 착용을 재차 거부했을 시에 강요할 만한 조치/지침이 있습니까? | | |
| 소음<br>측정 | ① 필요한 소음 조사를 수행하고 있습니까?<br>② 소음 조사의 목적을 명확히 말하고 있습니까? 소음 노출 근로자에게 노출과 청력장애의 위험성이 고지되고 있습니까?<br>③ 정기적으로 감독자와 다른 책임자에게 소음 조사 결과를 전달합니까?<br>④ 근로자의 소음 노출 결과를 건강/의료 기록에 기입합니까?<br>⑤ 소음지도(noise map)가 있다면 관리자에 의해 활용되고 있습니까?<br>⑥ 새로운 장비의 도입 시 소음측정 결과를 고려합니까? 시설을 수정/변경합니까? 근로자들을 재배치합니까?<br>⑦ 소음 노출을 저감하는 작업 장소, 시설 또는 공정상의 변화가 있었습니까? 이후 소음측정을 하였습니까?<br>⑧ 유의하게 소음 노출의 변화가 있을 시, 청력보존 프로그램의 대상 근로자를 포함(또는 제외)하는 적절한 수단이 있습니까? | | |
| 청력<br>측정 | ① 적절하게 훈련된 자격을 갖춘 청능사가 있습니까?<br>② 청능사가 정확한 청력검사를 수행하고, 효과적으로 지시/조사하며, 자료를 적정하게 보관하고 있습니까?<br>③ 자료는 완전합니까?<br>④ 추적관찰 서류가 첨부되어 있습니까?<br>⑤ 청력역치 수준이 검사 간 적합하게 일관성이 있습니까? 그렇지 않다면 불일치의 이유가 있습니까?<br>⑥ 매년 시행하는 청력검사 결과로 기준역치와 비교하여 표준역치 변동의 여부를 확인하고 있습니까? | | |

| | | | |
|---|---|---|---|
| 청력 측정 | ⑦ 표준역치 변동의 연 유병률은 얼마입니까? 문제 지점은 정확히 지적되고 교정됩니까?<br>⑧ 근로자 개인 또는 집단에서 청각학적 경향(악화)을 확인합니까?<br>⑨ 자료는 청력검사기의 적절한 보정 결과를 나타내고 있습니까?<br>⑩ 청력검사실은 정확한 청력검사를 수행할 만큼 낮은 배경음 수준을 보이고 있습니까?<br>⑪ 근로자뿐 아니라 관리자와 감독자에게 청력검사 결과가 알려집니까?<br>⑫ 표준역치 변동 대상 근로자에게 적어도 21일 이내에 서면으로 고지하고 있습니까? | | |
| 공학적/ 관리적 소음 조절 | ① 소음의 공학적 대책을 가장 우선적으로 고려하고 있습니까?<br>② 다양한 공학적 대책 사항의 선택에 있어 비용-효과를 제출하였습니까?<br>③ 소음의 공학적 대책과 관련한 계획을 평가하였습니까? 다양한 공학적 대책 방법에 대해 전문가의 조언을 구하였습니까?<br>④ 이와 같은 작업을 사업장 내의 자원 또는 외부의 전문가에 의해 수행하고 있습니까?<br>⑤ 소음의 공학적 대책 운영과 유지에 대해 근로자와 감독자에게 조언/상담을 하였습니까?<br>⑥ 적시에 완성을 확보하기 위해 소음의 공학적 대책 사업을 감시하고 있습니까?<br>⑦ 행정적인 관리 대책에 의한 가능성이 평가되고 있습니까? | | |
| 청력 보호구 | ① 85 dB(A) 이상 소음 노출 근로자가 청력 보호구를 사용하도록 하고 있습니까?<br>② 근로자가 선택할 수 있게끔 다양한 청력 보호구가 주어지고 있습니까?<br>③ 근로자가 주의를 기울여서 청력 보호구를 편하게 착용하기 위해 훈련합니까?<br>④ 채용 시만이 아니라 연 1회 이상 교육/훈련을 합니까?<br>⑤ 보호구의 착용 또는 결함에 대해 정기적으로 점검하고 필요하다면 즉시 교환하여 줍니까?<br>⑥ 근로자가 청력 보호구를 마음대로 쓸 수 있다면 교환도 즉시 할 수 있습니까?<br>⑦ 적절한 산업위생학적 조건에 대해 알고 있습니까?<br>⑧ 청력 보호구 사용과 관련한 귀의 자극 증상 또는 염증이 발현된 적이 있습니까? 의학적 원인으로 보호구의 착용이 가능하지 않은 근로자는 없었습니까? 이러한 문제가 있는 경우 즉시 의학적 처치를 합니까?<br>⑨ 현재의 청력 보호구로 인한 문제를 경험하는 경우 다른 형태의 청력 보호구를 고려합니까?<br>⑩ 소음성 난청 근로자는 집중적인 상담/조언을 받습니까? | | |

청력보존 프로그램의 정량평가를 위한 적용 가능한 역치변동 기준은 다음과 같이 구분할 수 있다.

① 미국산업안전보건청(Occupational Safety and Health Administration, OSHA) STS 기준: 기초 청력검사와 비교하여 추적검사 기간에 어느 한쪽 귀에서 2, 3, 4 kHz의 평균청력역치가 10 dB 이상 변화가 있는 경우
② 미국 산업안전보건연구원(National Institute of Safety and Health, NIOSH),1972] 기준: 기초 청력검사와 비교하여 추적검사 기간에 0.5, 1, 2, 3 kHz의 주파수에서는 10 dB 이상의 변화나 4, 6 kHz에서는 15 dB 이상의 변화가 있는 경우
③ 미국 이비인후과학회(The American Academy of Otolaryngology–Head and Neck Surgery, AAO–HNS) 기준: 기초 청력검사와 비교하여 추적검사 기간에 0.5, 1, 2 kHz의 주파수 평균값이 10 dB 이상의 변화가 있거나, 3, 4, 6 kHz의 주파수 평균값이 15 dB 이상의 변화가 있는 경우
④ OSHA STS twice 기준: 기초 청력검사와 비교하여 추적검사 기간에 2년 연속으로 같은 귀에서 2, 3, 4 kHz의 주파수 평균값이 10 dB 이상의 변화가 있는 경우
⑤ 15 dB once 기준: 기초 청력검사와 비교하여 추적검사 기간에 0.5, 1, 2, 3, 4, 6 kHz의 어느 한 주파수에서라도 15 dB 이상의 변화가 있는 경우
⑥ 10 dB average 3∼4 kHz 기준: 기초 청력검사와 비교하여 추적검사 기간에 3, 4 kHz의 평균이 10 dB 이상의 변화가 있는 경우
⑦ 15 dB twice 기준: 기초 청력검사와 비교하여 추적검사 기간에 2년 연속으로 같은 귀와 같은 주파수에서 0.5∼6 kHz 사이의 어느 한 주파수에서라도 15 dB 이상의 변화가 있는 경우
⑧ 15 dB twice 1∼4 kHz 기준: 기초 청력검사와 비교하여 추적검사 기간에 2년 연속으로 같은 귀와 같은 주파수에서 1, 2, 3, 4 kHz 사이의 어느 한 주파수에서라도 15 dB 이상의 변화가 있는 경우(〈표 16-2〉 참조).

청력보존 프로그램의 평가는, ① 기준 청력 또는 연속적인 청력의 비교를 통한 청력보존 프로그램의 효과 확인, ② 초기의 연속된 청력평가에서의 학습 효과 확인, ③ 소음 노출 여부와 수준 또는 작업장의 특성(공장, 부서 등)에 따른 청력보존 프로그램의 효과 평가, ④ 청력 보호구 유형에 따른 청력보존 프로그램의 효과 평가, ⑤ 청력

**표 16-2 역치변동 기준에 따른 청력검사 주파수와 변동량**

| 역치변동 기준 | 변화량 | 주파수(Hz) | | | | | | 적용 주파수 | 적용 기간 |
|---|---|---|---|---|---|---|---|---|---|
| | | 500 | 1000 | 2000 | 3000 | 4000 | 6000 | | |
| OSHA STS | +10 dB | | | X | X | X | | 평균역치 | 추적검사 기간 |
| NIOSH | +10 dB<br>+15 dB | X | X | X | X | <br>X | <br>X | 어느 한 주파수 | 추적검사 기간 |
| AAO-HNS | +10 dB<br>+15 dB | X | X | X | <br>X | <br>X | <br>X | 평균역치 | 추적검사 기간 |
| OSHA STS twice | +10 dB | | | X | X | X | | 평균역치 | 추적검사 기간 2년 연속 (동일 귀) |
| 15 dB once | +15 dB | X | X | X | X | X | X | 어느 한 주파수 | 추적검사 기간 |
| 10 dB average, 3-4 kHz | +10 dB | | | | X | X | | 평균역치 | 추적검사 기간 |
| 15 dB twice | +15 dB | X | X | X | X | X | X | 어느 한 주파수 | 추적검사 기간 2년 연속 (동일 귀, 동일 주파수) |
| 15 dB twice, 1-4 kHz | +15 dB | | X | X | X | X | | 어느 한 주파수 | 추적검사 기간 2년 연속 (동일 귀, 동일 주파수) |

검사(청력검사기관 또는 청능사)의 신뢰도 평가, ⑥ 관리적/공학적 개선에 따른 청력보존 프로그램의 효과 평가에 적용할 수 있다. 또한 앞서 기술한 학습 효과, 청력 보호구의 효과, 청력검사의 신뢰도, 청력보존 프로그램의 개입 효과 등을 평가하는데, 청력보존 프로그램의 평가 대상 집단의 기준청력 또는 연속적인 청력역치의 비교를 통해 적용할 수 있다.

소음성 난청은 예방이 가능하다는 측면에서 관리의 중요성이 더욱 강조되고 있다. 2003년 미국청각학회는 소음에 의한 직업성 난청 예방을 위한 여섯 가지 실행 지침을 제시하였는데(American Academy of Audiology, 2003), 이를 요약하면 다음과 같다. 첫째, 유해한 소음에 대한 현실적 정의가 필요하다. 85 dB(A)의 허용노출수준(PEL)과 3 dB 교환율을 권고한다. 둘째, 정확한 청력역치를 측정할 수 있는 적절한 방법론적 요구, 즉 청능사, 검사기기, 검사실 환경 및 측정주파수의 구성을 규정하고 기초 청력과 매년 청력검사를 실시한다. 셋째, 기초 청력역치로부터 의미 있는 변화를 확인할 수 있는 지침서를 이용한다. 의미 있는 역치 변화가 있다면 당사자와 회사에 알리고,

청력 보호구 사용에 대한 재훈련, 임상검사를 위한 의뢰와 30일 이내 추적검사를 실시한다. 근로자의 양성 역치변동, 첫 역치변동이 나타나는 기간, 진양성으로 추정되는 근로자의 비율을 모두 고려했을 때, NIOSH(1972) 기준과 15 dB once 기준이 다른 기준에 비해 예민하고도 신뢰성 있는 결과를 보였다(심창선 외, 2006). 넷째, 교육 대상에 적절한 교육 방법 및 재료, 청력손실 예방 프로그램은 교육과 훈련에 따라 승패가 좌우되므로 목표로 삼는 태도, 행위, 믿음을 동기화할 수 있는, 단순히 정보를 제공하는 차원 이상의 역동적이고 적절한 교육과 훈련을 실시한다. 다섯째, 청력 보호구의 감쇄율은 현실적으로 측정된 값에 근거하여 계산하여야 한다. 제품에 표시된 감쇄율에 대해 일반적으로 7 dB을 뺀 값을 실제 감쇄율로 적용할 것을 권고한다. 여섯째, 청력 보호구는 개별적이거나 최소한 소그룹에 대해 적절하게 제공해야 한다. 소음성 난청의 주요 원인은 잘 맞지 않는 청력 보호구와 착용순응도 저하 때문이므로 적절한 교육과 함께 안락함, 편이성, 비용과 의사소통이 고려된 보호구를 선택해야 한다.

## 요약 및 정리

소음은 소음성 난청의 원인일 뿐만 아니라 작업장에서의 재해의 발생이나 작업 능률의 저하 등 직접적인 각종 피해와 심혈관계 질환과 고혈압의 발생에 영향을 미치고, 대화 방해와 수면장애 등 일상생활에 영향을 미친다.

소음성 난청은 예방이 가능하다는 측면에서 관리의 중요성이 크다. 소음 노출로 인한 건강 보호와 소음 저감을 위한 대책으로서 체계적인 예방 활동이 청력보존 프로그램(hearing conservation program, HCP)이다. 청력보존 프로그램은 소음측정, 공학적 소음 제어와 행정적 관리, 청력 보호구 착용, 청력검사 및 의학적 판정, 보건 교육 및 훈련, 기록 보관 및 프로그램 효과 평가의 7개의 구성 요소로 되어 있다.

우리나라 청력보존 프로그램의 제도적 기반과 구성 내용, 지침은 잘 마련되어 있으며, 사업장에 맞는 프로그램으로 수행하기 위해서는 사업주의 협력과 근로자의 지지가 필수적이고, 산업보건의, 산업보건 간호사와 산업위생사를 포함하는 보건관리자와 청능사, 이비인후과 전문의 등이 참여하는 팀의 유기적인 협조가 필수적이다.

# 부록: 산업보건 관리자를 위한 소음성 난청 예방 지침서의 개요

## 1. 소음 근로자에 대한 보건교육

소음 근로자에 대한 보건교육

사업주와 근로자에게 청력보존 프로그램에 대한 교육을 실시함으로써 그들이 자발적으로 프로그램에 적극 참여하도록 하는 것이 중요하다.

교육 — 쉽게, 짧게, 재미있게, 의미 있게, 자발적으로 하도록, 지속적으로

**누구를 대상으로 교육할 것인가?**

1) 사업주와 중간관리자
   (1) 사업주의 인식 및 적극적인 참여가 프로그램 성패 여부의 결정요인
   (2) 작업장에 잠시라도 들어올 경우 보호구를 착용하도록 교육
2) 사내 프로그램 책임자와 프로그램에 관여되는 외부인사와의 의견교환
   (1) 연락체계 확립
   (2) 청력 프로그램에 대한 회사 정책 소개
3) 청력검사 기사와 청력 보호구 지급 담당자
   (1) 청력검사 판정 및 근로자들의 청력감시
4) 공장장과 반장
   (1) 작업 현장에서 근로자들에게 보호구 착용 강화의 중요성 교육
5) 근로자
   (1) 교육의 궁극적인 대상자: 청력 프로그램 성패의 대상자
6) 특별 대상자
   (1) 프로그램 일부 내용이 수정될 때
   (2) 새로운 기계의 구입 시 소음조절에 대한 회사의 요구를 반영시킬 때

**내용**

1) 근로자에 대한 교육 시
   (1) 청력보존 프로그램을 시행하여야 하는 이유
   (2) 소음이 어떻게 청력을 손상시키는지의 기전
   (3) 청력 보호구의 종류와 사용 방법
   (4) 소음측정의 결과
   (5) 청력검사의 수행과정과 결과에 대한 설명
   (6) 공학적으로 소음을 줄이기 위한 회사의 계획(가능한 경우)
2) 사업주 및 중간관리자에 대한 교육 시
   (1) 소음과 생산성과의 상관관계
   (2) 소음과 관련된 법규 및 규정
   (3) 프로그램 수행에 드는 경비
   (4) 기대효과
   (5) 보상비용(필요한 경우)

**누가 교육할 것인가?**

1) 전임 교육담당자/회사 내의 책임자가 교육담당자일 때 가장 효과적이다. 왜냐하면 사업장에 필요한 교육내용을 적절한 방법으로 전달할 수 있기 때문이다.
2) 외부강사/근로자가 경험에서 얻은 지식과 상반되지 않고 회사 정책과 일치하는 내용을 선택하도록 유도한다.

**교육방법**

1) 개인별 교육
2) 소규모 집단교육
3) 정기적 모임
4) 비디오나 책자를 이용한 스스로의 습득
5) 유인물
6) 게시판과 회사 간행물
7) 시청각 교재

**프로그램을 성공적으로 수행하기 위한 동기화**

보호구를 착용하지 않는 대부분의 이유는 이에 대한 지식이 없어서가 아니라, 바람직한 습관에 대한 긍정적인 동기 부여가 부족하기 때문이다.
따라서 근로자가 청력 보호구를 착용하는 기술을 익혔다면 그다음 단계는 좋은 습관이 남아있도록 장애요인을 피하고, 보상방법을 적절히 이용하는 것이다. 청력보존의 궁극적인 목적인 청력손실 예방은 건강증진을 위한 적극적인 개념이 아니고 청력손실 방지의 소극적인 상황임을 이해하여야 한다.
청력 보호구 착용 시의 즉각적인 반응은 바로 '귀찮음'과 '착용의 효과를 보지 못한다'는 것이다. 반대로 착용치 않음으로 하여 생기는 보상효과는 바로 '착용으로 인한 불편감이 없다'는 것이다.
그러므로 보호구 착용을 증진시키기 위하여 청력 보호구는 가능한 한 착용하기 편해야 하고, 착용 시에는 보호구 착용에 대한 동기화가 이루어져야 하며 보호구 착용이 계속되어야 한다. 모든 노력에도 불구하고 보호구를 착용하지 아니할 경우에는 이에 해당하는 문책이 뒤따라야 동기화 및 교육강화를 이용한 바람직한 보호구 착용습관이 강화될 것이다.

**고려사항**

1) 근로자들에게 생리기전과 청력손실의 기전에 대한 교육을 실시함과 아울러 근로자들 스스로가 청력을 보호하려는 동기화를 부여하는 데 초점을 둔다.
2) 청력보존 프로그램의 성패 여부는 프로그램 책임자의 청력보존의 중요성 인식 및 보건교육을 성공적으로 유도하려는 실천의 지에 달려 있다.

## 2. 소음측정

### 소음측정

#### 소음측정의 필요성

1) 해당 근로자들이 청력검사를 행할 필요가 있는지 여부를 판단하기 위하여
2) 적합한 청력 보호구의 종류를 판단하기 위하여
3) 법규에 정하여진 소음수준을 제대로 유지하고 있는지 파악하기 위하여
4) 공학적 대책을 세우기 위하여

#### 고려할 사항

1) 근로자들에게 왜 소음측정을 하는지(소음측정의 필요성)를 알려서 근로자들의 협력을 얻도록 유도하여야 한다(근로자들이 측정 목적을 이해하지 못하면 고의로 다른 행동을 취하여 실제의 소음수준을 측정하지 못할 수도 있다).
2) 근로자들이 원하는 경우에는 소음측정의 과정에 근로자 대표가 참여하도록 한다.
3) 평균 소음수준이 85 dB을 넘는 작업장의 근로자들에게는 소음측정의 결과를 알려 주는 것이 바람직하다.
4) 소음측정 시의 준비물을 열거한 후 점검한다.

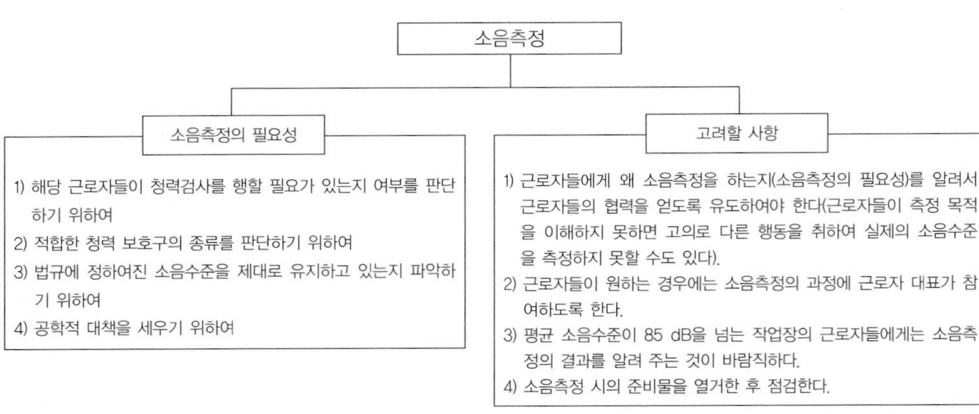

### 소음측정의 수행

#### 소음측정기기

**측정기기의 선택**

1) 소음수준측정기(sound level meter)와 (noise dosimeter)가 있다.
2) 측정높이는 1.5 m다.

**측정기기에 대한 보정**

소음측정기기는 매일 보정하거나 또는 측정 전후에 보정하여야 하고 이에 관한 기록을 보존한다.

**측정기기의 보관**

1) 소음측정용 마이크로폰을 높은 습도에 오랫동안 방치해서는 안 된다.
2) 대부분의 측정기기는 −10°C 이하에 방치하면 안 된다.

#### 측정의 수행

**지역조사**

1) 지역조사에서는 측정위치를 확인한다.
2) 측정높이는 1.5 m다.
3) 소음측정기의 바늘의 움직임을 5초 동안 관찰하여 그 평균치를 구한다.

**개인별 조사**

1) 소음측정기는 교환율, 하한치, 8시간 기준 등을 기기에 입력한 후 보정을 실시한다.
2) 대표성이 있는 근로자를 선정하여 마이크로폰을 어깨 위(귀 위치)에 설치한다.
3) 기기가 작동하는 동안 근로자의 행동을 잘 관찰하여 신뢰성 있는 측정이 되도록 한다.

#### 측정 시 고려사항

1) 측정기기의 사용설명서를 반드시 숙지하여야 한다(영어나 일어로 되어 있을 경우에는 기구상에게 한글로 된 사용설명서를 요구한다).
2) 벽이나 큰 물체가 있는 반사면 근처에서 측정할 때는 반사물로부터 적어도 1/4 파장 정도 떨어져야 한다(저주파를 측정할 때는 특히 유의하여야 한다). 즉, 100 Hz 때는 76 cm, 200 Hz 때는 38 cm의 거리를 유지하여야 한다.
3) 마이크로폰의 위치는 해당 근로자의 가청지역에 위치하여야 하기 때문에 근로자 얼굴을 중심으로 60 cm 이내에 위치하여야 한다(어깨 위가 가장 바람직하다).

#### 측정자료의 보관

## 3. 소음의 공학적 대책

**소음의 공학적 대책**

공학적 대책이란 소음원에서 소음을 줄이는 것이며, 소음노출을 줄이는 행정적 대책이나 개인 보호구보다도 좋은 방법으로 소음수준을 85 dB(A) 이하로 낮추면 청력검사, 보호구 등이 필요 없게 되고 대화 가능성이 향상되며 불쾌감도 감소한다.

**대책 수립 전**

1) 소음에 대한 기본적 지식 필요
2) 응용력이 요구됨
3) 여러 대안 중 최적의 대책 선정기준 필요
4) 공장 운영팀의 협력 및 참여 필요

**기본적 접근**

1) 소음문제 존재 여부 조사
2) 노출기준 설정, 설계목표 설정
3) 소음발생원 조사
4) 여러 가지 대안을 고려
5) 최적의 대책을 선정, 설치
6) 설치 후 성능검사 및 조정

**공학적 대책의 종류**

**공장설계 시**

1) 공장설계나 장비선정 시 소음에 대한 기준 필요
2) 장비구입 시 소음관련 자료 제공 요구 – 소음 시방서 이용
3) 제공된 자료로 근로자 위치에서 소음문제 존재 여부 추정

**교체 시**

소음기계 구입 후 공학적 대책을 설치하는 것보다 저소음 기계 구매가 저렴하며, 기존 소음기계를 조기 퇴역시키는 것이 장기적으로 보면 경제적임

- 저소음 장비로 교체 시
  - 축류형 팬은 고주파, 원심력형 팬은 저주파음 발생
  - 저용량 고속회전 팬을 대용량 저속회전 팬으로
  - 고속회전기어식을 증기터빈동력식으로
  - 벨트 동력전달을 기어동력으로
  - 압축공기 부품토출을 기계식으로
  - 공기압축식을 전동식으로
  - 대형 진동공구를 소형 진동공구로
- 저소음 공정으로 교체
  - 충격식 리벳 작업을 용접작업이나 볼트로
  - 깍아내는 작업을 연삭작업이나 산소 용접기로
- 저소음 자재로 교체
  - 부품운반용 상자의 바닥과 벽을 흡음재로
  - 상자벽을 작은 구멍 난 철망으로
  - 자재가 서로 부딪치는 곳을 탄성중합체로
  - 금속성 기어를 화이버 기어로 교체

**소음원 수정**

음파는 단단한 진동체의 표면 움직임과 유체의 난류에서 발생한다. 한 개 이상의 소음원일 경우는 가장 큰 것부터 처리해야 한다.

- 진동표면에서 동력 감소
  - 속도 감소
  - 동적 균형유지
  - 작업 사이클 기간의 증대
  - 진동 격리
- 진동표면의 반응 감소
  - 댐핑 추가
  - 강성의 증가
  - 질량 증가
  - 고명주파수 변조
- 진동 표면적 감소
  - 전체 크기의 축소
  - 표면의 다공화
- 음원의 지향성 이용
- 유속의 감소
- 난류의 감소

**경로 수정**

소음은 밀폐된 곳의 구멍을 통해서 방출되거나 소음원의 진동으로 구조물을 통해, 또는 공기 중으로 간접적으로 방출된다. 이 중 가장 음에너지가 많이 나는 경로부터 수정해야 한다.

- 밀폐
  - 벽은 공기가 침투하지 못하는 재료로 밀폐
  - 잔향방지용 흡음재로 내부 밀폐
  - 틈새가 없도록 밀폐
  - 진동으로부터 격리
  - 생산이나 정비를 위한 접근용 도어 필요
  - 자연환기나 강제환기로 기계 과열 방지
- 부분 밀폐
  - 밀폐한 부분이 많을수록 소음감소치는 향상
  - 부분 밀폐, 고주파수음에 효과적
  - 부분 밀폐 실내는 흡음재로 처리
- 차단벽
  - 중 · 고주파수 음에 효과적, 저주파수음에는 비효과적
  - 차단벽은 가급적 높아야 하고 소음원에 가깝게 설치해야 한다
  - 차단벽 두께는 예상 소음감소치보다 9 dB 커야
  - 건물 내에서는 소음의 반사 때문에 효과가 감소
- 실내흡음벽 설치
  - 흡음재 설치로 성취가능 소음감소치는 최대 3~7 dB 내외, 실내는 소음의 반사 때문에 효과가 감소
  - 반향 소음 감소가 목적으로 딱딱하고 매끈하며 불침투성 표면에 거칠며 음흡수가 가능한 다공성 표면으로 교체
- 머플러 사용

**기타 고려사항**

- 근로자들과 토의할 기회 필요
  - 근로자 반발 감소
  - 경험에 의한 정보
  - 안전, 효율적 운전에 필요
- 작업효율 극대화 위해 인간공학적인 면 고려
  - 작업자세(앉은 자세, 선 자세, 구부린 자세)
  - 기존 환경적 요소(조명, 고온) 고려
  - 밀폐 공포감 해소용으로 충분한 창문 면적 필요
- 공학적 대책 설치 후 소음감소량 측정
  - 법적 기준 준수 여부
  - 설치된 대책의 수정, 보완
  - 향후 소음문제 해결 시 활용

## 4. 청력 보호구의 착용

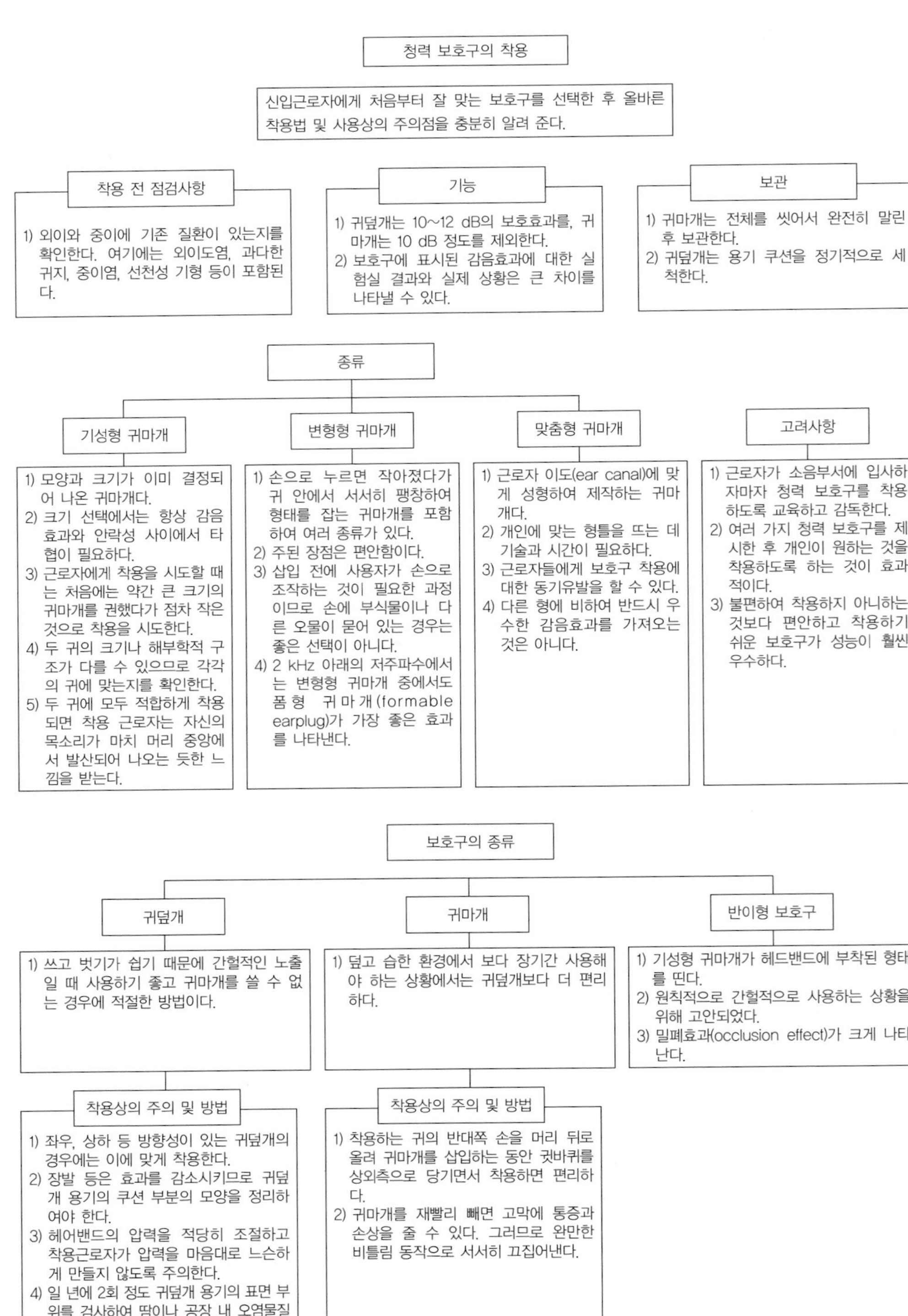
청력 보호구의 착용
신입근로자에게 처음부터 잘 맞는 보호구를 선택한 후 올바른 착용법 및 사용상의 주의점을 충분히 알려 준다.
착용 전 점검사항
1) 외이와 중이에 기존 질환이 있는지를 확인한다. 여기에는 외이도염, 과다한 귀지, 중이염, 선천성 기형 등이 포함된다.
기능
1) 귀덮개는 10~12 dB의 보호효과를, 귀마개는 10 dB 정도를 제외한다.
2) 보호구에 표시된 감음효과에 대한 실험실 결과와 실제 상황은 큰 차이를 나타낼 수 있다.
보관
1) 귀마개는 전체를 씻어서 완전히 말린 후 보관한다.
2) 귀덮개는 용기 쿠션을 정기적으로 세척한다.
종류
기성형 귀마개
1) 모양과 크기가 이미 결정되어 나온 귀마개다.
2) 크기 선택에서는 항상 감음효과와 안락성 사이에서 타협이 필요하다.
3) 근로자에게 착용을 시도할 때는 처음에는 약간 큰 크기의 귀마개를 권했다가 점차 작은 것으로 착용을 시도한다.
4) 두 귀의 크기나 해부학적 구조가 다를 수 있으므로 각각의 귀에 맞는지를 확인한다.
5) 두 귀에 모두 적합하게 착용되면 착용 근로자는 자신의 목소리가 마치 머리 중앙에서 발산되어 나오는 듯한 느낌을 받는다.
변형형 귀마개
1) 손으로 누르면 작아졌다가 귀 안에서 서서히 팽창하여 형태를 잡는 귀마개를 포함하여 여러 종류가 있다.
2) 주된 장점은 편안함이다.
3) 삽입 전에 사용자가 손으로 조작하는 것이 필요한 과정이므로 손에 부식물이나 다른 오물이 묻어 있는 경우는 좋은 선택이 아니다.
4) 2 kHz 아래의 저주파수에서는 변형형 귀마개 중에서도 폼형 귀마개(formable earplug)가 가장 좋은 효과를 나타낸다.
맞춤형 귀마개
1) 근로자 이도(ear canal)에 맞게 성형하여 제작하는 귀마개다.
2) 개인에 맞는 형틀을 뜨는 데 기술과 시간이 필요하다.
3) 근로자들에게 보호구 착용에 대한 동기유발을 할 수 있다.
4) 다른 형에 비하여 반드시 우수한 감음효과를 가져오는 것은 아니다.
고려사항
1) 근로자가 소음부서에 입사하자마자 청력 보호구를 착용하도록 교육하고 감독한다.
2) 여러 가지 청력 보호구를 제시한 후 개인이 원하는 것을 착용하도록 하는 것이 효과적이다.
3) 불편하여 착용하지 아니하는 것보다 편안하고 착용하기 쉬운 보호구가 성능이 훨씬 우수하다.
보호구의 종류
귀덮개
1) 쓰고 벗기가 쉽기 때문에 간헐적인 노출일 때 사용하기 좋고 귀마개를 쓸 수 없는 경우에 적절한 방법이다.
귀마개
1) 덥고 습한 환경에서 보다 장기간 사용해야 하는 상황에서는 귀덮개보다 더 편리하다.
반이형 보호구
1) 기성형 귀마개가 헤드밴드에 부착된 형태를 띤다.
2) 원칙적으로 간헐적으로 사용하는 상황을 위해 고안되었다.
3) 밀폐효과(occlusion effect)가 크게 나타난다.
착용상의 주의 및 방법
1) 좌우, 상하 등 방향성이 있는 귀덮개의 경우에는 이에 맞게 착용한다.
2) 장발 등은 효과를 감소시키므로 귀덮개 용기의 쿠션 부분의 모양을 정리하여야 한다.
3) 헤어밴드의 압력을 적당히 조절하고 착용근로자가 압력을 마음대로 느슨하게 만들지 않도록 주의한다.
4) 일 년에 2회 정도 귀덮개 용기의 표면 부위를 검사하여 땀이나 공장 내 오염물질 때문에 변형되었을 경우에는 교체한다.
착용상의 주의 및 방법
1) 착용하는 귀의 반대쪽 손을 머리 뒤로 올려 귀마개를 삽입하는 동안 귓바퀴를 상외측으로 당기면서 착용하면 편리하다.
2) 귀마개를 재빨리 빼면 고막에 통증과 손상을 줄 수 있다. 그러므로 완만한 비틀림 동작으로 서서히 끄집어낸다.

## 5. 청력측정

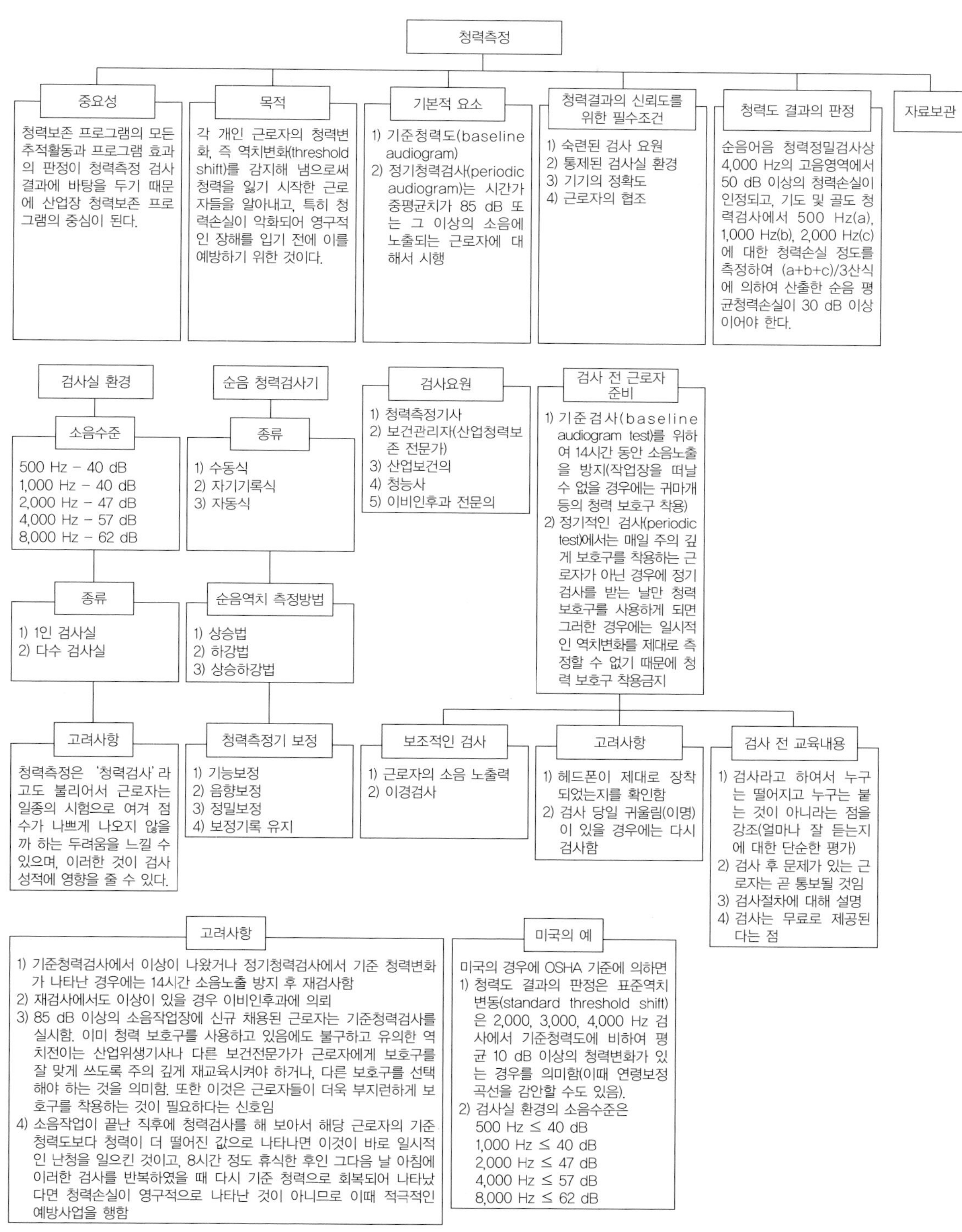
청력측정
중요성
청력보존 프로그램의 모든 추적활동과 프로그램 효과의 판정이 청력측정 검사 결과에 바탕을 두기 때문에 산업장 청력보존 프로그램의 중심이 된다.
목적
각 개인 근로자의 청력변화, 즉 역치변화(threshold shift)를 감지해 냄으로써 청력을 잃기 시작한 근로자들을 알아내고, 특히 청력손실이 악화되어 영구적인 장해를 입기 전에 이를 예방하기 위한 것이다.
기본적 요소
1) 기준청력도(baseline audiogram)
2) 정기청력검사(periodic audiogram)는 시간가중평균치가 85 dB 또는 그 이상의 소음에 노출되는 근로자에 대해서 시행
청력결과의 신뢰도를 위한 필수조건
1) 숙련된 검사 요원
2) 통제된 검사실 환경
3) 기기의 정확도
4) 근로자의 협조
청력도 결과의 판정
순음어음 청력정밀검사상 4,000 Hz의 고음영역에서 50 dB 이상의 청력손실이 인정되고, 기도 및 골도 청력검사에서 500 Hz(a), 1,000 Hz(b), 2,000 Hz(c)에 대한 청력손실 정도를 측정하여 (a+b+c)/3산식에 의하여 산출한 순음 평균청력손실이 30 dB 이상이어야 한다.
자료보관
검사실 환경
소음수준
500 Hz - 40 dB
1,000 Hz - 40 dB
2,000 Hz - 47 dB
4,000 Hz - 57 dB
8,000 Hz - 62 dB
종류
1) 1인 검사실
2) 다수 검사실
고려사항
청력측정은 '청력검사'라고도 불리어서 근로자는 일종의 시험으로 여겨 점수가 나쁘게 나오지 않을까 하는 두려움을 느낄 수 있으며, 이러한 것이 검사 성적에 영향을 줄 수 있다.
순음 청력검사기
종류
1) 수동식
2) 자기기록식
3) 자동식
순음역치 측정방법
1) 상승법
2) 하강법
3) 상승하강법
청력측정기 보정
1) 기능보정
2) 음향보정
3) 정밀보정
4) 보정기록 유지
검사요원
1) 청력측정기사
2) 보건관리자(산업청력보존 전문가)
3) 산업보건의
4) 청능사
5) 이비인후과 전문의
보조적인 검사
1) 근로자의 소음 노출력
2) 이경검사
검사 전 근로자 준비
1) 기준검사(baseline audiogram test)를 위하여 14시간 동안 소음노출을 방지(작업장을 떠날 수 없을 경우에는 귀마개 등의 청력 보호구 착용)
2) 정기적인 검사(periodic test)에서는 매일 주의 깊게 보호구를 착용하는 근로자가 아닌 경우에 정기검사를 받는 날만 청력 보호구를 사용하게 되면 그러한 경우에는 일시적인 역치변화를 제대로 측정할 수 없기 때문에 청력 보호구 착용금지
고려사항
1) 헤드폰이 제대로 장착되었는지를 확인함
2) 검사 당일 귀울림(이명)이 있을 경우에는 다시 검사함
검사 전 교육내용
1) 검사라고 하여서 누구는 떨어지고 누구는 붙는 것이 아니라는 점을 강조(얼마나 잘 듣는지에 대한 단순한 평가)
2) 검사 후 문제가 있는 근로자는 곧 통보될 것임
3) 검사절차에 대해 설명
4) 검사는 무료로 제공된다는 점
고려사항
1) 기준청력검사에서 이상이 나왔거나 정기청력검사에서 기준 청력변화가 나타난 경우에는 14시간 소음노출 방지 후 재검사함
2) 재검사에서도 이상이 있을 경우 이비인후과에 의뢰
3) 85 dB 이상의 소음작업장에 신규 채용된 근로자는 기준청력검사를 실시함. 이미 청력 보호구를 사용하고 있음에도 불구하고 유의한 역치전이는 산업위생기사나 다른 보건전문가가 근로자에게 보호구를 잘 맞게 쓰도록 주의 깊게 재교육시켜야 하거나, 다른 보호구를 선택해야 하는 것을 의미함. 또한 이것은 근로자들이 더욱 부지런하게 보호구를 착용하는 것이 필요하다는 신호임
4) 소음작업이 끝난 직후에 청력검사를 해 보아서 해당 근로자의 기준청력도보다 청력이 더 떨어진 값으로 나타나면 이것이 바로 일시적인 난청을 일으킨 것이고, 8시간 정도 휴식한 후인 그다음 날 아침에 이러한 검사를 반복하였을 때 다시 기준 청력으로 회복되어 나타났다면 청력손실이 영구적으로 나타난 것이 아니므로 이때 적극적인 예방사업을 행함
미국의 예
미국의 경우에 OSHA 기준에 의하면
1) 청력도 결과의 판정은 표준역치변동(standard threshold shift)은 2,000, 3,000, 4,000 Hz 검사에서 기준청력도에 비하여 평균 10 dB 이상의 청력변화가 있는 경우를 의미함(이때 연령보정곡선을 감안할 수도 있음).
2) 검사실 환경의 소음수준은
500 Hz ≤ 40 dB
1,000 Hz ≤ 40 dB
2,000 Hz ≤ 47 dB
4,000 Hz ≤ 57 dB
8,000 Hz ≤ 62 dB

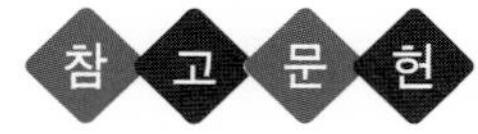

고용노동부(2016a). 2015년도 근로자건강진단 실시결과.

고용노동부(2016b). 2015년 산업재해 발생현황.

김규상(2003). 산업청각학과 직업성 난청. 대한청각학회지, 7, 3-14.

김규상(2006). 소음 노출 근로자의 청력역치와 청력손실 정도. 언어청각장애연구, 11, 106-121.

김규상, 김은아, 김건형, 김대성(2010). 특수건강진단 대상자의 유해인자 노출과 질병과의 관련성 연구(I) -소음 작업환경측정과 특수건강진단 결과를 중심으로. 인천: 산업안전보건연구원.

김준연, 김병수, 이채언, 전진호, 이종태, 김진옥(1986). 제조업 산업장의 소음 작업환경 실태에 관한 조사 연구. 예방의학회지, 19, 16-30.

노영만, 피영규(2003). 우리나라 소음 노출기준 초과업종의 특성. 한국산업위생학회지, 13, 53-61.

심창선, 정경숙, 김유정, 최나리, 이충렬, 이헌 외(2006). 청력보존프로그램 평가를 위한 표준 역치이동 기준들의 비교: 1개 사업장 코호트의 10년간 추적조사. 대한산업의학회지, 18, 179-188.

오도석, 이용학(2004). 자동차 산업의 작업환경측정결과 분석 연구. 한국산업위생학회지, 14, 233-242.

이원철, 김현욱, 유경혜, 이세훈, 김형아, 노영만 외(1996). 산업보건관리자를 위한 소음성 난청 예방지침서의 개발. 한국의 산업의학, 35, 15-25.

장재길, 정광재(2007). 소음노출 저감을 위한 작업환경관리 및 측정방안. 인천: 산업안전보건연구원.

정지연, 박승현, 이광용, 이나루, 유기호, 박정선 외(2001). 자동차 프레스 공정에 있어서 직무 및 누적소음기 설정치 차이에 다른 작업자의 소음노출 평가. 한국산업위생학회지, 11, 190-197.

피영규, 김현욱(2003). 우리나라 철강주조업의 공정별 유해인자 노출 현황. 한국산업위생학회지, 13, 99-106.

한국산업안전공단(1999). 98 제조업체 작업환경실태조사. 인천: 한국산업안전공단.

한국산업안전보건공단(2012a). 청력보존 프로그램의 수립 · 시행 지침. KOSHA GUIDE H-61-2012.

한국산업안전보건공단(2012b). 청력보존 프로그램의 시행을 위한 청력평가 지침. KOSHA GUIDE H-55-2012.

한국산업안전보건공단(2012c). 청력보존 프로그램의 효과 평가지침. KOSHA GUIDE H-7-2012.

한국산업안전보건공단(2014). 순음청력검사에 관한 지침. KOSHA GUIDE H-56-2014.

한국산업안전보건공단 산업안전보건연구원(2001). 근로자의 표준역치이동과 연령보정의 근거 및 적용을 위한 기초연구.

한국산업안전보건공단 산업안전보건연구원(2016). 근로자 건강진단 실무지침: 제2권 유해인자별 특수건강진단방법, 소음. 2016-연구원-277. 울산광역시: 산업안전보건연구원.

American Academy of Audiology. (2003). *Preventing noise-induced occupational hearing loss.* Retrieved May 31, 2013, from http://www.audiology.org/resources/documentlibrary/

Documents/niohlprevention.pdf.

Berger, E. H. (2003). *The noise manual.* Revised 5th ed. Fairfax, VI: American Industrial Hygiene Association.

Kim, K. S. (2010). Occupational hearing loss in Korea. *Journal of Korean Medical Science, 25,* S62-69.

Miyakita, T., & Ueda, A. (1997). Estimates of workers with noise-induced hearing loss and population at risk. *Journal of Sound and Vibration, 205,* 441-449.

Royster, J., & Royster, L. (1990). *Hearing conservation programs. Practical guidelines for success.* New York: Lewis Publishers.

Suter, A. H. (1993). Hearing conservation. In E. Berger, D. Ward, J. Morrill, & L. Royster (Eds.), *Noise and Hearing Conservation Manual* (4th ed., pp. 1-18). Fairfax, VI: American Industrial Hygiene Association.

Suter A. H. (2007). *Hearing conservation manual* (4th ed.). Milwaukee, WI: CAOHC.

# 찾아보기

## ◆ 인명 ◆



## ◆ 내용 ◆

# 저자 소개

1, 2장

**최철희**(Chul Hee, Choi), Ph.D.
University of Kansas, Hearing and Speech Sciences
현) 대구가톨릭대학교 언어청각치료학과 교수

3장

**이지영**(Ji Young, Lee), Ph.D.
University of Tennessee Health Science Center, Hearing and Speech Sciences
현) 대구가톨릭대학교 언어청각치료학과 교수

4장

**한우재**(Woojae Han), Ph.D.
University of Illinois at Urbana-Champaign, Speech and Hearing Sciences
현) 한림대학교 언어청각학부 교수

5장

**이재희**(Jae Hee, Lee), Ph.D.
Indiana University, Speech and Hearing Science
현) 한림국제대학원대학교 청각학과 교수

6, 13장

**김진숙**(Jin Sook, Kim), CCC-A, BCA, Ph.D.
University of Virginia, Speech Pathology and Audiology
현) 한림대학교 언어청각학부 교수

7장

**조수진**(Soo Jin, Cho), Ph.D.
한림대학교 언어청각학과
현) 남부대학교 언어치료청각학과 교수

8장

**이경원**(Kyoung Won, Lee), Ph.D.
한림대학교 언어청각학과
현) 한림국제대학원대학교 청각학과 교수

9장

**이정학**(Jung Hak, Lee), CCC-A, BCA, Ph.D.
University of Georgia, Communication Sciences and Disorders
현) 한림국제대학원대학교 청각학과 교수

10장

**장현숙**(Hyun Sook, Jang), CCC-A, Ph.D.
University of Oklahoma, Communication Sciences and Disorders
현) 한림대학교 언어청각학부 교수

11장

**이호기**(Ho Ki, Lee), MD, Ph.D.
연세대학교 의과대학
현) 소리이비인후과 원장

12장

**방정화**(Jung Hwa, Bahng), Ph.D.
University of Tennessee, Hearing and Speech Sciences
현) 한림국제대학원대학교 청각학과 교수

14장

**이효정**(Hyo-Jeong, Lee), MD, Ph.D.
서울대학교 의과대학 의학과
현) 한림대학교 의과대학 이비인후-두경부외과학교실 교수

14장

**김형종**(Hyung-Jong, Kim), MD, Ph.D.
서울대학교 의과대학 의학과
현) 한림대학교 의과대학 이비인후-두경부외과학교실 교수

15장

**진인기**(In Ki, Jin), Ph.D.
University of Colorado, Speech Language and Hearing Sciences
현) 한림대학교 언어청각학부 교수

16장

**김규상**(Kyoo Sang, Kim), MD, MPH, Ph.D.
연세대학교 의과대학 예방의학교실
현) 서울의료원 직업환경의학과 과장

# 청각학 개론(2판)

**Introduction to Audiology (2nd ed.)**

2014년 2월 21일 1판 1쇄 발행
2016년 2월 25일 1판 3쇄 발행
2017년 4월 25일 2판 1쇄 발행
2020년 2월 20일 2판 3쇄 발행

지은이 • 한국청각학교수협의회
펴낸이 • 김 진 환
펴낸곳 • (주) 학지사
04031 서울특별시 마포구 양화로 15길 20 마인드월드빌딩 5층
대표전화 • 02) 330-5114 팩스 • 02) 324-2345
등록번호 • 제313-2006-000265호

홈페이지 • http://www.hakjisa.co.kr
페이스북 • https://www.facebook.com/hakjisabook

ISBN 978-89-997-1236-4 93510

정가 **22,000**원



이 도서의 국립중앙도서관 출판시도서목록(CIP)은 서지정보유통지원시스템 홈페이지(http://seoji.nl.go.kr)와 국가자료공동목록시스템(http://www.nl.kr/kolisnet)에서 이용하실 수 있습니다.
(CIP제어번호: CIP2017008761)